近代浙北名医学术经验集

主　编　张承烈　曹　毅
副主编　胡　滨　黄　宣

U0188367

上海科学技术出版社

内 容 提 要

　　浙北特指浙江杭州、嘉兴、湖州地域。本书所收者为该地清末民国期间，从事中医临证及其他医事活动且有较大影响的医家，有的医家年寿延及现代，医术记载则不以近代为限。他们德艺双馨，医术经验独树一帜，为后世留下的原创医学观点和丰富临证经验，是当今医界传承学习和临床借鉴宝贵而又重要的中医药学术资源。

　　本书介绍了近代浙北名医陈良夫、金子久、叶熙春、杨咏仙、潘春林、宣志泉、裘笑梅、邬诗英、余步卿、杨继荪、朱承汉、吴士彦、陈木扇女科等的家学渊源和业医事迹，对他们的学术观点和临证经验、医案、医话进行了全面系统的论述。

　　本书为中医从业者和西学中者所必备，也是中医教学和科研工作的重要参考文献。

图书在版编目（ＣＩＰ）数据

近代浙北名医学术经验集 / 张承烈，曹毅主编. --
上海 ： 上海科学技术出版社，2022.3
　　ISBN 978-7-5478-5661-1

　　Ⅰ．①近… Ⅱ．①张… ②曹… Ⅲ．①中医临床—经验—中国—近代 Ⅳ．①R249.5

中国版本图书馆CIP数据核字(2022)第029803号

近代浙北名医学术经验集
主编　张承烈　曹　毅

上海世纪出版(集团)有限公司
上海科学技术出版社 出版、发行
(上海市闵行区号景路 159 弄 A 座 9F－10F)
邮政编码 201101　　www.sstp.cn
上海中华印刷有限公司印刷
开本 787×1092　1/16　印张 20.25
字数 360 千字
2022 年 3 月第 1 版　2022 年 3 月第 1 次印刷
ISBN 978－7－5478－5661－1/R・2483
定价：92.00 元

本书如有缺页、错装或坏损等严重质量问题，请向印刷厂联系调换

编委会名单

前　言

　　浙江中医药源远流长,历代名医辈出,世家传承延绵不绝。清末民国期间,浙江的中医名家更是有作为敢担当。早在 20 世纪 80 年代初,原浙江省中医药研究所和中华全国中医学会浙江分会在原浙江省卫生厅支持下,协调有关中医单位对全省近代中医名家的学术经验进行梳理,并编辑了 14 个分册的《医林荟萃》。此举开创了系统整理总结浙江近代中医药学术经验之先河,有力地促进了全省对历代中医药名家的借鉴学习。鉴于当时条件所限,《医林荟萃》有不少未能正式出版,有的只是自行刊印仅供内部交流。这就在一定程度上限制了它的作用,更未能惠及全国中医界。21 世纪以来,浙江部分近代中医名家传人对先贤的学术经验开展了进一步的研究,出版与发表了一批论著论文。近十年来,浙江对本省古代医家的研究和对现代名中医的研究都取得了丰硕的成果,然至今未见有对承上启下的浙江全省近代中医名家进行全面整理。本书的编撰出版填补了这方面的空白,使浙江的古代、近代与现代名中医的学术思想和临床经验的传承有了比较完整的文献保障。

　　本书的编写者,凡杭州、嘉兴、湖州的中医名家均系其世医传人。世医传人编写的材料大多揉入了几代人的临证经验,并延续到现代;其他在编写中以中医名家本人的著作为依据,并吸取了其后人或他人的论著。在此,本课题组向这些论著的作者表示由衷的谢意。

　　由于作者水平所限,本书不足之处在所难免。期望广大读者批评指正,以助我们今后改进。

编委会

2021 年 12 月

编写说明

一、收入范围

浙北特指浙江杭州、嘉兴、湖州地域。本书所收者为该地清末民国期间,从事中医临证及其他医事活动且有较大影响的医家。有的医家年寿延及现代,医术记载则不以近代为限。所谓"名医"系本书编委会根据史料分析研究认定。尚有个别者虽颇有医名,因材料欠缺一时难以补全等而未能编入,待再版时完璧。

二、材料来源

本书内容以医家自己的著作为主要来源,以其后人或弟子的传承论著为重要参考,兼及他人的研究成果。

三、编写顺序

医家排列基本上以医家生年先后为序,为方便阅读,同时将中医世家集中排列。

四、编写体例

本书每位医家按卷首语、学术思想、临证经验、医案、医论等顺序编写。

(1)卷首语:主要叙述医家行医经历、传承脉络及医德医风等。

(2)学术思想:重在评述医家的学术观点和独家论说。

(3)临证经验:具体介绍医家的治则治法和处方用药,突出治疗特色。

(4)医案:凡医案较多者,选取主要或精华部分,不多者则全部收入。

(5)医论:选取能体现医家学术经验者录之。

目　录

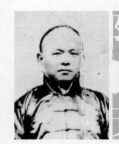

陈良夫

（1868—1920）

　　陈良夫（1868—1920），名士楷，字良夫，号静庵。明代文洁公裔孙，世居浙江嘉善。生于清代同治八年（1868）十月四日，卒于民国九年（1920）十二月七日。祖锡光，父仪吉，均从事教育工作，亦知医理。陈氏少怀远志，读书颖悟，学以勤奋，每至半夜方休。清代光绪十三年（1887），19岁入泮（秀才），同邑名医吴仁培勉以良医功同良相，可为人类造福，遂弃儒习医，随吴先生游，研《内经》《难经》《伤寒论》《金匮要略》等经典，深得奥旨；对刘完素、张元素、李杲、朱震亨四家学说融会贯通，颇为推崇；更得吴树人授以吴氏医著藏本，对于祖师张希白、吴云峰等著作，陈氏皆亲自抄录，朝夕诵谈。在临诊之际，手录《延陵医案》（即吴树人医案），时时温习，探其精微。悬壶不久，已峥嵘头角，声名日噪，求治者踵趾相接。远近慕名而来延请者，以嘉兴、平湖、金山、上海等地为多，其审证立方，每有独到之处，逢会诊，同道必推其执笔，陈氏才思敏捷，长篇累牍，一挥而就。述病因、阐病机，引经据典；立治法、选药遣方，贴切攸当，且文字通达，为病家所称道。复诊时，出示原方，密点双圈，几乎通篇皆是，传为美谈。

　　陈氏行医30年，学验俱丰，名盛当时，直至今日仍有很高的学术地位。原浙江中医专门学校校长范耀雯曾赠其亲题"国医导师"四字匾额。1964年由上海中医学院主编，全国中医教材会议审定的中医学院试用教材重订本《中医内科学讲义》及1928年秦伯未所编《清代名医医案精华》中，均有陈氏医案录入。2017年12月《中国中医药报》刊文报道"浙江籍温病学十大名家"，陈良夫亦名列其中。陈氏本拟将一生经验毕诸于书，传于后人，可惜生前诊务繁忙，无暇著作，而后又不幸身染急疾，未尽其志而逝。虽然如此，其学术思想和治疗经验，仍通过门人及后世医家，流传至今。其中由陈氏门人孙凤翎、徐石年、陈昌年、陈可南等随诊收录的医论、医案编著而成的《颖川医案》十二册，较好地保存了陈氏的学术经验，该书现仍由陈氏后人保存。1980年由浙江省中医研究所委托陈良夫之子陈可南牵头整理陈氏部分医论、医案，并将整理结果集为《医林荟萃——浙江省名老中医学术经验选编第三辑》一册,予以内部出版。后该书由人民卫生出版社编入"近代著名老中医经验选编丛书"《陈良夫专辑》出版,2006 年编入"现代著名老中医名著重刊丛书"第三辑《陈良夫专辑》予以再版。2012 年国家级名中医、上海中医药大学附属曙光医院终身教授丁学屏及海派名医张耀卿之女张景仙将所收藏的三册《颖川医案》整理成册,加以校读点评后由人民卫生出版社出版《分类颖川医案》一书。

【学术思想】

陈良夫学验俱丰,名噪当时,除了本人刻苦钻研,笃于实践外,与其学有渊源、师出名门也是分不开的。陈氏受业于同邑名医吴仁培。吴仁培师承家学,父云峰之师张希白、祖师陆兰坡等均为清代沪浙一带医林俊才。

据陈可南手稿记载,陈氏中医始祖陆兰坡为江苏青浦县(今属上海市青浦区)人,生活年代在乾隆、嘉庆年间。颇为惋惜的是先生具体事迹现已无从考证。

张希白,名仁锡,清代嘉庆、道光时人,原籍江苏青浦(今属上海市青浦区),后定居于嘉善魏塘镇。据《江苏历代医人志》记载:"仁锡于斑疹,颇有研究,倡言证脉相参,不可偏执一见。"其著有《夺锦锁言》《药性蒙求》《痢证汇参》《医案》《医论》等书。其关于"伤寒""温热""斑疹"等医话被秦伯未收入于《清代名医医话精华》之中。《药性蒙求》目前存上海中医药大学馆藏版、台湾新文丰出版社出版及陈氏家藏手抄版三个版本,是张希白为了弥补皇甫云洲《明医指掌》所论药性不详之不足而著。该书所录 439 种药物,按来源将其分别划入草部、木部、果部、菜部、谷部、金石部、土部、水部、禽部、兽部、虫部、鱼鳞介部及人部共计 13 大类。为便于后学者诵记,采用了四字一行、四行一段、一段一药的记录方式,并在四言歌诀右侧添加小字,少则数字,多则二三百言,其内将自身体会、各家所言及鉴别储存方法择要录之。2016 年北京中医药大学陶晓华等将《药性蒙求》归入与《医学三字经》《汤头歌诀》《长沙方歌括》并列的具有较为深远影响的四本清代普及类医著之一。《夺锦锁言》为张氏医案残本,于 1922 年被丁甘仁门人、曾任上海中国医学院教授及中华人民共和国成立后上海市卫生局中医编审委员的叶劲秋所得,经整理改名为《斑疹新论》,发表于上海中医书局《中医杂志》。

陈氏内科第三代传人吴炳(字云峰),生于道光八年(1828),卒于光绪十年(1884),曾有国子生、候选府经历,更曾被嘉兴知府授予"理不违数"匾额。吴炳淡泊名利,乐善好施,忧愁于百姓疾苦,所以不到 30 岁就开始着手将生平所学著作成书,历时二十余年,三易其稿后,《证治心得》得以问世。《证治心得》全书共十二卷,以内科杂病为主,间夹妇、幼、耳、鼻诸科。其论述以病证为纲,共录病证

107种。首卷以六淫致病开篇，其后或以病因，或以病位，或以病情表现，将诸病结集成册。此书一经问世，江浙医家皆以珍贵为藏。嘉善一带为医者，治杂病咸宗其法。民国十四年（1925）该书正式出版，并由商务印书馆馆长张元济亲自为其题写书名。

吴仁培，字育生，号树人，云峰先生冢子也。生于道光二十九年（1849），卒于光绪二十九年（1903）。吴仁培资性明达，未冠登胶庠，试列优等。曾设诊于上海、平湖、朱泾、钟埭等处。治病多奏效，远近病家，延请轻舟还，不计重聘。诊脉定案，治病求源，尤对《内经》研究颇深，信手拈来，为名流所推重。青浦名医陈莲舫曾谓嘉善来之患者："魏塘有吴树人先生在，学识经验俱富，何必舍近而就远焉？"吴仁培医名胜过其父，受业门人，先后有十余人，经常勉励弟子等人："良医功同良相，可为人造福。"

一、对阴阳学说的认识和应用

1. "阴阳本相抱而不离"，两者互为其根　"阴平阳秘，精神乃治"是《内经》阴阳相互关系的基本规律，陈氏在实践中对这一规律有更为深刻的认识。他认为阴阳的关系既是对立，又是统一，任何一方不能脱离另一方而单独存在，两者均以对方作为自己存在的前提。对于这个规律，其形象地归纳为"人之阴阳，本相抱而不离""人之阴阳本互为其根""阴之与阳，宜相济而不宜相胜"。当阴阳失去相对平衡，则百病丛生。对此其指出"阴不足则阳上升而致病，阳不足则阴内胜而致病""阴与阳宜相济，而不宜相胜，若稍有偏胜，变端即由是而生""阴亏不能涵阳，则阳上升而无制；阳虚不能化阴，则阴盛而生寒"。

2. 细分阴阳，从抽象到具体　阴阳是八纲辨证的总纲，融合脏腑、卫气营血学说加以细分使陈良夫对阴阳的辨证更为具体实用。虽然陈氏生前未能留下著作以系统性地阐释阴阳学术观点，但我们从其留下的医案及门人叙述中仍可见一斑。如其从脏腑细分论阴阳："人之阳气，约分三种，卫护于肌表者，谓之表阳；健运于中州者，谓之中阳；内寓于肾脏者，谓之真阳。""在表之阳，肺气所主；中之阳，应乎卫外；在里之阳，脾肾所司，所以互相承继而运行不息者也。""肺胃之阴，津液也；心脾之阴，血脉也；肝肾之阴，真精也。"从卫气营血论："言其体则曰气血，言其用则曰营卫。故气属阳，所以完我之神者也；血属阴，所以造我之形者也。""津、精、汗、血、液，诸般灵物皆属阴。"从邪论："风与火皆属阳邪，水与湿悉为阴邪。"从治法不同论："肺胃之阴，津液也，非清润无以复已耗之液；肝肾之阴，精血也，非滋腻无以救内损之精。"如此总总，可见其对阴阳有较为深刻的认识。

3. "阴精所奉其人寿"，治病注重养阴　纵览陈氏所留医论、医话我们可以发现，相较阳气陈氏更注重阴津的固护。这与《内经》"阴阳相济，互为其根"的理论并不相悖。正是陈氏有丰富的临床经验，才使他有了如此感悟。考其注重阴津的学术特点，我们分析原因主要有以下三点。① 从生理而言，《内经》云："阳化气，阴成形。""阴者藏精而起亟也，阳者卫外而为固也。"阴是一切人体命活动的物质基础，也是人之生命根本。② 从陈氏行医环境而言，江南地土卑湿，地卑而人的体质亦弱，湿热相火为病，最易伤阴。③ 正如明代《景岳全书》在呕血篇中的描述："有形之血不能速生，无形之气所当急固。"从治疗干预效果来看，与阳气耗散相比，阴津损耗，更难恢复，故保护阴津比固护阳气显得尤为重要与迫切。这一特点在当时多发的温热病中尤为显著，阴津的存亡往往是温热病转归的关键。综上形成了陈氏重养阴的学术特点，这一特点在其治疗温病时体现尤为明显，也是陈氏治疗温病疗效显著的主要原因之一。

4. 陈氏养阴学说在温病上的运用　首先，对于温热伤阴陈氏有以下几点认识：① 温热病的本质是邪正相争，邪即是温邪，而正实质上主要指就是阴津。温热病病情转归是温邪之盛衰和阴津之存亡共同影响的结果。② 温热之邪首先犯肺，归于中焦胃，故其所伤之阴多属肺胃，以津液为主。③ 其次热盛伤津，来势急骤，但治疗得当恢复也较为容易。

其次，在温热病的治疗过程中，陈氏始终贯彻了"护阴""养阴""救阴"的原则。具体经验有：① 初期（相当于卫、气分）：邪未入里，多从汗解。但因温热邪性易耗散，故须防伤津，慎用麻桂之发汗重剂，多予微辛清轻之品，使汗漐漐而出，同时可加一二味如石斛、天花粉之类保津不滋腻之品，以"先安未受邪之地"，如此温热则多难成燎原之势。② 中期（相当于气、营、血分），此期虽以邪盛为主要矛盾，但阴津存亡却为病情转归关键，故陈氏在苦寒之品直折火势的同时予甘寒之药固护阴津。如天花粉、知母、桑白皮、西洋参、石斛等。釜底抽薪虽对正气有所损伤，但在热势急迫，苦寒之力有所不逮时，陈氏往往用之，固护得当，多取良效。③ 末期（相当于恢复期）：温热病后期，"邪微而气阴两乏"，治当益气生津。此期陈氏最重视胃中气阴的调养，认为而"人之气阴，依胃为养，如胃气充，斯气阴有所从出，脏腑得其灌溉，则余剩之邪，自可潜移默化矣"。其常用的生津养胃阴药有石斛、西洋参、天花粉、玄参、麦冬、麦芽等。④ 最后，值得一提的是在众多养阴生津药中，陈氏对石斛情有独钟。在他的众多医案中，不仅在津伤阴显的中后期，而且在温病的早期也已见使用，其认为石斛味甘淡微寒，具有养阴而不碍邪的特点，其中鲜者清热作用较强，干者生津作用较著，枫斗养阴之力最佳。故温热病热盛为主时每用鲜石斛，津伤为主时多用干石斛，后期养胃阴则以枫斗石斛为主。

5. 陈氏养阴学说在内科杂病上的运用　不仅温热病，在内科杂病的诊疗中，陈氏对保护阴津也是十分重视，对于杂病中阴津耗损的特点，据我们目前的整理,陈氏有以下几个观点:① 与温热病热盛伤阴病变迅速不同,杂病多是"积渐而成",存在原因复杂、发展缓慢但恢复较难的特点。② 与温热病重视肺胃津液不同,杂病最重视的阴液是肾阴。其因有二:一者,肾阴为水之母、人身之本,杂病日久,诸津液匮乏均可子病及母,耗损肾阴,也可以说肾阴是人体正气最后的一道防线。二者,肾阴为人之元阴,一旦受损难以恢复,故杂病诊疗需未病先防,时时注意固护肾阴,预防它的亏损。③ 在杂病的治疗上,陈氏多以阴津固护为出发点。如不寐火旺一证,陈氏提出"欲降其火,宜滋其水。真阴回复,水火庶得相济";如咳喘、咯血之"木火刑金"证,"欲清其金,先滋其阴;欲化其痰,先壮其水";痰湿之治,"痰之为物,系得津液所化""痰本宜豁,然必赖津液充足,则吐咯较易""津伤故热炽,热炽故痰更黏"。如此种种,不一一类举。正因陈氏治病求本,求于阴阳之本,故多获全效。

二、知行合一,明辨新感、伏气

对于温病新感与伏气的不同,陈氏有深刻认识,并将之区别归纳,验之于临床。其认为由于两者病因不同,故在病位、传变、表现、病势、治疗上均有明显的区别。就病因而言:感受温热病邪,感而即发,即时发病者为新感温病,即陈氏所言"表分病"。不即时发病,郁久而发者为伏气温病,由于伏气温病可由新感引动,故两者易于混淆,诊治之时更需甄慎明辨。就病位而言:新感温邪,邪从外受,传变多由肺及胃;伏气温邪,邪伏于内,"多从阳明而来",传变多自胃而外传肺。就表现而言:新感温邪"感而即发,则为头疼身热",伏气温病初起即以阳明里热为主症。就病势而言:伏气温病较新感温病更为复杂多变。陈氏常谓门人曰:"伏气之为病也,其传化本无一定。"就病程而言:新感温病传变迅速而伏气温病多迁延难愈,"抽蕉剥茧"。

此外,在继承前人学说,结合自己长期实践的基础上,陈氏对伏气致病的特点还提出了诸如"伏气有在气、在营之分,在气者其道近,较易外达;在营者其道远,而伏邪又深,欲其外达,必须时日""伏邪为病,以出表为轻,下行为顺""伏邪为病,须求表里两通""伏邪内发,以汗与下为去路""营分伏邪,必假道于气分而外出"等一系列的观点,这些观点直至今日仍对伏气温病的治疗具有很高的临床指导意义。

【临证经验】

治温祛邪,不离汗下清

自叶天士创立卫气营血学说,提出"在卫汗之可也,到气才可清气,入营犹可透热转气……入血就恐耗血动血，直须凉血散血"的治疗原则之后，后世医家大多以此作为温热病临床治疗的法则。陈氏根据叶天士及其他医家的经验，结合自己的临床实践，提纲挈领地指出无论新感温病，还是伏气温病，或新感引动伏气，欲引邪外出，"不离乎汗、下、清三者而已"的治疗原则。兹就三法介绍如下。

1. 汗法　"温邪上受，首先犯肺"，外感温热邪毒入侵人体，必先犯及肺卫，病机在表在卫，当以汗法疏泄腠理，逐邪外出，即叶氏所谓"在卫汗之可也"。陈氏常用辛凉药物，如豆豉、薄荷、桑叶、杭菊等轻清宣透之品以解在表之邪。有咳者加杏仁、牛蒡、贝母；口渴者加鲜石斛、天花粉；热象甚者加栀子、金银花、连翘；挟湿重者加滑石、通草等。其药取轻灵，与吴氏"治上焦如羽（非轻不举）"所言相合。

除了邪在卫分，在辨证论治的基础上陈氏扩大了汗法的使用范围。一般我们认为新感温病初起应该疏表宣卫，而伏邪温病当以清里热为主，但陈氏认为所谓清里热仅仅是一个概括性的治法，临床上，即使伏气温病仍有很多使用汗法的机会。一则伏气往往由新感引动而发病，即陈氏所说的"其发病也，亦布新邪引动"；二则伏邪本身的出路也应该是透解外泄。所以不拘于卫分证，在气分、营分亦常用豆豉等以透邪达表，引邪外出。

2. 清法　陈氏认为温病所受之邪为温热之邪，热象偏重为其主要特征。根据《内经》"治热以寒""热者清之"的原则，清法是温热病的正之法治。故在温病发展的卫、气、营、血及上、中、下三焦各个时期，几乎均需考虑清法的使用。陈氏在温病中对清法的具体运用，大体分三个阶段。

（1）对于邪留气分，身热不退，苔黄、溲赤者，以清宣气分郁热，透达于表为要，常用栀豉汤加味，表未尽者加薄荷、桑叶、牛蒡等；咳嗽加杏仁、浙贝母、桑白皮等；痰盛加瓜蒌皮、蛤壳、海石、胆南星、礞石或滚痰丸等；津伤口渴加石斛、天花粉；挟湿或见白㾦者加滑石、薏苡仁、通草、竹叶、蔻仁等；里热盛者伍以石膏、知母等。

（2）对于温热之邪初入营分，症见壮热心烦、舌绛、斑疹隐隐等，"必假道于气分而外出"。陈氏常用栀子豉汤加生地、犀角等，使热邪开达，转出气分而被清解，即叶氏所谓"入营犹可透热转气"。气分证未罢者加连翘、金银花、竹叶；见红疹加紫草、赤芍、人中黄等；津伤口渴加石斛、天花粉、玄参、西洋参等。透热达表则栀子豉汤与生地同用，寓黑膏汤之意，为陈氏药物配伍心得，具有育阴而不滞邪、透邪而不伤津的作用；与犀角等同用，可达到清热凉营、透邪达表，使热邪开达而转出气分清解的作用。这些经验配伍在陈氏医案中屡有体现。

（3）对于温热之邪进入营分、血分，症见舌质深绛、神烦不眠，甚或谵语发狂、发斑吐衄等，陈氏常用清营汤或犀角地黄汤随症加减。药用犀角（水牛角代）、生地、玄参、石膏、竹叶、连翘、金银花、栀子等；见斑者加紫草、大青叶、牡丹皮、赤芍、人中黄；热甚神昏者加石膏、钩藤、牛黄清心丸；痰热神昏者加石菖蒲、郁金、至宝丹等;津伤者加西洋参、石斛等。温邪由营入血则病进,由营转气则邪退。临床上营血之证每多兼见,不易截然分开。有时虽邪已入营血,而气分之症未罢,即使气分已罢,治疗仍宜积极透营转气,这是前人的经验总结,亦是陈氏治温病恪守的准则,所以在使用清营汤和犀角地黄汤时,常参入气分之药。

综上所述,运用清法是陈氏在邪入气、营、血三个阶段的主要治疗方法。但清热之中,其始终贯穿着一个"透"字,清透结合,引邪外出,使新感之邪不致内陷,内伏之邪易于松达而出表,这是陈氏治疗温病的一个鲜明特点。

3. 下法 即为通腑法。陈氏认为"温邪不从外达,必致成内结""伏邪内发,以汗与下为去路""伏邪为病,以出表为轻,下行为顺""阳明之邪,当假大肠为去路"。所以温病使用下法,能使内结之邪热通过泻下而外出,"若便之不行,即余热之内逗",故"昔人是以有釜底抽薪之法"。陈氏常用的下法有苦寒泻火,凉膈散热,增液润燥三种。苦寒泻火主要适用身壮热而阳明腑实、大便秘结者,常用药物有生大黄、玄明粉、番泻叶、燕制丸等;凉膈散热主要用于风火上炎,中焦燥实等症,常用凉膈散加减;增液润燥主要用于津伤便秘者,常用增液汤加火麻仁、玄明粉等。另外,陈氏还常用灌肠的方法通腑,如宋某,男,春温案,用猪胆汁灌入肛门,不逾时大便自落,大布泄邪而又不伤正之好处。

【医案】

一、风温

案1 张某,男。

初诊 形寒身热,循环而作,头或疼而胸或闷,咳痰欠豁,甚则带红,咽痛神烦,易见鼻衄,便下未能通畅,脉来弦细滑,右手滑数,苔糙薄黄。治拟宣肺清胃,保津泄热。

淡豆豉,黑栀子,杏仁,杭菊花,浙贝母,桑叶皮,连翘,金银花,牛蒡子,天花粉,瓜蒌皮,鲜石斛。

二诊 身热依然间作,咳痰欠豁,便下如酱,入夜略能安寐,神疲肢软,脉来弦细滑数,舌苔糙黄根厚,舌色仍红,刺仍未退。拟宣肺化痰,清胃泄热。

豆豉,栀子,杭菊,桑叶皮,大连翘,金银花,浙贝母,枳壳,杏仁,天花粉,瓜蒌皮,鲜石斛。

三诊 身热渐和而咳痰亦豁,纳呆神惫,便通又涩,腹常鸣响,脉来弦滑,苔色糙黄。治宜清宣化降。

桑叶皮,栀子,光杏仁,冬瓜子,全瓜蒌,川贝母,浙贝母,天花粉,炒枳壳,黛蛤散,鲜石斛,香谷芽。

二、春温

案 2 王某，男。

初诊 自觉感风，旋即不寒身热，头痛异常，曾经汗解，顷转壮热，神烦寐少，甚则气粗若逆，左手震动，脉来滑数带弦，苔色薄糙而花，舌尖光绛。治拟轻清宣达，保养气液，顾其正，化其邪。

豆豉，连翘，天花粉，光杏仁，陈胆星，石决明，铁石斛，枯芩，栀子，桑叶，川贝母，钩藤。

二诊 初起不寒身热，顷转壮热，曾从汗解，屡发不已，迄今旬日，神倦嗜卧，寤时多而寐时少，气怯而粗，口干唇燥，喉间似有痰声，形瘦神乏，便下失达，苔花糙，舌尖色绛，脉象六部滑数，左手稍大。先从救阴补液为急，并以釜底抽薪，冀其气阴来复，热从下达，斯精神日见振刷，余剩之邪，不击而自退。

吉林参须，生地，通草，生石决明，连翘，枫斗石斛，天花粉，人中黄，麦冬，钩藤，玄参，玄明粉。

另西洋参煎汤代茶。

案 3 张某，男。

初诊 身热不解，已经一候，脘痞口干，神烦寐少，大便 5 日未行，脉弦滑数，苔糙腻。治宜宣解清泄。

香豆豉，焦栀子，光杏仁，辰滑石，炒枳实，赤苓，大连翘，瓜蒌仁，天花粉，鲜石斛，炒竹茹，番泻叶。

二诊 进宣表通里方，身热已从汗解，便下亦通，原属松象，但苔仍糙腻，口干且苦，脘痞寐少，脉弦数。姑以清解为治。

大豆卷，鲜石斛，广郁金，焦栀子，大连翘，辰滑石，光杏仁，竹茹，辰灯心，炒枳壳，天花粉，赤苓。

三诊 身热得和而复炽，神烦不寐，脘膈作疼，渴喜热饮，脉滑数，苔糙腻，当以宣达清化为治。

淡豆豉，连翘心，鲜石斛，辰滑石，鲜石菖蒲，桑叶，焦栀子，广郁金，光杏仁，炒枳壳，炒枯芩，粉丹皮。

四诊 身热曾从汗解，咋见白疹，当属气分之邪，自里出表。今晨鼻衄过多，身热复炽，神烦不寐，又见紫斑蓝斑，脉弦滑数，苔糙黄而舌光起刺，法当清解毒邪，参保津为治。

犀角尖，鲜生地，鲜石斛，广郁金，大青叶，大连翘，天花粉，赤芍，紫草茸，焦栀子，金银花，霜桑叶。

五诊 斑色紫蓝，都属阳明温毒。进犀角地黄汤加味，斑点较昨天更多，鼻龃牙宣,龈腐口干,身热和而不净,脉象滑数兼弦,苔薄糙,舌光起刺,以前法加减主之。

犀角尖,生石膏,鲜石斛,鲜生地,嫩白薇,紫草,桑叶,人中黄。

六诊 斑龃略见松象而时有体热,脉弦数,苔糙起刺,再以凉解为宜。

鲜生地,肥知母,玄参,地骨皮,生石膏,嫩白薇,鲜石斛,桑叶,制女贞,墨旱莲,天花粉,怀牛膝炭。

原按:此症后以人参白虎汤扶正清邪而收全功。

三、暑湿

案 4 李某,女。

始起寒热如疟,继则反转壮热神烦,或间凛寒,经七八日,颈有晶痦,更衣失通,躁扰口渴,苔黄泛恶,脉象濡数。治拟清宣伏邪,参以疏腑。

大豆卷,栀子,青蒿,郁金,枳实,竹茹,天花粉,石斛,赤苓,玄明粉,黄芩,碧玉散。

四、湿温

案 5 周某,女。

初诊 初起身热不扬,继增哕恶,频吐黄水,胸脘灼热,汗不解而便不行,兼有头眩,口干唇燥,杳不思纳,脉象缓滑,右手带数,苔糙腻,上罩黄色。治以汗下清三法参酌而用之。

豆豉,栀子,左金丸,薄荷,连翘,炒枳实,块滑石,瓜蒌皮,竹茹,生大黄,玄明粉,鲜石斛。

二诊 服后身热递和,汗颇畅而便下亦通,脘闷呕恶,渐次舒适,唯口仍作干,谷纳未旺,耳中时有鸣响,脉来濡滑带数,舌苔薄黄,尖边色红。目前治法,当清理余剩之湿热,以化其邪。

沙参,鲜石斛,肥知母,栀子,广郁金,天花粉,京玄参,泽泻,生石决明,钩藤,碧玉散,香谷芽。

案 6 杨某,男。

初诊 初起身热不解,间有形寒,经旬余日而始见汗痦,继以稀疏红疹,热势至哺尤盛,汗不透而脘尚闷,或吐黏痰,或兼嗳气,便下艰涩,纳呆寐少,前数日曾见鼻龃,且有遗泄。诊得脉象弦滑带数,验苔糙黄,舌绛起刺,口时干而喜饮。治以宣表通里,并佐以保津之品。

大豆卷,栀子,杏仁,连翘,浙贝母,蝉衣,枳壳,瓜蒌皮,广郁金,滑石,紫草,鲜石斛。

二诊 汗已畅而身热较前略缓,便得畅解,其色焦黄,便下之后,稍有气逆,间或嗳气,疹瘩时有出没,胃纳呆而易于呕吐,口干神乏,又见鼻衄,舌苔糙黄,舌色稍绛而有芒刺,脉来濡细带数。当以轻清宣化,参以润养津液。

大豆卷,光杏仁,栀子,连翘心,天花粉,鲜石斛,紫草,竹茹,通草,滑石,赤芍,金银花。

三诊 红疹已隐,白瘩较前更密,脉来细滑,身热渐和,便下通畅,稍有嗽逆,间有嗳气,验苔根部薄黄,舌色红绛。当再以润养为主,清化为佐。

霍石斛,栀子,天花粉,大连翘,炙桑白皮,沙参,川贝母,浙贝母,滑石,橘白,枇杷叶,茯苓,西洋参。

五、秋燥

案7 王某,男。

初诊 据述初起微恶风寒,继转体子灼热,经旬日而未见退凉,亦不壮热,并无汗泄,唇燥口干引饮,肌肤时有刺痛,溲赤短涩,纳食式微,苔花糙,舌尖起刺,脉象细滑而数,左手兼弦。治拟清泄燥热,润养阴液。

铁皮石斛,天花粉,冬桑叶,连翘心,玄参心,焦栀子,杏仁,麦冬,生石决明,通草,沙参,梨皮。

六、温病夹症

案8 朱某,男。

初诊 始起恶风发热,近则身热蒸蒸,咳呛痰黏,头痛口干,气逆神倦,便下不行,脉滑带数,苔糙色黄。治拟宣化清泄,冀其痰豁便行。

豆豉,栀子,桑叶,薄荷,白前,杏仁,贝母,枳实,厚朴,瓜蒌,石斛,滚痰丸。

二诊 顷进宣化清泄方,汗已通体,便仍未落,咳痰黏腻,口干气粗,间有妄语,脉滑数,苔糙黄,稍有裂纹。温热夹痰之证,须求表里两通,故宣上通下为不易之治法。

豆豉,栀子,枳壳,郁金,杏仁,连翘心,海浮石,黄芩,川贝母,浙贝母,鲜石斛,滚痰丸,燕制补丸。

三诊 进宣达方,汗出溱溱,便下亦畅,原属表里两通之候。唯咳痰黏而不爽,神志似蒙,手指稍有搐搦,脉滑数,苔糙裂。以清心涤痰,参保津息风为治。

鲜菖蒲,陈胆星,川贝母,浙贝母,广郁金,大连翘,天花粉,通草,人中黄,生石决明,鲜石斛,清心丸,滚痰丸。

四诊 咯痰渐豁,蒙昧渐清,但语言易错,口干唇燥,脉滑数,苔糙尖剥。拙见温热之邪,依然内滞,不克从咯痰而尽出,且拟清涤痰热,参保津为治,必得神清痰豁,庶无内陷之虑。

鲜石斛,连翘心,川贝母,浙贝母,广郁金,天竺黄,黛蛤散,钩藤,鲜石菖蒲,天花粉,牛黄清心丸,礞石滚痰丸。

五诊 咯痰渐爽,言语已清,口干唇燥仍有,脉来滑数,苔黄尖剥。当以清润保津为治。

鲜石斛,真川贝母,北沙参,连翘心,天花粉,人中黄,光杏仁,石决明,石菖蒲,枯芩,西洋参。

六诊 连进清润保津化痰之剂,诸恙悉安,唯口干时欲饮水,苔薄尖剥,脉来细软,时邪之后,津液大伤,当再以甘寒清润治之。

西洋参,石斛,天花粉,川贝母,玄参,麦冬,薏苡仁,橘白,谷芽,茯神,沙参。

案9 幼某,男。

初诊 初起身热无汗,苔厚如糜,神志模糊,服清透方,热已解而糜亦退,唯咳痰黏多,盗汗口渴,舌光色红,精神不能振作,脉来左小右数,苔薄根黄。治拟辛开苦降,泄热化痰。

西洋参,霍石斛,川贝母,黛蛤散,玄参心,生石决明,炒枯芩,竹叶卷心,泽泻,茯苓,茯神,灯心草。

二诊 时邪之后,阴液必伤,人生阴主形,液主润,形递瘦而舌时光,即阴液已乏之征。《内经》有云,阴平阳秘,精神乃治。又云,精、气、神三者是人生之大宝。阴亏不能涵阳,则阳上升而无制,耗气伤神,势所必然。前诊脉数左甚,顷两手均细软而数,脉象似觉平静,唯舌本仍光,精神失振,表虽不热而更衣旬日未畅,阳明蕴有余热可知。古称阳明之邪,当假大肠为去路,便之不行,即余热之内逗,且热炽阴伤,则阳更无制。精气神均被耗损,肢体倦怠,未能遽复,合脉症以参之,当属气阴两亏,余焰未息。且拟存阴潜阳,参人润降主治,庶标本皆不失焉。

西洋参,川石斛,麦冬,火麻仁,肥知母,茯神,女贞子,生石决明,炙鳖甲,泽泻,灯心草,松子仁。

七、痢疾

案10 沈某,女

初诊 红痢为营分有邪,较之白痢为重。次数颇多、腹阵痛而里急后重,纳食呆滞,脉象细滑兼弦,苔糙腻,湿热盛而积滞又多,伤及营分。治拟清疏和利。

焦白芍,金银花炭,青皮,陈皮,佩兰叶,砂壳,广木香,佛手,片黄芩炭,炒牡丹皮,黑荆芥,益元散,吴茱萸,炒川连。

二诊 痢症原因大多是湿热积滞瘀结而成。进疏和方,痢次略减而其色仍红，腹痛里急，时或呕恶，脉细滑兼弦，苔糙腻黄。阳明湿热挟积滞而下迫，营分既伤，木气又来乘胃，只宜清疏为主治，必得纳增痢减为佳。

香连丸，金银花炭，山楂肉，牡丹皮炭，炒秦皮，黄芩炭，青皮，陈皮，砂壳，佛手片，炒枳壳，益元散，炒白芍。

三诊 进清疏之剂，红痢已微，次数亦少，原是松象。唯有时气耕作痛，咳嗽寒热，脘闷泛恶，脉缓滑，苔黄腻满。拙见积滞渐去，阳明经之湿热尚盛，木气乘胃，易以宣化清疏并进。

青蒿梗，焦栀子，黄芩，滑石，赤苓，佛手片，川楝炭，枳壳，金银花，泽泻，竹茹，吴茱萸，炒川连。

四诊 红痢渐淡，不时腹中气升，泛恶随之，午后略有是身热，脉细滑、苔黄腻。湿热尚盛，木来乘土，阳明失于和降，且拟和中抑木，参清疏为治。

藿香梗，郁金，炒栀子，炒金银花，滑石，左金丸，大豆卷，炒橘白，条芩炭，赤苓，竹茹。

五诊 昨投宣解清疏方，痢象和而身热亦凉，唯神疲纳少，脉来细滑，苔薄腻黄，阳明湿热虽分传上下而尚未尽达，再以和中化利为治。

黄芩炭，炒金银花，炒白芍，佩兰叶，炒陈皮，石斛，赤苓，蔻壳，车前子，块滑石，炒橘白，炒薏苡仁。

案11 孙某，男。

初诊 昼夜百余次，或见血水溏粪、里急后重、腹部阵痛、体灼口渴、纳呆、苔糙黄腻，脉弦滑数。治拟养正和营，清热利湿。

生地炭，霍石斛，黄芩炭，枳壳，赤苓，当归炭，焦白芍，金银花炭，辰滑石，砂仁，甜石莲，香连丸。

二诊 红痢属营，白痢属气，进和营清利方，红痢渐少，杂见白色，是营邪传气即里邪出表之候，当是佳兆。但腹痛不嗳气脘痞，纳食呆滞，脉滑数，根苔黄腻，阳明经之积邪尚盛，仍宜清疏和里，必得痛缓痢减为吉。

生地炭，金银花炭，炒黄芩，炒橘白，甜石莲，焦白芍，霍石斛，煨木香，赤苓，川楝炭，香连丸。

三诊 痢下赤白，气营同病也。痢次锐减，仍有腹疼脘痞，其阳明尚有积滞可知。唯神乏肢疲，口干纳呆，脉弦数，舌苔较前稍薄，邪势虽能递去而气阴已伤。拙拟清化余邪，参养正为治。

西洋参，霍石斛，炒白芍，黄芩炭，炒橘白，辰茯神，生地炭，当归炭，金银花炭，甜石莲，益元散，川楝炭。

四诊 红痢渐淡，杂见溏粪，阳明之积滞当以松达。唯脉仍弦数，苔薄糙黄，体子微灼，口干寐少，气阴尚未全复，无形之湿热，逗于阳明，上熏下迫，法宜清养为主,化邪为佐。

西洋参,炒冬术,焦白芍,生地炭,扁豆衣,金银花炭,炒陈皮,霍石斛,稽豆衣,辰茯神,泽泻,干荷蒂。

案 12 胡某,男。

初诊 初起痢下赤白,里急后重,临腹痛,小溲不利,纳食呆滞而兼泛恶,夜不成寐,迄已一候,寐纳稍可而痢次转多,肛门依然重坠,入夜又增寒热,脉来弦细滑数,舌苔糙黄,尖边红绛。治拟清养疏化,顾本祛邪。

霍石斛,生地炭,生白芍,青皮,陈皮,黄芩炭,青蒿炭,川楝炭,白蔻壳,云苓神,泽泻,辰滑石。

另以谷芽、竹茹、车前草煎汤代水。

二诊 投清养疏化之剂,痢次减少而色间红白,兼有溏粪、里急与后重均减。唯小溲不利,小腹作胀,脉弦细滑,苔糙黄,阴液未复,阳明浊邪,尚未尽去,所谓标本同病候也。幸夜热已和,渐思粥饮,后天生化之机,当属可持,仍以前法主治之。

枫斗石斛,生地炭,焦白芍,云茯神,黄芩炭,益元散,炒橘白,川楝炭,通草,车前子,谷芽,竹茹,灯心草。

八、泄泻

案 13 王某,女。

初诊 初起脘腹阵痛,继遂吐泻交作,得食即翻,不能取嚏,形寒头痛,脉来浮滑,苔糙腻。治拟疏运中宫,通达气机。

藿香,佩兰叶,苏叶,苏梗,石菖蒲,法半夏,制川厚朴,佛手片,青皮,陈皮,白杏仁,台乌药,左金丸。

案 14 姚某,男。

初诊 中宫为湿热受盛之区,有诸内则形诸外,身热便薄,腹疼且胀,肢体酸重,脉弦苔垢腻。治拟疏达化利。

煨葛根,焦白术,炒陈皮,制川朴,焦六曲,大腹绒,煨木香,赤猪苓,佛手片,黄芩炭,炒青皮。

案 15 朱某,男。

初诊 脾胃为后天根本,脾气欲其健旺,胃气欲其和降。痢后便溏,未能遽止,纳食呆而口时干,且有哕恶,精神颇形疲乏,脉细滑,舌光色红,根苔糙黄。治拟扶脾养胃。

霍石斛,炒白芍,炒白术,炒橘白,白茯苓,焦六曲,扁豆衣,炒薏苡仁,仙半夏,金银花炭,香谷芽,怀山药。

二诊 人之气阴,皆生于水谷精微。进扶脾养胃法,便薄略实,精神稍振,嗅恶已除而粥饮未能充旺,脉濡细,舌仍光红,根苔花糙如糜,脾气胃阴俱形匮乏,证势尚未妥洽,再从补脾健胃主治。

霍石斛,炒白术,炒白芍,怀山药,白茯苓,炒橘白,香谷芽米,炒麦冬,扁豆衣,熟枣仁。

三诊 进补养脾胃之剂,便薄已实,纳谷渐增,后天生化之机,业已发动,不可谓非佳境也。唯精神未能振作,脉苔如前,又腰部或觉酸楚,气阴亏而未复,再拟从本议治。

霍石斛,炒冬术,炒白芍,怀山药,云苓,茯神,香谷芽,炒薏苡仁,米炒麦冬,山茱萸,炒橘白,扁豆衣。

四诊 百病以胃气为本,方书又有初泻伤脾、久泻伤肾之说。前从调理脾胃主治,便下如常,谷纳渐旺,后天生发之机,已属可恃。唯尻部时或酸楚,脉来濡细,舌光,气阴渐复,再以培补脾肾阳气为治。

潞党参,炒白术,炒白芍,炒川续断,香谷芽,霍石斛,山茱萸,米炒麦冬,怀山药,六神曲,煨诃子。

案 16 钱某,男。

初诊 清晨便溏腹疼且鸣,已有匝月,近又形寒身热,脉弦细,苔花腻。脾土素弱,治拟表里双解。

煨葛根,防风炭,炒白术,焦白芍,佛手片,炒陈皮,白茯苓,扁豆衣,荆芥炭,炒泽泻,焦六曲,炒薏苡仁。

二诊 清晨便薄,脾土之弱也。喜食甘物,亦为土弱之征。脉细缓,苔薄腻,新凉已解,宜培养之。

甜白术,怀山药,炒薏苡仁,新会皮,扁豆衣,焦六曲,炙甘草,炒谷芽,砂仁,白茯苓,潞党参,炒泽泻。

九、胃脘痛

案 17 益某,男。

初诊 脾主运化,胃主纳受,脘腹胀疼而纳食少运,肢体疲软,大便溏薄,脉弦小,苔薄腻。治拟疏运为主,清理为佐。

冬白术,制香附,炒枳壳,炒薏苡仁,车前子,白蔻仁,炒陈皮,焦六曲,赤茯苓,佛手柑,台乌药。

二诊 前从脾胃湿阻、郁滞气机议治,服后脘痛即减,大便已实,唯纳食未旺,气机虽调而转运未克健旺。顷按脉来细缓,苔薄边腻,再宜健脾参调气主之。

冬白术,焦六曲,炒橘皮,广木香,大腹皮,车前子,炒薏苡仁,益智仁,法半夏,制香附,炒谷芽,赤茯苓。

案 18 沈某,女。

初诊 始起寒热交作,其状如疟,本属阳明湿热,熏蒸出表,继转脘腹胀疼,气升即有泛呕,甚则痉厥,大便失于通降,迄今已有一旬,证情屡见变迁。顷按脉来细滑而沉,舌苔黄腻微灰,尖边带光,口苦咽燥。治拟抑肝和胃,通腑定厥。

霍石斛,左金丸,青皮,陈皮,广郁金,炒枳壳,佛手,姜竹茹,制川厚朴,川楝子,炒石决明,姜栀子,燕制丸。

另用枇杷叶煎汤代水。

二诊 昨从肝经气火,冲扰阳明议治,厥象定而呕渐止,便下亦颇通畅,原属松机。唯脘痞胸闷,腹部仍有吊痛,纳不振而稍有咳痰,脉细滑,苔糙灰,边尖色绛。此厥阴气火挟痰肆扰,阳明之和降仍乖,而津液已受耗损,当以清息化降,参养液为治。

霍石斛,制女贞,北沙参,川贝母,广郁金,左金丸,川楝子,生白芍,炒枳壳,炒竹茹,煅石决明,木蝴蝶。

三诊 气、火、风三者皆从厥阴而来,阻滞于内都属气,冲扰于上都属火,若升及头巅,则为风阳。连进清息和降之剂,呕吐已止,痉厥亦定,饮食渐启,脘腹之胀痛亦微。唯咳痰黏而不豁,苔黄尖脱,上罩微灰,脉来细滑而沉。当再清肺息肝,化痰保津为治。

北沙参,剖麦冬,川贝母,玄参心,黛蛤散,广郁金,川楝子,霍石斛,钩藤,炙桑皮,煅石决明,枳壳。

十、呃逆

案 19 高某,男。

初诊 鼻衄过多,肝木本失所养。又复感寒,引动木气,遂致少腹胀疼,气升即呃,便下不通,脉弦细,苔黄腻。木郁气滞,疏泄失司,横逆为患。治拟疏达泄降。

左金丸,广藿香,炒橘皮,广郁金,槟榔,川楝子,炒枳实,制大黄,番泻叶,炒白芍。

二诊 进泄肝降浊之剂,便通未畅,少腹依然胀痛,频频呃逆,苔糙腻,脉弦细。证属木气郁滞,疏泄失司,肝旺太过,则阳明受其乘侮,所谓中脘不行、下脘不通者即此候也。再拟泄木和中法,必得呃止为吉。

沉香片,公丁香,广藿香,玫瑰花,上官桂,淡吴茱萸,台乌药,广郁金,川楝子,柿蒂,青皮,陈皮,炒枳实。

另服燕制丸二粒。

三诊 昨进通阳泄浊之剂,大便曾得畅解,继以矢气,少腹胀疼即减。唯呃逆未能遽止,口渴神疲,脉象弦细滑数,苔糙色黄。木气虽渐调达,而阳明仍有浊邪,失其和降之职,里木郁有化火之象,当易以和中抑木主治,必得呃止为吉。

抑青丸,鲜石菖蒲,炒橘皮,鲜竹茹,刀豆壳,槟榔,川厚朴,佛手,枳壳,广郁金,柿蒂。

四诊 进理中泄木之剂,呃已止而气逆亦平,略思粥饮,升降之气渐得条达。唯神气愈形疲乏,脉象弦滑,苔植。正气已伤,浊邪将从热化,拟和中安木,兼化蕴邪,不致反复为佳。

法半夏,旋覆梗,炒枳壳,炒白芍,广郁金,佛手,炒橘皮,制香附,白蔻仁,鲜竹茹,焦神曲,柿蒂。

五诊 呃逆已止,纳食渐启,而矢气频作,原属浊降清升之候。但神疲力乏,懒于言语,脉细滑,苔薄糙,当以扶助中阳,参理邪安木为治,能得正气渐复,方为稳妥。

广藿香,炒橘皮,白蔻壳,法半夏,白茯苓,广郁金,佛手片,旋覆梗,炒白术,潞党参,焦谷芽。

案 20 黄某,女。

初诊 初起腹部胀疼,便下如痢,继转呃逆,昼夜无间断,脉沉滑,苔垢腻。治拟疏和化利。

藿香梗,左金丸,石菖蒲,熟莱菔子,苏子,柿蒂,法半夏,台乌药,广郁金,青皮,陈皮,白豆蔻壳,姜竹茹。

二诊 呃略缓而咳痰频多,胸膈尚觉痞塞,腹鸣嗳气,脉象细滑兼弦,舌本带光,中有薄苔。良由湿痰内遏,中气滞而肝木上逆,势尚未稳,再拟前法增减,应手则吉。

左金丸,广郁金,橘红,沉香,川贝母,代赭石,台乌药,法半夏,薤白头,佛手片,旋覆梗,柿蒂。

十一、郁症

案 21 汪某,女。

初诊 胸胁刺痛,时欲太息,是肝气亦是肝郁也。唯治郁之法,古人以逍遥散为主方,施于肝阴素弱之体,究属非宜。脉来六部细弱,其阴之不足可知,纳少咽疼,耳鸣汗泄,系属阴弱阳浮,兼挟肝郁之候。治拟滋肝养阴,理胃舒郁。

西洋参,阿胶珠,当归,生白芍,合欢皮,萱草,橘白,白茯苓,女贞子,生石决明,煅牡蛎。

案 22　李某,男。

初诊　两胁为肝经所循之部位。右胁吊疼,连及胸肋,兼之咳痰不豁,头痛,苔糙,脉细滑数。治拟宣化清息。

煅石决明,广郁金,光杏仁,旋覆梗,橘络,生薏苡仁,黛蛤壳,川楝子,炒枳壳,瓜蒌皮,丝瓜络,佛手。

十二、肿胀

案 23　王某,男。

初诊　疮疖之后,遍体水肿,又复囊大溲涩,原属脾经积湿,下注厥阴,泛溢肌表之候,近日肿势不退,更增喘逆,喉间有声如锯,坐卧均属不适,小溲不行,按脉沉细滑,苔花腻。治拟通利水道。

甜葶苈,大腹皮,杏仁,川贝母,川牛膝,旋覆梗,煅礞石,代赭石,花槟榔,赤茯苓,车前子,青铅。

二诊　咳不离乎肺病,肺气以下行为顺,肿喘之后,咳呛不净,气易逆而脉仍滑,疮疖频发,此气分湿痰,肺失顺降,宜理气以化湿痰。

旋覆梗,川贝母,煅赭石,炙紫菀,煅蛤壳,海浮石,炒橘红,冬瓜子,姜汁炒竹茹,赤茯苓,法半夏,薏苡仁,猪苓。

案 24　朱某,男。

初诊　大腹胀满,经久未舒,胸脘痞窒,咯痰稀少,或缓或泛,肢末带浮,杳不思纳,脉细缓滑,舌苔薄腻。治拟辛温通阳,芳香醒中。

广藿梗,炒陈皮,炒青皮,浙贝母,炒枳壳,带皮苓,制川厚朴,焦神曲,法半夏,苏子,佛手片,佩兰叶。

二诊　肢末之水肿虽退,而脘腹仍未舒畅,时或气逆,咯痰不多,谷纳依然不旺。头胀肢酸,溲色赤而便通未畅,脉来两手缓滑,舌苔中脱,边部黄腻,口干思饮。爰以运中为主,养胃为佐。

广藿梗,光杏仁,川贝母,焦神曲,生薏苡仁,粉猪苓,炒陈皮,霍石斛,炒枳壳,香谷芽,川牛膝,佛手片。

三诊　连进和中,以化痰湿,参以启胃之法,脘腹痞满,渐移脐下,咯痰不多,纳食尚呆,口干且燥,苔薄黄,内蕴之痰虽得走化,而胃液已经损耗。当易养胃化邪为治,觇其动静。

旋覆花,杏仁,新会皮,霍石斛,制女贞,川贝母,生白芍,泽泻,煅石决明,茯神。

案 25　丁某,男。

初诊　素休丰伟,咳痰时作,甚则兼有喘象,其为湿胜气滞,痰从内生,显然可见。迩来肌肤水肿，自下及上，遂致腹形满大，阳痿而缩，便艰溲赤，时或腿部筋急，语言气怯，脉象六部濡细，舌苔薄腻淡黄。治拟温养脾肾，化痰利湿。

吉林参、黄芪、肉桂、橘红、防己、茯苓、淡附片、于术、怀山药、制半夏、冬葵子、川牛膝、泽泻、车前子。

二诊 腹满肢肿，蔓延日久，似宜温运脾阳，以化水湿。然人之真阳，实内寓于肾脏，真阳既弱，水湿更难速化，或平卧则水势上升，或起坐则足部流水，盖水性喜平，亦善下流故也。总之小便不利，肤肿未退，则水湿阴邪，未免偏胜于经隧，只宜鼓运阳气，通利水道，为扶阳抑阴之计，服后再觇动静。

炒茅术、大腹皮、煨甘遂、上官桂、川椒目、粉猪苓、制川厚朴、川牛膝、红牙大戟、淡附片、赤茯苓。

另陈蒲壳、冬瓜子、车前草、麦柴秆等煎汤代水。

十三、眩晕

案 26 蒋某，女。

初诊 头眩耳鸣，乳头抽痛，舌红苔糙，此属肝火之窜越，但脉来沉涩，木气之郁滞尚盛矣。治拟舒郁清肝。

炒白芍、制女贞、炒川芎、广郁金、稽豆衣、川楝子、佛手片、橘络、小青皮、钩藤、煅石决明、栀子。

二诊 头眩耳鸣，遍体筋搐，乳头抽痛，脉沉弦，苔薄黄。木气化火，火复化风而走窜。宜以清息疏达为治。

炒白芍、潼蒺藜、广郁金、夜交藤、滁菊花、稽豆衣、大秦艽、橘络、煨天麻、钩藤、生石决明、栀子。

三诊 乳头抽痛已止，筋脉仍有抽搐，头眩耳鸣，皆风阳窜越之征，亦即血不营肝之候。脉沉细弦，苔薄糙，治宜养之、息之。

生地、熟地、女贞子、潼蒺藜、甘杞子、阿胶珠、怀牛膝、稽豆衣、炒白芍、滁菊花、钩藤、橘络。

案 27 汪某，女。

初诊 今眩晕耳鸣，纳少脘痞，筋惕咽疼，或寐熟汗泄，脉来细弱，舌苔中黄，其为阴液大亏，虚火化风旋扰，逼液外泄可知。治拟滋养下元，参以理胃。

西洋参、郁金、谷芽、鳖甲、牡蛎、沙参、川石斛、辰茯神、石决明、钩藤、冬青、潼蒺藜。

二诊 古称下焦之病多属精血两亏。又云心脾之阴血脉也，肝肾之阴真精也。血脉亏则心悸而寐不能安，真精亏则阳升而眩晕耳鸣，纳少腹胀，脉细苔薄。计唯以养阴制阳主治，唯肝郁未舒，佐以解郁尤为至要焉。

西洋参,灵磁石,辰茯神,牡蛎,丹参,潼蒺藜,金石斛,女贞子,龙齿,郁金,佛手,谷芽。

三诊 前进养阴制阳法,诸觉妥适,而昨因食蟹,腹中渐觉膜胀,至夜寐少,自汗淋漓,脉来六部细弱,苔色边黄,脾气先滞而心肝之阳陡然升逆,故液失所守,诸疴蜂起也。仍宜前法参以和中治之。

西洋参,煅龙齿,煅牡蛎,女贞子,辰茯神,干瘪桃,石斛,熟枣仁,浮小麦,山楂肉,制丹参,谷芽。

十四、耳鸣

案 28 孙某,男。

初诊 耳听欠聪,不时鸣响,牵连脑后,脉弦数,苔糙黄。治以清热息肝。

苍耳子,制女贞,白芍,稽豆衣,炒滁菊,钩藤,白蒺藜,生地炭(磁石粉拌),生石决明,甘杞子,泽泻,路路通。

二诊 耳听欠聪,不时鸣响,溲时茎中不舒,脉弦细,苔黄腻,宜滋养之,清泄之。

制首乌,煅牡蛎,甘枸杞子,生石决明,滁菊花,苍耳子,白蒺藜,生地,炒川柏,钩藤,路路通。

十五、不寐

案 29 周某,男。

初诊 初起头项作痛,牵连脑后,夜不成寐,足部清冷,且有寒热,药后诸症徐退,而夜寐仍不着枕,纳食呆滞,精神疲乏,口苦咽疼,头或眩而耳或鸣,脉来六部细滑,右手带数,舌苔薄黄,尖边色红,且有芒刺。治拟滋息清降。

霍石斛,炒白芍,制丹参,辰茯神,制女贞,潼蒺藜,玄参心,煅牡蛎,煅龙齿,生石决明,川连,炒枣仁,生谷芽。

二诊 头或疼而耳或鸣,夜分不能安寐,目视带眵,每至午夜,蒸然而热,多方不适,脉来细数,苔黄中裂,舌边色红。治拟滋阴益肾,调和阴阳。

细生地,女贞子,阿胶珠,制丹参(猪心血拌),炙鳖甲,炒白芍,辰茯神,滁菊花,煅牡蛎,白蒺藜,霍石斛,川连,炒枣仁。

案 30 夏某,男。

初诊 咯痰黏薄,甚则带红,寐少口干。舌边起泡,乃阴津虚而火内炽,液凝成痰。治拟降火化痰。

南沙参,制冬青,川石斛,玄参心,肥知母,白及片,嫩白薇,川连,炙紫菀,竹叶卷心,黛蛤散。

二诊 前进降火化痰方,痰渐少而溲色转赤,是火下降则痰亦不致上涌也。至夜少寐,胸次按之炙手,苔糙黄,脉细数,右寸数象尤甚。再以清降兼化治之。

北沙参,女贞子,炙桑白皮,煅牡蛎,剖麦冬,玄参心,北秫米,肥知母,辰茯神,福泽泻,辰灯心。

三诊 日中神倦,而至夜不欲寐,咳痰递少,足部欠温,胸腹如焚,脉细,苔糙色黄,再拟甘寒以养之,咸寒以降之。

北沙参,京玄参,制丹参,制冬青,炙龟甲,辰茯神,炒泽泻,煅牡蛎,煅龙齿,辰灯心,磁石拌炒生地。

四诊 日中熟寐,而至夜反寤者,脉细足冷,咯痰灰而带红,尤属阴不涵阳之据,拟用召阳归阴法主之。

北沙参,炙龟甲,制丹参,肥知母,北秫米,怀牛膝,剖麦冬,辰茯神,辰灯心,酸枣仁,煅牡蛎,蛤粉炒生地。

五诊 今寤寐渐能如常,咳呛便坚,足部欠温,脉数苔薄黄,其阴液亏而内火未熄可知,宜滋降之。

西洋参,细生地,甘枸杞子,炙款冬,龟甲胶,制冬青,煅牡蛎,辰茯神,辰灯心,燕窝,黑芝麻。

十六、类中

案 31 胡某,女。

初诊 素体气分不足,痰湿内盛,加以操持伤血,心肝失养,遂致风火走窜,发为痉厥。两进调养气阴,佐以化痰之剂,痉已定而筋脉尚有抽动,手臂时觉麻木,咳痰不豁,语言即有笑状,寐少便艰,脉来左手濡小,右三部弦滑带数,验苔白腻,舌本碎而色绛。治拟益气滋阴,化痰清火。

吉林参,细生地,白蒺藜,制丹参,川贝母,络石藤,霍石斛,炒白芍,制冬青,辰茯神,黛蛤壳,炒滁菊。

二诊 麻木递舒,略能行动,气血原有来复之机。唯语言仍笑,兼有咳痰,心阳亢而留痰未楚。法宜益气存阴,佐以息降为法,徐图效力。

吉林参,原生地,阿胶珠,丹参,炒白芍,灯心草,京玄参,霍石斛,辰茯神,冬青子,川贝母,泽泻。

案 32 孙某,男。

初诊 据述始起跌仆,遂致偏左不用,语蹇神烦,彻夜不寐,脉滑苔灰腻,此必营血内伤,流痰入络,心肝之阳浮露,化风旋扰,症杂有根,治之不易。治拟镇肝息风,滋阴潜阳。

羚羊尖,天竺黄,煅龙齿,连翘心,生石决明,制丹参,黑栀子,辰茯神,细生地,辰灯心,制女贞,竹沥。

十七、风淫四末

案 33 王某,女。

初诊 秋间曾患温病,旋即分娩,延近三月,又复寒热咳呛,咽痛鼻衄,肤色带红。顷转四末水肿而麻木,诊得脉象细滑而数,舌苔糙黄,根部带灰,唇燥口干,咽道依然未利,筋脉时或抽动。治拟清热息风。

羚羊尖,玄参心,制女贞,生石决明,鸡血藤,小生地,鲜石斛,炒滁菊。

十八、麻木

案 34 高某,男。

初诊 足部顽麻,艰于步履,耳鸣腰酸,脉濡细滑,苔薄黄腻,高年气血两亏,筋脉失于营养,气机之运动不畅。治宜益气存阴,徐图效力。

潞党参,炒川续断,怀牛膝,菟丝子,云茯苓,生地炭,虎胫骨,炒当归焦,谷芽,制女贞,陈皮,广木香。

案 35 孔某,男。

初诊 肢节酸楚,渐次麻木,头晕耳鸣,累有咳痰,脉来细滑,左手带弦,舌苔糙腻。治拟息风化痰,清热渗湿,参以理气之品。

生石决明,滁菊花,炒白芍,广郁金,云茯苓,嫩钩藤,潼蒺藜,女贞子,络石藤,炒枳壳,川贝母,夜交藤。

十九、咳嗽

案 36 虞某,男。

初诊 近日脘膈作疼,渐至呃逆气升,咳呛频作,咳痰黏而豁,舌糜旋去旋生,口干咽痒,多食甘味,便觉胀满,按脉弦细滑数,舌光色绛。治拟润肺化痰,息肝清火,参以和胃为治。

霍石斛,煅石决明,煅蛤壳,玄参心,广郁金,海浮石,制女贞,肥知母,怀牛膝,沙参,川贝母,辰灯心。

二诊 咳呛甚于夜分,咳痰不豁,有时痰中带红,左胁引痛,自觉少腹气升,即欲喘逆,口干寐少,胃纳呆而舌糜屡起,脉来弦滑细数,舌本色绛。爰拟润肺化痰,清火息肝,参养阴为治。

北沙参,真川贝母,炒白芍,黛蛤散,广郁金,煅牡蛎,生石决明,煅磁石,制女贞,玄参心,原石斛,辰灯心。

案 37　金某,男。

初诊　丰伟之体,正气素弱,痰湿自然内胜。先患痔血,阴血内伤,近则咳嗽痰多,频泛涎沫,脘闷嗳气,甚则肢体拘急,语言迟钝,精神呆滞,便下艰涩,诊得脉象细缓而滑,验苔满腻淡黄。治拟涤痰理气,冀其痰豁气调而少变迁。

旋覆梗,仙半夏,石菖蒲,炒陈皮,广郁金,滁菊,全瓜蒌,川贝母,炒枳壳,姜竹茹,光杏仁,钩藤。

二诊　进理肺化痰之剂,咯痰渐豁,痞闷抽痛亦得递舒,而纳呆寐少,时或嗳气,脉缓滑,苔薄糙。气分尚有留痰,再拟前法增减治之。

杏仁,川贝母,制半夏,石菖蒲,橘红,旋覆梗,蛤壳,钩藤,女贞子,滁菊,辰茯神。

三诊　举动气逆为中气之虚,气虚则聚湿而酿为痰饮,脘痞渐舒而易于作嗳,纳呆苔糙,脉来细滑。留痰虽得递楚而未净,再拟清疏化理为治。

潞党参,炒白芍,法半夏,新会皮,云茯苓,薏苡仁,旋覆梗,蛤壳,川贝母,谷芽,厚朴。

二十、咳喘

案 38　沈某,男。

初诊　始起胸膈痞痛,渐至气喘痰鸣;胁腹亦觉不舒,咳呛,咯痰稀白,脉弦滑,苔浮腻。治拟宣肺利气,化湿涤痰,务使肺得宣降为妙。

旋覆梗,甜葶苈,仙半夏,炙紫菀,细白前,白芥子,光杏仁,浙贝母,代赭石,苏子,车前子,白茯苓。

二诊　咯去积痰颇多,气逆渐减,胸膈之满闷,亦觉稍舒,唯便下未能通畅,兼有哕恶,脉仍弦滑,舌黄薄腻。拙见肺金失于清肃,升降之气,尚乖常度,祛其有形之痰,利其无形之气,务使周行无滞,斯呼吸平匀则诸疴自退矣,能再加以静摄尤为妥善。

旋覆梗,浙贝母,仙半夏,莱菔子,白前,光杏仁,代赭石,陈皮,苏子梗,白芥子,滚痰丸。

案 39　秋翁。

初诊　咳呛频作,咯痰欠豁,气逆如喘,不得平卧,口时干而喜饮冷,脘闷胁痛,不思纳食,平素饮酒,脉来细滑带数,舌苔糙黄,中剥。病已一旬,因留痰不从外出,阻滞肺气,是以润降因之失职,且火郁不宣,尤易伤津,不可不知也。治拟清化肃降肺气之法。

北沙参,鲜石斛,炙紫菀,款冬花,枯芩,炒苏子,细白前,甜葶苈,海浮石,代赭石,炙桑白皮,青铅。

二十一、血症

案 40　黄某，男。

初诊　痰血色紫，气易上逆，声嘶耳鸣，小溲赤痛，脉弦数，苔糙腻。治拟滋息化降。

小生地，川贝母，广郁金，炒白芍，藕节炭，制冬青，黛蛤散，煅石决明，怀牛膝，炭花蕊石，泽泻。

二诊　进润养清息方，痰红已止，咳声仍嘶，腹部微痛，脉弦数，苔糙黄。血去阴伤，木失养而化火刑金，再以前法增减为宜。

孩儿参，川贝母，炙紫菀，黛蛤散，广郁金，芦根，制冬青根，生地，炙款冬，炒枳壳，云茯苓，桑白皮。

三诊　咳未缓而声嘶，咯痰黏厚，气逆，间或便薄，口苦苔糙，脉象滑数而弦。阴伤火炽，火盛生痰，肺金失于润降，脾土不能砥柱，急宜保肺和中，参息木为治。

生地，川百合，制冬青，炙紫菀，泽泻，扁豆衣，剖麦冬，辰茯神，炒白芍，炙款冬，竹茹。

四诊　进保肺和脾方，声嘶未亮，便仍溏薄，近增寒热，脉滑数，苔薄糙。再以补土生金，参清热为治。

潞党参，川百合，扁豆衣，制女贞，新会皮，福泽泻，剖麦冬，稽豆衣，辰茯神，炒白芍，枇杷花。

五诊　进补土生金之剂，咯痰递厚，声音渐响，而举动稍有气逆，便薄口苦，苔黄腻，脉滑兼数。肺脾气弱，痰火内炽，仍宜前法主治。

潞党参，云苓，炒白芍，海蛤壳，煅石决明，焦谷芽，剖麦冬，川贝母，粉橘络，炙款冬，泽泻，紫石英。

案 41　冯某，男。

初诊　今血出颇多，而咳呛颇甚，痰薄腹鸣，胸胁隐痛，脉来细小，足冷不暖，火性升极而失降，致肺胃润降，亦失其职。治拟润肺止血，滋肝降火，庶动血递少，而静血不致告匮，方为吉兆。

北沙参，麦冬，冬青子，生石决明，白薇，蛤壳，怀牛膝，炙桑白皮，白及片，墨旱莲，小青皮，栀子。

二诊　今咯血虽定，而胃纳未旺，火升则咳必连声，频吐痰沫，腹鸣嗳气，脉濡小，苔薄黄，计唯培养胃土，以生肺金，合清降肝阳以制其克，庶几已失之血，得以来复，余剩之阴，不再损伤，水与火不致偏胜，而得相济为妙。

北沙参，石斛，冬青子，百合，紫菀，黛蛤散，生地炭，白芍，炙款冬，桑白皮，麦冬，天花粉。

案 42　燕翁

初诊　初起腹右不舒,脘闷如窒,随即便下紫血,继又吐血甚多,纳呆易嗳。耳鸣头眩,入夜少寐,脉细滑兼数,舌苔糙黄浮灰。治拟和营化痰,清息风阳。

生地,茜草炭,广郁金,地榆炭,辰茯神,白及片,制女贞,原石斛,煅石决明,川楝子,香谷芽,当归炭。

二诊　进和营化瘀方,便血减少,吐血已止,而嗳气依然未减,再以前法增减治之。

根生地,炒滁菊,制冬青,地骨皮,原石斛,煅石决明,香谷芽,广郁金,潼蒺藜,陈皮,佛手片,辰茯神。

案 43　陶某,男。

初诊　溲时见血,并不作痛,头眩心悸,肢酸乏力,脉弦数,苔糙中剥。治拟清息兼摄。

生地炭,生石决明,地骨皮,嫩白芍,淡竹叶,阿胶珠,地榆炭,潼蒺藜,炒川黄柏,炒白芍,辰茯神。

二诊　尿血颇多,头晕肢疲,脉象细数兼弦,苔糙中剥,拟滋息为主,摄血为佐,以觇动静。

生地炭,山萸肉,地榆炭,潼蒺藜,厚杜仲,藕节炭,女贞子,炙龟甲,奎白芍,海螵蛸,霍石斛,阿胶珠(蒲黄炒)。

三诊　尿血经久不止,近日又见便红,脉细数,苔花糙。肝肾之阴血大伤,风阳内炽。曾进滋息之品,未见效果,姑宗血脱益气之法,仍参摄纳为治,觇其动静。

潞党参,炙绵芪,甜冬术,阿胶,熟地炭,山萸肉,海螵蛸,煅龙骨,芡实,地榆炭,炙五味。

四诊　尿血屡发,五脏之血,势必内耗,服补气摄血方,曾经获效,近发又剧,每至日中血更浓厚,寐中多寤,口干苔糙。此因藏阴耗损,心肝之阳跃露,蒸逼营血而下泄。拙拟益气存阴,略参清息为治,规其进止。

潞党参,炙绵芪,生地炭,熟地炭,霍石斛,焦白芍,煅龙骨,地榆炭,辰茯神,炙远志,炙五味子,潼蒺藜,煅牡蛎。

五诊　尿血遇风即发,其营阴已亏,风阳之亢可知。头眩眼花,腿酸痛,肝肾阴虚阳亢之征。迭进补气摄血法,虽有效,力而逾时小发,当以前法参清息为治,觇其动静。

潞党参,炙绵芪,煅石决明,焦白芍,制女贞,潼蒺藜,煅牡蛎,生地炭,熟地炭,煅龙骨,炙龟甲,炒山萸肉,蒲黄,炒阿胶。

二十二、虚损

案 44　金某,女。

初诊　寐醒必有咳痰,时或气升头眩,块耕体灼,脉来细滑兼数,舌苔易脱。治拟疏降柔养,徐图效力。

细生地,女贞子,稽豆衣,紫石英,川楝子,煅石决明,川贝母,霍石斛,玉蝴蝶,广郁金,蛤壳,谷芽。

二诊　平素咳痰间作,偶因失血,咯痰愈黏,气易升逆,耳常鸣响,甚则欠聪,形瘦神乏,便下有时溏泻,杳不思纳,脉来细滑兼弦,苔糙尖光。拟培土以生金,平肝以降火,冀其肺降有权,斯木有所畏,中土不再受侮,庶免积虚成损之虑,特见效殊非易易耳。

北沙参,制冬青,甜冬术,稽豆衣,煅蛤壳,原石斛,煅石决明,焦白芍,焦谷芽,炙紫菀,盐水炒橘白。

三诊　便溏稍实,而夜分频咳,痰黏气逆,耳仍鸣响,体子灼而手指易震,脉弦细,苔糙光剥。再以前法出入主治。

北沙参,女贞子,川贝母,焦白芍,桑白皮,鳖甲,霍石斛,云茯神,稽豆衣,蛤壳,生石决明,谷芽,黛灯心。

案 45　俞某,女。

初诊　小产之后,自觉郁闷,骤然咳呛,迄已匝月,咳仍剧而痰中带血,兼有哕恶,至夜火升体灼,自汗淋漓,得食腹胀,或嗳或矢,脉来弦细数,舌苔糙黄。治拟薄味润养,参以息肝舒郁,以保柔金而平刚木,能得渐生效力,庶为佳境。

霍石斛,炒白芍,石决明,地骨皮,广郁金,炙竹茹,女贞子,炙鳖甲,炙桑白皮,川贝母,黛蛤壳,根生地。

二诊　咳呛声干,咽痒且梗,咯痰间有血缕,入夜身热,自汗多而寐不安枕,脉细滑数,左手较弦。拟清肺息肝,化痰降火,从标本两顾之,应手则吉。

地骨皮,黛蛤壳,石决明,白芍,白薇根,生地,女贞子,霍石斛,炙鳖甲,玄参心,炙桑白皮,灯心。

另糯稻根煎汤代水。

【医论】

一、论温热病

温邪上受,首先犯肺,次传于胃,故温热之为病,要不离乎肺胃二经。盖肺主皮毛,胃主肌肉;邪从外受者由肺及胃,邪从内发者必自胃而传肺。吴又可云:

温邪有九传,有表里分传者,有先表后里,先里后表,传化无定。故昔人云,温邪初起,须究表里三焦。温邪为病,须防内陷,治之之法,不离乎汗、下、清三法。大旨不外宣通表里,疏达三焦,以引邪外出。温邪以外达为轻,下行为顺;津液未伤,热邪不致内结,轻清宣达,尚易为力。如阳明胃经素有伏热,兼之外束风邪,遂致表里同病,当以宣通表里。温邪内逗,熏蒸失达,则宜宣化清泄,以分达其邪,必得表里三焦一齐尽解。如屡经汗下清而热象不减即属里邪之征。温邪不从外达,势必内结,而多变态;故王氏孟英有阳明之邪当假大肠为出路之说。温热之邪,最易内陷而劫津,迨至津伤邪陷,或为风阳翔动,或成内闭之征,也是自然之理。

二、论伏邪

肺主皮毛,胃主肌肉,六气着人,首先犯肺,次传于胃。感而即发,是表分病也;郁久而发,便成伏气也。感而即发,则为头疼身热,寒微热甚。伏邪为病,大都由阳明而来,其发病也,亦有新邪引发,但伏邪有在气、在营之分。在气者,其道近,较易外达;在营者,其道远,而伏气又深,故欲其外达,必需时日。伏邪为病,须求表里两通,以汗与下为去路。熏蒸出表,以热从汗解者为轻;邪从阳明而达,必见呕逆;邪从少阳而达,必见疟象。若蕴久不达,则熏蒸而传疹酿痦。邪留于气分者,多见白痦,邪留于营分者,多见红疹。营分伏邪,又必假道于气分而出表。疹痦为里邪外露之象,然伏气为病,譬如抽蕉剥茧,层出不穷,有屡经汗下清而热象不减者,有疹痦去一层又见一层者。疹痦透达之后,脉静而热退身凉,方为外解里和,伏邪尽达,庶无变迁矣。

三、论温病夹痰

温邪上受,首先犯肺,肺为娇脏而主皮毛,偶然感触,即发为身热咳呛。且肺为贮痰之器,胃为蕴热之乡,邪从外受必由肺及胃,邪从内发者必自胃而传肺,故肺胃为温邪必犯之地。邪热久逗,体内津液与水饮皆能熬炼而为痰,又湿虽阴邪,蕴久则化热,湿热两合,亦能酿为留痰。胸膈为清气流行之部,亦属积痰受盛之区,痰与热胶则黏腻而失达,热与痰合则郁遏而不宣。痰热久滞,蒸迫心神,灵机堵塞,为朦为瞀,或劫伤津液,扰动肝风,为闭为痉。痰贮于肺,热蕴于胃,两者相合,充斥肆扰,肺金之肃降烦乖,易传喘逆。吴又可谓温邪有兼夹,身热不从汗解,痰鸣气喘,甚则狂獗,即是温邪夹痰之征。尝谓无形之热邪,必依附于有形之痰,始能猖獗,当先去其有形之痰,庶无形之温热易于清散,故前人有急去留痰之说。治痰之法,须求表里两通,宣上通下,为不易之治法。润肺涤痰与清胃泄热相辅而治,热随痰去,庶无变迁。

四、论肝病

肝为风木之脏，主藏血而司疏泄，喜条达而恶抑郁。郁怒则伤肝，肝气郁滞则化火生风。郁则为肝气，发则为肝火，盛则为肝风，三者同出异名。故肝病虽多，气、火、风三者而已。夫肝气、肝火、肝风三者皆从厥阴而来，而阻滞于内都属气；冲扰于上都属火；若升及头巅则为风阳。诸经之病，胀满而已，唯肝能作痛。郁不离肝，痛亦不离肝。攻冲于胸腹者多属气，升浮于头面者都是火，头眩耳鸣、筋脉抽惕皆风阳窜扰之征。气郁火升、风阳内动，或走窜经脉而为肉瞤筋惕；或冲扰少阴而为心悸少寐；甚或气郁于内，为嗳为矢；火升及巅，为眩为晕。

肝为刚脏，体阴而用阳，肝旺太过，肝亦自伤。所谓旺者，气与火也；所谓伤者，阴与液也。肝气有余，即是肝火，气火上逆，耗精伤血，肝血失养，肝阴亦亏。肝主一身之筋，为风木之脏，赖血液以养之，血虚则筋失所养而火与风相逼而来。血为阴属，所以奉养百脉者也。心主血而不能藏，夜则复归于肝；肝藏血而不能主，昼则听命于心。心肝两经，全赖营血以涵之也。心寄君火，肝寄相火，血分既虚，心肝失养，君相之火，亦易化风浮越，火盛则生风，血虚亦生风，所以风阳因此而翔越矣。

肝与肾为子母之脏。肝赖肾水以涵之，肾水内亏则肝木失灌溉。于是肝气动而肝火浮矣。所以肾阴不足，风阳亦易于上越。

肝属木，与土为仇。厥阴之脉，挟胃而贯膈。胃居中脘，性喜和降。若肝经气火冲扰阳明，胃气势必失降而为嗳为呕、为胀为痛，即肝升太过，胃降不及之候，宜和中抑木治之。胃主受纳，而转运之权唯脾经操之。脾弱则木从而侮之，脘腹易于胀闷，或少腹作痛，便薄随之，宜运中泄木治之。

肝病亟宜舒畅情怀，药始有济。肝气宜疏，肝火宜清，此一定之理也。肝宜平，亦宜养，肝气上逆者主乎平，肝阴不足者法当养。实火者平其气以降其火；虚火者，欲平其火，当养其阴。肝阳宜潜，肝风宜息。唯治郁之法，古人以逍遥散为主方，若施于肝阴素弱之体，究非所宜，只可施于肝阴充旺之体，素体阴弱而阳浮，只得宗其旨，不宗其方，此亦临证者所宜注意也。

五、论痢症

痢疾古称滞下，言其濡迟而下也。痢症之因，大多是湿热积食互结而成。叶天士说："气分受伤则痢白，营分受伤则痢红，红白相杂，气营两伤。"然白痢则湿热居多，唯红痢必湿热兼暑。红痢带血，先哲称为疫痢，已非轻候，若杂以诉青黑二色，则肝肾之阴已伤。若五色杂见，则为五脏俱损，《内经》所谓五液注下是也。马元仪说："五脏之气化并伤，则痢下五色矣。"夫人生全赖气血两端，气属阳，气壮则生神,血属阴,血旺则形盛。痢下之症,形神递减,气阴两伤显然。马元仪又谓:"痢症有伤阴伤阳之分,伤阴则脏腑脂膏悉从痢去,伤阳则脾肾元神均随痢散。"故痢症最多传变,方书称为险恶之证。

又云,痢症以能食为吉,忌见发热,且呕恶、呃逆均为痢症所忌见。盖痢症发热,阴液有欲涸之势,且邪浊既从下夺,不应再行传表故也。夫人之气阴,依胃为养,《内经》所谓"得谷者昌,失谷者亡",嗳恶频频,纳食杳然,胃气逆而失降,浊邪盛而冲扰,即有正不胜邪之虑。若得食后痢下增多,则已耗之气阴难以速变,尚存之气阴日见消磨,将何恃而无恐耶!

至于痢症治法,《内经》有"通因通用"之说,痢属湿热,宜通而不宜塞。白痢治宜调气,红痢治宜和营;又里急有清热养阴之异,后重有行气升补之殊。疫痢之证,昔人有忌攻下之说,景岳谓"多服攻剂,则脏腑膏脂悉从痢下矣"。若痢下脾气肾液两亏,正不能支,则急以润养阴液,参以培土益气,希冀侥幸。若痢下纯见青黑,气臭而腥,是肝肾两伤,最为险恶,权宜扶正化邪,希冀万一,倘气阴渐能来复,便可渐入康壮。

六、论肿胀

张景岳云:肿胀之症,"气水两字足以尽之"。人之一身,脐以上为大腹,属脾土所司,脐以下为少腹,乃肝木所主。脾为积湿之乡,肝为多郁之脏。若中土积湿,脾为湿困,脾运违常,湿阻气滞则积湿成水,致脾之分利,肝之疏泄,两失其职,气滞不能化湿,湿复积水而滞气,于是腹满肢肿,为肿胀之候。治之之法,《内经》有本急治本,标急治标之意。昔人以先肿后胀者治在脾,先胀后肿者治在肝,或运脾渗湿,或泄木理气,当佐以逐水之品,俾得气机流走,水道调畅,庶少变迁矣。

夫土贺五行,发育万物,东垣专主治脾,以培后天根本;诚以人之过气,出于中焦。若脾土弱,则食易滞、湿易聚、分利无权,而中州之关键为之不利,此《内经》所谓中气不足,湿从内生足也,当责之脾虚不运,湿胜为肿。故治之之法,又当培养脾土,取其气化,参以升阳渗湿。

又人之阳气,约分三种,护卫于肌表者谓之表阳,健运于中州者谓之中阳,内寓于肾脏者谓之真阳。在表之阳,肺气所主,在里之阳,脾肾所同,所以互相承应,而运行不息者也。然水与湿皆属阴邪,最能郁遏阳气,积湿成水,表里之阳,失其运行之职,若任其淹缠,久之而邪势日盛,脾肾之阳皆不能鼓运,成为邪胜正怯之候。考脾为阴土,得阳则运,似宜温运脾阳以化水湿。然人之真阳,实内寓于肾脏,真阳既弱,水湿更难速化,故扶养脾肾,固护卫阳,鼓运中阳,通利水道,方为扶阳抑阴之上策,必得元阳渐壮,溲畅肿消,庶可递增佳境。

七、血症小议

《灵枢·决气》云："中焦受气取汁，变化而赤，是谓血。"人身之血有二种，固守于五脏者谓之静血，日行于经络者谓之动血。失血之症，昔人云，阳络伤则血从上溢，阴络伤则血从下溢。血从上溢者以吐血为多，吐血之症又有肺与胃之分。由肺来者，必随咳而咯，多为肝火动而灼肺；由胃来者，必随口而吐，成盆盈碗，多因肝火冲激，胃经之血上溢也。因胃为多血之腑，肝为藏血之脏，故见血狂吐，有块盈盆，其肝胃之血上涌可知，宜凉降摄血之法。亦有向无是患，偶因醉饱而吐血盈碗者，乃酒热戕胃，肝阳妄动，逼血上溢使然，治宜凉营降阳主之。血为阴属，性本下行，得火以激之，则血上涌，失其本性，故无因失血，大都属阳盛阴伤。昔人有治血先治火之说。若血去过多，则阴分大伤，虚阳势必内亢，欲潜其阳当养其阴。又《仁斋直指方论》谓血症当以胃药收功，因经之血，皆禀受于胃，胃纳递增，肝阳递降，而营血有源，各安其位，方无传变。

齿龈出血，叶氏云，痛者为胃火冲激，不痛者为龙火内燔，肾虚胃热，法宜育阴潜阳，略佐清胃。若齿龈出血竟如涌泉，脉形濡细，急凭玉女煎加味以理牙宣。

血从下溢，粪前见血者谓之近血，自大肠来，当从阳明湿热伤及营分议治。粪后见血者谓之远血，自小肠来，此肠风也，拟法槐花散加味。便血经久，亦有因脾虚而统血无权，宜温中摄血之法。

血症治法，前人论述详备矣，不外止血、祛瘀、宁血、补虚，随症而施。

八、论不寐

《内经》谓阴平阳秘，精神乃治，斯言也，诚为内伤证之至要也。人之阴阳，本互为其根，阴即水也，阳即火也。水之源在肾，火之母在肝，而心者尤为火之主也。故心主一身之火，肾主一身之水。心与肾为对峙之脏，心火欲其下降，肾水欲其上升，心肾相交，斯能安寐如常矣。若心与肾失于交济，寤多寐少，由是而来。故寤多寐少，悸动不宁，甚则惊惕，是心火之亢，实亦肾水之亏也。

操劳则伤心，思虑则伤脾，两经专司阴血，而肾尤为阴液之主。若平素劳心，阴血暗耗，阴液极亏，则五志之火无制，而君火更亢。且肝属木，赖肾水以涵之；肝受血养，君相之火不得肾水以涵养而亢越，致有阳不入阴，阴不涵阳之候。

若论治法，欲降其火，宜滋其水，俾得真阴递复，水火相济，斯能寤寐如常。故养心阴，滋肾水，庶几阴阳相恋，而悸动惊惕亦能山渐而减，所谓神不守舍，当踞其宅以招之，有主以召阳归明之法也；心脾气血两乏，当拟归脾大意主之；心之君火，肝之相火，有化风挟痰，互相冲扰，症情复杂者，涵养即不容过当，清息亦必需酌用，宜薄味调养以壮水，镇惊化痰以清火。治本治标，并行不悖，能得夜寐递安。总之，务使水火既济，阴阳两得其平，君相不致自扰，则不寐之症自得安宁，庶可渐臻佳境。而此症尤在加意静摄为要。

九、二便不通从肝治

小溲不利者症名癃，大便失通者症名秘。昔人云，小肠热则为溺闭，大肠热则为便闭，但亦不可一概而论。《内经》有云，大肠者，传导之官，变化出焉。膀胱者，州都之官，津液藏焉，气化则能出矣。其实膀胱虽主藏溺，其主出溺者在乎气，大肠传导与否，亦气主之。《内经》又有肝主疏泄之说，木气郁滞，失其疏泄之权，则气滞水聚，故二便不通，亦可从肝经议治，疏达厥阴。用逍遥散加减，以通二阴，肝木条畅，气化则能出，庶大肠膀胱得以通利。

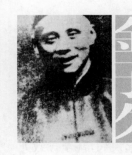

金子久

（1870—1921）

　　金子久（1870—1921），名有恒、寿生，以字行，里人多呼子久为"大先生"，大麻镇人。生于清代同治九年（1870）十月十五日，卒于民国十年（1921）七月九日。金氏中医内科自南宋以来，世代业医，名其居曰"问松堂"，是取唐诗"松下问童子，言师采药去，只在此山中，云深不知处"之义。历史有记载有金芝石（出生年限不详），精儿科，也治内科，至子久改大方脉，著名于当地。据此推断金氏中医内科至少已有 150 余年历史，如今仍然在桐乡从事中医工作的金氏弟子有吴渭人、沈之嶒、黄美芬等，其中沈之嶒、吴渭人为国家级基层名老中医。

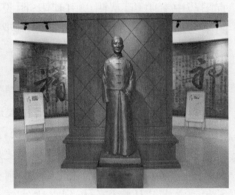

　　金氏中医内科自金子久之父继承金砭石之后，其子孙弟子目前已有 5 代，其后，支系繁衍，分布在桐乡、德清、松阳、吴江、杭州、湖州、海宁、海盐各地。

金子久铜像

【学术思想】

　　金氏给后人留下的大量有价值的医案，无一不是他的临床实录，既反映了金氏学术思想，又蕴集了他丰富的治疗经验，为我们今天探讨金氏学术经验提供了重要素材。综观金氏医案，叙理精辟，论证详全，立法谨严，用药妥切，理法方药贯通一体，堪为后学楷模。兹就其主要学术思想和观点，探讨如下。

一、重视阴阳五行学说指导临床实践

　　金氏在医学上的基本观点，首先强调阴阳五行与人体生理、病理的密切关

系、运用阴阳五行学说指导辨证和治疗。在生理上，认为人身离不开阴阳两个方面，指出："人之身，不外阴阳，阴阳即气血，气血即水火，水即化气，火即化血。""夫人之扼要，阴阳气血者也。"同时还秉承《内经》"阴平阳秘，精神乃治"（《素问·生气通天论篇》）之旨，认为人身赖阴阳以生，阴阳的相互维系、平衡协调是维持生命活动的根本，如说："精神借阴阳以维持，阳气足则神有归宅，阴气足则精有贮蓄。""水火全赖相济，庶几阴平阳秘。"又说："血属阴，气属阳，血与气相辅助，阴与阳相交恋。"在论述病理时，强调"阴阳之造偏"是引起疾病，甚至导致死亡的根本原因，所谓"万事之变，不出乎阴阳偏胜四字"。又载："阴从下泄，气不生血，形色天然不泽，精不御神，寐中蠕然而动，阴阳交离，气血交脱，精神不守，魂魄不安，则奄奄而困厄，岂不岌岌危哉！"这是运用阴阳学说以推测疾病的发展趋向，判断预后。既然"阴阳之造偏"即阴阳平衡协调遭受破坏是引起疾病的根本原因，所以金氏治疗疾病十分强调"和阴阳之造偏"，致力于调整阴阳，使之恢复相对平衡协调状态，达到愈病的目的。如论治法时指出："新病阴阳相乖，补偏救弊，宜用其偏；久病阴阳渐损，补正扶元，宜用其平。"论用药则说："阳脱于外，宜阳药中参阴药，从阴以引其阳；阴脱于内，宜阴药中参阳药，从阳以引其阴，使阴阳复返其宅。"又说："脏阴宜藏，腑阳宜通。"金氏运用阴阳学说指导临床立法用药，于此可见一斑。对于五行学说，金氏亦应用裕如，常以五行生克乘侮的理论指导辨证求因、审因论治。以咳嗽、虚损、胃脘痛等病证为例，如咳嗽案载："咳属肺病，嗽属脾病，土为肺母，金为脾子，咳嗽经久，金土失相生之机，肺气司降，肝气司升，肝有相火所寄，肺金最畏火刑，火激于上，清肃安能权降，丹溪所谓'木扣金鸣'是也。"又载："咳久肺气已伤，金不制木，木邪炽盛，上乘于胃则脘痛；下侮于脾则便泻。"劳损案亦载："熏蒸之木火，刑于肺为咳呛，无形之肝气，刑于胃为呕逆。木火同仇，金水相生，壮水制火，俾金水得清化之权，养金柔木，使中宫无戕贼之害。"从病机分析到立法处方，均贯穿着五行学说。观案中所列治法，诸如扶土抑木土生金、清金制木、补火生土、金水相生、滋水涵木等，广为采用。举凡这些，充分说明了金氏重视阴阳五行学说在临床上的应用。

二、病强调因人、因时、因地制宜

金氏临证治病，从整体观念出发，根据患者的体质强弱，居处风土燥湿，气候寒温等不同情况，灵活运用方药，做到因人、因时、因地制宜。首先，金氏遵循《内经》"邪之所凑，其气必虚""必因虚邪之风，与其身形，两虚相得，乃客其形"的论述，很重视机体内在因素，包括年龄长幼、饮食嗜好，特别是体质强弱在疾病发生、病情转归及防治上的重要地位。这些内容，在金氏医案中不乏记载。如有关年龄方面，案述"稚质阴虚，最易受暑""四龄纯阳之体，不耐烦热""童质真阴未充,胆志未坚""耄耋之年,营卫应虚"。饮食嗜好方面,指出"过嗜酒醴,肝胆必有伏火,恣嗜肥浓,脾胃必多湿痰""酒湿类聚,最易阻气伤阳""烟有辛燥之气,最易耗气伤肺"。关于体质方面,案载"体质水亏木旺,平素气虚痰阻""魁伟之质,阳虚痰多""质素清癯,本非松柏贞固之态"。诸此类,不胜枚举。正因为人的年龄、体质、饮食嗜好等各有不同,并影响疾病的发生和转归,所以金氏临证治病,常根据个体的不同特点,因人而治。如治疗儿科疾患,针对小儿"稚阴稚阳之体",肌肤柔嫩,脏腑未坚和疾病过程中易寒易热、易虚易实的生理、病理特点,治疗上随时注意照顾正气,慎用大寒大热和汗下峻剂,老年人大多气血已衰,阳明俱弱,临床以虚证,或虚中央实之证较多,故金氏立方遣药,亦考虑其体质特点,多用补养之剂,尤重视调整脾肾两脏的功能。如治老年痰饮病,常以扶正固本为主,善用六君、肾气诸方,以温补脾肾。对平素阴虚而感受外邪,注意养阴以祛邪;痰湿之体而罹患疾病,兼顾化痰祛湿等。人生活在天地气交之中,自然环境、四时气候的变化,与人身的生理、病理息息相关。金氏提出:"要之人身气机,合乎天地自然,一有偏胜,便有错乱。"在这种学术思想支配下,他在分析病因病机,推测病情转归和制订防治措施等方面,每参合天时地利等因素,因时、因地制宜。这在诊治时病、虚损、咯血等病症上尤为突出。江南水网地带,地处卑湿,湿病害人最广,特别在夏秋季节,天之热气与地之湿气相合,湿热为患尤甚。因此金氏治疗时病,结合风土特点,常用燥湿、化湿、利湿之品,诸如二陈、平胃、藿香正气、五苓诸方,广为采用。又如治疗虚损咯血,很重视时令节气对病情的影响,从而采取相应的防治方法。如案载:"秋分司令,燥火行权,治法不可背谬,只与因时制宜,首当清肺之燥,参用潜肝之火。"就是参合时令变化,及早应用清金柔木之剂,以防旧恙复萌。这种因人、因时、因地制宜的治疗原则,符合中医学的整体观念,值得继承和发扬。

三、四诊合参,尤重切脉

金氏诊治疾病,重视四诊的结合,更得力于脉诊,在脉学方面造诣颇深。他从不自恃医道高明,什么病都一目了,摸脉、望舌便判定病情,而是凭借各种诊察力然,或集临床资料进行四诊合参。金氏十分注重四诊合参,吻合《内经》"善诊者,察色按脉,先别阴阳,审清浊,而知部分;视喘急,听音声,而知所苦。观权衡规矩,而知病所主。按尺寸,观浮沉滑涩,而知病所生。以治无过以诊则不失矣"(《素问·阴阳应象大论篇》)之旨。金氏对脉象,每有详细的记述,究其特点,一是重视审辨三部九候及其脏腑主病。《素问·三部九候论篇》云:"人有三部,部有三候,以决死生,以处百病,以调虚实,而除邪疾。"自《内经》对脉诊有三部九候的分辨,其后历代脉学家又十分重视寸口脉与脏腑的关系,金氏亦不例外。

四、重脾肾功能,调先天后天

金氏对喻嘉言"凡治病不明脏腑经络,开口动手便错"的论点为信奉,善于运用脏腑学说,指导临床实践。在五脏中,他尤重视脾肾两脏对人体生理病理的重要作用。尝谓脾为万物之母,肾为万物之元,两经关系根本"夫五脏之根本脾也、肾也,而五脏之枝叶心也、肺也……要之根本一拨,则枝叶未有不凋者也"。对"肾为先天之根,脾为后天之本"的理论后世颇有发挥。在具体论述肾的生理功能和病理变化时说,"肾藏精""为水火之脏""若津液不足,则五脏之阴俱亏""肾水一亏,则五火生"。又说"肾中有命火所寓",命门为"源泉之温以生养万物""脾土赖火所生",才能"转运不息,生生不绝"。这些观点实导源于《内经》《难经》,更受张景岳、赵养葵诸家的影响。在论述脾胃的生理、病理时说,"脾为坤土,生育万物";"脾气者,人身健运之阳,如天为有日也,脾旺则烈日当空,片云纤翳能掩之乎"? 并高度重视"胃居于中,主平六腑之总司"的砥柱作用,指出"大小肠皆禀受其气,而膀胱之气也赖中气之运行""胃病则六腑也病"。对于脾胃的关系,认为"胃为阳土,脾为阴土,胃阳赖脾阴以濡之,脾阴藉胃阳以煦之",两者相互合作和补充,但又有分工和区别,因此说,"夫治胃与治脾不同,治脏与治腑有异,脾为湿土,宜温则健;胃为燥土,宜润则和",对脾胃同中有异的关系作了精辟的阐发。这些观点,也导源于《内经》《难经》,更受李东垣、叶天士学说的启发。基于上述认识,所以金氏在临证治病中,很注意调理脾胃,尝谓"四时百病皆以胃气为本,调治法程必养胃气为主""唯治脾者有一举而兼备三善:一者脾气旺如天青日朗而龙雷潜伏;一者脾气旺则游溢精气而上供于肺;一者脾气旺而水谷精微以复生其不竭之血"。在临床治疗中,如治温病十分重视保存津液,特别强调养胃阴的重要性,对喻嘉言所谓"人生天真之气,即胃中之津液"的论点,推崇备至,认为"胃是津液之本",所以养用先宜养胃阴,每用石斛、西洋参、沙参、麦冬等甘柔濡润之品以养胃津,沃焦救焚,以冀津复热退。在温病恢复阶段,常嘱病者以红枣煮粥等为食饵,助后天生化之源,吻合《内经》"食养尽之"之旨。对虚损的治疗,亦重视调补脾肾。常用建中、四君、六君、参苓白术散之类,补中益气、培土生金,或取沙参麦冬汤之属滋养胃阴;用六味地黄汤、知柏地黄汤、左归丸之属滋填下元、育阴清火,或取金匮肾气丸、右归丸之类温补下焦、益火生土。对于痰饮一证,基于"痰饮之根起于脾肾阳虚"的认识,主张"治肺为标,治脾为本""治肺为流,治肾为源"。特别当咳喘缓解期,恒从培补脾肾立法,药用六君、肾气诸方,以冀杜根,防止复发。举凡这些,足以看出金氏在学术上重视脾肾两脏功能,强调调养先后天的学术观点,是值得我们效法的。

五、注重气机，善调升降

气机升降是人体脏腑生理功能的一种基本形式，是维持生命活动的必要条件，故《素问·六微旨大论篇》有"升降息则气立孤危"之论。金氏治病，十分重视气机升降在人体的重要作用。在生理上，认为脏腑功能活动，如血液的运行、精微的输布、肾阳的温煦、宗气的固摄、外邪的防御等，都与气的作用有着至密的关系。他根据"清阳出上窍，浊阴出下窍"和"饮入于胃，游溢精气，上输于脾。脾气散精，上归于肺，通调水道，下输膀胱"等论点，指出了"呼出之气，心肺主之，吸入之气，肝肾主之，呼吸之中，又主脾胃，盖脾胃位平中，为呼吸之总持"。并说："夫肺脏象天，脾脏象地，肺主通调水道，下输膀胱者，有若天气降而为雨之义；脾主布上归于肺者，有似地气升而为云之象。"金氏重视气机升降，学宗《内》《难》，法师张仲景，尤其对李东垣、朱丹溪的学说，颇有研究。虽东垣偏重于脾胃，朱丹溪注重于养阴，但对重视气机升降的观点则颇同。金氏在继承中，有他自己的见解，既不持一家之言，亦不守一孔之见，挈中气机要领，把握升降关键，这也是他学术思想的一个重要特点。

六、推崇"轻可去实"方药清灵、重炮制、讲实效

金氏处方用药，推崇"轻可去实"，热病长于时方，清灵圆活，别具匠心。尝谓："用药非难，贵在变化。"在温病的治疗中，他首用辛凉，继用甘寒，终用咸甘酸，并能根据病情，知常达变，既能掌握原则，又能灵活运用。如温病初期，常用桑菊饮、银翘散加减，药取轻清，以收疏散风热、宣畅肺气之功。在湿温的治疗上，既有芳香化湿、淡渗利湿，又有苦温燥湿、清热孤湿等方法，药亦轻宣可喜。金氏不仅善用清灵之时方，且亦善用古方，如治温病蔡姓一案，病系湿热久积，阻气败营，以致郁毒于中，身热发斑，上有呃逆，下不更衣，病经旬日，其势颇危，金氏毅然立用承气，下后，神清呃止而寐安。在用药时，他还十分重视药物的配伍作用，注意药物性味和升降浮沉的组合。

【医案】

一、风温

案 1 风温曲皮毛而入肺，秽浊从口鼻而入胃，前用辛凉透皮毛以解风温，芳香宣阳气以逐秽浊，汗泄蒸蒸，在表之风温渐从汗衰，大便频频，在里之秽浊渐从下夺。而舌苔仍形黄腻，其中尚有浊邪，诊脉象依然数大，上焦犹有风热。风为阳邪，鼓荡肝阳，阳升于上，耳窍为鸣，风淫末疾，指节为酸，阳动则心烦，热

炽则唇燥,胃气尚室,纳谷未增,病邪专在气分,气郁渐从火化,大旨似宜前辙。治拟芳香轻扬法。

羚羊角,连翘,栀子,钩藤,鲜石斛,滁菊,丝瓜络,橘红,佩兰叶,瓜蒌皮,郁金,桑叶。

【按】风温袭受,在外之表邪,已得汗泄而解,在内之秽浊,亦从下夺而退。唯脉仍数大,上焦风热未撤,纳谷不增,胃家气机尚室,病之重心,专在气分。气郁则化火,火升则阳动,故治法轻清宣气,芳香苏气,气机通畅则内外流行而诸症可去。羚羊角一味,取其有散风清热之功,当时货源较多,价亦不贵,故恒多用之。

案 2 咳呛已有一旬,身热亦见 7 日,表邪有余,终日热不离体,阴分不足,统夜热甚于肢,每日咳呛有一二十声,每夜身热无片刻之凉,胃纳较昔减去一半,隔时热中又见畏寒,左脉浮数而大,右脉滑弦而数,舌质薄白,唇口干红。表中之风非辛凉不解,里中之热非甘凉不泄。治拟芳香轻扬。

连翘,玄参,桑白皮,牡丹皮,杏仁,蛤壳,川石斛,薄荷,栀子,菊花,橘红,竹茹。

二诊 身热已有退舍,咳呛未见减去,有声有痰,肺燥脾湿,舌唇口红。湿蒸热腾,胃纳仍然减退,更衣依然通利。左部脉象搏指而大,一由肝火有余,一由肾水不足;右部脉象弦滑而数,半由肺金多燥,半由胃土多湿。燥火上炎为咳逆,湿热中焦为嗽痰,夏令湿火用事,治法务在潜火,气火一降,咳逆日缓。

铁皮石斛,菊花,秋石,玄参,杏仁,芦根,冬桑叶,薏苡仁,牡丹皮,橘红,地骨皮。

三诊 预拟廓清肺胃标病,藉以潜育肝肾本病。

粉沙参,青蛤,知母,玄参,牡丹皮,白茅根,川贝母,铁皮石斛,橘红,秋石,菊花,甘草。

【按】叶天士曰"温邪上受,首先犯肺",肺失清肃,咳嗽有矣。脉见浮数而大,舌苔薄白,可见表证未解,邪留肺卫。金氏治温病初期,病在卫分者,辄以辛凉解表法,主张"表中之风,非辛凉不解",而内热之盛,亦宜甘凉以泄之,此宗《素问·至真要大论篇》中"风淫于内,治以辛凉,佐以苦,以甘缓之"之旨也。二诊身热见退,唯咳嗽未减,良由肺金多燥,脾胃多湿使然,改方以泄火清金为主。三诊廓清肺胃,兼顾其本,前后用药,粗看似觉驳杂不纯,但实为经验之方。

案 3 时感风温,逗留肺胃,外达皮毛,发现斑痧,内郁气分,酿痰热,痰阻清肃,时或咳逆,热入肝窍,目眶癣痒,稚阴不足,病热晡剧,脉象浮数而滑。治拟轻清宣泄。

羚羊角,连翘,黑栀子,钩藤,川通草,橘红,瓜蒌皮,忍冬藤,滁菊,白杏仁,竹茹。

【按】风温由皮毛而入,邪袭肺卫,肺失清肃,气郁酿,致有咳逆之患。邪不外解则渐入阳明，邪欲外泄则发为斑痧，稚体阴分不足，脉见浮数而滑，证脉合参，既非麻疹之热毒，亦非营分之斑块，显系时感之邪，化成斑痧之类，故其邪尚在气分，治以轻清宣泄，显在情理之中。

案 4　大衍余年，阴液始衰，风温病将经月，咳逆反复蝉联。痰黏艰咯，肺气无肃化之权，唇焦齿干，胃液有枯槁之象，纳谷渐减则生机更耗也，大便窒滞是液燥使然也。五六日前一经大汗，真元已从外耗，脉象虽不空乏，重按均无神韵，舌中虽腻边尖光绛，症颇棘手，延防涸脱，虚多邪实，调治极幻。治拟润燥生津，涤痰存液。

西洋参，粉沙参，玄参，旋覆花，天冬，川贝母，麦冬，枇杷叶，海石，燕根，糯根，橘红。

【按】风温经月，咳逆缠绵，曾经大汗，阴液耗伤，唇焦齿干，胃液已见枯槁，纳谷渐减，生机日形匮乏，证候系虚多实少，病情将内涸外脱。金氏以润燥生津为急，用三参养阴益气；二冬滋润生津；枇杷叶、糯根须清养肺胃；川贝母、海浮石清肺化痰；咳久肺伤，燕根颇宜；痰黏气滞，旋覆堪用，方药总以救肺胃之阴，增肺胃之液，症虽棘手，但有法可师。

二、伤寒

案 5　初一晚先觉形寒头痛，旋即身体壮热，两手脉象沉细迟，此少阴伤寒也。误投辛凉，逼阳外越，致面赤如脂，汗泄如雨，四肢冷过肩膝，势已危乎其危，治拟通脉救逆，希冀回阳气于万一。

人参，附子，桂枝，白芍，干姜，当归，茯苓，甘草。

二诊　昨方连服 2 剂，肢体稍温，汗泄未已，面色虽淡，而红气未退，脉象未起，两尺更沉不应指，仍用前法，参入敛汗。

川附子，干姜，桂枝，白芍，黄芪皮，牡蛎，龙齿，甘草，浮麦。

【按】金氏治热病，多宗叶天士温病学派，然因证而施，法取仲景《伤寒论》者也不鲜见，此案即其例也。少阴伤寒，元阳本亏，虽有表证，不可妄用凉剂，仲师温阳解表之麻黄附子细辛汤适可取用。此案前医误投凉散，里阳本亏，表阳复伤，以致阴盛阳越，汗泄如雨，面红戴阳，四肢厥逆，两脉沉迟，亡阳之象立现。金氏急以通脉四逆辈回阳固脱，拯危救急，药后四肢稍温，里阳得救，而汗仍不止，表阳未固，故二诊紧步前辙，加强固表敛汗之剂，内外阴阳协调，营卫和谐，方可化险为夷。

三、肝风

案 6　水不足以制火，阴不足以恋阳，火沸阳升，掉头手振，心不交肾，坎不济离,怔忡不宁,寐寝不安,肝胆阳动,化火化风,循经入络,清窍蒙蔽,头痛筋掣,前连太阳,后达脑际,肝既偏亢,脾为受侮,中焦通降失权,纳谷为减,更衣为需,所进式微,精液不获化气化血,留恋中官,酝湿酿热,真阴日虚,浮阳日亢,阴虚则内热易生,阳盛则外热易炽。脉象细弦而数,两尺亦欠藏蛰。治当举其要纲,毋遑病杂续治。

鳖甲,石决明,元武甲,丹参,牛膝,桑叶,龙齿,西洋参,左牡蛎,白芍,橘络,滁菊。

案7 初起头晕,仅一二日即愈,续而头晕,至四五日方止,自愈以来,已有半年,阳未获潜,脏阴未获充之,肝家之风随阳而动,脾家之痰乘气而聚,风能消烁,形为之瘦,痰能凝聚,食为之停,面有冒热,阳动无疑,腰间疼痛,阴虚可知,前半舌苔薄灰,后半舌薄黄,左手脉象柔细,右手脉象更细。治拟滋阴潜阳,宽脾和胃。

龟板,牡蛎,菊花,牛膝,云苓,橘红,鳖甲,羚羊,枸杞子,半夏,姜茹,桑叶。

【按】上两例头痛,头晕者,皆根于肝肾之不足,内风之并动,前者头痛伴怔忡,筋掣,纳少,肝肾病及心脾;后者头晕腰痛,舌苔灰黄,水不涵木,脾虚生痰。故两者滋水涵木,育阴潜阳宜同治,前者佐以平肝宁心,后者伍入运脾化痰。

案8 体质魁肥,阳明脉络空虚,血分亏弱,厥阴风木鼓动,乘于巅为头晕,甚而昏厥,动于络为筋惕,甚而瘛疭,心悸胆怯,遂使且夕不寐,思虑疑惧,致令善怒无常,脉弦而滑,舌薄而白。平时湿痰用事,近来风阳炽盛。治拟先息风,后涤痰。

生铁落,西珀,白芍,淮小麦,枣仁,橘红络,清炙草,南枣,羚羊,远志,决明子,真金箔四片(另调)。

【按】肥人气虚多痰,阳明化源不足,阴血素亏,肝阳易亢,风痰相煽,乘颠窜络,凌心扰魄,是由作本病痰湿内盛,标痰相病煽风,阳鼓动,急治标宜息风,缓治本宜涤痰,故以亢,平肝息风为主,涤痰宁神佐之。

四、肺痈

案9 辛伤于肺,痰入于络,胸胁掣痛,引及腰背,冷热频作,口秽痰臭,脉来滑大,病起匝月,非肺痈即胁痈也。治拟泻肺宣络。

冰糖,炒石膏,白芍,川贝母,橘红,生薏苡仁,丝瓜络,青蛤散,桔梗,桃仁泥,淡甘草,旋覆花,芦根。

二诊 口移痰臭,由来月余,胃通于口,痰生于胃,秽气臭气皆属于胃火,火旺乘肺,则清肃之气失司,故咳逆绵延不已,有时骨节酸楚,有时形体畏寒,眠难胃纳式微,左脉小,右脉大,仿用千金苇茎,汤参用喻氏救肺汤。

冰糖炒石膏,丝瓜络,生薏苡仁,白芍,白前,淡竹叶,川贝母,青黛拌蛤壳,橘络,桔梗,枇杷叶。

【按】本例为肺痈初溃,方予千金苇茎汤、桔梗散、黛蛤散加石膏、贝母清肺化痰,逐痰排脓为主,余药清金通络,随宜增损,前后二方,皆本前哲成方化裁而来,足见金氏学有根底。

【医论】

五脏根本说

夫五脏之根本脾也肾也,而五脏之枝叶心也肺也。脾不无以化精微而为痰浊;肾不足无以纳真气而为短气;肺不足无以肃清气而为咳逆;心不足无以镇神志而为飘渺。肾为母,肺为脾子,肾病则肝木失滋养之权,脾病则肺金失相生之机。木能克土,金能制木,金虚不能肃木,木气势必横逆,土受木侮,下为泄泻;金被火刑,土为咳呛。要知根本拔,则枝叶未有不凋者也。

(一)脾胃为后天之本

万物以土为根,而人之精神亦以土为宅。后天脾胃得振,则真元自有充复。人之气机阴阳全赖脾胃为主。人之天真之气,全在于胃,养其胃津,便是补虚。

盖胃主藏纳,脾主运化,胃为阳土,脾为阴土,胃阳赖脾阴以濡之,脾阴藉胃阳以煦之,脾胃相为表里,而为后天生化之源。唯治脾者有一举而兼备三善:一者脾气旺如天青日朗而龙相潜伏;一者脾气旺则游溢精气而上供于肺;一者脾气旺而水谷精微以复生其不竭之血也。

四时百病皆以胃气为本,得谷则昌,俾饮食增得一分,则病邪退得一分。故病久必究寝食,寝不安,食不和,津液焉能恢复,生机从何支持?病后调其脾胃,冀中气得振,则余邪自可解化而肝阳气火亦不致上浮耳。

脾宜升则健,胃宜降则和,东垣大升阳气,其治在脾,仲景急下存津,其治在胃。欲求胃醒,务在生津养液,欲求脾健,端在升清降浊。

(二)论天人相应脾胃升降之义

人生一小天地也。呼吸升降,效象天地,准绳阴阳。易曰:履端于始,序则不衍,升已而降,降已而升,循环无端,主化万物。人之脾胃居于中焦,主分清泌浊。脾为万物之母,性喜燥主升,胃为水谷之海,性喜润主降,脾胃为表里相生之机。脾为阴土,赖胃阳以煦之,胃为阳土,藉脾阴以濡之。饮食入胃,其精气先输脾归肺,行春夏之令,以滋养全身,乃清气与天者也,升已而降,下输膀胱,行秋冬之令,为传化糟粕,乃浊阴为地者也。脾气者,人身健运之阳,为天之有日,脾旺则为烈日当空,片云纤翳,能掩之乎?胃有三脘之分,上脘象天,清气居多,下脘象地,浊气居多,而升清降浊者,全赖胃气为之运用,一为天地定位,不可无人也。试观天地间,有时地气上而为云,必得天气下而为雨,则二气合而晴爽之至,若一味浊气上升,天气不降则天气窒而成阴噎之象,人之胃中亦犹是也。下脘浊气本当下,无如胃气残伤,不能阻下脘之浊气,有升无降,则乖舛矣。求知于此,则知履端之义。《内经》所谓,胃为六腑之总司,因小肠居于巨虚穴之下廉,大肠居于巨虚穴之上廉,此二穴皆在三里穴之下,故大肠、小肠均禀受其气,而膀胱之气化,亦赖中气之运行。胃气不循常度,则六腑为之欠利,不独清浊混淆,而大肠、小肠亦受其病。是故中焦旺,则水谷之。清气上升于肺而灌溉百脉,水谷之浊气下达于大小肠膀,从便溲而消,中州何窒塞之有哉! 此所以培养中气为亟亟也,俾中气旺,则浊气不久停于下脘,而膈下丹田之真气,方能上下无碍,可以呼之于根,吸之于蒂,生生不息矣。

（三）气机升降出入论

《内经》云:"脾气散精,上归于肺。"此地气上升也。肺主治节,通调水道,下输膀胱,此天气下降也。气之呼吸,关乎肺肾,肺主呼气,肾主吸气,肺气清肃,则升降无碍而呼吸自如,一有逆乱,便生乖违。呼吸不利为之逆,升降不顺为之乱,清阳之气不通,则升降流行为之窒阻,而津液敷布亦为失常。然上升之清,下降之浊,全赖中脘为之运用,盖脾胃位乎中,为呼吸之总持,中脘通则清浊升降不为混淆,六腑九窍自为流行。故脾胃之盛衰,关乎一身之气机。如中焦无砥柱之权,则升降不调,呼吸欠利,吸纳之气,无以归壑,游溢之精,不获敷布,则左右错行,阴阳逆乱矣。

体质禀赋嗜好与病有关:体肥丰腴,肌肤柔白,阳虚禀质显然;形瘦尖长,皮色憔悴,阴虚木火无疑。年逾弱冠,质素清癯,本非松柏贞固之姿。瘦怯之体,阴分固虚,阴虚火旺,固其常也。体质魁梧,似属阳虚,素嗜茶酒,必有内湿,湿痰偏多,阳分无有不亏也。

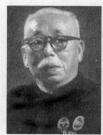
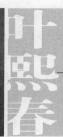

叶熙春

（1881—1968）

叶熙春（1881—1968），幼名锡祥，亦名锦玉，字倚春，别号问苍山房主人。祖籍浙江省慈溪市。祖父叶良松，清末为避战乱，移居杭州。清光绪七年（1881）十月初十叶熙春出生于杭州武林门外之响水闸。年幼家境清贫，为谋生计，其父叶德发携全家迁至余杭市良渚镇，以设摊度日。叶熙春幼年天赋聪颖，7岁启蒙，就读于附近之私塾。后经人推荐，得随当地名医莫尚古先生习医。莫氏受业于清末浙西名医姚梦兰，姚氏系叶天士门生华云岫之第五代传人，擅内、妇、儿科，对湿温时证尤为专长。5年学徒生涯，叶氏习读医籍，刻苦勤奋；研考《经》旨，一丝不苟；随师临诊，亦尽得其传。满师后遵师嘱至余杭乡下独立行医，并由业师举荐，得以经常地求教于师祖姚梦兰，姚氏见他年少好学，前途无量，遂破例令其侍诊。两年后，医术大进，遂令其在离师祖二十里（10千米）以远的天目山南麓之仓前镇悬壶。

叶熙春出身贫苦，深感贫困之家遭灾患病之苦痛，年轻时立志，若为医，一定要克尽济贫救病之天责。为此他虚心好学，力图上进，每当得知其他医生为乡亲诊治疑难病证时，常前往观摩学习。一次，余杭葛戴初来仓前镇诊治一湿温重证患者，他闻讯立即前往，恭立于旁，细心观察，见老先生拟方时思忖犹豫，不禁脱口而问曰：可用某方否？葛闻之大悦，待处方书毕，转嘱病家：此后生已尽得医道之要，日后可请他接着诊治。从此，叶熙春之医名与日俱增，很快就名噪余杭、临安一带。因为他的一只脚病跛，人称有病要找"余杭叶跷子"。

行医之初，叶熙春的文学修养并不出色，后来受前辈章太炎先生"不通国学，无益国医"之启发，托人介绍，得随当地名孝廉郎紫垣游，研读经史诗词，年复一年，持之不辍。医理文采日精，青出于蓝，学术声誉均在姚梦兰、葛戴初之右。至1928年前后，已是名重四乡的余杭名医。

1929年，叶熙春因家事赴上海作短期游，住二马路一旅馆内，结识了一些浙江同乡和中医药界同行，正当准备返回余杭时，在沪经商之宁波人胡蝶生，其妻病危,奄奄一息,经蔡同德堂国药店经理万家骧介绍,请叶熙春诊治,居然药到病除。胡氏大为钦佩,又力邀叶熙春为其同乡,四明银行董事长孙衡甫治病。孙氏患怪疾,长期精神亢奋,昼夜无法入寐,为此疲惫不堪,痛苦莫名,曾请沪地中西医名家多人诊治,均为之束手。叶熙春应邀赴诊,初诊处方服药1剂,病者居然得以酣睡几个小时。孙家大喜,遂坚留续诊,讲定至彻底治愈为止,每日送50元银洋作为酬金。不久,孙衡甫的睡眠恢复正常,叶熙春在上海上层社会的名声亦为之大振,一时间旅馆门前接送出诊的小汽车川流不息,在当时上海滩传为佳话。从此以后,叶熙春医誉大著,应各方人士挽留,终于在上海定居,挂牌行医达20年之久。

叶熙春在上海期间,求诊者蜂至,户限为穿,每日限号100人,白日门诊,傍晚出诊。叶熙春出身贫寒,深切体会贫病的困苦,凡遇有贫病患者,不论门诊出诊,经常不收诊金,有的还资助药费。他选定上海几家声誉与质量可靠的中药店,建立免费施药专项存折,贫病患者可凭处方上的专门印戳去这些药店免费配药,所有药资均由叶熙春在年终结付。对于病重者,叶熙春不顾体残足跛,行动不便,穿陋巷,爬阁楼,从来不以为苦。他把地处大庆里的诊室取名"问苍山房",意在扪心自问,可对苍天。1955年,叶熙春的老朋友,中国民主建国会主任委员、全国人民代表大会常务委员会副委员长黄炎培来杭州,在一扇面上题诗赠送:"中西法治一炉新,日夕辛劳为人民,江浙农村行一遍,家家争颂叶熙春!"这是对叶熙春高尚医道医德的真实写照。

叶熙春在上海行医20年,却在1948年突然摘牌停业,返回故乡杭州,定居于二圣庙前29号,时为世人所不解。缘因当年春天,有一自称在上海开设三家连号中药店的张老板突然来访,以开办接方送药,代客煎药业务为由,要求派人来接收处方,由他们配药,代煎并送药到家,同时许以高额回扣作为报酬。叶熙春为人耿直,最痛恨医、药串通一气,以劣药,甚至假药坑人,牟取暴利的行径,故当时便予以严词回绝。但自此以后便接连发生流氓滋扰的事件,甚至将无名男尸抬入诊室相要挟。这次事件虽由当时上海中医工会理事长丁仲英,乃至警察局等调查证实是有人故意捣乱,系上海滩的"白相人"(流氓)对得罪了他们的人,"总要摆点颜色拨侬(给你)看看"的卑劣惯技。事件发生以后,药店张老板,与一个自称是他的"账房先生"的人又主动上门,除了针对发生事件讲一通以外,又提出"合作"接方配药的要求,其蓄意讹诈,昭然若揭。叶熙春一生爱憎分明,秉性刚直,对于这些地痞流氓迫尔就范的无耻伎俩,横眉冷对,宁折不弯。为此事,他深受刺激,终于毅然摘下行医招牌,停业返回故乡杭州,显示了他绝不向恶势力低头屈服的高风亮节。

叶熙春偕夫人程婷瑛返回杭州后,本拟闭门谢客,潜心著述,总结他几十年的临床经验。无奈医名已著，登门求治者络绎不绝，加以物价飞涨，无奈何重操旧业。当时他的子女多数仍在上海，有的远在北京、天津，日久思儿心切，于是在1949年以后不久，又再次赴沪，寄居于世交冯尚文家中。1951年，浙江省卫生厅与叶熙春取得联系，一再派人赴申，邀他回浙，为家乡人民服务，并由时任卫生厅副厅长、党组书记的李兰炎同志亲自去上海动员。1949年以前叶熙春身为上海滩著名中医之一，却遭受黑势力胁迫，1949年以后目睹社会之巨大变化，内心无限激动，衷心拥护共产党，拥护社会主义，以"卫生工作队伍中一名老兵"自居，兴致勃勃地应邀返回杭州。1952年，他邀集了当时杭州的部分中医界名流（如史沛棠等），共同集资创办了杭州市第一所中医联合体"广兴中医院"，命名为"广兴"者，寄以广传振兴中医学之厚望。1954年带头响应政府号召，舍弃丰厚的经济收入，参加国家医疗机构，在杭州市中医门诊部、浙江省中医院任主任、顾问等职，忙碌于医疗临床第一线，并兼事教育工作。叶熙春学术精湛，声誉远播，门诊常常挤满求治者，尽管已是耄耋之年，每日连续工作至午后二点才回家吃饭是司空见惯的事，下午还常去省市医院为疑难重症患者会诊。如1955年夏，浙江医科大学附属一院邀请他会诊一位脊髓前角灰白质炎患者，当时患者高热昏迷，小便潴留，下肢不能活动，病情危笃，被认为即使能够抢救过来，终有瘫痪之虑。叶熙春诊察以后，诊断为湿温化燥，邪留营分，遂先以清营开窍治其闭，药后神识渐清，继用生津凉营，泄湿解毒除其热，数剂以后热减神清，小溲畅通，继经调治，下肢活动逐渐恢复而痊愈。此案例引起当时中西医界专家的高度赞赏。时值政府号召大力培养中医人才，他不顾年老体残，主动承担授徒带教任务，一次就带徒三人。还不辞劳苦，以病残之身多次下乡巡回医疗，为贫苦农民送医送药，乐此不疲。曾多次兴奋地说："如果没有毛主席、共产党的英明领导，中医这一行到我们这一代就要断种绝代了。"正是怀着这种对党和人民的深厚感情，他一心一意，任劳任怨地为振兴中医药事业贡献力量。

叶熙春对在长期革命斗争中致病的老同志十分崇敬与关爱。在京出席全国人民代表大会期间，一位老红军因双脚痿痹，寒冷疼痛，艰于行动而请叶熙春诊治。叶熙春经周密诊察与思考，诊断为寒痹久而化为伏热，热郁而阴液受损，复因病程已久，证情寒热错综、虚实夹杂。当他以精湛的医术与对红军的深厚感情，终于治愈该老同志的疾病以后，对身边的人说："这些老红军、老干部跟随毛主席南征北战几十年，都是人民的有功之臣。在战争年代他们流血负伤，积劳成疾，加之环境艰苦，得不到及时的治疗护理，差不多人人身上都有伤残，患有多种慢性病痛，比较难治，我们一定要尽力为之医治，减轻他们痛苦，使之能为国家多做几年工作。"叶熙春禀性正直，憎恶阿谀奉承，不畏权势，在上海行医时，官僚豪门争相邀请，他总以一般病家相待。前面提到的，叶熙春初到上海时为患者孙某治不寐证,每次出诊以 50 元银洋相酬。一次,叶熙春由于给另一患者施诊,到孙家迟了一些,孙家人认为如此重金礼聘,竟然来迟,而出言不逊。叶熙春闻之不语,照常诊断处方以后,随方另附一笺留言曰:"尔自富豪有权势,我自行医有自由,若要卑躬侍候,尊驾另请高明。"次日即不复再去孙家出诊。孙家无奈,再请原介绍人万经理带领其子登门道歉,叶熙春才答应继续为孙氏诊治。对于一般寻常百姓,总是热忱接待,仔细诊治,遇贫病者,不收诊金,有的还免费施药。每逢盛夏,出资修合纯阳正气丸等避暑药品,施送给杭州、余杭、良渚等地的城乡贫民。平日之施赈济贫亦为常事。

叶熙春热爱祖国,把个人和祖国的危亡盛衰紧紧地联系在一起。"九一八"事变以后,日寇加紧侵华,民族危亡日深。一次他偶然看见一张一个幼儿抱着大西瓜啼哭的照片,触景生情,欣然命笔,题词其旁:"小弟弟,因何哭,只恐瓜分要亡国。小弟弟,休啼哭,快快长大救祖国。"忧国之心跃然纸上。中华人民共和国成立初,国家暂有困难,政府号召购买公债,他把自己近几年的积蓄,全部购买了公债,支援国家建设。抗美援朝开始,他又送子参军,保家卫国。

叶熙春不仅对自己严格要求,学术精益求精,而且深明长江后浪推前浪,中医事业必须后继有人之理,对学徒和学生谆谆教导,诲人不倦。常说:"要学医,必先学通医理,不知医理而行其道,不是医师,而是医匠。"又说:"行医之道贵在正直,最恶投机取巧,敷衍塞责,处方不可投患者之所好,不可乱开贵重药,也不可畏惧风险,而开四平八稳之太平方,总要以病证为准。"并书赠座右之铭:"病家苦痛,息息相关,析理穷研,深究病源。"他行医 60 余年,先后授徒 20 余人。1949年以后各医疗、教育、科研单位选送随叶熙春学习者更多,学员亦深感叶熙春之学识博大精深,受益匪浅。现在,他们都已成为中医界的骨干。

为了鼓励和表彰叶熙春高尚的思想情操和为人民服务的精神,党和人民给了他极大的荣誉。1954 年当选为浙江省第一届人民代表大会代表,同年经国务院颁布命令,被任命为浙江省卫生厅副厅长。1956 年出席全国先进生产(工作)者代表大会,并当选为大会主席团成员,受到毛泽东等领导人接见。又连续当选为第一、第二、第三届全国人民代表大会代表,中国农工民主党浙江省委员会副主任委员,政协浙江省委员会常委。1965 年在政府的重视与关怀下,记载其丰富临床经验的《叶熙春医案》经他亲自审定,由人民卫生出版社出版,发行全国。1986 年应读者要求,由他的部分学生再次进行整理补充,编撰成《叶熙春专辑》,仍由人民卫生出版社出版发行。

"相传末技历沧桑,服务精神未敢忘。六十年如一日,何惧暴暑与寒霜。"这是叶熙春在 1961 年八十寿辰之际,以"跛叟"署名自题的一首七言诗,表达了他生命不息、为人民服务不止的思想情操。正当叶熙春以老骥伏枥、志在千里的精神为中医事业奋斗之时,十年动乱开始了,他的身心遭受了严重的折磨与摧残,但叶熙春对党的忠贞信仰却并不因此而受到影响,一次在被批斗以后,他认真地对夫人说:"毛主席讲要斗、批、改,现在我被斗了、批了,接下来只要改了,就没事了。"善良的老人,天真得像个孩子。可是事与愿违,1968年10月21日在一次批斗会上,他被"造反派"推倒在地,时年88岁高龄,体弱身残的叶熙春,就此心肌梗死,当场昏厥,不治而亡。拨乱反正以后,1978年8月,有关部门为他举行了追悼会,恢复名誉。

【学术思想】

一、辨证识病,天人合一

人处自然之中,无时不受天时气候、地理环境的影响,中医学历来十分强调人与自然的统一性,《内经》关于"天有五行御五位……人有五脏化五气""天地之间,六合之内,其气九州、九窍、五脏、十二节,皆通乎天气"的天人合一整体观,长期以来一直有效地指导着中医学的理论与实践。叶熙春遵循古训,辨证施治,最重整体观念,治病必详审地理,时运及人体等各方面因素作出综合分析,而后给予恰当的治疗。曾说:习业中医,不但要熟悉中医的发展史,略认识中医学的发展过程,和历代医学巨匠的学术特长,更要重视了解地理的分布,气候的寒温及其对人体的影响。特别是在对以往所谓的伤寒派、温病派的争论问题上,叶熙春认为这很大程度是因为没有从地域气候和自然环境与人体关系上加以分析,若注意到这一点,就会看到伤寒、温病学派,并无矛盾,而且各有千秋。我国地处亚洲,幅员辽阔,北方气候寒冷,风凛干燥,北方人肌肤致密,身体壮实,感冒必用麻、桂、羌、防,一般伤风亦宜辛温发散;南方地处沿海,气候温暖潮湿,南方人腠理疏松,多汗易泄,伤风感冒只宜辛凉轻解,如银翘、桑菊之属。叶熙春认为,伤寒温病之争,焦点即在于此,又地理,气候加害于人,疾病也有常有变,如有北方人患风热感冒,致用辛温而化燥伤津,演成败证;南方人病风寒外感,误用辛凉而戕伐中土,反胃病者。还有因人体质不同,同一病患所表现的病状各异,又非因人制宜,不能为功。

在整体思想指导下,叶熙春对运气学说有深刻的研究。临床常以时令、气运理论指导实践。如在余杭行医时,治一秋燥患者,高热汗出,大渴引饮,苔薄黄,脉洪大,证属阳明热盛。首诊用生石膏60克,药后病势不变。二诊生石膏倍用120克,服后热稍减而渴饮如故。三诊仍用白虎汤合增液汤,生石膏增至1 000克,余如生地、玄参、鲜石斛等均加重剂量,并嘱用大锅一只,边煮边饮,不分昼夜。此后仍守原方,历三昼夜,高热始平,渴饮方息。以后原方去石膏,加西洋参调理而愈。事后叶熙春谓：此时运之由也。《内经》云："有至而不至,有至而太过。"今岁阳明燥金司天,"阳明司天,其化而燥",而且还属"至而太过",是故秋燥之气异乎寻常。因而当时药肆中鲜石斛等生津润燥之品奇缺,价格也数倍于往常。该患者自始至终至诚以托,叶熙春同舟共济、胆大心细,而获痊愈。若非成竹在胸,势必多歧亡羊,难挽如此重症。又如20世纪60年代初,省某院住有支气管扩张咯血患者,每作咳血盈碗,中西医久治乏效,邀叶熙春会诊。叶熙春检索以前所服处方,于益气养阴止血方中仅加生石膏一味,嘱原方照服,其病霍然而愈。问其故,曰：治病不视时运,安得效乎! 仅举此两例,足以体现叶熙春谙悉《经》旨,治病因人饮食、因地制宜之整体的学术特色。

二、四诊合参,各有倚重

中医诊病,依赖望、闻、问、切四诊,而且特别强调四诊合参的重要意义。如《素问·脉要精微论篇》指出："切脉动静而视精明,查五色,观五脏有余不足,六腑强弱,形之盛衰,以此参伍,决死生之分。"同时古人又有"望而知之谓之神,闻而知之谓之圣,问而知之谓之工,切而知之谓之巧"之谓,以示四诊的独立性和临床应用价值。在祖国医学史上,许多卓越的医学大家匠心独具,在某一诊察方法上也确有独到的经验和体会,如叶天士治温病察舌验齿法,张仲景重视问诊首创《十问》,俞东扶撰《古今医案按》,非脉理备述者不取等,都体现出前贤在四诊方面各自的见解和经验。叶熙春临证悉心细致,四者皆备,但也有的放矢,抓住重点,各有侧重,并在审证求因,审因施治方面有自己独特的体会。在上海行医时,有从故乡来诊患者,背部突然长出一个"肉瘤",形似葫芦,并逐日增大,患者惧怕手术,求助中医。叶熙春审明病状,详询病史,得知患者宿病痰饮咳嗽,平素咯痰较多。自此瘤出现,则咳嗽顿减,遂书祛瘀通络、化痰软坚之剂,服数剂,背瘤稍小,原方增损服用数十剂后,背瘤完全消失,唯咳嗽卡痰又作,但较前证轻而已。叶熙春指出此系痰饮窜膜出肌,结成瘤痰。悉凭问诊,从详询病状及病史中悟出病因病机,寻思理法方药而愈斯疾。

叶熙春断病辨证,有时独取望诊,藉一望而下决断,且取捷效者,也不乏其例。如叶熙春悬壶余杭,有一6岁男孩病臌胀求诊,见其中腹高凸,腹壁青筋显露,并延2个月,屡治不效。当即予䗪虫,当归尾,桃仁,莪术,丹参等。侍诊者疑之,以为幼年腹胀,并无七情内因,当用下法,何以用攻血药? 数日后,患儿前来复诊,言服药后大便每日有紫血秽物泻出,先多后少,现已能食。解衣觇视,脐腹高凸顿平。问曰：如此血臌,不待详询细查,从何着手辨证? 叶熙春指出：凡臌胀病,腹筋显露,色淡者属气臌,色青者属血臌。此气臌、血臌之分野。重温叶天士《临证指南医案·肿胀》医案,有"面色黄滞,腹大青筋皆露……邪结血分"的记载。叶熙春的论断不仅是实践经验的概括,而且有着充实的理论依据。

叶熙春临床辨证,不仅凭借娴熟的四诊技术,作出精确的诊断,而且努力吸取其他科学方法,取长补短,兼收并蓄,在古稀之年仍然重视现代医学的诊断技术,力求做到辨证清楚,诊断明确,使治疗有的放矢。如治"心下疼痛",辨证属肝木犯胃者,必须依靠现代医学检查明确是肝胆病,抑或肝胃病,而后或与清肝利胆为主,或是疏肝和胃为治,故而能取得更大的效验。

三、通常达变,出奇制胜

叶熙春以精深的理论造诣和丰富的临床经验,使得他处置疾病熟练灵巧,通常达变。盖病病人,六淫七情乘袭,气血阴阳混乱,其理虽一,其变无穷。医者知其长,则能以常法治常病;达其变,则难以变法应变证。古谓之上工,不仅能治已病,还要治未病;今之良医,不仅要能治简易寻常之证,而且还要能治疑难棘手之病。叶熙春通常达变之功突出表现在辨证和施治两个方面。例如叶熙春在京出席第三届全国人民代表大会期间曾治一病患,患者早年双脚冻伤,酿成痼疾。来诊时,两脚冰冷,肤色黯红,遍肢疼痛,行动不便。按脉沉细而涩,舌红而瘦,拟用养阴通络,加羚羊角0.9克,配以温经活血剂外洗而愈。叶熙春指出:此患者当年历经艰辛,必疲惫已极,复风餐露宿,寒湿乘袭。当时条件环境,又无药疗治,寒湿杂至,合而为痹,郁滞而久,必内蕴化热,久而久之真阴必耗。外症虽见肢冷疼痛而肤色黯红等一派阴亏之象,深究其本,实乃寒痹,转为伏热、热深厥深之证,故又有脉弦舌红之征,若再墨守成规,不知变通,肆用温通,则真阴益亏,双脚势必残废。叶熙春以羚羊角甘凉入肝,清肝凉血通络,搜驱肝经血分之郁热;合养阴生津通络之品,填补真阴,柔润肝经,治病求本,切中恳切。再配以温经活血之剂外洗,活血通经,使内伏寒湿病根外达,且与内服汤剂相左,更有寒温互用、阴阳相济之妙。

叶熙春临证取法用药,常法中有变法,出奇以制胜,如治一医肺痨挟感者,病体骨瘦如柴,肌肤甲错,加以形寒怯冷,高热鸱张,旧恙新感,正虚邪实,辨证并不费事,用药动辄掣肘。叶熙春略加思索,处以大剂芳香透表、发汗解肌之品,嘱多加水煎,略滚数沸,趁热倒入脸盆,头盖面巾,任凭药气熏蒸,令药性从口鼻孔窍入。2剂后,患者邪却热退。叶熙春权衡虚实利弊,对正虚表实之人,灵活巧妙地采取表药外用,重剂轻取之法,即收卓效。可谓法活机圆、巧奇天工。

四、大小制剂,不拒常规

古人云:大匠诲人,能与人于规矩,而不能与人巧。中医治病,汗吐下和、清温消补,此仅示人立法之规矩,而选方遣药及剂量配伍,则又应根据天时地利情况和病体情况,随机活用。叶熙春治病既重视立法用药的精当,更注重药物剂量的配伍。尝谓:审症求因,立法选方,这是治病的规法。中医处方用药,药味剂量很是有灵活性。病重药轻,如杯水车薪,难以中的;病轻药重,如小舟重载,反生他变。如1959年,叶熙春治一久治不愈,远道而来的阳虚自汗患者,遂予黄芪桂枝五物汤,效如桴鼓,不日而愈。叶熙春说,腠理不固,阳虚自汗,用黄芪桂枝五物汤之类,前医安得不知!但关键在于药物的剂量。本患者首诊用黄芪60克,桂枝15克,大剂甘温,固护卫气,药能中病,效乃立至。又在1955年春,叶熙春治一身热咳喘的两岁幼儿。当时侍诊者处以麻杏石甘汤加化橘红、炒苏子等,按儿科惯例,用药减量,麻黄0.9克,生石膏9克,尽两剂,咳喘未平。复诊时叶熙春指出:此非药不对症,唯药量嫌轻耳。原方倍量,服两剂而瘥。事后叶熙春又进一步分析:小儿药量本当与成人有别,但亦需审情度势,灵活掌握。因小儿最畏服药,若药剂过轻,药汁已少,喂服时哭闹,浪费近半;服药后或又有吐出些许,则下咽者几何?故此患儿药量有时虽与成人相仿,而实则仅得三分之一耳。此深切体会,确属经验之谈。故叶熙春常告诫后学,为医者,虽有万古经典,良师益友,仍然要靠自己在临床中摸索,在实践中下细功夫。往往有临证理法方药无误,唯用药剂量不足或太过,于证无济。

五、以胃为本,倚重后天

脾胃为后天之本,气血之源,认识赖以为生者。中医学十分重视脾胃在生理病理中的重要意义。叶熙春临阵重视后天之本,治病强调顾护卫气,对《内经》关于"有胃则生,无胃则死""得强则生,失强则死"以及后人"人以胃气为本"的理论有深刻的体会。他常风趣地指着自己的中脘说:对此得有几十年的临床实践,方能有所体会。叶熙春治温病能得心应手,调护胃气是其重要的经验之一。如温邪深入阳明,用清上泄下法后,继以"清养胃阴,以撤余邪"。邪在心营厥少,治后"胃气来复,稍思饮食""元神散而复敛",是"大势由逆转顺"的佳相。叶熙春治湿温尤重理脾胃,因湿热腻浊之邪,最为脾阳胃阴所恶。湿热之证,脾胃受碍最为明显。故当湿热蕴育气分,治用"清热化湿透泄"之后,宜"再以和中健胃,宣化余邪";湿热化燥入营,经清营透热剂后,亦当"再清余邪,佐以养阴"收功。故凡湿热症,"湿热得化而正虚未复",常以调理"脾胃善后"。

【临证经验】

一、辨证以卫气营血与六经三焦相结合

中医之长在于辨证,其成败也在于辨证。温热时病,来势急迫,变化迅速,其

治疗之难，既在于用药，更在于辨证。叶熙春对外感温热的治疗，主张百花齐放，博采众长，宗仲景，法天士，认为古之伤寒而今之温病，意同而谓不同，皆为四时之外感热病，究其辨证方法，伤寒以六经分表里，温病以卫气营血与三焦探深浅、别进退，其实质皆系体现外感热病的传变规律，并反映疾病轻重的不同阶段，为临床治疗提供依据。其间并无矛盾，更无孰是孰非之争。故《内经》有"今夫热病者，皆伤寒之类也"的教训，叶天士亦有"其病有类伤寒"与"辨营卫气血虽与伤寒同"的说法。在临床中叶熙春参合伤寒与温病学说，融六经辨证与卫气营血、三焦辨证于一炉，务使病证之表里、深浅、虚实的病机清楚明晰，为施治提供可靠的依据。正如吴鞠通在《温病条辨》凡例中所说："《伤寒论》六经由表入里，由浅入深，须横看，本论论三焦由上及下，亦由浅入深，须竖看，与《伤寒论》对待文字，有一纵一横之妙。学者诚能合二书而细心体察，自无难识之证。"

纵观叶熙春治疗外感温热验案，其取得成效的重要经验之一就是辨证明晰，而这种慎思明辨的关键，在于将伤寒、温病等多种外感热病的辨证方法相互结合，拒绝墨守成规，拓展辨证思维。如湿温症验案之一"微寒身热，胸次塞闷，咳嗽多痰，不思纳谷，时时欲呕"者，采用伤寒六经辨证方法，推断病因为"浊邪犯于清旷""蕴湿留于中焦"，析病机是"温邪夹湿，困于太阳阳明"，施治当"宣畅气机，清除湿热"，用药既散太阳之表，又化阳明之浊，表里双解而得"热减咳稀"。又如湿温证"身热两候，朝轻暮重，胸闷懊憹，口渴喜饮，神识似清似昏，胸前痦点，细小不密"，采用卫气营血辨证，病因为湿热蕴蒸气分，弥漫三焦，病机是正不敌邪，有内陷之虑，施治以扶正祛邪，标本兼治，用药主以清透达邪，轻补津气，药后邪透热减而渐愈。再如春温证第二案"初时微寒，继则壮热无汗，昨夜起神识昏迷，手足瘛疭，颧红面赤，脉来细数似丝无神，舌紫绛，苔燥黑，齿龈衄血"，采用三焦辨证。病因是伏邪不得从阳分而解，内陷厥少二经；病机为阴液涸竭，虚阳浮越；治法采用育阴潜阳，宣窍达邪；用药以三甲复脉合至宝丹出入，至四诊转入大定风珠调治转安。

二、施治必因势利导伏其所主

叶熙春生平对《温病条辨》颇有研究，观叶熙春对外感热病的诊治，其中应用《温病条辨》与《温热经纬》二书之处方者比比皆是，法古而不泥，随证变化，活泼灵动。叶熙春宗叶天士"在卫汗之可也，到气才可清气，入营犹可透热转气，入血犹恐耗血动血，直须凉血散血"的治疗大法，遵《内经》论治"必伏其所主"的《经》旨，对于外感热病的治疗，一般分为三个阶段。

（一）上焦肺卫治用辛凉透达

温邪上受，邪自外袭，首先犯肺，肺合皮毛，初起病在卫表，此为疾病初起之常态。除非所感之温邪特盛，抑或患者素体过虚，再或曾为药物所伤，否则很少出现迅即陷入营血或见逆传心包之见证。在表之邪，宜从表解，使邪有出路，主用辛凉宣透治法，邪自卫表透达外出而解，此即《内经》"在表者汗而解之"之意。银翘散为叶熙春常用之辛凉平剂，其疏风散热、辛凉清透之功长于解在表之邪。所谓平剂，以其既非桑菊饮之主宣，亦非白虎汤之主清，此剂清宣兼长，故谓之平。叶熙春认为银翘散系治疗风温初起、邪在肺卫之主方，但此方解表有余而清热不足，当随风热二邪之轻重不同而灵活变化，何况温邪最易伤津，江南地卑多湿，故又按伤津与夹湿之证候变化而随证出入。叶熙春应用本方常辅以清热之品，但有十分谨慎，最常用之清热药物有栀子、知母、黄芩。良以栀子苦寒清热而横解三焦，凡风温初起而热著者，加炒栀子 10 克，与金银花、连翘相合，清热之力益彰。若热著脉数而细，或汗后脉数而热不减或微减者，加入知母 10 克，清太阴保少阴，清热之中固护津液，况知母长于清肺，肺热清则咳自减；如若风温身热而咳痰稠黄者，加入黄芩 10 克，黄芩苦寒入肺，清肺热治咳嗽，与金银花、连翘合用，清热之力颇强，叶熙春在应用麻杏石甘汤时亦参入黄芩一味，其理相同。上述三味清热要药，知母用于津液有伤者居多，栀子与黄芩二味，除风温以外，对于风温夹湿证尤为相宜，以其苦寒燥湿也。故叶熙春在应用银翘散治风温夹湿之汗虽出而热不解者，每以金银花、连翘酌加黄芩、栀子清热，配合豆豉、薄荷解太阳之表，或合葛根解阳明之表，又以豆豉合苍术散肌表之湿，或配茯苓、薏苡仁、滑石渗在里之湿，合成表里双解、湿热分清之法，易辛凉清宣为辛苦淡渗，法因病异，药因证变，活泼灵动，疗效卓著。再如前胡、浙贝母之治咳嗽，陈皮、六曲之除中满，芦根、天花粉之润津液等，皆属随症用药之常规。

叶熙春治温病十分注意顾护津液，虽邪在肺卫，治当宣透，临证中注重其恶寒之程度，有汗与无汗，汗出之多少，以及苔舌润燥、色泽、脉象之粗细等现象以窥探其津液之盈亏变化，作为处方用药与把握药力强弱之依据，其着眼点在于保护津液，注意顾护正气。盖辛散寒凉之药力太小，则力弱而难逮，不能达到治疗的目的。如若药力过大，犹恐重伤其津液反致酿成他变。叶熙春认为，肺胃津伤与热邪炽盛，是温病由卫分转入气分的主要原因，参照《伤寒论》阳明病篇中发汗太过、误下及误利小便导致太阳表证转属阳明里证之病机，温为阳邪，最易伤阴，故治疗温病须时刻顾其津液。

至于夏暑病温而邪在卫分者属暑风证，因暑必夹湿故亦属暑湿证。叶熙春认为冒暑受热，触风感凉是其主要病因，寒郁于表，热遏于里，湿困不化为其主要病机，故形寒无汗、发热、头身疼痛、胸闷欲呕为临床主要见证，则辛温解表、寒凉清暑、芳香化湿、淡渗利湿系其常用治法。叶熙春临证时依据表寒里热之轻重选方择药。凡表寒重者，以苏叶、防风散寒解表，青蒿、金银花解暑清热，藿香、佩兰芳香化湿,茯苓、滑石淡渗利湿,如白蒺藜治身疼,蔓荆子疗头痛,夏枯草清热著,以及川厚朴、陈皮、枳壳疏中运、除中满等皆随证而加入。若暑热重者,解表用豆卷、杏仁,清热取连翘、金银花,或加栀子;利湿渗湿采用芦根、滑石、淡竹叶,或用薏苡仁、通草、赤茯苓之类;芳香化浊常用广藿香、鲜佩兰等药;若因热盛而津伤,则每在减少利湿渗湿药之同时,增入鲜石斛甘凉濡津。临床中治疗暑风、暑湿证,新加香薷饮、藿朴夏苓汤,以及杏苏散、三仁汤等,均系常用之方剂。

秋燥亦系新感温病之一,入秋燥金司令,湿去燥至,若其人素体肺胃津液不足,或肾阴内虚,或误汗夺血而液亏者,其证候表现更为明显。秋燥证以恶寒发热之证为主,另有口渴咽干或痛、咳嗽痰少或干咳无痰等常见临床特征,如若咳甚,则胸闷、胸痛、气喘、咳血,亦属常见。治疗秋燥以辛凉甘寒微苦为大法。辛凉解表常用桑叶、菊花,甚者加薄荷;恶寒甚者,豆豉亦可加入;甘寒濡燥每采天花粉、生草、鲜石斛,甚则参以女贞子、墨旱莲;若素体肾阴不足者,则生地、阿胶亦系要药;清热慎用苦寒,体实者主用金银花、连翘,热盛咳剧者加用黄芩,热盛动风者参入羚羊角;体虚者主用白薇、知母,或加牡丹皮戢肝阳而润燥金。咳嗽咳痰乃秋燥主症之一,叶熙春常以甜杏仁、川贝粉、生蛤壳为主药清痰热止咳嗽,并随证佐入枇杷叶肃肺,苦桔梗祛痰,蜜橘红化痰。若痰出稠厚而色黄者,加入鲜芦根、生薏苡仁、冬瓜仁之属,已归入《千金》"苇茎汤"之用法。至于喻嘉言"清燥救肺汤"每在邪盛热炽咳剧时采用,亦必随证加减。

冬温亦属新感温病范畴,冬令寒水司令而反病温者,其因有二:一则其人禀赋素虚,肺肾之阴液不足;二则温为冬令非时之气,邪势过盛。故冬温证之特点,虽初起在卫而恶寒较重,身热无汗,未几则恶寒即罢,热势炽盛,口干舌燥,舌苔燥黄,舌质偏红,伴以咳嗽痰稠,胸闷或喘,温邪业已转入气分。故寒少热多,邪留卫表时短,迅即入气乃是冬温的主要临床特征之一。温热盛而津液亏是其主要病机所在。治疗大法,在卫当以清热生津为主,少佐宣肺达表之药,汗之宜慎,犹恐过汗耗液而益虚其虚,以致温邪肆横,引其陷入。当邪至气分,治宜清热涤痰,甘寒濡润,斯时温热易与痰浊胶合,热为无形之气而易清,痰为有形之质而难消,二者合则势盛,分则易除,故治疗时注重清热涤痰药之应用。具体用药方法,清热选用金银花、连翘,咳甚加黄芩,津亏参知母;涤痰以苦杏仁、海石、川贝粉、冬瓜仁为主,或佐枇杷叶、黛蛤散清肃肺气,或参以苦桔梗、牛蒡子、淡竹沥祛痰止咳;甘寒生津常用鲜石斛、乌玄参、麦冬、天花粉、生甘草之类。如若此时仍然微恶风寒者,此为表未净解,宜略佐透达,或加一味薄荷,或加一味葛根,俱用小量,约在 5 克,并区别卫分气分而选择应用。

(二)中焦气分法以寒凉清泄

温邪卫分不解,传入气分。气分温病里热蕴蒸,其势已盛,故变证丛生。叶熙春遵《内经》"热者寒之""实者泻之"和叶天士"到气才可清气"之理论，参考吴鞠通"温邪之热与阳明之热相搏，故但恶热也，或用白虎，或用承气"的治法要点，对于"邪热蕴蒸阳明，汗出壮热不退，渴欲冷饮，面红耳赤，舌红苔黄，脉来滑数"者，治以辛凉重剂白虎汤加味。盖苔黄热已深，渴甚津已伤，大汗系热逼津液，面赤与恶热系里热蕴蒸其邪欲出而未遂，故"非白虎汤之虎啸风生，金飚退热而又能保津液不可"。对于"阳明腑实，壮热，神昏谵语，不大便"者，治以承气汤加味，冀其苦泄以去实，咸寒以泻热。更有寒热纷争，头疼目眩，耳聋，胸闷作呕，气分之邪留连三焦而不解者，叶熙春经常参照《伤寒论》少阳辨证，又宗《温热论》"和解表里之半，分消上下之势"等理论，仿王孟英"若风温留连气分，但宜展气以轻清，如栀、芩、蒌（瓜蒌）等味"，分消上下之势者，以杏仁开上，厚朴宣中，茯苓导下，"或其人素有痰饮者，故温胆汤亦可用之"等治法介绍，再参照仲景治伤寒以柴胡为和解少阳之主药，临床中对于邪蕴膜原，留连三焦而不解者，或以三仁、温胆之类分消，或用蒿芩清胆、柴葛连前之属和解，亦常以柴胡作为运枢达腠之要药，或与葛根、黄连、青蒿为伍，或与青蒿、夏枯草、佩兰合用，每每取得理想疗效。由清以降，形成了温热学派，其代表人物如叶天士等，在治疗湿温、伏暑时力戒柴、葛，并为后世所沿相习用。至近代医家陈存仁、秦伯未等，对于柴胡在治疗湿温证中的应用取得了进展，如陈存仁在所著《湿温伤寒手册》中指出："清代医家忌麻、桂、姜、辛甚是，忌柴、葛则非。"认为"时方家对湿温不主张用柴胡，但在寒热起伏时期及缠绵时期，则不失为疏解的主药"。秦伯未也说："柴胡一药在湿温伤寒病中占有重要的地位和收有良好的效果。"叶熙春与以上二位处于同一时代，他不受温病学派中有关理论之约束，在治疗湿温证时善于应用柴、葛并取得良好的疗效，这是叶熙春在理论与实践上对温病学说之发展做出的贡献。

温病邪结气分，治疗方法或清，或泻，或消，或和，以清除里邪为目的，诸如苦寒泻火、苦辛泄降、苦甘咸寒等法为叶熙春所常用。温病气分之邪亦有无形与有形之别，有形邪热壅结胃腑，其证与《伤寒论》阳明腑实证类同，亦用大承气辈苦泄下夺，清热荡涤。但在具体药物应用中，则按照温病之特性，对于苦寒之品用量较轻，咸润之药剂量独重，轻取大黄、枳朴之苦泻，重用玄明粉之咸润，每当药后燥结下泄，大腑见通，则苦寒不复再用，随即参入甘寒生津之剂。此等用药方法与《温病条辨》中"阳明燥证，里实而坚……已从热化，下之以苦寒"和"温病燥热，欲解燥者，先滋其干，不可纯用苦寒也。服之反燥甚"之说相吻合。盖苦能除火，其化为燥，温病恣用苦寒，多致伤津耗液，此正如鞠通所云：乃"化气比本气更烈"之故也。叶熙春认为温病气分无形之热，亦以《伤寒论》阳明经证之壮热、汗多、口渴、脉洪数为辨，此证在暑温证中尤易出现，故叶天士有"夏暑发自阳明"之说。然温病气分热盛与伤寒阳明经证亦有不同之处，良以温热阳邪，易耗津液,亦伤元气,一旦邪热转入气分,热势鸱张而津气内伤,每多演成实中夹虚之证,对于素体虚弱以及失血亡津者更难避免,斯时,高热、干渴、汗多三症悉俱而脉形以濡数者为多见,况且液亏者热无以制,热盛者神为之扰,更有热与痰结、内蒙心窍与热激风动等变故,于是乎除了四大症以外,神倦嗜卧、神识似昏、谵语喃喃、四肢微搐等症皆可出现,此又与伤寒阳明经证之临床见证有所不同。至于治法,仍然以白虎汤为主方,药量不大,知母在 9～12 克,生石膏用 30 克左右,亦有用至数两者,此属个例。至于甘草与粳米,多以天花粉、石斛、鲜芦根辈易之,良以温邪伤津也。此外常参入金银花、连翘、栀子增强清热除温之力,夹湿或咳著者黄芩亦可加入,或再参以滑石或六一散、益元散之类,此系黄芩滑石汤用法。热盛津耗加西洋参,伤气加太子参,俱与麦冬同用。若舌见绛红者,玄参、鲜生地亦系常用,以护其未受邪之地,防其内陷尔。神识似昧而谵语者,常用连翘心、郁金、鲜石菖蒲,或合用牛黄清心丸,热盛激风而微搐者酌加羚羊角、钩藤,或再加制白僵蚕。痰因热起,痰热相合则上蒙心窍,急加川贝母、天竺黄、竹沥,甚者胆南星亦可加入;便结者加瓜蒌,重在开达,使痰不与热合则其势孤也。气分温病热势鸱张,津液易伤,阴津消耗则易内传。叶熙春十分注重甘寒生津、甘苦化阴之应用,常用者有鲜石斛、鲜芦根、天花粉、甘蔗汁、梨汁等,至于生地、玄参等阴腻者,缘因其性呆滞,易于恋邪而滋生痰热,用之尤慎,此符合叶天士气分病"慎勿用血药,以滋腻难散"之治法。

(三)下焦营血治宜咸寒填摄

邪热深入营血,病势重而且危。热邪犯心,神为热扰,谵语神昏、躁狂无制,或谵语喃喃,昏不识人;热激肝阳,木摇风生,抽搐反张,或瘛疭难制;热伤血络,迫血外溢,血行不循常道,而现诸种出血;热张无制,阴损及阳,元气为邪热所贼,最终亡阴夺气,元神散脱。故病至营血,险象毕露,救治已刻不容缓。叶熙春治此类重症,正确把握标本之缓急,虚实之主次,或咸寒救阴以除热,或介类潜阳以镇摄,或芳香搜邪以开逐,或甘酸咸寒并用扶正以祛邪,因证而异,随证而治,多能取得显著疗效而活人无数。

叶熙春治温病营血证,若其人体质壮实,症见身热神昏,或谵语嗜睡,舌绛苔黄而焦,脉来细数者,此温邪陷入心包,正如《三时伏气外感篇》中所云:"此手太阴气分先病,失治则入手厥阴心包络,血分亦伤。"遵《内经》"热淫于内,治以咸寒,佐以甘苦"之旨,采用咸寒甘苦之清营汤或清宫汤为主方,加入牛黄至宝丹、安宫牛黄丸清营、透热宣窍以治。若并见壮热,烦渴而脉大者,改用气营两清治法。按清营、清宫两方中以犀角、玄参、连翘、生地、麦冬为主药,凡邪入心营,证属水不足而火有余,且又每夹秽浊之气,离以坎为体,坎水不足则离火益炽,玄参咸苦属水,善补坎中之虚,犀角味咸清灵,辟秽解毒通心气,且色黑补水,亦补坎中之水,此二物为此两方中之君药。连翘苦寒微辛,与心同用,清热透邪入心宣窍,实为"透热转气"之要药,与玄参相合,一补坎中之水,一清离中之火,相得而益彰。至宝丹、牛黄丸,《温病条辨》谓其功在"芳香化秽浊而利诸窍,咸寒保肾水而安心体,苦寒通火府而泻心用","皆能补心体,安心用,除邪秽,解热结",具拨乱反正之功。叶熙春认为邪陷心营者神昏谵语是主症,燥热结于阳明气分,谵语神昧亦是主症之一,其间症状虽似而证候各异。前者为邪陷心营,热伤心神,后者系阳明燥热不为下夺而心神被扰,正如《灵枢·经别》中有云:"足阳明之正,上至髀,入于腹里,属胃,散之脾,上通于心。"可见阳明与心经络相通,密切相关也。治疗之法,邪入心营以清营搜邪开窍为治,阳明热结宜通腑泄热宁神为法。至于辨证方法,当以实热燥结为依据,温病发热而见神昧谵语者,若兼有"大便秘结""旬日不大便""口气臭秽""舌苔黄糙"、腹部按之不适、脉来沉实者,按阳明温病论治。此乃叶熙春治温病发热、神昧谵语的主要经验之一。

叶熙春认为大凡温邪深入下焦,内陷厥少,多因其人禀质素虚,或肝肾先伤为基因,亦有温热久羁不除而吸尽西江者。因其真阴内虚,温热无制,邪热得以迅速陷厥少二经,呈现阴液涸竭,虚阳浮越,神识昏动昧,肢体痉搐,面赤颧红等危象。对此,叶熙春宗吴塘"热邪深入,或在少阴,或在厥阴,均宜复脉"之论述,每以加减复脉汤合至宝丹、牛黄丸等"育阴潜阳,宣窍达邪"为治。按温病邪入厥少,良由温热久蕴于气分不解发展演变而致,故燥热灼伤肾水乃其主要病机所在。盖足少阴肾,主水,藏精,足厥阴肝,属木,水生木,厥阴肝木必待少阴肾水充足而后能生,故二经皆可以复脉汤主治,此乙癸同源之理也。

古云:"伤寒传手不传足。"仲景立复脉汤,以心主血脉,主治手少阴心之阴阳气血不足而证见"脉结代,心动悸"者,故又名炙甘草汤,以大剂甘草为君,合党参补心气,伍桂枝护心阳,再入阿胶、火麻仁等益心阴、养心血。温病厥少证之主要病机为"阳亢阴竭",则参、桂、姜、枣之助阳益气者断不宜应用,故除之,而倍加白芍佐地、胶、麦、麻敛三阴之阴,又加牡蛎、鳖甲、龟板三味介类,咸寒属阴,存阴敛阴,搜邪镇潜。对肾水不足,水不涵木,木旺生风而肝风鸱张症见两手颤动者,则以大定风珠浓浊填阴、介属镇潜为治。凡病重至阴竭而阳亦欲脱,舌光绛、根苔焦黑如龟壳,脉细数似丝无神者,在以上二方中加入野山人参、移山参等大补元气,益气救脱,共奏益气育阴、扶正祛邪之功。

三、扶正祛邪以顾护胃气为首务

温病系由燥热之邪所致,其耗阴伤气最烈,历来温热家治之,以祛邪救阴为首务,乃有"留得一分津液即存得一分生机"之说。叶天士曰:温邪"不燥胃津,必耗肾液",其中尤以胃津之损伤首当其冲。叶熙春遵其训,又按"救阴不在血,而在津与汗",与"人之气阴,依胃为养"等理论,在治疗时刻刻不忘护胃生津,临床中亦常以胃气之虚实损复作为用药与预断机转的关键之一。

叶熙春每以胃津胃气之来复作为邪却病退、病去正复的标志。如案载"高热得减,面红已除,舌苔黄燥转润……津液已有来复之渐""胃气初见来复,元神散而复敛"。盖人以胃气为本,有胃气则生,无胃气则死,凡病中胃气受损则其病益进,虽病轻有转重之虑,而胃气得复,病虽重亦寓转愈之机。叶熙春认为凡病虽去而胃气未复,仍不可大意,如湿温"湿去热减,胸闷肢酸亦除,唯胃气未复,病未瘥痊",仍须和中舒胃为治。盖胃气未复,则正气无助,病情时有反复之可能,在这种情况下,叶熙春往往以"顾其胃气,先苏其困,令得谷食以助元气"为治,扶持正气以杜病根。

叶熙春治温病注意顾护胃气胃津之思想体现在病程之各个阶段,贯穿于治疗之始末。邪在肺卫,治用辛凉轻解,需防过汗伤津外,每于凉散剂中加入天花粉、石斛、鲜芦根,热盛津伤加知母,以护肺胃已伤与未伤之津液;邪入气分,治用清泄,未待热邪尽除,即续以白虎加西洋参、人参,或承气合鲜石斛、麦冬、天花粉等,"清养胃阴,以撤余邪"。阳明燥热,化源必受其戕,气阴倍受损耗,中焦燥热灼液,损及下焦肾阴,故叶熙春强调气分邪热炽盛,治当清邪兼以益胃之临床意义,俾抑阳存阴,清热生津,使化源不绝,则邪祛而正复,病体得以痊愈。而当邪入下焦,深陷厥少,热势鸱张,势已燎原,此时邪盛而正虚,故于三甲复脉或大、小定风珠方中加入西洋参、鲜石斛等育阴救液,顾护胃气。对于温热深入心营,且与伏痰互结,而有内闭之虑者,必以至宝丹、陈胆星、鲜菖蒲、川贝粉等豁痰开窍,加西洋参、原麦冬、鲜芦根等生津润液。至于热病后期,热退"邪去八九"时,则宗吴氏治法,重在培植后天之本以收功。

【医案】

一、风温案

案1 张某,男,30岁。2月,余杭。

初诊 身热3个月,汗出未解,头痛恶风,咳嗽痰稠,口渴喜饮,脉浮而数,舌苔微黄。时当仲春,厥阴风木行令,证属风温袭肺。治拟辛凉透表。

青连翘二钱半,黑栀子三钱,冬桑叶三钱,炒牛蒡子二钱,淡豆豉二钱半,荆芥穗一钱半,知母四钱,天花粉三钱,杏仁三钱(杵),蜜炙前胡二钱,炙橘红钱半。

二诊 前方服后,身热已退,头痛恶风亦杳,尚有数声咳嗽,脉微数,苔转白薄。再拟清宣肺气。

杏仁三钱(杵),炒牛蒡子三钱,桔梗一钱半,炒枇杷叶四钱(包),浙贝母三钱,炙前胡二钱,知母四钱,生甘草钱,淡子芩一钱半,天花粉三钱,炙橘红一钱半。

【按】本案张某身热3个月,治而未愈,其间反复,病邪反复侵扰,定有表卫虚衰,风温上袭于肺,肺合皮毛而主卫表,故症见恶风发热,咳嗽口渴。温热之邪煎熬肺津,故咳嗽痰稠,盖风为阳邪,故而初起即有汗出。治用辛凉透表,此乃正治之法也。

案2 方某,男,40岁。2月,余杭。

初诊 恶寒壮热,汗出未解,咳嗽气急,喉间痰声辘辘,胸部隐痛,脉滑数,苔白腻,根微黄。证属风温夹痰。治拟清宣开泄。

青连翘三钱,杏仁三钱(杵),豆豉一钱半,鲜石斛三钱(劈、先煎),桑叶二钱,桔梗八分,天花粉一钱半,浙贝母三钱,枳壳八分,炒枇杷叶四钱(包),陈皮一钱半。

二诊 服前方后,痰热未清。咳嗽胸痛,口渴索饮,更衣秘结,脉滑数,苔根黄腻。痰热相并,交阻肺胃,再拟前方佐以润下。

青连翘三钱,鲜扁斛三钱(劈、先煎),杏仁三钱(杵),全瓜蒌八钱,桃仁一钱(杵),郁李仁三钱(杵),玄参四钱,橘络、橘红各一钱半,牡丹皮一钱半,生蛤壳五钱(杵),浙贝母三钱。

三诊 壮热悉退,大便亦下,虽不化燥,津液未还。脉滑,苔白,太阴郁热已解,阳明秽浊得行,尚有小咳胸痛乃余热未清耳。

杏仁三钱(杵),川贝母二钱,桃仁八分(杵),冬瓜仁四钱,知母一钱半,生蛤壳五钱(杵),天花粉一钱半,生粉草五分,麻仁三钱(杵),蜜炙橘红一钱半,茯神五钱。

【按】此为风温痰热交阻肺胃之证,风温夹痰未速解,有形之痰浊与无形之热邪互结于中,气机被阻,因而咳逆胸痛,燥渴便秘,汗出热亦不衰。初用清宣开泄未速,二诊时热结于下,故更衣秘结,清宣继以凉润导下,浊滞尽去,郁热亦随之而解。

案3 单某,女,28岁。3月,杭州。

初诊 产后十日,恶露已净,感受风温,突发壮热,见汗不解,咳嗽痰稠,气急烦渴,红疹隐隐。昨晚起神志昏迷,两手抽搐,舌绛而燥,脉弦数。为产后新虚,无力御外,温邪由表转里,由气入营,且动内风。治拟清营泄热息风。

牛黄至宝丹一粒(先化吞),带心连翘四钱,黑栀子三钱,玄参三钱,川贝母三钱,天花粉三钱,鲜芦根二两(去节),鲜竹叶卷心三十支,双钩四钱,炙前胡二钱,杏仁三钱(杵)。

二诊 壮热得减,神识已清,抽搐亦定,疹点隐回,夜来寐安,而咳嗽痰多,渴欲喜饮,脉细数,舌绛,苔薄黄。温邪已有外达之渐矣。

青连翘四钱,金银花三钱,淡子芩一钱半,知母三钱,天花粉三钱,鲜芦根八钱(去节),淡竹叶二钱半,炒牛蒡子二钱,炒枇杷叶四钱(包),杏仁三钱(杵),炙前胡二钱。

三诊 温邪留恋气营,昨日红疹又现,咳嗽尚频,痰稠胸痛,脉细数,苔薄黄。原法增损续进。

青连翘四钱,金银花三钱,嫩紫草三钱,牡丹皮一钱半,鲜芦根八钱(去节),生甘草八分,淡竹叶三钱,炙桔梗一钱半,橘红一钱半,炒枇杷叶四钱(包),炙前胡二钱。

四诊 疹已默消,咳嗽亦稀,余热尽退,脉转缓滑,而痰多胸痛如故。再清余邪。

川贝粉一钱(研吞),杏仁三钱(杵),炒牛蒡子三钱,金银花三钱,桔梗一钱半,生甘草七分,炙前胡二钱,生蛤壳六钱(杵),炒枇杷叶四钱(包),陈芦根七钱,化橘红一钱半。

【按】患者感受温邪,未从外解,而迅即由表转里,由气入营,见有壮热,汗出热不解。患者产后体虚,正不胜邪,感受风温之邪后,病邪速进而内陷,红疹隐隐、神昏、抽搐,舌绛而燥是为热入营血,故用清营泄热之剂推邪外出,不使正伤,此为急则治标之法。至红疹回而复现,乃温邪介于气营之间,血分郁热未清,三诊中加紫草、牡丹皮等,即是斯意。叶熙春对本病明辨本虚标实,治标急于治本。庶乎应手奏效也。

案 4 蒋某,男,24 岁。3 月,临安。

初诊 时值春令,农事方兴,日前跋涉崎岖,冒雨淋湿,至夜恶寒身热,头昏而痛,咳嗽频频,口渴不喜多饮,胸次塞闷,大便溏薄,小溲短赤。自服午时茶,汗出热仍不解,按之脉象濡数,舌苔白腻满布。证属风温夹湿。治拟辛凉渗湿。

淡豆豉三钱,黑栀子三钱,淡子芩二钱,粉葛根二钱,浙贝母三钱,炙前胡二钱,赤苓四钱,生薏苡仁四钱,制苍术二钱,陈皮一钱,炒神曲二钱(包)。

二诊 前药服 2 剂后,身热减退,胸次已宽,小溲清长,大便亦不溏薄,而独咳嗽未已,脉象微数,舌苔白薄。为湿去热减,肺气未宣,再拟宣肺降气,并清余热。

炒枇杷叶四钱(包),前胡二钱,浙贝母四钱,桔梗钱,炙橘红一钱半,云苓四钱,生甘草八分,天花粉三钱,淡竹茹二钱,淡芩一钱半,薏苡仁四钱。

【按】风温夹湿,湿性重浊黏滞,故头昏而痛,咳嗽频频,湿阻于中,故口渴不喜多饮,胸次塞闷,舌脉具为佐证,法用辛凉解表合淡渗化湿者,以冀微微汗出,俾使风湿俱去,效麻黄加术汤意也。

二、春温案

案5 蒋某,男,18岁。3月,余杭。

初诊 春温壮热一候未解,烦躁不安,渴喜多饮,面赤口臭舌唇焦燥,时有谵语,不思纳谷,大便八日未落,曾服辛凉之剂未效,脉象滑数,舌苔黄糙而燥,证属阳明腑实之证。治拟清上泄下。

凉膈散化裁:青连翘三钱,黑栀子三钱,淡子芩二钱,知母四钱,生大黄二钱,玄明粉一钱半(冲),全瓜蒌三钱,炒枳壳一钱半,天花粉二钱,生甘草八分,原干扁斛三钱(劈,先煎)。

二诊 前方服后,今晨便下燥矢甚多,壮热略减,已能安寐,唇舌之燥不若前甚。脉数,苔黄。阳明腑实虽清,而经热未解,久热阴液被劫,再拟养阴清热继之。

生石膏一两(杵,先煎),知母三钱,西洋参二钱(先煎),鲜扁斛三钱(劈,先煎),天花粉三钱,鲜生地八钱,青连翘三钱,淡芩一钱半,生甘草八分,川贝母三钱,全瓜蒌四钱。

三诊 服人参白虎加减,身热顿减,渐思纳谷,舌苔薄黄,脉见小数。伏邪已得外达,再拟清养胃阴,以撤余邪。

太子参二钱(先煎),鲜扁斛三钱(劈,先煎),知母四钱,生石膏八钱(杵,先煎),鲜生地八钱,淡子芩三钱,生甘草五分,冬瓜仁四钱,云苓三钱,青连翘三钱,川贝母一钱半。

前方进2剂,身热已退,后以原方去淡芩、石膏,加麦芽,服3剂,渐次而愈。

【按】 春温邪热郁于胸膈,中焦燥实已具,阳明腑实之证毕现而未用承气辈,因春温胸膈烦躁,方用凉膈散,连翘、栀子清其无形之热,芒硝、大黄荡其有质之垢,乃清上泄下之法。服后阳明腑实得清,而经热未解,阴液又伤,故续用白虎加西洋参、石斛、鲜生地等养阴清热,以肃余邪。

三、暑温案

案6 金某,男,24岁。7月,昌化。

初诊 暑温一候,汗出壮热不退,渴喜冷饮,神倦嗜卧,唇红面赤。昨夜起神识时昏时清,且有谵语,脉象弦滑而数,舌绛,苔黄燥,证属热扰心营。治拟清营达邪。

带心连翘三钱,金银花三钱,玄参心三钱,黑栀子三钱,鲜石菖蒲根二钱,川贝母二钱,鲜生地八钱,益元散三钱(荷叶包),黄郁金二钱,茯神四钱,牛黄清心丸一粒(先化吞)。

二诊 神识转清,身热未退,汗多口渴,面红目赤,脉象滑数,舌苔黄燥。暑邪虽已由营外达,而热势未平,再仿人参白虎汤加味。

太子参二钱(先煎),生石膏一两(打,先煎),知母四钱,扁斛三钱(劈,先煎),带心连翘三钱,玄参三钱,鲜生地五钱,黑栀子三钱,益元散四钱(荷叶包),天花粉四钱,川贝母二钱。

三诊 高热得减,面红已除,舌苔黄燥转润,津液已有来复之渐,脉象弦数。再拟养阴泄热。

太子参二钱,玄参三钱,鲜生地五钱,知母四钱,金银花三钱,连翘四钱,天花粉四钱,鲜芦根一两(去节),六散三钱(荷叶包),生薏苡仁四钱,赤苓三钱。

案7 徐某,男,1岁。7月,三墩。

初诊 乳婴体质娇弱,患受暑邪,暑遏热郁,气机闭塞,痰浊内阻,心包被蒙,神识昏迷,热激风动,四肢抽搐,角弓反张,肢末厥冷,指纹紫伏,直透命关,舌苔焦燥,证属痉厥闭证。治拟清暑息风,豁痰开窍。

羚羊角尖五分(先煎),连翘一钱半,金银花三钱,鲜扁斛一钱半(劈,先煎),钩藤三钱,天竺黄一钱,川贝母一钱半,丝瓜络三钱,竹茹二钱,橘红、橘络各一钱半,鲜枇杷叶二张(拭包),牛黄至宝丹一粒(先化吞)。

二诊 昨进清暑息风豁痰开窍,痉势虽见缓和,而神识依然未清,喉间痰声辘辘,乳汁不进,指纹如前,四肢厥冷。邪犯厥阴少阴,症势鸱张,如小舟之重载,未逾险境,再拟原法踵步。

羚羊角尖七分(先煎),带心连翘二钱,金银花一钱半,天竺黄一钱,制白僵蚕一钱半,制胆南星六分,川贝母一钱半,益元散三钱(荷叶包),扁斛二钱(劈,先煎),双钩三钱,竹沥一两(分冲),牛黄至宝丹一粒(先化吞)。

三诊 前方服2剂,身热得减,痉定,神识亦清,四肢转温,喉间痰声消失,而指纹紫伏如故,病见转机,可望入夷。再拟养阴清暑化痰继之。

鲜生地四钱,川贝母一钱半,鲜竹茹三钱,金银花三钱,橘红、橘络各一钱半,茯神二钱,天竺黄一钱,钩藤三钱,青连翘二钱,制胆南星五分,益元散三钱(荷叶包)。

四诊 热退,吮乳如常,指纹转红,已回气关,而唇舌仍然干燥,便下痰浊。热去津液未还,已履坦途,再清余邪以善其后。

益元散二钱(荷叶包),川贝母一钱半,鲜竹茹二钱,茯神二钱,生薏苡仁三钱,天花粉三钱,扁豆衣三钱,通草八分,陈茅根三钱,炒橘红一钱半,鲜荷梗一尺(切断)。

【按】 以上两例,皆系暑温入营之证,但邪势深浅不一,故治亦有异。金某一案,症见壮热面赤,渴饮多汗,然内无痰浊夹滞,故虽有谵语,而神识有时尚清,为气分之热偏重，用清营透泄即见转机，继以泄热生津而获向安。第二例徐姓幼婴，年才周岁，稚体本弱，抗邪无力，暑热深陷厥少二阴，酿痰动风，以致昏痉厥闭，险象环生。故在清热之中，着重豁痰镇痉，始得化险为夷。前后两案，一则在于救气津之伤，一则在于开痰热之闭。

四、暑湿案

案8 蒋某，女，27岁。7月，余杭。

初诊 日间冒暑受热，夜来露宿感凉，初起形寒，继而壮热无汗，头胀而痛，胸闷欲呕，周身关节酸痛，脉象浮弦而数，舌苔白薄，证属表寒内热。治拟疏表清热。

杜苏叶一钱半，防风一钱，广藿香三钱，佩兰三钱，蔓荆子二钱，青蒿二钱，白蒺藜三钱，金银花一钱半，刘寄奴三钱，夏枯草三钱，丝瓜络五钱。

二诊 服药后汗出，身热大减，胸闷未宽，脉象转缓，舌苔薄腻，暑热尚未尽除，再拟宣化继之。

广藿梗二钱，佩兰二钱，制厚朴一钱半，炒枳壳一钱半，陈皮二钱，云苓四钱，陈青蒿二钱，丝瓜络三钱，淡竹叶三钱，六一散三钱（鲜荷叶包），夏枯草三钱。

【按】 先暑后凉，卫阳被遏，症见形寒无汗，肌肤灼热，故治用苏叶、防风发汗解表；暑必夹湿，故有头胀而痛，胸闷欲呕，又佐芳香辟浊。服后得汗，形寒即解，身热顿减。续进正气散2剂，暑湿尽除而愈。方中的蒺藜一味，叶熙春常用于表证肢节酸痛，取其散风通络，效果颇显。

【医论】

冬令进补话膏方

在每张膏方前面都有一篇脉案。脉案的内容包括引《经》旨、述主症、析病机、立治则，写脉案需文采简朴，字迹秀丽。因此，作为一个中医，既要具有扎实的理论基础与丰富的临床经验，还必须具备深厚的文学功底，并练就一手比较好的书法。

书写脉案的方法约有三种：其一，先述脉舌神态，依此推断病因病机，进而论述症状，点出治疗原则。其二，先论以往病症、体质特点，继述当前主要症状，然后点出治疗法则。其三，先述病因，如劳力劳心，耗精耗神，失饥伤饱，膏粱厚味等，然后述症状，析病机，最后指出治疗原则。膏方用药的照顾面广，一张处方中采用的成方何止一二种，因此只写治则，不写方名。脉案后接着书写药物，分两部分，前面写药物，后面部分书写果品类、冰糖、黄酒等。在处方最后还可以写上制药方法与饮食宜忌等。如：以上药，多加水，煎取三汁，然后浓缩。另用黄酒烊化胶类。待药汁浓缩后，最后加入冰糖、胶类收膏。冷后，收贮待用。从冬至日起，每日早晨取膏药汤匙，开水冲，空腹服。服药期间忌食萝卜、芥菜。感冒发热、食积等暂停服药几日。

膏方禀《金匮》治未病的思想，作为体虚者冬令调补之用。但膏滋不专于滋补，尚可调治太过与不及，故应用膏方除补益以外，诸如虚实夹杂，病后失调之顽症痼疾者，如劳损、痰饮、咯血、胃病、关格、遗滑、痿痹、疮毒以及月经不调、不孕、产后、崩漏与带下等，均能恰当地于滋补之中寓以调治而获良效。在采用膏方调理的同时应注意摄生，如精神调节，饮食宜忌与劳逸有度等，俾能"药养两到，庶克有济"。膏方之药味多者 42 味，少者 27 味，常用者在 33～37 味。其中胶类药 1～3 味，多数为 2 味；果品类 2～4 味，多数为 3 味；调味类用 1 味冰糖，糖尿病患者改用木糖醇；中药少者 21 味，多者 35 味，多数为 28 味左右。

1. **胶类药**　选用阿胶、鹿角胶、霞天胶、虎骨胶、龟板胶、金樱子膏、鳖甲胶。阿胶几乎每人必用，用量以 90 克为多，营血内虚者加至 180 克，肝肾阴虚者为 110 克上下，兼有胃病而中脘痞胀者减至 60 克，个别痰多黏稠者则不用，改为其他胶类。心脾两虚，气血不足者再加霞天胶；阴虚加龟板胶；阳虚加鹿角胶，阴阳两虚二者俱皆加入；日晡潮热者加鳖甲胶；相火内炽，经常遗泄者加金樱子膏。胶类药一般每人选用二种，少数患者应用一种或三种。每人应用胶类的总量为 150～165 克，体虚无实邪兼夹者增至 250～300 克，饮停痰多者仅用阿胶一味约 90 克。

2. **果品类**　常用有红枣、莲子、龙眼肉、胡桃肉、白果、黑枣。其中红枣为每人必用，若平素胃气失和而脘胀便干者减少用量为 60～90 克；莲子亦几乎每人必用，同样对于脘胀便干者减为 60～90 克，少数痰热较盛者不再采用。盖红枣甘温，补脾胃，润心肺，和百药；莲子甘平，补心脾肾而涩精固肠。二味合用，功在温补脾胃而又兼及五脏，在膏方中每采用之。龙眼肉甘平补心脾，益智宁神，心脾两虚，气血不足者用之。白果甘苦而涩，定痰喘，止带下，常应用于痰饮咳喘与带下较多之人。胡桃肉甘热，温肺补肾，应用于发育不良，不孕不育与肾虚大便溏泄者。此上各种果类之常用量均为 120 克。

3. **调味品**　调味用冰糖，取其质纯，且具有甘温补脾和中、缓肝润肺之功用。其用量一般为 500 克，多者 750 克，少则 300 克。按患者之口味喜恶、兼夹病邪之程度与胃气和降之功能而变化。糖尿病患者改用木糖醇。肺阴内虚，干咳痰血，肠燥便闭者加白蜜 150 克，同时适当减少冰糖用量。

4. **方药应用**　膏方的主要功用在于燮理阴阳，补五脏，养气血，达到正气充盛，五脏元真通畅，人自安和。"膏剂滋之，不专在补，并却病也"，在膏方中酌情参入祛病邪，治宿疾之药物，如"滋补之中，当寓潜消阴饮"等。滋补而并非单纯的进补,滋补中兼以祛邪以治疗痼疾,从而获取最大之效果,这是应用膏方调理之特色,使之不同于一般的营养补品而备受欢迎。膏方所用药物约可分为补益类、治疗类与调剂类三部分,其中调剂类乃指具有和中、理气、宁神、涩精等功用,药性平和,不伤正气的辅助药物。

（一）补益类

为膏方中的主药,药味最多,约占膏方药味总数的四分之三,多者为五分之四,少者也占二分之一以上。常用药 20～24 味（含果类,胶类与糖,下同）,多者26 味,少者 16～17 味不等,按每方的药味总数与兼夹病症之轻重而变化。其中养阴药常用有生地、熟地、女贞子、枸杞子、何首乌、山茱萸与官燕。生地除阳虚严重者外为每人必用,熟地除夹痰夹湿与胃脘作胀者以外均应用之,二地相合的剂量为 240～300 克,阴虚血少者增至 350 克上下,脾肾阳虚者减至 120 克左右;女贞子除脾虚夹痰夹湿者外亦都应用,脾肾阳虚而精血不足者再参入枸杞子,应用上述二药者约占三分之二;若其人肝肾阴虚而精血不足,且无实邪兼夹者,则用山茱萸、何首乌,用此二味约占三分之一。温阳药常用为杜仲、潼蒺藜、狗脊、附子、桂枝、炮姜、补骨脂、菟丝子等。其中杜仲、潼蒺藜、狗脊可应用于所有患者,盖此三味气味俱薄,温而不燥,与二地、女贞子、枸杞子合用,阴阳平补,无偏胜之虑;附子、桂枝、炮姜,用于肾阳式微者;巴戟天、补骨脂、菟丝子用于督阳内虚者,均随证量病以进。其中应用桂、附、炮姜者不论药味与剂量必须严格掌握,而且要注意配伍。处方时潼蒺藜、杜仲、狗脊之剂量一般为 90 克,杜仲与狗脊少者 45 克,多者 120 克,按肾虚与腰部酸痛之程度灵活掌握。补气药常用有党参、白术、怀山药、甘草以及黄芪、肉苁蓉、老山参。其中党参、白术为必用,怀山药除夹湿中满者外亦应用之,夹湿热、痰阻、中满者不用甘草,营血不足者用黄芪、党参合四物汤为圣愈汤,系补血之要方。兼阳虚加肉苁蓉,气虚甚者隔用老山参,量宜大,约 90 克。其他如怀山药用量 90 克,白术为 60 克,党参 90～120 克,个别益气生血者加至 180 克。补血药常用为当归、白芍、枣仁、桑椹、丹参、川芎。当归与白芍为所有服药者必用,剂量为白芍 60 克,当归 90 克,夹湿热者当归减为 45 克,伴血虚月经量少而不畅者加至 120 克,同时加入川芎、酸枣仁补心血、安心神、敛心气,丹参补心血,桑椹养肝血,多数患者皆可应用。生津养液药有麦冬、天冬、玉竹、北沙参、霍石斛、五味子等,用于阴虚内热、血虚内热以及肺胃津液戕伤者,其中用麦冬者占二分之一强,用玉竹者占二分之一弱,天冬、沙参、石斛、五味子均系偶有应用者。良以麦冬与人参、甘草等相合成麦门冬汤,系古人生津养液之主方也。

（二）治疗类

系指膏方中用以祛病邪,消症状,治痼疾,但对于人体之阴阳气血津液等多少会带来不利影响的药物。例如清热之牡丹皮、黄柏、夏枯草，利湿之薏苡仁、泽泻，解毒之地丁，燥湿祛风之苍术，平肝之菊花、天麻、石决明，镇肝之磁石，温胃之荜茇，利气消胀之娑罗子、香附、八月札、郁金与木香，清肺之白薇、蛤壳，化痰之杏仁、旋覆花、远志，降逆之赭石、紫菀、降香，通络之忍冬藤、伸筋草，宁心安神之珍珠母、龙齿、夜交藤，固涩之龙骨、牡蛎、芡实、桑螵蛸等。此上药物因病因证而进，但应用不宜过多，所用药味占膏方总药味的五分之一至七分之一，少数为三分之一或十分之一，亦有个别可不用此类药物。总之，此类治疗药物不可不用，也不可多用，以免喧宾夺主而影响疗效。除药物品种以外，此类药物在剂量上亦不宜偏大，一般来说，苦寒者如黄柏为45克、牡丹皮45克、夏枯草60克、泽泻45克，个别热著湿盛者，牡丹皮加至60克，泽泻90克。同时在配伍上，用黄柏佐甘草，用牡丹皮佐山茱萸，以减轻其寒凉伤正之副作用。

（三）辅助类

辅助类如疏肝利气之陈皮、砂仁、绿萼梅、玫瑰花，渗湿之茯苓。以上药物按膏方用药之滋腻程度与服药者脾胃和降功能之正常与否而酌情选用，其中砂仁、陈皮、茯苓3味必用。盖中医处方犹如绘画，绘画应疏密有致，处方要阴阳相济，膏方必须疏补结合，以免碍中。

膏方每方由2～4个成方所组成，应随证灵活加减，师古而不泥。膏方中所用之药味虽多，必须主次分明，配伍精当，组方严谨。处方以阴阳平衡，整体统一为基础，详析病机，随机立法，因法遣药，层次分明。补养为主，兼顾祛邪治病，达到扶正祛邪、补虚治病的双重功用。祛邪重视湿痰与热，尤其对于内热炽盛者，在应用苦寒药时，不论品种，药味与剂量方面均应慎之又慎，正确地配伍制约，以突出膏方的治疗特色。

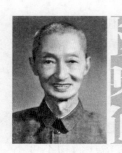

杨咏仙

（1897—1979）

　　杨咏仙(1897—1979)，稚名天喜，浙江湖州东门圣堂湾人，湖州中医院原副院长。早年受业于吴兴后坛名医李梦莲门下，勤奋好学，未满3年业师病逝，19岁便独自设诊所于湖州圣堂湾，后迁湖州东街。精通内外方脉，对外科独具专长，医风正派，誉满四乡，先后培养100多名学生，分布江、浙、皖三地，成为当地中医外科骨干力量。1952年响应政府号召，积极带头，首批筹建湖州东街联合诊所后并入湖州中医院。

　　杨咏仙为人耿直厚道，医风严谨，医嘱殷切细致，处处为患者着想，处方以简单有效、药价低廉为特点，深受病家欢迎，开业不久即名声大噪，四乡传闻。当时圣堂湾河浜内停满各地患者来求诊的船只。他对贫病者极富同情心，从不计报酬，往往免费送药。病重需要内服药的，他特与沈益大药店建立金折关系，类似现代信用卡，凭折可向该药店撮药，药费则由药店每年向杨咏仙先生结算。杨咏仙处处为病家着想，诊室常备斗笠多个，以备突然下雨时，供病家借用，以免病家受雨淋加重病情。平素不管诊务如何繁忙，对每位患者，必亲自诊治过目，高尚的医德医道，坚持数十年不变，深得病家信赖。杨咏仙有根深坚实的群众基础，是湖州的一代名医。

　　杨咏仙的学术思想立足于几十年临床经验的积累，具有自己独特的风格。他精通内外方脉，专长外科，刀法娴熟，还自制外用药，价低、效高颇有特色。经他切、排治疗复杂瘘管、重症脓疡者不计其数，患者和家属对他十分信赖。

　　当时潘氏外科已负盛誉，潘澜江、潘春林兄弟都是外科名医，而杨咏仙老医师并无家传渊源，年轻行医就能独树一帜，享誉城乡，绝非寻常。

　　他临床特点常循内治外，执内科之理以治疮疡，每能挽危疾起沉疴，在辨证施治方面有独特的见解。他认为颈痈、瘰、流注、附骨疽等外症，与痰有关，其理论是："外受暑湿风寒之邪，内挟五脏六腑膏粱火毒，皆能蒸化为痰浊，凝取于经络，入于肌肉皮毛之间，而导致疮疡痰症。"杨咏仙对外用药膏丹敷贴的配方用药也非常实用,组方简单,药量较轻,价格低廉,一药能治多病见长。

1952 年,杨咏仙和朱承汉共同组建东街联合诊所;1957 年东街联合诊所和其他诊所合并成立湖州联合中医院,杨咏仙被选为副院长,并历任县(市)人民代表、政协委员。由于杨咏仙年事已高,体弱多病,长期卧床,为了及时总结和抢救他的学术经验,医院成立了由杨咏仙儿子杨泰生和学生高和声、陆士庭组成的杨咏仙医案整理小组。杨咏仙将珍藏多年的 40 多册医疗记录和外用药配制秘方献出,供总结整理。每篇初稿,都经杨咏仙在病榻上校阅、补正。终于,在他生前整理完成了收集有 100 余例代表性医案的《杨咏仙外科医案》一书。湖州市中医院组织编辑的《外科方药集》中,收集了杨咏仙的外用药方和潘春林外用药方共 100 多张,经省卫生厅核定,最终作为全省中医院外用药配制规范。

【学术思想】

杨咏仙一生诊务繁忙,少著述,但其生前留下部分医案和当年待诊时的回忆所及,将其临证特色介绍如下。

一、循内治外,辨证精审

杨咏仙临证推崇汪机"外科必本于内,知乎内以求其外"之说,认为中医外科之学理出自《内经》等经典。尝谓:"疡症虽发于外,然致病成因,不外乎内伤七情之气,外感六淫之邪,因此必须重视内治,应用四诊八纲,辨明内伤七情之所在,外感六淫之偏胜。至于八纲之表里,寒热虚实易被假象所迷惑,更需仔细推敲明确认识,是诊断的正确之关键。"故常执内科之理以治疮疡,方用药不拘一格。如以颜面疔疮为例,一般治法以清火解毒为主。1951 年秋南浔镇一中年男子患太阳疔走黄,在某医院住院半月,经用抗生素、输液、犀角等中西药物,而病势日增,拒纳呃逆便溏,疲倦懒言,疔处脓水少流,四畔漫肿无涯,家属以为不救,出院回家预备后事,顺道来门诊。杨咏仙除用玉露散油调涂敷外,拟煎剂内服,方以五味消毒饮、理中汤、丁香柿蒂汤加减化裁,药用丁香、柿蒂、炒党参、炮姜、金银花、野菊花等。别处医家见疔疮走黄,总以为是火毒,同丁香、炮姜等温热之品,唯其助火,惑而问之,杨咏仙谓:"该病虽属疔疮走黄,因苦寒凉血之品克伐太过,脾胃受戕,遂致呃逆便溏,反使气血凝滞,邪毒留恋难化,是以漫肿无涯,脓水少流,当以温运脾胃,冀可邪毒得化,绝不可拘泥于疔疮火毒之说,必须证变法变。"服药后渐见松机,接原方连服数剂而愈。又 20 世纪 30 年代曾治一锁口疔走黄,疔处腐烂黑黯,头面肿大如牛,谵语便秘,病势笃重,危在旦夕。杨咏仙拟内服外敷药外,另以巴豆肉合生大黄等分,揉碎成丸药,嘱患者吞服,药后当晚即解出黑色燥屎数枚，随即转危为安。诸同道奇之，问而答曰："此证候为热毒积于阳明，而阳明以通为顺，患者系一武生演员，体格壮健，又属江湖之客，平素嗜好膏粱厚味，今用峻下之巴豆，配伍即能通下又可兼制巴豆毒性之大黄，荡涤通腑，则邪毒得以外泄。"病乃向愈。

二、虚察疮疡，擅长温补

杨咏仙治外科阴症，用温补法颇能得心应手，除阴虚内热症外，如附骨疽、鹤膝风、寒湿流注、流痰、脱疽等，酸痛微肿，深着筋骨者概可应用。其对王洪绪之阳和汤尤为推崇，临床上常以阳和汤配二陈汤治上述虚寒性疮疡。对有头疽之干陷证，认为也有用温补法的机会，如老年人气血虚衰，患脑疽，疮形平塌，肿势散漫，疮色晦暗，脓薄少流，神疲纳懒，舌苔淡白，脉细数者，为正气不足，不能载毒外达之象，治宜温补气血，托毒透邪，常用透脓散合二陈汤，酌加辛热之肉桂，治以温营血，助气化，添柴如火，促其熟腐成脓。至于脾胃生化之机，杨咏仙也非常重视，认为"大凡溃疡脓水频流，营气必然受耗，需赖脾胃之运化水谷，借水谷之精微疏布，而气血得恢复，如果不然，则有诸病丛生之可能"。因此，对溃疡疮孔深邃，时流稀脓，神倦不思谷食，腹鸣便溏，肢末欠温之脾阳不振、中运失健者，治用理中汤温补脾阳，煨肉豆蔻、补骨脂、炒扁豆、缩砂仁之类温中清肠，炒当归身、炒白芍等养血和营，俾使脾阳得振，营气自复，溃疡也就不难收敛。综上所述，杨咏仙治疮疡虚寒证善用温补，并顾及脾胃之生机，既渊源于《内经》"寒者温之、虚者补之""得谷则昌，失谷则亡"，也是崇尚李东垣脾胃学说的具体反映。

三、膏丹敷贴，力寻效宏

杨咏仙对业师李梦莲之医疗经验十分推崇，临床应用之外敷药，大多为李氏所传，并参合个人数十年之临床心得，把方药之修合和临床应用，进一步作了改革，使外敷药具有组方简单、疗效确切、药价低廉、种类不多（常用约30种）、一品多用的特点。如白灵丹围膏外治结并木硬之肿疡，经无数次临床实践，证明其疗效确切。如用抗生素肿块僵硬难消者，贴白灵丹围膏常见辄效，而该药为白大吊、白降丹和生石膏所合成。二味牙疳散仅砒枣、冰片二味，砒枣治糜烂气秽出血之牙疳，医者皆知，杨咏仙将此药既用于牙疳，亦治色黯腐烂秽臭流血之臁疮，疗效确切，方书上未见记载。青黄调由大黄、青黛、石膏组成，治急性湿疹滋蔓瘙痒，稠水津津甚佳。青云散乃煅月石、青黛、冰片所配制，既治口疮、牙宣，亦治脓耳，屡用屡验，近年来敷治霉性阴道炎，疗效满意，已推广至省内外。其他如治老臁疮之白调药，提脓祛腐之八仙丹，十面埋伏散等，均是简便廉验之外敷药品。

以上数端，虽系杨咏仙外科经验之点滴，然可体现临床辨证之一斑。

【临证经验】

杨咏仙对部分疮疡的审证论治有其独特的见解,如颈痛、流注、附骨疽等,皆认为与痰有关,曾说:"外受风寒暑湿之邪,内挟五脏六腑膏粱火毒,均能蒸化泻痰浊,凝滞经络,入于肌肉皮毛之间,而导致疮疡痰证。"又说:"痰之为病,其因不一,必须审因论治,才能达到化痰、消肿、软坚的作用。"故凡疮疡结肿成块,或痛或不痛,或有寒热,或皮色如常,或坚硬如石,或绵软如馒,破之无脓,但流清水,或如乳汁,或若败絮,凡此种种证象,主张不可妄动刀针,必须循求病因,分清寒热虚实,辨证施治。如颈痛、结喉痈等结并如鸡卵,灼热交作,由风温风热,或肝胃积热挟痰阻络的病证,根据风与热之偏胜,结合肿块之变化,相应采用疏化风痰法,常以牛蒡解肌汤、银翘散加减出入。余毒流注、环跳疽等症见结并漫肿,壮热汗出不解,口渴恣饮,溲赤便结,系由邪毒流注经络间,热胜肉腐,酿痰成脓,治宜清化热痰,每用白虎汤、黄连解毒汤选配浙贝母、桔梗,瓜蒌等清化热痰药。若起病缓慢,酸多痛少,皮色不变,骨骼屈伸不利的附骨疽、鹤膝风等,乃先天不足,肾亏络空,风寒痰浊深凝着骨,治当温化寒痰,常以阳和汤合二陈汤治之。肋疽、乳癖、肉瘿等,结核坚硬,或棉轻如馒,色白不痛,或太息亦痛,皆属痰凝气滞,由于病因不同,病交部位,肿块软硬、全身症状均不同,其理气化痰法亦不雷同,大抵肋疽漫肿绵软,痰、气参半者居多,常用贝母瓜蒌散、千金苇茎汤、瓜蒌薤白半夏汤等,配合郁金、枳壳、桔梗、沙参、白芥子等理气化痰药同用。乳癖多由肝郁而致痰,治宜疏肝理气为主,佐以化痰软坚,逍遥散、越鞠丸之类酌加浙贝母、瓜蒌、昆布、海藻等。肉瘿结核坚实而不痛,由七情郁结,肝脾不调,遂致气滞痰凝,法当软坚化痰开郁,海藻玉壶汤为主,体质壮实者,可加控涎丹剔除皮里膜外之痰,他如雪羹汤、海浮石、夏枯草等诸品均可运用。至于流注、肾俞发等病久营气耗伤,正不胜邪,痰浊更易滋生,以致疮形平塌,散漫不聚,虽已酿脓,难以外溃,已穿溃者,稀脓频流,肿硬不消,日久不饮,面色苍白,懒言少气,或者低热自汗,或见纳少便溏,治当补养气血以化痰浊,常用托里消毒散合二陈汤等,诸肿化痰法,应用得当,每收卓效。

一、疗疮

疗疮是外科的常见病症,包括颜面疗、手足疗、烂疗、烂皮疗、红丝疗等,发病迅速,病情较重,如处理不当颜面疗、烂疗、疫疗能导致"走黄"而危及生命,手足疗可腐筋蚀骨影响功能,若毒邪走散流窜经络,则成余毒流注。

由于各类疗疮病因、部位、性质不同,故分叙之。

（一）颜面部疔疮

颜面部疔疮是一种发病急骤的火毒热病，由于头面为诸阳之首，百脉所朝，更因疔为阳毒，二阳相合其焰更甚，故发展快，变化多，如治疗或摄护不当，妄加挤压，不慎碰伤，皆能助火炽盛。若失去护场可致走黄，或余毒走窜肌肉经络发为流注，毒窜筋骨而成附骨疽。

面部各处皆可患疔，故有虎髭疔、唇疔、黄鼓疔、鼻疔、印堂疔、头疔等不同病名。其病因、症状、治法则基本相同。

本病常由痱疹搔破或见昆虫刺螫等引起皮肤破损，以致外邪乘隙袭入，化火为毒；或恣食膏粱厚味，饮食不洁，五脏蕴热，邪毒结集而发。由于风邪凌上，颜面疔初起每多挟风，如局部痒痛麻木，红肿散漫而浮软者为"风火"，若疮顶紫黯无脓，根盘木硬且深，漫肿板滞者属"火毒"。

其初起，疮形如粟，麻痒触痛，渐木硬有根，名为根盘，中央常出现米粒样脓头，疼痛漫肿渐甚。约1周，顶高根软溃脓，邪随脓出，则肿消痛止而向愈。若处理不当引起"走黄"，症见疮陷无脓，肿势散漫无涯，壮热烦躁，神昏谵语，瘀斑吐衄等毒入营血，内攻脏腑的症状出现，如高热遍体疼痛，为毒流肌肉经络而成流注之先兆。

内治：凡疔疮皆因外感火毒，脏腑蕴热而发，因此必须注意整体治疗，内服汤药。治疗原则当以清热解毒为主，常以黄连解毒汤、五味消毒饮加减化裁。

外治：初起疮形似粟米，麻痒疼痛者，紫金锭研细末冷开水调涂；若根盘木硬，疮顶起白头，肿势散漫者，宜施香头型吊药，外盖薄贴；一昼夜后疔根渐束，疔根处薄掺八仙丹，盖薄贴；四畔漫肿者，用芙蓉散生菜油调涂，每日一换，三四日后疔根脱落，改掺生肌散，盖薄贴，每日换药至愈。

（二）烂疔

烂疔，湖州地区历来外科医家，把它分为烂皮疔和卸肉疔二类，虽皆属于"疔疮"，并能引起"走黄"，但病因、症状、治法均不同，故分别叙例之。

1. 烂皮疔　烂皮疔多见于夏秋季节，好发于四肢，系由皮肤破损染毒，内蕴湿火，以致毒聚肌肤，气血凝滞，湿热火毒炽盛，热胜则肉腐。

始起皮肤常因破伤、虫咬伤等引起小溃疡，疼痛微痒，不久溃疡腐烂，稠水津流，边沿黯黑，迅速延开，四畔漫肿，浮红光亮，按之陷而不起，胀痛难受。若逐渐好转，腐烂渐止，腐肉脱落，新肌充长，肿消痛止而向愈。

其全身症状，初起即有寒热倏忽，烦渴恣饮，舌苔黄腻，脉象滑数等。若邪势炽盛，腐烂不止，持续壮热，出现神昏谵语，为合并"走黄"之征象。

本病属湿热火毒，其内治法当以清热解毒渗湿为主，方以黄连解毒汤、五味消毒饮、五神汤等加减出入。常选用黄连、黄芩、连翘、金银花、牡丹皮、赤芍、紫花地丁、蚤休等清火解毒。如患在上肢,加野桑枝、野菊花等;在下肢可加川萆薢、茯苓、炒泽泻等淡渗利湿,牛膝引经达下。若暑湿内蕴,胸闷头胀,渴不多饮,舌白边红,宜适当减去苦寒药,酌加藿香、佩兰、豆卷、滑石等。出现神昏谵语,躁扰呕吐等"走黄"征象,治法同颜面部疔疮。

至于外治,在腐烂疮口之边沿,肿痛而皮色紫黯,按之有脓液挤出者,为糜烂未定之征兆,宜施水吊,用吊药研细末,清水调成糊状,薄涂于紫黯欲糜处,疮口掺八仙丹,玉红散油调盖贴,等2日腐定后改掺升生肌,每日一换;若施吊后糜腐继续延开,可如前法再加施水吊。

2. 卸肉疔 属外科重症,发病急骤,因患处肌肉成片坏死卸脱而得名。

本病因湿热火毒内蕴,外感风瘟邪毒而发。若风毒、湿毒、火毒侵入营血,可引起"走黄"。

初起患处常见一个或数个紫水疱,逐渐漫肿焮红胀痛,水疱迅速扩大,肿胀疼痛剧增,皮色光亮,撕破水疱,显出淡黄色死肌,挤压疮口可有污脓溢出,并混有气泡,秽臭不堪。此后腐肉渐脱,脓流通畅,肿痛消退,新肌充长而收口。

内治法以清热凉血解毒为主,方如犀角地黄汤、黄连解毒汤配合加减。常用犀角、鲜生地、赤芍、牡丹皮、黄连、黄芩、连翘、金银花等。由于该病多见于夏秋季节,暑湿当令,如兼见脘闷腹胀、头重苔腻等,宜选加芳香化湿药,如藿香、佩兰等。又暑为阳邪容易伤阴,尤其老年高热,口渴恣饮,舌红苔光时,应酌情加清暑益气、养阴生津的药物,如西洋参、石斛、青蒿、玄参等。至于病之后期,邪势已退,营气两耗,新肌难充,形瘦色悴,自汗短气,纳谷欠香,则益气养营,醒脾悦胃,如八珍汤、二陈汤等亦有应用之机会。

外治方面,对腐烂的疮面作广泛多处的纵深切开,深度达疮底好肌为准,目的是为了排脓通畅,使外敷药能更好地发挥疗效。切开时因肌肉已坏死,一般既不疼痛,也不致出血过多。如遇出血不止,可用棉花压迫止血片刻即可。外敷药以十面埋伏散合八仙丹10∶1,干掺于疮面,盖玉红散油调,待腐肉尽脱后,改掺立生肌,新肌充长后,再掺生肌散,均用玉红散油调盖贴至收口,每日换药1次。

（三）红丝疔

红丝疔多发于四肢的内侧,常由手足破伤、疖、癣等染毒,邪毒流窜经脉而成。上肢多挟"风"邪,下肢多兼"湿"邪。故《疮疡全书》说:"夫红丝者,心肠积毒,气血相凝,灌于经络之间,发于肌肤之上,红丝贯穿,如一红线,或疼或痒,皆由风热相乘而生,如箭之速……"初起有红丝一条,病轻者色淡,较细,重者红粗,由手臂或小腿迅速向上蔓延,上肢可延及肘、腋,下肢延至委中胯骨骱。发病者,仅有条索状结块,但红形不明显。腋窝或胯骱常有髎核肿痛,并伴有程度不同之形寒身热、乏力头痛等。严重症见壮热烦渴,神昏谵语,为"走黄"征象。

其内治法宜清热解毒,以五味消毒饮、黄连解毒汤加减。上肢责之"风热",故除用菊花疏风清热解毒外,又以钩藤清热息风,野桑枝祛风走肢臂以通络;下肢责之"湿火",常用牛膝引经达下,茯苓、泽泻等淡渗利湿。初起寒热倏忽者,"汗之则疮已",用苏叶、淡豆豉解表发汗。脘闷妨食者加川郁金、炒枳壳等。若出现壮热神昏等"走黄"征象,治法同颜面疔走黄。

外治用砭法泄毒,其方法是:沿红丝疔肤经消毒后,用碎瓷碗片(约五分钱币大之薄碎片,常浸在消毒液中备用)每隔寸许,轻轻砭刺出血,或稍加挤压以泄毒血,一次即可,然后用芙蓉散以菜油调涂,每日一换。

(四)疫疗

疫疗多由接触或屠杀、剥剖疫死之牛、猪、羊家畜,染毒而发病,故名疫疗,俗称"羊疗"。

本病来势凶猛,失治常因走黄而危及生命。好发于头面手足等易接触染毒的部位。初起患处出现小红斑,奇痒,渐成紫疱,继而干结黑痂,四周可见成群的小水疱,肿势浮软散漫而不痛。常伴有身热、头痛无力等。约一旬左右,创面与正常肌肤逐渐分离而脱落,伴有少量脓液流出,肿势消退逐渐向愈。

严重者初起即漫肿无涯,并迅速成片状陷黑坏死,眼白红胀,指甲青紫,壮热惊惕,神昏谵语,斜视呕吐等为毒深黄之象。

本病历来认为肝经火毒,其内治法总宜清营凉血解毒,犀角地黄汤、黄连解毒汤之类,与颜面部疔疮治法相仿。

杨咏仙在上述治法的基础上,尚有其独特用药:一是汤剂中用入肝经解疫毒之雄黄拌以清心热,散肝郁之郁金。二是水蛇头吞服,用法:每日2~4次,用豆腐衣或糯米纸包后生吞,不可煎服,连服三四日,以病势减退后为度。水蛇头寒凉无毒,对疫疗具有良好的解毒作用。水蛇头以新鲜小者为佳,因大者不宜消化,影响大便时嵌梗肛门。三是地浆水代水煎药,宜在茅草地掘土作坑,深三尺许,灌水搅浑成泥浆,使其沉淀片刻,取上层清水煎药,具有解毒作用。

外治法方面,疫疗陷里之疮面,用八仙丹药掺,盖薄贴,四周漫肿处用芙蓉散菜油调涂;待陷里之疮面与正常肌肤分离,有脓液流出时,改掺升生肌,盖薄贴,均每日一换。

(五)手指疔疮

手指疔疮是体力劳动者的常见病,每因竹、木、铁屑刺伤或皲裂等破损染毒,又因脏腑蕴热,两邪搏结,气血凝滞,阻于皮肉经络,酝酿成毒。由于手指皮薄肉少,为气血流注并荥输,感觉敏锐,故患之疼痛不堪,酿脓不易外溃,常向深处流窜,故能损伤筋骨,或毒邪走散而成流注等。

手指疔疮,因病位和形态不同,而有蛇头疔、螺疔、蛀节疔、蛇眼疔、蛇肚疔、蛇背疔等多种病名,其治法则大致雷同。由于本病属火毒,内治当以清热解毒为主,五味消毒饮、黄连解毒汤等加减应用。药如黄连、黄芩、紫花地丁、野菊花、连翘、金银花、牡丹皮、赤芍等清热解毒;桔梗化痰排脓。夏秋季节即暑湿内蕴,形寒头胀,脘闷口腻者,以藿香、佩兰、青蒿、半夏等芳香化湿。常配伍一味辛温之桂枝,既能引经走肢指,又可调和营卫。

其外治初起宜用芙蓉散菜油调涂敷。酿脓时疼痛剧增,患者往往要求过早挑刺溃脓,必须掌握火候。刀溃过早,反致胬肉外翻,肿痛更甚,刀溃太迟,则使毒邪深窜,而致损伤筋骨。故当根据患病之时日,是否已有一周,疼痛之容貌,是否坐立不安,再重点用两手指按压详辨:患处皮厚者,先用手术刀削薄,或用温开水浸软,综合分析,决定披针与否,切不可粗略孟浪。一般切口宜选在手指的侧面,作纵行切开,切口不宜超过指节,以免愈后影响屈伸。脓腔深伟者,应作双侧切口,对口引流,然后用八仙丹药线作"V"形插入,以利排脓通畅,敷十面埋伏散,盖薄贴。若稠水频流,肿势日久不消者,为指骨已损伤之征象,仍继续用八仙丹药线,直至朽骨脱落;指骨未伤者,药线换至脓净肿消后除去,继续敷十面埋伏散,盖薄贴,直至愈合,均每日 1 换。

二、流注

流注发无定处,随处可生,尤好发于腰、背、四肢,漫肿无头。皮色如常,按之绵软,酸多痛少,常多处发生,一处未愈,他处又起。正如《外科真铨》说:"流发无定处,漫肿不红,连接三四处……积留于肌肉中。"

本病一般分为暑湿流注、风痰流注、湿痰流注、余毒流注、瘀血流注等。

其内因总由机体正气不足,正不胜邪,即《内经》所谓"邪之所凑,其气必虚"。其外因如夏秋季节感受暑湿,继而寒凉外露,阻于肌肉经络之间,遂成暑湿流注;若四时风邪外感(手足腿膊肌肤,常有小块破损可寻),生热成痰,稽留于肌肉经络间,气血凝滞而成的,称风痰流注;发病缓慢者,为湿痰流注,因疔疮失治、误治余毒流窜走散,入于经络营血而成余毒流注。至于产后瘀露停滞或跌仆损伤致瘀血留滞,筋脉受损引起的,属瘀血流注。综上所述,正如《医宗金鉴》所说:"流注原有证数般,温、痰、瘀、风、汗后寒。"

流注的证型既多,发无定处之症状大致相同,但也各有其特征可寻,治法也不尽同。

暑湿流注,起病急骤,初起即有憎寒身热,汗出不解;暑必挟湿,常伴见脘室闷、呕恶、渴不多饮、小溲赤少、舌苔黄腻、脉象濡数等暑湿症状。其治法以清化暑湿为主,佐以活血通络解毒。常用鸡苏散、青蒿、藿香、佩兰清化暑湿;当归、赤芍、郁金、苏梗理气活血通络;淡芩、忍冬藤、连翘清热解毒。

风痰流注,无明显季节性,起病较暑湿流注稍缓,也有乍寒乍热等全身症状,风胜向上,上半身较多见,可兼有咳嗽等症,苔薄脉滑。其治法以疏散消痰为主。常用当归、赤芍活血退肿;浙贝母、桔梗、苏子散结消痰;连翘、忍冬藤、淡芩、生甘草清热解毒;苏梗、枳壳理气,气行则痰自消。

湿痰流注,起发较慢,初起寒热等全身症状并不明显,肿块板滞、隐隐酸痛,因湿性下趋,以腰、环跳等下半身较多见,舌苔白腻,脉象缓滑。其治法以化痰渗湿为主,佐入活血理气,方仿加味二陈汤,常用姜半夏、陈皮、茯苓、生甘草、生薏苡仁、浙贝母以渗化痰湿;当归、赤芍、穿山甲片、桂枝活血消肿。兼有气滞,可选加大腹皮、苏梗、炒枳壳、台乌药等理气之品。

余毒流注,起病急暴,常发生于疗、疖将愈之际,突然寒战高热,口渴恣饮,舌苔黄腻,脉象滑数等火毒复燃症状,甚至出现神昏谵语,躁扰不安,衄血发斑等邪入营血证象。其法宜清热解毒,散结通络,方用黄连解毒汤,五味消毒饮等;若邪入心营,犀角地黄汤加减化裁,常用黄连、黄芩、紫花地丁、蒲公英、野菊花、连翘、金银花等清热解毒,浙贝母、桔梗消痰;若壮热烦渴以鲜生地、大青叶清热凉血;神昏谵语,衄血发斑用犀角、牡丹皮清心安神,凉血解毒;琥珀腊矾丸解毒护心膜。

至于瘀血流注,除有外伤史或产褥史外,初起全身症状较轻,下半身居多,常迁延一二周,待渐化脓,才身热肿痛更甚。其治法当和营化瘀,佐以渗湿解毒。方以通经导滞汤、活血散瘀汤加减出入。常用怀牛膝、炒归尾、赤芍、炙穿山甲片、桂枝、桃红、牡丹皮等活血和营,忍冬藤、汉防己、茯苓、炒泽泻等渗湿舒络。

外治法:各类流注初起至溃脓前,用白灵丹回膏外贴,5日换1次。溃脓后疮孔用八仙丹药线,掺十面埋伏散,外盖薄贴。稠水已断,新肌充长后,改掺升生肌至收口,均每日换1次。

三、痈

(一) 肠痈

杨咏仙认为内肠痈,相当于西医的阑尾炎;外肠痈相当于西医的腹壁脓疡。

内肠痈一般多由食积气滞,或湿热壅滞,或气滞血瘀而成。外肠痈一般多由气滞血瘀,或挟寒湿,或挟湿热而成。

内肠痈起病急骤,开始满腹而痛或先痛在胃脘,兼有呕吐,继而疼痛移至右小腹固定深着,身热脉数,腹部拘痛,大便不爽或便秘。常用大承气汤,大黄牡丹皮汤,金铃子散,木香槟榔丸等加减化裁。

外肠痈起于小腹左旁或右旁,近于跨骹处,结并板滞,其始起发热与一般外痈初起相似,肿块按之疼痛明显。若伴有寒热交作,足难屈伸,按之有形深着髂窝,为缩脚肠痈,西医称为髂窝脓肿。方药以桃红四物汤或四物元胡汤加减,重在活血化瘀,舒筋活络。

外治法:外肠痈初起结并板滞者,常用白灵丹回膏外贴,隔5日换1次。溃脓后创口用八仙药线掺十面埋伏散,外盖薄贴;新肌充长后改掺升生肌至收口均每日一换。

(二)颈痈

颈痈、痰痈、结喉痈、夹喉痈都生于颈项等处,西医称为耳下、颌下、颈部等总性淋巴结炎。中医按部位形态不同两命名。痰痈患于项间,在耳根者为耳根痰痈,在腮颔者为兜腮痰痈;颈痈发于颈部;结喉痈患于项前结喉处;夹喉痈则在结喉之旁侧。肿块初起多为漫肿板滞或木硬,皮色不交。痰痈若患于近颊车处,可有不同程度的张口不利;颈痈则肿块较深较硬,每有颈项强痛;结喉痈,夹喉痈肿块根脚较散漫。此类外痈,起病多急骤,常伴有身热形寒等表热证候,或兼有咽喉肿痛,痰涎稠多碍于吞咽,如热毒壅甚,身热不退,每易酿脓外溃,若痰热留恋不解,可有内陷入营之交。

此类痈证其病因病机,大多由风温风热之邪灼津酿痰,或由肝胃肺经积热,及痧痘后余邪挟痰火上壅,阻于少阳,阳明之络,络道失宣,与气血互凝于肌腠所致。治疗上以内治为主,而治法大致类似。但必须辨别风、热、痰、火之偏胜,并按肿块之变化而施治。常用表散、清火、消痰、散结诸法,其基本方为金银花、甘菊花、连翘、牛蒡子、桑叶、玄参、浙贝母、夏枯草、苏子、赤芍等药。方中金银花、连翘、牛蒡子、薄荷、甘菊花、冬桑叶清热解毒并散风热之邪;浙贝母、苏子宣络消痰;玄参、夏枯草软坚,善消颈项肿块,以助清热消痰;赤芍泻热退肿;桔梗宣达并引诸药上行。如肿势盛者,每常用白僵蚕以增强消风散肿之效。如肿块质坚者,加用当归、穿山甲片;挟痰火者,加用栀子、黄芩、黄连;但不宜早投寒凉药,以免邪热内伏,肿块僵硬不散。在应用苦寒药,要照顾脾胃之生气,除病后或体质素虚者外,对已属酿脓而未头透者,一般无须加用补托药味,因多属阳证、实证,易溃易敛之故。溃后常以疏和之法清理余邪。其外用药,未溃前均贴白灵丹膏药。溃后插入八仙丹药线,撒十面埋伏散,外盖薄贴。

(三)臑痈

臑痈、藕节痈、臂痈、腕痈都是上肢的阳证外痈,西医属脓肿范畴,如上臂脓肿、肘窝脓肿、前臂脓肿,由于发病部位不同,故名称各异。多由于臂部皮肤破伤或皲裂,外邪乘隙侵入,气血违和,经脉失宣,生风化热酿痰,以致红肿焮痛,寒热交作,甚至酿毒成脓。根据风、热、痰的偏胜,分为"风热"与"风痰"二型。始起寒热倏忽,局部红肿焮痛明显者为风热;若初起寒热较轻,局部结并木硬者属风痰。

如季节适值盛夏,恶寒身热汗出,胸脘窒满者,多挟暑湿。内治药:风热型初起恶寒发热者,宜在清热解毒药中配苏叶、豆豉、防风等疏风解表以透邪;热重者用黄连、黄芩、牡丹皮、蒲公英等苦寒解毒,稍佐陈皮、枳壳等宽中醒脾;身热口渴舌绛者,加金石斛、天花粉生津止渴,清化痰热;挟暑湿者常加藿香、佩兰、青蒿、鸡苏散等芳香化浊、清暑渗湿之品。风痰型结并板滞者,宜用当归、赤芍、穿山甲片等活血消肿,桂枝、姜黄、桑枝走肢臂以通络;又因热能生痰,热胜则肉腐,常用连翘、金银花、浙贝母、桔梗等消热解毒,化痰排脓之品。溃脓以后,邪随脓化,选用当归、白芍、金银花、丝瓜络等和养解毒舒筋络,若溃久不敛,内空深伟,羸瘦,面色少华者,属气血两耗,当以十全大补汤加减化裁,补养气血,稍佐谷芽、金银花等养胃解毒,使营气复而新肌渐充,每获显效。外治药:风热型未溃前,焮红漫肿者,以芙蓉散菜油调涂,每日换敷。板滞木硬之风痰型,贴白灵丹回膏,5日一换。溃脓后不论风热或风痰型,创口均用八仙丹药线,掺十面埋伏散,最后改掺生肌散收口。

四、无头疽

股阳疽、股阴疽、伏兔疽均由湿热下注,营气不从而成,属阳热实证。

股阳疽生于大腿外侧肌肉之间,伏兔疽生于大腿前侧肌肉之同伏兔穴处,西医称为大腿脓肿。股阴疽生于大腿内上方腹股沟之间,西医称为股淋巴结炎。

杨咏仙说:"湿性下趋,故下肢疮疡多湿,湿郁化热,湿热之邪各有偏胜,要根据症状、脉舌辨明是湿胜于热或热胜于湿。"如股阳疽案,是热胜于湿,热胜则肉腐,防其腐烂,主要矛盾在于热,故用芩连苦寒之品为主,苦以燥湿,寒以清热,辅以天花粉、鲜扁斛、赤芍、牡丹皮、金银花、连翘以凉皮血解毒;再入赤苓、生薏苡仁、泽泻以甘淡渗湿。二诊时毒邪已化为脓,针溃后使毒随脓泄,后用八珍汤加减调理而愈。

伏兔疽属足阳明胃经,《医宗金鉴》云:"伏兔穴处忌生疽,肿硬针灸不相宜,疼痛彻心寒热作,胃火毒滞溃难医。"这说明伏兔疽溃后最难收敛。以消为贵,治疗得当,可消散于无形。若初治不当,溃后引流不畅,脓出不多,肿痛不减,可复切排,使脓液畅流,邪有去路,再以八珍汤加减调理,即能获愈。

五、乳痈、乳癖

(一) 乳痈

乳痈一证,系由妇女哺乳期或妊娠期因失于调养,或因愤怒郁伤,或由厚味过极,致肝胃气滞不和,乳络塞而不通,乳汁不流,怫热郁而酿脓。一般分为外吹乳痈和内吹乳痈。

外吹乳痈,发生在产后哺乳期,由乳腺急性炎症所变。按经脉分布,乳房属胃,乳头属肝。乳汁为脾胃水谷之气所化,分泌由肝经疏泄所职。此病所生,常因吮乳感染及乳汁郁积,使肝胃气热交并,乳汁留恋不化而成。内治法以疏泄理气,解毒通乳为主,但须辨别具是热毒重或是气郁甚。热重者症见乳房结肿,板滞焮红,甚寒热倏忽往来,头疼肢楚,脘闷欲呕等一系列全身症状,来势迅猛,但易溃也易消。偏于气郁甚者,乳房结并木硬,皮色如常,乳汁壅滞不通,寒热较轻,化脓较缓。一般治法原则:热毒重,初起寒热倏忽,头疼肢楚,常用苏叶、淡豆豉等微辛药轻解,发散表邪;胸闷呕恶者,选用姜竹茹、川郁金、玉枢丹等行气解郁,和胃止呕;高热口渴者,加黄芩、天花粉清热消肿,生津止渴。蒲公英为乳痈要药,入肝胃两经,化乳痈热毒功效良好;连翘、金银花清热解毒,为必用之品。偏于气郁,甚而血凝,结并木硬者,常以当归、赤芍、炙穿山甲片消肿散积;乳汁郁滞者,酌选漏芦、王不留行、路路通、浙贝母、莲房等以通乳(莲房剂量宜用一两,因质轻、体积大,可先煎汤代水煎药);气郁轻者亦可使乳汁壅滞,宜用瓜蒌、枳壳、青皮、柴胡等理气散郁。无论热重或气郁,产后恶露未净者,忌用赤芍、炙穿山甲片等活血破血之品。一般而论,产后总宜温,黄芩、栀子等寒药当慎用。小腹隐痛者,可酌加益母草祛瘀;化脓当未头透者,加皂角刺以托毒;若由断乳乳汁郁结而起者,除漏芦等通乳之品外,还可加生麦芽一两以化乳积。即溃之后,邪随脓泄,治宜和养解毒。如当归、白芍、丝瓜络、金银花等加减出入。由于乳痈系肝胃气热,故无论未溃已溃,原则上总宜宣畅气分,清热解毒,不宜用参、术、芪等壅塞补益之品。

内吹乳痈,多见于妊娠晚期。这时尚未生产而乳痈先发,故曰"内吹"。系由胎气旺盛,肝失疏泄,初乳郁结,邪热蕴蒸阳明乳络,以致结肿疼痛为痈。此症往往不易速散,溃脓之后常要到产后方可收敛,内治当以清疏安胎,如苏梗、黄芩、桑寄生、青皮、瓜蒌、枳壳、当归、白芍、连翘、金银花、蒲公英等随证选用。

(二)乳癖

乳癖,相当于西医的乳房囊性增生病,常见于中年妇女。以乳房外上方为多,也可四侧皆生。肿块光滑木硬,皮色如常,时有疼痛,皮核不相亲,经年不溃破,故有"乳中结核""乳房结核"之称。往往因劳累成郁怒,以及行经前期增剧。该病系由肝气郁结或冲任失调所致。外科先哲余听鸿曾说:"治乳从一'气'字着眼,无论虚实新久,温凉攻补各方之中,佐入理气疏络之品,使其乳络疏通。"此说确为经验之谈。《内经》有"木郁达之,火郁发之"之论,正是此理。总之,无论乳痈、乳癖,用药均宜着眼于"通"。宜疏肝散邪,软坚化痰。每以逍遥散、橘叶散、香贝养营汤加减化裁。

外治法:乳痈外吹、内吹基本相同,大凡① 初起焮红板滞者,以芙蓉散、菜油调涂,每日一换。② 结并木硬者,白灵丹四膏贴患处,5 日一次换散。③ 如乳头碎破省,可涂蛋黄油,并应及时吸出乳汁,勿使郁积。若结并多日,疼痛不减,身热、肿块按之中软而"应指"(指弹性设动感),为脓成之象,当及时做放射状切排,创口插入八仙丹药线,掺十面埋伏散,盖薄贴,每日换药。④ 如乳痈过大过深,尤其患于乳晕部者(初产妇多见),溃后往往乳汁从创口流出,不易收敛,可在患处薄贴外垫以棉垫,适当束紧,使乳汁不易从创口流出,促使愈合。

乳癖外治,贴硇砂膏药,取其咸能软坚散结,5日一换药。

【医案】

一、黄鼓疔

案 1 彭某,男,成人,湖州东门。

初诊(1935 年 1 月 30 日) 黄鼓疔经溃,毒水少流,根盘大硬,寒热倏忽,头痛腰酸。治拟清解并托,诚防走黄。

川连 2 克,粉丹皮 6 克,山慈菇 4.5 克,金银花 12 克,炒橘红 4.5 克,蒲公英 9 克,连翘 9 克,甘菊花 6 克,防风 3 克,赤芍 4.5 克,蚤休 4.5 克,生黄芪 4.5 克,川郁金 9 克。

二诊 黄鼓疔疮根已束,肿势亦渐消,邪毒良有宣化之机矣,再以清热解毒。前方除川郁金。

【按】黄鼓疔常生于鼻孔前与口角之间。初起多有黄色脓疱,四周根盘木硬,痒痛麻木,系由脾经火毒兼夹风邪,故方中连翘、金银花、菊花等为必用之品,取其清热解毒,并有轻微宣散之功。

二、锁口疔

案 2 姚某,男,成人,鸡山。

初诊(1934 年 5 月 17 日) 锁口疔肿势鸱张未定,按之板滞,甚至腮色黯而腐,是属走黄也。治拟清营解毒。

犀角尖 1.5 克(另炖分冲),川连 2.4 克,梅花点舌单 6 粒(分吞),琥珀腊矾丸 9 克(分吞),鲜生地 12 克,野菊花 6 克,山慈菇 6 克,连翘 9 克,赤芍 4.5 克,牡丹皮 6 克,金银花 12 克,紫花地丁 9 克,蚤休 6 克,蒲公英 9 克,全瓜蒌 15 克(杵)。

二诊 疔毒走黄漫肿板滞无涯,身热腰痛,口渴神烦,七恶已属迭露,调治颇为棘手。

前方去梅花点舌丹、全瓜蒌,加西黄 0.3 克(分冲),淡芩 4.5 克。

三诊 疔毒走黄本属难疗,虽经数次用吊,疔根脱而肿未消,按之板滞,甚至腮唇亦然,所谓满天星斗,棘手奚疑,幸得腰酸不剧,神识犹清,尚有一线生机,勉拟大剂清热解毒。

续用前方并再梅花点舌丹六粒(分吞)。

四诊 锁口疔因走黄而肿势蔓延无休,连投清热解毒之剂以来,疔根已得渐次脱落,亦不神烦腰酸,所嫌者腮颔及唇部犹然板滞,究系毒邪郁遏未化使然,目下虽无及脏之现象,总须化脓为是。

前方加板蓝根9克。

五诊 疔毒走黄幸得脓多外泄,而不致攻脏神昏,现下唇部肿硬均平,唯腮颊板滞未消,亦有化脓之象,再以清解为洽。

前方除犀角尖、琥珀腊矾丸。

六诊 疔毒以后,余毒未清,面部肿势消而禾尽,有酿脓之象,能食便调,脏腑无恙,拟以和养托脓。

生绵芪6克,牡丹皮4.5克,山慈菇4.5克,赤芍4.5克,夏枯草4.5克,姜竹茹4.5克,甘菊花4.5克,川连1.2克,炒陈皮4.5克,金银花9克,桔梗1.8克,生甘草1.8克,浙贝母9克。

七诊 疔毒走黄,面肿酿脓,业经数次披针矣,治以和养托毒。

前方除浙贝母、牡丹皮、川连,加赤苓、白芍。其后又调养二诊而愈。

【按】 此例疔疮走黄,颇属凶险,局部肿势散漫无涯,口颔色黯而腐,身热口渴,腰酸神烦,系由脏腑蕴热,火毒炽盛,以致疔毒数处续起,较《医宗金鉴》所述"满天星"为重,证属"七恶迭露",后又余毒流窜筋络成"疔毒流注"。当时系1934年,抗生素、磺胺类药均未问世,根据中医外科辨证,内外综合治疗,前后数次施吊,内服犀角地黄汤合黄连解毒汤加减7剂,渐见松机,继以五味消毒饮配黄芪清解托毒,使毒化成脓,邪随脓泄,最后以和养醒脾,调理善后而愈。

三、烂皮疔

案3 陈某,男,成人。

初诊(1944年9月2日) 股部烂皮疔糜形日大,身热,间或恶寒,舌苔黄糙,乃邪毒甚盛,伏湿留恋之故也,慎勿轻视。

炒柴胡2.5克,赤芍4.5克,川连0.9克,淡芩4.5克,佩兰9克,牡丹皮4.5克,陈皮4.5克,生薏苡仁12克,赤苓9克,金银花9克,姜半夏4.5克,天花粉9克。

二诊 烂皮疔糜形未定,四畔紫黯,身热,舌苔黄腻或泛呕,此乃不特毒火甚盛,伏邪恋留,势有走黄之变,殊无把握。

犀角盘1.5克(另炖),赤苓12克,金银花9克,连翘9克,牡丹皮9克,鲜扁斛12克,天花粉9克,赤芍6克,淡芩4.5克,川连1.5克,青蒿9克。

三诊 投清营解毒法以后,热度虽减而股部腐烂犹未定局。红形散漫无涯。

舌苔黄腻,究系毒火挟伏邪不得驯化致,颇属棘手。

前方去犀角盘,加鲜生地24克、姜半夏6克、山慈菇3克。

四诊 身热较退,股部腐烂亦渐定,但交晡形寒,舌苔黄腻,间或脘间隐痛,此乃毒邪虽有宣化之机而伏湿未清,营气已受影响,还勿藐视。前方去天花粉,加柴胡1.2克,广陈皮4.5克,制川朴4.5克,再进。药后诸恙稳定,以醒脾和胃化湿善后。

【按】 二诊时疗之四畔紫黯,身热,呕泛,苔黄,全身症状明显。故诊断"不特毒火甚盛,伏邪亦有留恋,势有走黄之变"。当机立断,断然投以犀角地黄汤加减,不失时机,三诊挽回颓势,五诊后以和脾化湿善后。

四、卸肉疔

案4 费某,男,成人,西门外。

初诊(1933年7月12日) 左臑卸肉疔腐形日大,色黯肿势鸱张及胸,身热,口渴,脘闷,呕恶,甚至寐神则糊。治拟清解达邪。

川连1.5克,赤芍4.5克,炒枳壳4.5克,金银花9克,陈青蒿9克,炒淡芩4.5克,牡丹皮4.5克,甘菊4.5克,姜竹茹4.5克,姜半夏6克,川郁金9克,益元散9克,橘红4.5克。

二诊 左臑卸肉疔腐形虽渐定局,而肿势未消,身热减而未已,口渴,间或作呕,寐则神糊,是乃邪毒未清也。

前方去炒枳壳、甘菊、姜半夏,加金石斛、赤苓、钩藤各9克。

三诊 改方:前方去益元散、钩藤、川郁金,加生黄芪。

四诊 左臑卸肉疔腐形虽脱未尽,新肌未长,当以正邪兼顾。

生黄芪9克,广陈皮4.5克,姜竹茹4.5克,生甘草1.5克,朱灯心1.2克,炒谷芽9克,青蒿梗6克,赤苓9克,金石斛9克,甘菊花4.5克,枳壳4.5克,赤芍、白芍各4.5克,金银花9克。

五诊 左臑卸肉疔腐肉已尽脱,新肌亦渐充长,已有向愈之象。唯胃热未清,腮颔糜烂,气秽不堪,当以清解。

川石斛9克,赤苓6克,姜竹茹4.5克,金银花9克,谷芽9克,佩兰4.5克,生甘草1.5克,牡丹皮4.5克,川连0.9克,炒枳壳3克。

【按】 一诊时即出现寐则神糊等走黄先兆,但用药仍力主清化达邪,终于获愈。

五、红丝疔

案5 管某,女,成人,石板上。

初诊(1935年4月9日) 左手腕间始起小瘰,继渐漫肿,红丝上延,幻成红丝疔之候,系由风热袭痹其间所致。形寒倏热,舌苔薄腻。治拟清热解毒。

川连 1.2 克,赤芍 4.5 克,钩藤 9 克,金银花 9 克,牡丹皮 4.5 克,蒲公英 9 克,连翘 9 克,苏叶 4.5 克,川郁金 6 克。

二诊 红丝疔疔根已束,红肿亦渐消。唯有形寒、头痛、脘窒妨食,是气分失宣也,再以清解。

前方去蒲公英,加甘菊、橘红、枳壳各 4.5 克。

六、疫疔

案 6 茹某,男,成人。

初诊(1944 年 9 月 26 日) 中毒成疔起于右臂,色暗肉僵,肿势日甚,寒热交作,口渴,汗少。治拟清热解毒,并佐以疏表,不致攻脏为幸。

犀角盘 1.5 克(另炖冲),蚤休 4.5 克,赤芍 4.5 克,野菊 4.5 克,防风 4.5 克,金银花 12 克,玉枢丹一锭,川连 12 克,连翘 9 克,牡丹皮 4.5 克,桔梗 1.5 克,明雄黄 4.5 克。

另: 水蛇头二个,豆腐衣包,吞服。

二诊 投清热解毒法以后,腐形渐定,寒热亦平,唯肿势未消,接之板滞,是邪毒未尽经彻之咎也。再踵前意出入。

川连 2 克,牡丹皮 4.5 克,蚤休 4.5 克,金银花 9 克,赤芍 4.5 克,桔梗 1.5 克,野菊花 4.5 克,明雄黄 4.5 克,连翘 9 克,山慈菇 4.5 克,川郁金 6 克,紫花地丁 9 克。

三诊 疔毒根束而未脱,肿势亦渐退消,邪毒良有宣化之机矣。

以前方加减而愈。

七、手指部疔疮

案 7 杨某,男,成人,妙西。

初诊(1934 年 7 月 1 日) 手指由刺伤溃水而变疔,腐烂色黯,腐肉未脱,寒热倏忽。治拟清热解毒。

川连 1.5 克,连翘 9 克,佩兰叶 4.5 克,金银花 9 克,甘菊 4.5 克,蒿梗 6 克,桔梗 1.5 克,橘红 4.5 克,桂枝 1.2 克,钩藤 9 克,生甘草 1.5 克,赤芍、白芍各 4.5 克。

二诊 蛇头疔色暗易腐,腐形未定,肿势上延及臂,身热得汗不解,口渴,神烦,此毒邪甚盛,诚防攻脏,勿轻视之。

川连 2 克,连翘 9 克,钩藤 9 克,山慈菇 4.5 克,赤芍 4.5 克,川郁金 9 克,金银花 9 克,牡丹皮 4.5 克,淡芩 4.5 克,蒿梗 9 克,桔梗 1.5 克,犀角盘 1.5 克

（另炖）。

三诊 蛇头疔腐肉脱而朽骨未得尽脱，肿势减而未消，身热未尽退，乃是毒邪未化也。治当着意。前方去犀角盘、淡芩、蒿梗，加西牛黄0.3克、紫花地丁9克、枳壳4.5克。

四诊 中指朽骨已脱（剪脱一节）。

川厚朴3克，陈皮4.5克，蒿梗6克，炒枳壳4.5克，赤苓9克，佩兰叶4.5克，焦六曲9克，姜半夏4.5克。

五诊 疔毒渐愈，湿热未清，再以疏化。

八、暑湿流注

案8 陈某，男，26岁，杨家埠。

初诊（1958年8月20日） 背旁漫肿作痛及于腋下，迄来数日，皮色如常，身热，汗出不退，舌苔薄黄腻，由暑湿阻络所致，乃流注之候也。治拟疏散，并化暑湿。

淡芩4.5克，连翘9克，桔梗3克，原金斛9克，赤芍6克，浙贝母9克，忍冬藤12克，川郁金6克，佩兰梗6克，淡豆豉12克，广藿香6克，炒枳壳6克，鸡苏散12克（包煎）。

二诊 肿痛较平，身热亦渐退，可无酿脓之虞。

依原法再进5剂。

三诊 流注已渐消退，胃纳亦增，再拟疏散以化余邪。

炒当归6克，赤芍6克，桔梗3克，生甘草1.5克，炒陈皮5克，忍冬藤12克，佩兰梗6克，广藿香6克，炒枳壳4.5克，浙贝母9克。

四诊 流注已渐尽消，胃纳渐增加，颇有松机。

前方去藿香，加白芍、大腹皮以和营并化余邪。

九、风痰流注

案9 潘某，男，24岁，潘公桥。

初诊（1953年9月5日） 左腋前结肿绵软作痛为流注，迄来旬日，乍寒乍热，由风痰阻络所致。治拟宣络消痰。

炒当归6克，浙贝母9克，淡芩4.5克，赤芍6克，炒枳壳4.5克，炒陈皮4.5克，桔梗4克，连翘9克，苏子、苏梗各6克，淡豆豉12克，忍冬藤12克，鸡苏散12克（包煎）。

二诊 流注肿势较退，身热亦减，或可徐图消散，治再宣络消痰。

前方去淡豆豉、苏梗，加川郁金6克，后又加减治疗二诊，风痰流注渐次消退。

十、湿痰流注

案 10　童某,男,24 岁,获港。

初诊(1954 年 5 月 10 日)　左大股外侧漫肿板滞酸痛,皮色如常,迄来旬余,身热间或形寒,胃钝纳懒,检温 38.2 摄氏度,痰湿阻络,络遂失宣,致成流注之候。治拟疏散。

炒当归 6 克,炒赤芍 6 克,炙穿山甲片 4.5 克,姜半夏 4.5 克,茯苓 9 克,炒陈皮 4.5 克,浙贝母 9 克,连翘 9 克,忍冬藤 12 克,苏梗 6 克,炒枳壳 4.5 克,炒淡芩 4.5 克。

二诊　上方服后,肿势较消,身热亦退,或可希图消散,治再踵前。

上方去炒淡芩,加怀牛膝 6 克、桔梗 2.5 克、生甘草 1.5 克。

三诊　流注起于右大腿外侧,由痰湿阻络所致,肿势已退,板滞尚未尽消,痰湿未清,气血违和,再以疏散。

炒当归 9 克,土贝母 9 克,忍冬藤 12 克,桂枝 1.3 克,炒赤芍 4.5 克,姜半夏 4.5 克,炙穿山甲片 4.5 克,川牛膝 6 克,生甘草 1.5 克,炒陈皮 4.5 克,茯苓 9 克,炒枳壳 4.5 克。

十一、余毒流注

案 11　郭某,女,成人,前庄。

初诊(1934 年 8 月 14 日)　疔毒走黄,体痛身热神糊,调治殊属棘手。

野菊 6 克,蒲公英 9 克,淡芩 4.5 克,川连 2.5 克,蚤休 9 克,赤芍 4.5 克,金银花 12 克,山慈菇 9 克,牡丹皮 4.5 克,连翘 9 克,紫花地丁 9 克,犀角盘 1.5 克(另炖)。

二诊(1934 年 8 月 19 日)　疔毒疔根束而虽脱,肿势未消,体痛虽平寐间犹有神糊,是乃邪毒犹未宣彻也。尚在危途,慎勿轻视。

前方去犀角盘、蒲公英、淡芩,加川郁金 9 克、竹茹 4.5 克、浙贝母 6 克、桔梗 2 克。

三诊　疔毒疔根已脱,肿势亦渐消,唯入夜犹有梦扰,口渴,微咳,是乃余邪未清故也。

前方去野菊、山慈菇、蚤休,加琥珀腊矾丸 9 克(分吞)。

四诊　疔后余毒未清,面肿未得尽消,胸脘烦热痰涎稠腻,再以清解余热,并予以托毒。

生绵芪 4.5 克,川郁金 9 克,生甘草 1.5 克,金银花 9 克,竹茹 4.5 克,连翘 9 克,牡丹皮 4.5 克,桔梗 1.5 克,浙贝母 9 克,赤芍 4.5 克,川连 12 克。

五诊 疔毒流注,一溃一肿,治以疏和并行。

浙贝母9克,广陈皮4.5克,生甘草1.5克,瓜蒌皮9克,桔梗1.5克,金银花9克,枳壳4.5克,忍冬藤12克,赤芍6克。

十二、颈痈

案12 钱某,男,25岁,道场山。

初诊(1953年9月6日) 颈痈漫肿作痛,身热形寒,汗出不爽,此由风邪痰火上壅所致,诚防酿脓。治拟清解消痰。

荆芥穗6克,炒赤芍6克,浙贝母9克,炒牛蒡子6克,薄荷4.5克,甘菊花6克,连翘9克,炒白僵蚕9克,川连1.2克。

十三、臑痈

案13 徐某,男,26岁,奚家庄。

初诊(1956年8月25日) 左臑漫肿板滞,甚至迁延胸旁,身热,检温38.6摄氏度,脘闷呕恶。风热痹络,络遂失宣,诚防化毒。治拟清热解毒。

川连2克,赤芍6克,野菊花6克,淡芩4.5克,金银花6克,蒲公英9克,牡丹皮6克,连翘9克,桔梗3克,青蒿子9克,佩兰叶6克,广藿香6克,苏叶4.5克,防风4.5克,川郁金6克,天花粉9克。

二诊 左臑肿势较消,痛亦渐和,唯按之尚有板滞,还防酿脓,再以清疏并行。

炒当归6克,连翘9克,川连1.5克,桔梗3克,炒赤芍6克,金银花9克,炒淡芩4.5克,炒陈皮4.5克,炙穿山甲片4.5克,甘菊花6克,炒枳壳4.5克,防风4.5克,生甘草1.5克。

三诊 臑肿较消,板滞已减,唯举动尚欠舒适,气血未和,治以疏散。

前方去川连、淡芩、防风,加浙贝母9克,钩藤12克。

十四、无头疽

案14 芮某,男,44岁,吴兴钱山下。

初诊(1957年1月12日) 右大股外侧漫肿作痛,按之板滞,迄来数日,身热入夜为甚,口渴引饮,舌苔黄腻,体温38.8摄氏度,湿热下注营气不从,热胜于湿,得能酿脓则吉,腐烂乃凶。治拟清热解毒。

川连2克,炒淡芩4.5克,天花粉9克,赤芍6克,牡丹皮9克,鲜扁斛12克,金银花9克,连翘9克,赤苓9克,生薏苡仁9克,炒泽泻6克,川郁金6克,怀牛膝6克,炒陈皮4.5克,炒枳壳4.5克,苏梗9克。

二诊 股阳疽业经披针,脓出颇多,虽不致腐烂而内空甚伟,完善犹非易也,身热减而未尽,舌苔黄腻。湿热未清,再以清化。

炒当归9克,炒赤芍4.5克,炒白芍4.5克,牡丹皮6克,金银花9克,生甘草1.5克,茯苓9克,炒陈皮4.5克,生薏苡仁12克,炒淡芩4.5克,炒泽泻6克,丝瓜络6克,炒怀牛膝6克。

三诊 股部针溃以后,脓出颇多,肿势渐消,唯内容深远,不得遽敛,纳懒神疲。营气受耗,治当调养。

前方去牡丹皮、炒淡芩、丝瓜络、炒赤芍、生薏苡仁,加根生地12克,党参9克,川石斛12克,壳砂仁3克。

四诊 股部溃疡渐愈,胃纳亦增,营气尚未恢复,以致不得遽敛,再以调养。

前方去泽泻、川石斛,加鸡血藤9克,川续断9克。

十五、外吹乳痈

案15 聂某,女,26岁,妙西。

初诊(1953年2月24日) 肝胃气热交并,更兼乳汁留恋不化,以致乳房结肿作痛,寒热似疟。治拟疏散并清气热。

炒柴胡3克,炒青皮4.5克,炒枳壳4.5克,炒丹参9克,漏芦6克,蒲公英9克,浙贝母9克,淡芩4.5克,瓜蒌皮6克,忍冬藤12克,生甘草1.5克。

二诊 乳痈较平,板滞尚未尽消,乳管窒塞未通,再以疏散通乳。

前方去柴胡、淡芩,加炙穿山甲片4.5克、王不留行9克。

十六、内吹乳痈

案16 章某,女,19岁,菁山。

初诊(1953年12月11日) 内吹乳痈漫肿作痛,由胎热旺盛阳明交阻所致,迄来旬余,按之已属酿脓,尚未溃透,邪未宣泄。治拟安内攘外。

苏梗6克,桑寄生9克,淡芩4.5克,金银花9克,蒲公英9克,浙贝母9克,炒枳壳4.5克,瓜蒌皮6克,生甘草1.5克,炒白芍4.5克,炒当归6克。

二诊 内吹乳痈,业经披针,内空甚巨,邪毒虽有宣化之机,善后犹非易也,只以和养安胎。

前方去枳壳、蒲公英,加茯神9克。

十七、乳癖

案17 蒋某,女,35岁,鸡山。

初诊(1987年3月10日) 乳癖木硬掣痛,迄来半年,两乳皆然,兼且头昏呕泛,胸胁及背旁牵掣不和,间或肢麻,多由肝郁不达,气滞于络所致。治拟疏肝解郁。

明天麻 4.5 克,甘菊花 6 克,炒白蒺藜 9 克,钩藤 9 克,八月札 6 克,炒川芎 4.5 克,姜半夏 4.5 克,炒柴胡 3 克,炒淡芩 4.5 克,路路通 4.5 克,旋覆花 6 克(包)。

二诊 投疏和并行法以后,乳癖渐平,痛掣亦和。唯头晕阵作,肝郁不达,气滞于络,再踵前法出入。

前方去川芎、淡芩、路路通,加炒枳壳 4.5 克、炒川楝子 9 克、炒白芍 4.5 克。

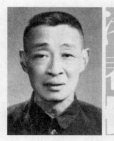

潘春林

（1900—1968）

潘春林（1900—1968），字宝华，幼名寿金，为潘氏外科第五代世孙，潘莲舫的四子，生于1900年9月1日，卒于1968年5月31日（五月初五），享年69岁，堂名"潘本仁堂"，祖籍浙江省湖州市德清县钟管镇戈亭乡曲溪湾村。1899年其父迁居湖州红门馆前，于次年出生。幼读书十年余，后随父习医，渊源有自，学习勤奋，焚膏继晷，大器早成。18岁（1917）独自应诊，涉迹医林；23岁（1922）每逢每月三、六、九去南皋桥行医，群众称便，名声渐噪；1934年迁居北门牧童潭（又名马桶潭）开设门诊；1937年建宅北门杨家弄应诊，业与年进，求治者踵趾相接，夏季门诊日达300余号，外地患者赶车搭船，总延迟到下午二三点钟就膳，诊至半夜，习以为常。潘氏学术宗《医宗金鉴》兼取温病学说，临诊精内外喉科，尤外科最为擅长。善于应用病因学说，结合四诊，审证求因，辨证精准，预测力强，对外疡切口部位、方向及扩创胆大心细，手术娴熟，精于外科药的炮制，对炒、炙、煅、焙、制、煨、提、风、飞、烂、霜等二十七种有一套独特方法，炮制选药、时间、火候程度等掌握亦恰到好处，外用药的配制亦十分讲究。对外科疾病重症、难症进行精细辨证，积累了丰富的临床经验，具有独特的见解和治疗法则，在浙北太湖流域负有盛名。传授学徒谆谆教诲，临诊大胆放手，视其操作、审阅方药，从严指导，并设"稻香传徒课本书屋"二橱，存放潘氏教徒读本及中医药古今书籍供读，门人弟子及过堂学生各达百余人，遍及江、浙、皖，传其衣钵亦有声于时。患者出于爱戴之心，赠予匾额20余块，题字有"秦廷和缓""橘井泉高""华佗再世""杏林春暖""妙手回春""着手成春""国医手""大医精诚""仁心仁术"等以彰高尚的医术医风。

他以高超的医技、高尚的医德赢得声誉的同时，继续向外传播潘氏外科医术，为曲溪湾中医外科学派发展做出了新的贡献。中华人民共和国成立后，热爱中医事业之发展，1952年8月1日组建"湖州市杨家弄中医联合诊所"并任主任。1957年10月1日首筹四大联合诊所联合，经湖州市人民委员会批准，建成

"湖州市联合中医院（后更名为湖州市中医院）"并任院长，时约十二载。其间于1959年他统一了湖州三家外科外用药的处方和配制，保持和发展了中医外科用药传统特色和配制，冠名为"湖州市中医院外科外用药协定处方"。1949年起历任各届湖州市人民代表大会代表、湖州市人民代表大会常务委员会委员。1954年代表浙江省出席华东中医代表会议。1957年起历任浙江省政协委员、政协湖州市委员；同年起任中国农工民主党湖州支部委员会委员、副主任委员。1962年评为首批浙江省著名中医师。1963年初夏浙江省选派浙江中医学院外科教研组负责人裘钦豪前来进行学术整理，医院将他的二个儿子共同组成了整理小组，为期两年余。1966年加入人员，进行修改整理定稿，书名为《潘春林医案》，于1973年5月在浙江省吴兴县医药卫生科技情报组内部发行，1979年1月由浙江人民出版社出版，后多次再版，1981年获浙江省科技进步奖一等奖，1978年6月人民出版社将《湖州潘氏外科临证经验》编入《老中医经验汇编》第一集发行。1978年7月11日湖州市党政领导为他举行追悼会，省市各级有关部门都送了花圈。1990年12月中华中医药学会浙江省湖州市分会、湖州市中医院和《湖州市中医志》编辑室分别发出举行"曲溪湾潘氏外科学术流派暨潘春林外科学术经验研讨会"的预备通知，后于同年12月27日至28日在湖州市中医院举行，出席会议有湖州市卫生局、湖州市卫生志办公室、湖州市科办、湖州市医学科技情报站领导及门人共计27人。

他是一位身教言教并重的当代著名医家，他没有其他爱好，唯一的爱好是为患者看病，他不为名、不为利，生活亦很俭朴，一生为患者，时至今日，人们还在传颂他的精湛医术和崇高的医德。

【学术思想】

一、重视病因辨证

外证之起必有因。因病知原，就是要从临床症状加以分析，具体外证病因辨证如下。

（一）抓住局部，分辨外因

1. 火　火为热之甚，火和热仅是程度上的不同，是外疡中最主要的致病因素。火邪辨证，以红热、紫黯、肿硬和痛等为主要依据。尝曰：疔疮或有头疽初肿势散漫而木硬，肿到哪里硬到哪里，为单纯毒火肆横；肿硬而皮色紫黯，则其内陷之毒邪越重；肿硬散漫，硬而不坚，皮肉红活，此为火毒较轻之症。

2. 风　头为诸阳之会，唯风可到。故风邪最易侵扰头面，亦可侵犯躯干上部。风邪辨证，以发病急，红晕扩散快，肿势宣浮，游走迅速，干痒为其特点。发于头面,除有恶风、发热头痛、肢楚等全身症状外,疔疮可见水肿,扩展迅速,肿势严重而宣浮;有头疽则四周水肿处按之不硬,且有凹陷,毛孔疏如橘皮状。风邪盛时,肿势可延及面颊眼胞,或水肿向巅顶、耳边颈项蔓延,手指触之头发痛甚,并见头痛较重。外痈发于头面颈项及上肢的,多由风火、风热、风痰所致。风火症,局部灼热焮红刺痛,起发迅速,肿块浅而不硬,红晕散漫,扩散快;风热症,局部亦出现焮红,红晕逐渐出现而后变盛,灼热刺痛的感觉不甚严重,肿块比风火症深而木硬。若为风痰症,可见二种:其一,先有发热咳嗽、咽喉作痛等肺之症状,而后出现局部肿块;其二,局部见现癗块,皮色如常,按之木硬,推之活动,挟受风邪,即出现身热,癗核迅速增大,且显红晕。腿游风,狭感风,突发红晕,此湿毒毒邪内蕴与风邪相搏,可十数枚合并成片,其势甚速。面部湿毒挟风,则面部水肿,红晕散漫,游走不定。湿疮瘰疹,临证中取决于风胜或湿胜,风胜多干痒,湿胜多湿痒。血热风胜者,症见局部仅起瘰,无水疱、脓疱、津水,甚至皮肤干燥落屑,亦不流滋水,搔抓血痕能很快愈合,此为血虚生风,风动火炽之候,治以养血祛风为主。

3. 湿 湿为阴邪,其性黏滞缠绵。症见肢体沉重,面黄不泽,小溲赤滞不畅,大便黏滞不爽,舌苔白滑黏腻。患处局部肿胀,浅则光亮,深则按之如烂絮状,溃破则稠水渗溢,甚至糜烂。湿邪常与其他病邪相合为病,如化热熏蒸,则皮肤瘙痒;滞留肌肤,则痒如虫行;挟风者遍体发瘰,瘙痒无度。湿火下注,多侵犯下部或下肢,始起即现红晕、肿亮,皮肤绷紧,焮红刺痛,起发较风火症缓慢,一般上午轻,下午较重。若为湿热症,局部亦现焮红,但无刺痛,红晕日渐出现而不甚,皮肤松软,无光亮。湿阻内脏,如肠痈,可由湿阻气滞瘀血凝滞而成,初起有腹胀或气攻作痛,后现腹起块,重按略有肌肉板滞,肿块较为散漫而软,边缘不十分清楚。瘀凝挟湿,易于化热,病情发展快,局部热而不红,痛而拒按,容易酿脓,随证出现身热很快增高,即使汗出,热仍不退,口苦遇而欲饮不多,苔黄腻,脉滑数等。

4. 暑 暑为夏日主气,暑邪致病,有明显的季节性,按节气为小暑至霜降三个半月,而以大暑前后发病较多。暑为阳邪,其性炎热,暑必挟湿,故暑湿之邪蕴结肌肤,常发为暑疖,又称热疖。暑湿化毒壅滞血脉,或暑毒流于血脉,阻于肌肉之间,则发为暑湿流注。发作时常兼见身热、汗出,热势重于夜间,胸闷口渴,甚者透发白痦等。需根据局部与全身症状综合分析,判断其属暑湿或暑热。以掌握治疗程序。

5. 痰 痰之为病,多由津液受热邪蒸灼而成,其特点为柔软如绵,不红不热,皮色如常,隐痛,脉滑。可与其他病邪合为风痰、热痰、湿痰、寒痰、痰凝气滞等。如肋疽,系感邪酿成痰热,阻滞经络,应从咳嗽、身热等早期症状,继而迅速出现肋部疼痛的体征来判断,倘属肝经积热,痰凝气滞,发病则较缓,隐痛不甚。热痰结肿,如喉痈、结喉痈、缠喉风、颈痈等初起,按之柔软、皮色不变,一旦化热化火,局部速现焮红肿痛,由于痰火郁结,可同时出现寒热、便秘、咽痛、痰涎壅盛、吞咽困难等症。其因湿痰或寒凝而成硬结的,按之绵软,无焮红漫肿,无热感,痛感亦不明显。寒痰症发病缓慢;湿痰症稍快,病程均长。在辨证时须结合全身症状。属湿,则身重肢倦,胸闷,口淡,脉濡苔腻等;属寒,则咳嗽痰稀,厥冷,脉沉迟,或疼痛彻骨。此外,瘰疬、瘿、流注等在不同程度上都涉及痰的范围,治疗时必须先注意涤痰。

6. 气滞血瘀　气与血常互为影响。以气滞为主,如肝火犯胃,则局部皮色如常,按之外紧而内软,肌肉不板滞,无肿块,脘腹无形疼痛,呕吐泛恶;或肝失疏泄,脾胃失调,少股有冲气板滞作痛。触诊偶见有痞块,胸腹胀满,纳食更甚,嗳气或转矢气后得舒者皆属之,结聚之气消散,痞块和疼痛自解。血瘀经脉,不通则痛,多呈刺痛感而有定点,痛而拒按,皮肉肿胀,肿而木硬,但痛不热。如肠痈属瘀凝者,为有形腹痛,按之肌肉板滞,腹内可触及坚硬肿块,血瘀久则化热,除诸症增剧外,并出现发热等全身症状。若先气滞而后血瘀,必由痛而肿,腹部初为无形疼痛,继呈肌肉板滞或肿块;先血滞而后气滞,则由肿而痛。又对瘀血流注的辨证,认为由劳伤筋络而成的,初成全身症状不显,局部症状比其他流注轻,化脓期始见寒热;由跌仆损伤引起的,初起症状轻,局部微痛,肌肉板滞,待身热痛剧,按肌肉深部木硬,灼热不甚,此症化脓快;由产后败瘀入络,阻滞肌肉形成的,先隐痛或疼痛而渐成肿块。产妇气血多亏,不可徒事表散。

（二）注意内因,因人制宜

疾病的发生和发展,与人体内在因素有密切的关系,故在审证求因中也应注意内因。

凡喜、怒、忧、思、悲、惊七情过度,均可引起内脏功能紊乱而发生病变。在外科病证中尤以忧、思、郁、怒最为多见。如失荣、乳腺癌、奶痨、气瘿、瘰疬等症,皆由于患怒伤肝,肝气郁结,忧思伤脾,脾气失运而成。因人制宜,还应注意患者的体质,这点从潘氏医案中可以得到反映。如卸肉疔案:"禀体素虚,常患小疾,近来左大腿内侧始起毒瘰……此系正虚邪盛,热灼伤阴,毒邪内陷,有昏厥之变。"又如乳痈案:"乳痈前溃二枚,脓水渐少,旁处一枚肿痛得减……新产气血两亏,肝胃经积热未清,乳汁壅络未通,治宜调和气血,佐入解毒通乳。"治皆兼顾内因。

二、强调疮疡与脏腑经络关系

外科病证虽大多数发生在皮肉、筋骨,但与脏腑经络密切的关系。因为疮疡皆由五脏不和,六腑壅滞,经脉不通而生。同时经络内源脏腑,外通肌肉筋骨,故脏腑经络内在病变可以反映于体表而发生疮疡,体表的疮疡病变也可影响脏腑经络而发生内症。如疗疽局部疮陷无脓,木硬散漫,皮色紫黯,憎寒壮热,烦躁不安,神昏谵语,舌质红绛,脉洪数,此为火毒炽盛,毒邪由经络传入脏腑,致成走黄内陷之证。

经络还因自身阻塞而发病。尝曰:"最虚之处,便是容邪之地。"如《潘春林医案·缓疽》:"右少腹结并,坚硬漫肿形巨,连及便脏髋骬,致痛皮色不变,身热夜甚,内将化脓……端由太阴足经气血不调,寒湿凝滞所致。"故以行气活血,清热渗湿,消肿托毒之法为治。

【临证经验】

一、疗疮

多发生于头面和手足,发病迅速,病情较重。如处理不当,头面疗疮常易走黄而危及生命,手足疗疮可损伤筋骨,影响功能;毒气走散每流于经络而成流注。此病随处可生,按部位、穴位、形态、疾病的特性而命名,临床常见有 50 多种。名称虽多,根据部位及性质,大致可归纳为头面疗疮、手足疗疮、烂皮疗、卸肉疗、疫疗、红丝疗等。

疗疮的致病因素,由于过食膏粱厚味,致脏腑蕴热,火毒结聚;由外感四时不正之气;或皮肤外损,毒邪乘隙为患,或感受疫死羊、猪、牛、马等之疫毒,阻于皮肤之间而生。

头面疗疮初起,一般先痛而后麻木,疗根浅者,其症情较轻;若先麻木而后痛,疗根深者,其症情较重。头面疗疮易挟有风邪,如出现水肿扩展迅速,肿处不起块,按压有凹陷,质软,肤色不甚变,甚至肿势严重,双目皆封,均为挟有风邪。如水肿处毛孔凹陷,形如橘皮,按压亦软者,为挟有风热之邪。如肿而木硬,肿到哪里,硬到哪里,则为单纯性毒火肆横。如局部肿硬紫黯凹陷,肿势向心蔓延,其肿越扩散,内陷越重,并现高热胸闷,神昏谵语,呕恶口渴,甚或发痉,此系毒势横逆,为凶险之危症。若肿硬散漫,肌肉红活,肿势离心蔓延,硬而不坚,未现神昏谵语发痉之症者,为轻易愈。

手指疗疮,亦为毒火之症,刀溃必待火毒收束化为脓毒之时。刀溃过早或过迟,常有损及骨膜,或成损候;刀溃过早,可引起毒邪扩散,胬肉外翻。筋骨一旦受到损害,则创口较深,指头变得粗大,脓水色黑而气秽,或现一条黑筋,剔之不去,待指骨脱落,方得收敛,需历时二三个月之久,敛后指多畸形,影响手指的功能。因此,针溃之前就应判断是否损及骨膜,以便施以适当治疗措施。其辨别要点为：如手指疼痛五六日，肿势不退，甚至指头萎缩或紫黯，为邪毒着骨，易损伤指骨；若酿脓期，按压感到底部有骨头的感觉，则指骨成损，溃后肿不渐退，疼痛不减，或胬肉外翻，脓水或多或少，治当着意。

卸肉疔，初起毒瘰，头形色紫，麻木痒痛，渐见红肿散浸，绕腿起块色黑，腐烂逐渐扩大，损及筋肉，随证伴有体温增高，神烦，胸闷，呕恶，甚至神识不清。若毒邪得以局限，腐内下层可化为脓。

烂皮疔初起紫黑毒瘰，继而疼痛，腐烂迅速延开。数日后，在同一疮周中部分可现腐烂得止，或腐脱新生，或紫黑腐烂依然延开，或四畔腐烂中间腐脱新生，其腐烂限于皮肉间，不深及肌肉，据此可与卸肉疔鉴别。

疫疔为感受瘟疫之邪，立即发病，或一周至半月而发，局部先现紫红肿块，木硬疼痛，肿块可散布全身，或数块融合，此起彼愈，续发不已，皮色增深而熟腐，继而皮肉腐烂。或始起紫泡，泡不绷急，为干瘪状，破则流血水，基底皮肉熟腐。若发于手指，可以十指相继而生。

疔疮的内治，一般不采用消、托、补法，主张清热解毒，以黄连解毒汤合五味消毒饮加减。面部疔疮易挟风邪，其挟风邪者，则风助毒盛，邪焰甚炽，甚至可导致走黄。常在清火解毒方中配连翘、牛蒡疏散毒邪，使风定火灭，缩短病程，发于口唇周围，可致牙龈水肿，则佐以玄参等以清阳明浮游之火；毒闭难化，或虽腐溃而不成脓，疔根收束者，须知速化毒排脓，可配皂角刺或茅针等，但不用穿山甲片；疔毒后期，火毒已衰，疔周结块木硬，日久不消，是疔毒余邪壅遏气血所致，当佐当归、赤芍以和营活血，消肿散结；气血虚弱的，佐黄芪以补托。手指疔疮可加忍冬藤、桑寄生以通络；下肢疔疮则佐入萆薢、薏苡仁、茯苓等渗湿之品；挟暑湿之邪加青蒿、益元散等清暑利湿。火毒鸱张，肿势扩散，坚硬无脓加梅花点舌丹以解毒消肿，或再加败酱草以破血排脓；热深毒重，耗液伤营，高热头痛，胸闷神烦，舌赤口干，加神犀丹以清营解毒；毒邪传入血分，症见神昏谵语，懊侬烦躁，呕吐，腰痛，发斑，加犀角地黄汤以凉血清热解毒；神昏呕恶，有毒攻于心之兆，可加琥珀腊矾丸以护心解毒；胸痛咳嗽，痰中带血为邪毒传肺，加入杏仁、橘络、芦根、藕节以清肺化痰、和络止血；若食病死之畜肉，加山楂炭、人中黄、炒枳壳以消解蕴积肠胃之毒。

疔疮的外治，头面疔疮初起，疮顶色紫凹陷，肿硬根坚的可插香吊，外盖薄贴，以收缩疔毒，下吊一昼夜后，疔处掺大清散以清火拔毒；肿盛者疔周涂新清凉散，肿而木硬，加寸金锭（十分之三）外涂以解毒消肿；疔栓已脱下，掺生春散以拔毒生肌；脓腐已净，新肌徐长，掺逢春散以生肌收口；疔根散漫，色紫顶陷起星，不宜下吊，可掺大清散，贴大清软膏以清火拔毒；疔疮肿势散漫，根盘坚硬，新腐不分，毒闭难化，津水少流，掺硇砂散以化毒。

二、有头疽

遍体可生,发于皮里肉间,以项背部为多。由风温湿热外感,或由湿热火毒内生,或因感受暑湿热毒,以致气血运行失常,毒邪凝聚皮肉之间而起。初现形如粟粒,或有白头,由浅而深,由小而大,向四周扩散,根坚肿赤痛甚,脓头相继增多,溃后状如蜂窝。初时经内外合治,如毒邪得以控制,则疽根收束,脓水渐来。倘疽过 5～10 日,其形中凹,四畔高起,根盘坚硬散漫,灼热剧痛,疮口无脓,则为邪毒鸱张,不易聚化,此时不能忽视。抓住关键,循理用药,即能转机,否则将成内陷,或毒邪流入经络而并发流注。火毒炽盛而正气内虚,或高年体弱,不易托毒于外,化腐成脓,均可导致内陷。内陷之症,如疽星满布,平塌不高,根盘坚硬紫黯,漫肿不聚,脓水稀少,出现高热不退,疼痛不减,胸闷神烦,夜寐神糊,恶心呕吐,甚至遗精盗汗,为火毒炽盛而毒邪内陷,此时应以清营解毒法,挫其炽盛之势,使邪衰毒化。如疮形平塌,肌肉色紫,肿势散漫,过后毒闭不化,精神软弱,脉来细数,甚至胸闷神烦,夜来模糊,则为正虚而毒邪内陷,必以清营解毒扶正齐进,方得良好效果。如疽形开大,腐烂不止,形如覆盆,语声低沉,懒言少食,面色苍白,形神委顿,肢末清凉,脉沉细或虚大无力,此为肾阳虚而毒邪内陷;如疽过半月,干枯萎缩,脓水不流,为危逆之象。临证尚见局部腐肉虽净,但疮口新肌不长,状如镜面,光白滞黯,不如疼痛,精神软弱,自汗、盗汗,脉细无力,此为病久气血大虚,脾气不复。

有头疽的内治,有实证与虚证之别。实证及其并发症与疔疮大致相似。对气血虚弱,毒火肆横,或毒闭后难化的能用清解毒火法,反使气血凝滞,不易成脓,常在清热解药中配黄芪、当归、皂角刺、败酱草以扶正解毒排脓;或再加防风一味,有相得益彰之效;阴液不足而毒火炽盛者,佐入石斛、天花粉、生地、麦冬以养阴生津,若肾阳虚而毒邪内陷,急需投温阳、养胃、托毒之品,如鹿角温补元阳;当归、芍药、黄芪、皂角刺扶正托毒;茯神、连翘、炒金银花安神解毒;配陈皮、谷芽和中醒胃。疽症腐净而新肌不长,状如镜面,属病久气血大亏,脾气不复者,常用八珍汤加黄芪、金银花、炒陈皮、谷芽以调补气血、健胃解毒,使致新肌得生。

有头疽的外治,疽毒初起,根盘木硬,疽头色紫,疼痛灼热,掺大清散,贴大清软膏,以清火拔毒;毒闭难化,脓水少流,掺九龙下海散以提脓拔毒,四周肿硬处围涂新清凉散合寸金锭(七三配),以解毒消肿;根盘坚硬,皮色紫黯黑腐,腐烂逐渐扩大,掺黑虎夺命丹以止烂祛腐;新腐部分,四周肿硬,化脓缓慢,或脓水虽多而肿硬尚甚,掺紫炉分金丹以拔毒祛腐消肿,使腐肉分离;腐脱新生,掺生春散拔毒生肌;脓腐已净,掺逢春散以生肌收口;腐脱之时,血络霉烂而致出血,掺金素散以解毒止血;脓成而腐肉阻塞,脓毒不易流出,作"＋"字形切开或剪去腐肉。

三、无头疽

发生于骨骼及肌肉深部,起发缓慢,初起无头,皮色如常,酸多痛少,亦有微红煅热,肿胀疼痛,脓未成时,难于消散,脓成难溃,溃后难以收口。若发于胁肋部易伤内膜;发于四肢长骨及关节深处易伤筋骨,或成瘘管。此症以气血痰凝滞络道,或瘀凝气滞,或湿热壅结为主要病机。胸肋生疽名肋疽,轻浅者又名外肋疽,深重者又为里肋疽。肋疽其因有三:其一,由外感风邪不解,化热灼津成痰,痰阻经络而成,初起即有咳嗽、身热,继而出现肋部疼痛,1周左右外形高耸,漫肿木硬,推之不移,与肋骨粘着;风邪盛者,化热快,酿脓亦快。其二,由跌仆损伤,以致瘀凝毒滞者,起发缓慢,始无咳嗽身热,待瘀血挟痰化热,其外形才高肿,按压肌肉板滞、疼痛,继而身热咳嗽。其三,由肝经积热挟痰凝气滞而成者,则起发亦缓,隐隐作痛,或有咳嗽或无咳嗽,但呼吸、咳嗽、转侧皆能使疼痛增剧,隐痛日久局部才出现肿块,化脓慢,消散慢。若为里肋疽,初起外形不肿,自觉胸肋深层疼痛,呼吸不利,按压局部疼痛隐隐,多在下胸部,日久可现数肋高肿,范围较大。若局部漫肿平塌,皮色如常,咳嗽则引痛剧烈,呼吸困难,不能平卧,经月余不高肿,精神疲倦,不欲食,汗出,身热夜甚,颧红面赤,脉细,苔薄或舌光无苔,则为严重之症。若已成脓,则外形收束,肿势向外托出,其面积约两肋大小,高耸,按之有波动,即可针溃,溃后以扶正抓脓解毒,内外合治1个月才能收敛。若脓腔内通胸膜,则外形平而不高,或虽现高肿,按之波动,但经多次按压,则高肿消失,令咳几声,高肿又现。肋疽溃后,脓水流畅,正气恢复,肿势渐消,疮口凹陷与肋骨粘连,则新肌渐生而收敛。若疮口高耸,或胬肉外翻,脓水流出不畅,则为内场深广,新肌难生;溃穿胸膜,则脓出稀臭,呼吸时有泡沫冒出疮口,咳则脓水从疮口喷射而出,收敛不易,时约一年半载。毒损肋骨,内场深广,外掺绿灵丹以祛腐提脓拔毒,用大升药线作引流,约敷1个月,内场渐浅,胬肉腐蚀,疮口扩大,脓流畅通,此后外掺翠灵丹以达提脓拔毒生肌之功,在此阶段或有朽骨从疮口脱落。如朽骨脱后,疮口还有一寸多深,可用广丹药线作引流,以免内场未愈而疮口愈合,致使再次针溃。无头疽生于长骨而伤筋者,筋脉屈伸不利,则内治辅以舒筋活络药,较易恢复。毒着于骨,外形不漫肿高耸,皮色如常,或有隐隐酸痛,或酸痛轻微,但有潮热,溃后脓水淋漓不净,摸上去疮底骨面平整,用药线探入,内场深广而正气尚未亏弱者,以扩大疮口,刮去疮底面稠黏似薄胶状之脓,外掺翠灵丹,以提脓拔毒生肌,换药5～7日后,脓水渐少,新肌从疮底渐渐生长,改用生春散外掺以拔毒生肌,约半月至25日即愈。如气血亏弱,当以调补气血为主,用大升药线作引流,外掺翠灵丹,每日换药1次,第一、第二次用升药线时,疮口有点刺痛,以后就无此感觉。换药时,疮口有一种稠黏如薄胶状之随药线带出,随着正气恢复,脓水渐渐减少,新肌相继生长,改用生春散外掺,用广丹药线作引流,疮口渐渐凹陷,于疮底黏合,则不日即愈,而且不易反复。如果疮口愈而不凹陷,皮与底面肌肉不粘连,则为假愈,一旦疲劳即现酸痛隐隐,继起身热,酿脓溃毒。如疮口高突,胬肉外翻,脓水淋漓或多或少,摸上去骨面凹凸不平,或者骨面高起石硬,此为损骨之兆,其内外治法与上述虚证相同,但定要等朽骨脱落,才能愈合。正气恢复快者,经治一二月后脓水渐渐减少,朽骨亦随之脱落,疮口渐渐低陷,再治二三旬即愈。正气不易恢复者,则脓水仍然淋漓不净,经治一年半载或能愈合。如有肺损患者,愈后常易反复。

无头疽发于四肢肌肉深处,或附筋着骨,内治常以当归、芍药、忍冬藤、桑寄生、木瓜、萆薢、汉防己为基本方,以活血行瘀、舒筋通络。湿热壅结,以萆薢渗湿汤加当归、赤芍、忍冬藤、桑寄生为主方,以清热解毒,分利湿热,活血舒筋。湿热盛者,焮红灼热,加黄连、蚤休、蒲公英以清热解毒。酿脓之际加皂角刺、炙穿山甲片以透托。溃后,气血两亏以八珍汤随证加减;阴虚加青蒿、银柴胡、石斛以养阴清热。阴疽漫肿无头,加肉桂、鹿角温通和阳。生于肋部,常用当归、芍药、柴胡、黄芩、香附、木香、延胡索、枳壳、浙贝母、杏仁、橘红、路路通等为基本方,以疏肝解郁、清热化痰;挟风寒表邪,加苏叶以表散风寒;肝郁火旺加黑栀子、牡丹皮以凉血泻火。瘀凝气滞加桃仁以活血散瘀;胸肋肿痛加降香以降气行瘀止痛;血瘀阻络,疼痛剧烈,加乳香、没药以活血散瘀定痛。气血亏弱加黄芪、党参以益气生血。

无头疽的外治,肿块坚硬酸痛,皮色如常,贴内消散膏以活血散瘀、止痛消肿;肿块坚硬,日久不消,薄掺可消散助消肿块;局部微有红晕,或肿块不甚坚硬,贴赛香散膏以消肿散结;红晕盛者,或虽皮色如常而疼痛剧烈,自觉局部发热者,贴芙蓉软膏以清火消肿解毒。初溃掺异功散以提脓拔毒,广丹药作引流;脓水已少,新肌渐生改掺生春散以拔毒生肌;脓水已净,掺逢春散生肌收口。

【医案】

一、时毒医案

案1 王某,男,14 岁,湖州北门。

初诊(1962 年 4 月 5 日) 两侧腮部肿大高耸经有 4 日,喉蛾叠肿,吞咽不利,继而肿势延及颈胸,头痛呕恶,颈项常感抽痛,甚至痛引耳内,高热不退,渐致出现颈项强直、畏光、神烦、口渴。昨日起神昏嗜睡,今晨检肛温 41 摄氏度,按脉弦数,苔黄糙舌边红绛,邪入心营。症情严重,还防昏厥。治拟清营解毒,平肝并进。

神犀丹一粒(研细分吞)，鲜生地 12 克，金银花 30 克，带心连翘 15 克，黄连 3 克，炒淡芩 6 克，粉葛根 5 克，明天麻 10 克，茯神 12 克，钩藤 12 克，牡丹皮 10 克，黑栀子 10 克，滁菊 10 克，桔梗 3 克。

1 剂。外治：贴消肿膏。

二诊 神识已清，嗜睡好转，呕恶得止，身热略退温 38.5 摄氏度，神烦胸闷尚有，腮部及颈胸肿势得定，吞咽利，治从原法出入。

前方去除神犀丹，加万氏牛黄丸二粒(研细分吞)。1 剂。外治同上。

三诊 两侧腮部及颈项肿势渐退，吞咽得利，已不嗜睡畏光，神烦胸闷得解，尚有头痛，二颈项不和，有时仍有抽痛，精神软弱，检口温 37.6 摄氏度，舌苔微黄，脉小弦微数。

前方去除万氏牛黄丸、鲜生地、桔梗、黄连、牡丹皮、明天麻、带心连翘改连翘、茯神改茯苓、金银花各 10 克，加冬桑叶 10 克、石决明 12 克、夏枯草 10 克、白蒺藜 10 克。3 剂。外治同上。

四诊 两腮肿势已去八九，频紧得利，检温正常，颈项抽痛已止，但筋络仍感不和，精神较差，饮食不香，乃余邪未净，原法出入。服 5 剂而愈。

【按】 时毒，属西医流行性腮腺炎。《医宗金鉴·外科心法要诀》曰："时毒初发类伤寒，漫肿无头在项间，因感四时不正气，治分壮弱疏痊。"故其病因为感受风温时邪，我于阳明而及少阳，塞遏气机而发，通常采用外治或内服疏风清热之剂均可迅速使邪热得解而治愈。

二、肝痈医案

案 2 倪某，男，45 岁。

初诊(1962 年 12 月 14 日) 肝痈溃毒经有月余，脓水绵绵不绝，两季肋高肿，右侧为甚，疼痛转侧不利，身热作潮，形容消瘦，精神软弱，饮食少纳，脉来细数，舌淡苔薄黄。体虚症重，犹恐难疗。治拟扶正解毒，疏化排脓。

生黄芪 10 克，炒当归 10 克，炒赤芍、炒白芍各 6 克，木香 4.5 克，炒青皮 4.5 克，炒枳壳 6 克，金银花 10 克，连翘 10 克，茯苓 10 克，浙贝母 10 克，桔梗 3 克，炙甘草 3 克。

1 剂。外治：掺异功散，盖贴薄贴。

二诊 季肋高肿略平，转侧略利，脓水比前较少，疼痛略和，身热已退，精神好转，饮食增多，但体虚患此，治之纠缠，脉小弦，苔薄黄。

前方去除连翘、枳壳、芍药，加白芥子、冬瓜子各 10 克，半夏 6 克。

10 剂。外治同上。

三诊 脓水渐少，疼痛渐和，精神日振，饮食如常，症情好转，但肝区尚有高肿,收敛尚属缓慢。治宜调补气血,托里排脓。

炒党参 10 克,炙黄芪 10 克,炒当归 10 克,炒白芍 6 克,茯苓 10 克,炒白术 10 克,浙贝母 10 克,金银花 10 克,冬瓜子 12 克,桔梗 3 克,炒青皮 5 克,炙甘草 3 克。

15 剂。外治:改掺异功散合生春散(等分)。

四诊 肝痈脓水已少,新肌渐生,疮口凹陷吊拢,有收敛之象。精神、饮食已复正常,尚感肌肉不和,佐以活络。

前方去浙贝母、桔梗、冬瓜子、青皮,加丝瓜络 10 克、天花粉 10 克、炒陈皮 5 克、炒谷芽 12 克。10 剂。

后服八珍丸半个月而愈。

【按】 本案患者,曾经在杭州某医院检查,住院切开排脓,诊为肝脓痈。初诊时虽溃毒月余,但脓水绵绵不绝,胁肋高肿,身热作潮,脉细舌淡,辨为肝痈。由于平素嗜酒量多,日久肝胆积热,气血不能顺行,热毒壅滞,肉腐为脓,气血两亏,脓毒难清,薏苡仁扶正解毒、疏化排脓,拟托里排脓汤加减治之逐行好转,终以八珍丸获敛。

三、肠结医案

案 3 沈某,男,78 岁,湖州局前巷。

初诊(1964 年 6 月 4 日) 患者自 5 月 30 日起腹部持续胀痛,轻微呕恶,无大便、无气。6 月 3 日晚症状加剧而至湖州某医院急诊住院。胸透视:两肺纹理粗乱;全腹部肠腔充气,小肠呈横形排列,肠壁增厚,右下腹及中下腹可见较大数个肠腔液。诊断:肠梗阻。应用胃肠减压、补液、青霉素、链霉素抗感染治疗、高渗盐水灌肠及中药治疗无效,决定手术,因患者及家属不同意,于今日上午出院邀诊。症见腹部膨隆板滞,叩之空空如鼓,全腹压痛,自觉腹内发热,不欲近衣,听诊未肠鸣,大便 3 日未行,无矢气,呃逆泛恶,口干不多饮,形容消瘦,精神疲惫,语言低怯,苔焦黄糙无津,舌边红,脉沉细数。此为气滞血瘀,瘀而化热,热结肠间,热盛欲厥,属肠结之证,虽年迈体衰,但邪不去则正益虚。治拟通腑行气,清热润燥。

制大黄 10 克,玄明粉 10 克(分冲),炒枳实 10 克,大腹皮 10 克,瓜蒌仁 12 克,蜂蜜 120 克(分冲),姜黄连 2 克,木香 5 克。

1 剂。

二诊 药后矢气腹鸣,解出败酱状大便量约 400 克,尿量多,心下至少腹之胀满痛及发热感见减,按之较濡软,呃道泛恶亦止,口干行饮,苔焦黄稍有津液,舌边红,阳明实邪已得出路,须养阴生津,清热调气,以肃余邪。

石斛 10 克,玄参 10 克,天花粉 10 克,炒知母 10 克,大腹皮 10 克,沉香 2 克,炒枳壳 6 克,茯苓 10 克,炒陈皮 5 克,黄连 2 克,炒谷芽 15 克,炒黄芩 5 克。1 剂。

三诊 昨起矢气频作,气甚臭秽,口干行饮,精神稍振,语言较前响亮,苔焦黄厚,舌边尖红绛,腑气已通,肠内梗阻解除,胃阴耗伤未复。拟益胃养阴,清热润肠。

前方去除大腹皮、沉香、炒枳壳、陈皮、黄连、黄芩,加麦冬 10 克、黑栀子 10 克、鲜生地 12 克、火麻仁 12 克、制朴花 5 克、蜜橘白 3 克。2 剂。

四诊 昨药后,解出焦黄色软便甚多臭秽,脘腹舒畅无压痛及热感,知饥索食,已进稀粥,前半厚苔已退,舌转淡红而嫩,邪热渐去,气阴两伤得复,拟益气、健脾、养阴之品。

前方去除石斛、黑栀子、火麻仁、制朴花,炒谷芽改 12 克,鲜生地改生地 10 克,加炒白术 10 克、炙甘草 2.5 克。2 剂。

五诊 昨日解便成形,量多,苔转薄白,舌淡红而嫩,精神渐复,病已向愈,再宗原法出入。

前方去除知母、玄参,加太子参 10 克、生地改 12 克。2 剂。

6 月 12 日访视:大便通调成形,已起床散步,嘱饮食调养、自慎。

【按】 肠道为传化之腑,以通降下行为顺,若滞塞上逆则发为本病。本案为泄泻后肠道气血凝滞,传化失职,出现痛、呕、胀、闭等症状,治当泻去肠中实热壅滞为急务,但年迈体衰,津液耗伤之,非孤纯用峻下剂所宜,故合润下同用。方中大黄苦寒泄泻,荡涤肠胃。用制者,取其气饨而和:芒硝咸寒泻热、软坚润燥;重用蜂蜜、瓜蒌以润肠燥而通便,又缓硝黄之急下,以达存津润燥之功。蜂蜜甘平,兼能滋养补中;枳实、木香、大腹皮行气散结,消胀止痛;姜黄连清热止呕,泻中焦之火,诸药合用共奏通腑行气之效。一剂后热积得下,肠内梗阻解除,后诊以清热养阴生津为主,分别佐入行气、益胃、健脾之品。临证以峻润下法治疗老年性肠结,有较好的疗效。

四、破伤风

案 4 吴某,女,39 岁,长兴县。

初诊(1942 年 8 月 3 日) 半个月前左手环指创伤,流血颇多,风邪乘隙而入,局部创口虽已愈合,但头痛发热继起,两颊车紧急难开,舌强不过齿,吞咽困难,背部筋脉抽掣经有 7 日,苔黄腻,脉弦数。乃破伤风之候,症为难治。治拟养血祛风,清热平肝。

炒当归 10 克,三角胡麻 10 克,橘红、橘络各 5 克,滁菊 10 克,炒白芍 6 克,钩藤 12 克,香附 10 克,冬桑叶 10 克,明天麻 10 克,炒狗脊 10 克,蔓荆子 10 克,茯苓 10 克,金银花 10 克,制僵蚕 10 克。

2 剂。

二诊 投药后诸感较减,寒热已无,频车开合已利,背部筋脉抽痛亦和,唯二便时有抽掣,良由余毒未净,血不营筋故耳,再宜养血平肝,舒筋活络法。

前方去除制香附、狗脊、蔓荆子、橘络,加木瓜、伸筋草、萆薢各 10 克。服 4 剂。

后诊二便时有抽掣基本得解,仍守原法,随证出入,调治 20 日获愈。

【按】 破伤风,又名伤痉、金疮痉。系先有破伤,而后风邪由口侵入而发生惊风之症状。《太平圣惠方》曰:"身体强直,口噤不能开,四肢颤掉,骨体疼痛,面目㖞斜,此皆损伤之处中风邪,故名破伤风。"本案创伤后,失于调治,流血过多,营卫空虚,风邪乘隙而入,邪入里传肝,肝血不调,筋脉不得滋养,而现牙关紧闭,舌强不过齿,背部筋脉抽搐等处风引肝风内动之征象,投以养血祛风、清热平肝之剂后,风祛肝平,痉挛缓解,后诊仍宗原法而告愈。

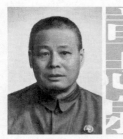

宣志泉

（1910—1977）

宣志泉（1910—1977），宣氏儿科第二代传人，幼承庭训，继承宣振元衣钵，勤勉好学，尽得精传。宣志泉长期从事中医理论、临床及教育研究，在中医基础理论、各家学说、经络、伤寒热病诸领域颇多见解，对儿科疑难病的治疗亦颇具心得，其一生奠定并发展了"宣氏儿科"。中华人民共和国成立前后宣志泉系杭州中医学会常务理事，杭城十大名医之一。1949 年后他又积极投身于杭州公共医疗卫生工作。1956 年他受浙江省卫生厅之邀毅然关闭自己繁忙的私人诊所，放弃丰厚的收入，成为浙江省中医院首批受邀中医师之一。1963 年被浙江省卫生厅评定为全省第一批名老中医，是浙江省近代最著名的中医儿科专家之一。

1910 年 5 月宣志泉出生于杭州一中医之家，6 岁始入私塾，10 岁就读国学。年幼的宣志泉初窥国学之门径，虚心好学，手不释卷，循序渐进，几年后就熟读经史百家。在父宣振元（1875—1947）的教导下学习中医，经常侍诊左右，喜读《内经》《难经》，熟背《药性赋》《汤头歌诀》，渐次粗通医理，为一生习医生涯打下了坚实的基础，尤其推崇《医宗金鉴·幼科心法》《临证指南》《温热经纬》及《时病论》等书。稍长赴沪习商，年近 20 时因母病故，回杭守孝 3 年，受父亲影响弃商研医，从此改变了他的人生轨迹。宣志泉善治小儿时病杂症，如麻疹、疳积、惊风、咳喘、泄泻、癫痫等症，疗效显著。治疗急慢惊风既继承了宣振元的针刺推拿，又加强了中医辨治，内服丸散、汤药，大大提高了惊风的救治率，进而丰富和发展了宣氏儿科的学术内涵。20 余年来培养的中医学院学生不计其数。宣志泉一生诊务繁忙，不暇著书立说，只留下数万字的医案讲稿，十分珍贵，为后人继承、整理、发掘宣氏儿科留下了宝贵的经验资料。

宣志泉一生学无止境，潜心钻研医术，博采众长，不断吸取新知，推崇中西医结合，西为中用，精益求精，造诣深邃，擅长中医药治疗重危患者及疑难杂症，声名远扬，一生救治重危患儿无数，各地前来就诊者络绎不绝。宣志泉看病诊治还有一大特点，就是药剂用量很少，却常常能药到病除，且深得西医同行钦佩。宣志泉生前在杭州名望极高,可谓儿科大家,他的医术不仅得到广大家长的推崇,同时也得到中西医学界同仁的一致认可。

宣志泉不但医术精湛,医德更为人称道。他常说"医乃仁术""仁者爱人",医生要"先仁后术","先会爱人"才有可能成为一名好医师。丰厚扎实的理论学养、博学多识的儒学功底、活人无数的方药实践、能弈善文的艺文才情、厚德大义的济世仁心,是对一代鸿儒大医宣志泉的真实写照。

【学术思想】

一、审察疾病极其细微

宣志泉诊病,常俱灼见,这是与他临症察病细微、善于辨证有关。宣志泉常言:"小儿为哑科,不能言语,言则难信,全靠医生运用望、闻、问、切,仔细了解病情,才能言及辨证和疗效。"1957年宣志泉诊治上海一名7岁女孩,低热半年未退,原因不明。西医前后考虑"结核""败血症"乃至"暑热症",中医曾经用过养阴清热,甘温益气及清暑益气之法,低热始终未退。后该患者来杭特邀宣志泉诊治。宣志泉仔细询问病史,切脉观舌,认为低热虽有半年,但精神尚可,正气虽伤而未虚损,病初曾有感冒,目前尚无烦热、盗汗等阴虚内热之症,舌淡红,苔薄白。宣志泉考虑为邪伏少阳,采用小柴胡汤和解少阳以治之。张仲景之小柴胡汤原是治疗伤寒五六日病在半表半里,邪正交争而见"寒热往来,胸胁苦满,嘿嘿不欲食,心烦喜呕……"本病低热半年,病程已久,病起外感,日久未去,留于少阳,病在少阳,解表不能到达病所,清理难以驱邪,非和解之法,方能解之。在临床上宣志泉认为用小柴胡汤不必证证俱见,病机、病位相同,用之也可,则以柴胡、黄芩、半夏、太子参、青蒿等药治疗一周而热清,调治二周而愈。20世纪50年代后期,宣志泉发现治疗流行性乙型脑炎不及以往,根据当时辨证,流行性乙型脑炎的高热、抽惊、烦躁等"阳症"愈来愈不明显,而反应淡漠、喉中痰鸣、舌苔转白等"阴症"日趋增多,经过仔细观察,宣志泉认为这是西医采用"冬眠疗法"以致流行性乙型脑炎("乙脑")原有症状得以改变的结果,果断建议西医采用"亚冬眠疗法",并在中药治疗中加入温开痰浊之药,从而使疗效明显提高了。

二、宗法而不泥方,用药轻灵,药简效宏

宣志泉化裁古方而不泥方,宣志泉推崇《时病论》六十大法,认为六十大法可通治时病,化裁也可治杂病。宣志泉处方简洁,用药轻灵,看似平凡,但能起沉疴,救危急,这是先生熟知药性,剖析药方,善于化裁的结果。

【临证经验】

一、急慢惊风、慢脾风

（一）急惊风"惊风八候"的辨证

惊风一病,常出现抽风的各种证候,古人分"搐、搦、掣、颤、窜、视、反、引"八候。急惊风多为迅速发病,往往出现壮热、面赤、热甚动风、四肢抽搐、眼睛直视、啼哭无泪、颈项强直、痰鸣气促、唇口撮动、牙关紧闭、脉象浮数或紧弦、指纹青紫相兼。患惊风患儿具体表现风、热、痰、惊四症。治疗惊风有四个要点,治法要有次第,治搐先祛风,治风先利惊,治惊先豁痰,治痰先解热。上面所讲四法,其中有相互关系的,每一法中又有其不同之处。在清热法中有解肌透表和通腑泄热之不同;在镇惊法中有滋肾安神或镇惊之法;治风中又有息风和疏风之别,痰有痰浊与痰火之别,全在临床上善于灵活运用。

急惊风来势凶猛,多热盛所致,热盛生痰、生惊、生风,故以发热、昏迷、抽搐等为主症,治当去热为先,贵当神速,以免贻误病机;多法合用,救治及时,急惊十有五六能热减牙松,为内服汤药、清热治本创造条件。多法合治创救重危患儿的方法来源于宣氏儿科创始人宣振元,并得到了宣志泉的发展与完善。宣振元来于民间,聪明好学,自学成才,年轻时博览众书,广求名师,深受越医影响,在民间博采土方、验方,从而以推拿、针刺救治急惊风而驰名杭城。

1. **偏于风者** 缘由外感风寒,侵袭肌表,身有壮热,口中热气,胸闷不舒,或者呵欠,手足发掣,或有抽搐神昏,抽搐止后,神识转清,面色和精神状态如常,舌苔白腻或白薄,此乃热甚生风而成急惊。治当宣氏镇惊汤治之。

2. **偏于热者** 缘由感染温邪,温邪最易化热、化火,感染以后往往导致内陷厥阴,逆传心包。其证壮热不解,面赤气热,头痛腹胀,手足躁扰,甚则神识不清或昏迷嗜睡,或呕吐,手足抽搐,或牙关紧闭,甚则颈项强直,有反张之势,舌苔腻厚,或燥,脉象弦数而滑,此乃温热热盛动风之症。治当银翘白虎汤治之。

3. **偏于痰者** 缘由先受外感,内积痰热,痰热相搏,阻塞肺窍,而引起痉厥之症,其证身热不高,咳嗽不畅,或咳不出声,气喘痰升或有鼻煽,面色青白,神昏欲睡,舌苔白薄,脉象滑数,甚则发生惊厥之状。

4. **偏于食者** 缘由乳食不节,郁结肠胃(如吃闭气之物或生冷油腻),化热灼津,血不荣筋,导致肝风内动。又感外邪,气机阻塞。其证精神软弱,胸闷不舒,身热不高,或呕吐,或便泻,口渴面青,小溲短赤,舌苔腻厚,脉浮滑有力,突然发生抽惊,或昏厥之证。治当平胃散加减治之。

急惊风急救办法分作三个步骤进行:先用通关散以开窍取嚏(白痧散 3 克,

加蟾蜍 1.5 克,麝香 0.15 克,以上共研末和匀,吹鼻少数,取嚏为佳)。推拿方法:重刺激印堂、太阳、颊车、合谷。方法:先取太阳穴和印堂穴,用大拇指在印堂穴揉向上左右外旋,进入太阳穴七八次或 10 余次以发散止抽搐和止头痛。取颊车穴,用两手大拇指在颊车穴,四指向上扶头重按捺之。合谷穴两手虎口处用两指左右重按之以松牙关,使其开口。刺血疗法取穴:风府、大椎、印堂、少商、中冲、十宣穴用三棱针刺血少许。针刺疗法取穴:百会、人中、涌泉、合谷,均用毫针,刺 2～4 分,重刺激以清热、开窍、镇惊、开噤、安神。

（二）慢惊风

1. **慢惊和慢脾的辨证和诊断** 慢惊之症,为面色苍白,嗜睡无神,睡时露睛,头痛呕吐,抽搐无力,时作时止,或昏睡瘛疭(半边为多),头目摇动,痰鸣微喘,大便闭结,或微热肢冷或无热痉厥,脉弱乏力,此慢惊之候。慢惊起病缓慢,正气已伤,易虚实夹杂,必当审查病机,分清气、血、阴、阳、寒、热、虚、实。慢脾之症,为面唇青黯,昏睡露睛,额汗如珠,大便时泻,频呕清水,脾胃虚弱,手足微搐而无力,四肢厥冷,痰鸣气促,两目下陷,或有摇头脉象沉微,此乃慢脾风之候。中毒性消化不良属慢脾者,多气虚、阳虚,宜温中益脾以息风。流行性乙型脑炎、病毒性脑炎转变者,多邪气留恋,阴血耗伤,筋脉失养,虚风内动,当益肝肾、息风通络为主;结核性脑膜炎者气阴两虚,肝风内动,治当益气滋阴、养血息风以缓图功,如正确辨治,用药及时,或许也可十治三四。至于虚中挟热的证候,常见身热,口渴胸闷,气粗心烦,少寐,泛吐痰涎,神识昏迷,咳嗽不多,手足常有颤动,脉象细数而成惊风(属于慢惊)。

2. **惊风表证而知内脏所属** 两眼上吊,惊入于肝(目属于肝);睡中咬牙,惊入于肾(齿属于肾);夜啼不安,惊入于小肠(心与小肠相表里);喉间痰锯,惊入于大肠(肺与大肠相表里);睡中惊哭,惊入于三焦;面青乍白,惊入于胆;气喘口燥,惊入于肺;五心烦躁,惊入于脾;不时吐乳,惊入于胃;面赤弄舌,惊入于心。五脏绝症:爪甲青黑为肝绝;泄泻黑粪为心绝;唇口干黑为脾绝;鱼口直声为肺绝;眼目半开在肾绝;自汗、溢汗者为阴阳绝,以上临床症状以作参考。

3. **慢惊风的临床症状和治疗**

（1）慢惊前驱期(即发病期):缘由小儿禀赋虚弱,又染外感六淫之气,内伤饮食,或由重病,伤于中气,或传误之症均可成为慢惊(结核性脑膜炎)。其症初时有发热,头痛,呕吐,精神迟钝,胸闷不舒,咳嗽不畅,经过 1 周余,继而神疲嗜睡,大便闭结,手足偶有颤动,舌苔腻厚。又经过 1 周病情的发展,又出现头痛复作,呕吐又发,大便不解,神识昏迷,手足逐渐抽搐,并有擦眉抓头,颈项渐有亢进,甚则半边抽搐,此乃慢惊风之候。能在此时早期诊断,疗效较快,如病情正气不足,邪郁不达,引动肝风,发现手足抽搐或半边抽搐,那就是发展到第二期。治当达郁宣窍,息风化痰法。

（2）慢惊抽搐期：此期由上面症状转变而来,或治疗不当而成抽搐之症,经过二三周来呕吐头痛复发,神识逐渐昏迷,嗜睡不醒,肝风内动,并有颈项强直,有反张之势,或半边抽搐,智觉失司,大便闭结,瞳孔大小不等,两目上视或斜视,舌苔白薄或浊腻。治当扶正祛邪,滋阴息风法。

（3）慢惊瘫痪期：病经日久,元气受伤,神识不清,牙关紧闭,吞咽困难,强直性抽搐,角弓反张,嗜睡昏迷,呼吸低弱,瞳孔散大,汗出较多,舌质红或起浊腻(如粉样),四肢有瘫痪之状,此乃成晚期之症。治当平补三阴,养血舒筋之法。

（4）慢惊风针灸治疗：取穴于合谷、中脘、章门、气海、天枢、足三里、行间。

取府会之中脘及阳明经之合谷、足三里培补脾肾,以扶后天之本,取脾之募穴章门以温补脾阳,取气海培元调气而助健运,取大肠经募穴之天枢,灸之能温调肠胃之虚寒,助运化而治便溏,行间为肝经之募穴能息肝风。

（三）中毒性消化不良（慢脾风）

小儿消化不良是儿科常见,又属重要疾病之一。轻者只有腹泻或伴有呕吐,重者更有脱水、中毒与衰竭等危重现象。前者称单纯性消化不良,后者称中毒性消化不良,中医治疗单纯性消化不良具有满意疗效,已为大家所公认,文献报告也非少数;而中医治疗中毒性消化不良,有所报道,但为数不多。宣志泉在临床治疗确诊为中毒性消化不良,不仅在配合西医治疗上提高疗效,并且以中医单独或中医为主(西医只配补液)治疗,也有良好疗效,今将临床治疗简介如下。

中医学中,虽无中毒性消化不良之名,但根据临床症状,认为属于"慢惊"与"慢脾"范畴。中毒性消化不良,虽有一起病即出现中毒症状者,但大部分还是由单纯性者发展转变而来,导致内脏功能衰竭与神经系统中毒等症状。正与中医学上认为吐泻后,引起脾胃衰败,木乘土衰之"慢惊"与"慢脾"有类似之处。如钱乙云："慢惊或吐泻,或只吐不泻变成脾胃虚败,遍身冷……手足瘛疭,昏睡露睛。"《医宗金鉴》云："每因吐泻伤脾胃,闭目摇头面唇青,额汗昏睡四肢冷,舌短声哑吐澄清。""慢脾"之名大概起自明清,明清之前同属"慢惊",故钱乙不提慢脾而言慢惊。然而慢脾与慢惊也包括其他许多疾病。

慢脾风临床分型与治疗如下。

1. 邪实内滞型

（1）偏湿型主症：大便稀水,一泄如注,胸闷呕恶,腹满肠鸣,神疲纳呆,两目微陷,小溲短少,口渴不欲饮,或不渴,舌苔白腻,脉濡数,治当化湿和中分运。

（2）偏热型主症：泄泻黄水或溏薄,大便腥臭黏稠,身热有汗,口渴喜饮,溲赤而少,烦躁不安,二目下陷,舌苔黄腻而质红,脉数。治当清热化湿分运。

2. 脾胃虚败型

(1) 伤阳型主症：(慢脾)吐泻不止,脾胃两伤,二目下陷,前囟低落,气怯声低,呼吸微弱,面色苍白,精神软弱,四肢不温,甚则肢冷汗出,手足瘛疭,大便溏泄,完谷不化,口不渴,舌淡无华,脉沉迟无力。治当扶阳补脾法。

(2) 伤阴型主症：除吐泻外,尚见目陷肤干,烦躁不宁,身有微热,睡时露睛,四肢微抽,口渴喜饮,小溲短少,口干唇红,舌绛少津或口舌生糜,脉细数。治当养阴益脾。

以上所述各型,均可以生姜、糖、绿茶煎汤代水口服,少量多次喂服。盖姜能止呕和胃,糖能和胃,茶能生津,并防脱水。

二、新生儿疾病治法简介

1. 新生儿一般感冒　是指一种常见的急性上呼吸道病毒性感染性疾病,多由鼻病毒、副流感病毒、呼吸道合胞病毒、埃可病毒、柯萨奇病毒、冠状病毒、腺病毒等引起。多呈自限性,大多散发,冬、春季节多发,季节交替时多发。

主症：鼻塞有涕,咳嗽有痰,纳乳减少,时有吐乳,腹胀便溏,或大便干结,睡时哭吵。治当祛风解表,调中安神。

2. 脐风(新生儿破伤风)　是新生儿断脐后不慎感染破伤风杆菌引起的一种急性传染病。其主证唇青,口撮,牙关紧闭,四肢抽搐,角弓反张,口有泡沫,啼声不出,不能吮乳。历代有"七日风""噤口""噤风"之称。现代由于卫生条件的改善,已基本消失,今介绍此病是为了让后学者了解中医学的丰富内涵,增加治疗方法。

主症：唇青口撮,牙关紧闭,四肢抽搐,角弓反张,口有泡沫,啼声不出,不能吮乳,指纹青紫。治当息风宣窍开口噤法。

3. 脐湿　脐中湿润不干的称为"脐湿"。多因洗浴不慎,被水浸渍,又未及时擦干,或因尿布过分潮湿,久侵脐部而成。

主症：脐带脱落后,脐部仍见液体分泌,浸渍不干,或微红肿突。治当收敛固涩。

4. 胎黄(新生儿黄疸)　新生儿黄疸,多因孕母素体湿盛,或因过食辛燥、香燥之品,湿热郁蒸,遗与胎儿,或因胎产之时,出生之后婴儿感受湿热邪毒,郁结中焦。轻者,出生1周内逐渐消退,不必治疗。重者,尤其是早产儿往往黄疸较重,可以服用中药,疗效较好,但新生儿溶血及遗传代谢性疾病引起的黄疸,不在此列。在临床上,宣志泉把新生儿黄疸分为轻症及重症来进行辨证论治。

轻症：症见皮肤面目发黄,小便黄赤,纳乳及精神尚可,舌红苔薄黄。治当清热利湿退黄;重症：症见黄色逐渐加深,伴有发热,精神较软,或有烦躁,胃纳不佳,大便色白,小便短赤,甚则腹部胀满,按之有块,舌红苔黄腻。此乃合成阻塞性黄疸。治当清热解毒利尿,佐以理气。

5. **赤游风** 赤游风,又名赤游丹、丹毒,顾三个病名之意以皮肤色赤如丹,形如云片,游走不定,多为邪毒内侵。本病发病迅速,变化急剧,极易内扰神明,引动肝风,故病名中除含有"赤""丹""毒"三字外,尚有"游""风"二字。

主症:本病初起身热,啼叫不宁,或有惊惕,肌肤出现红晕,有如涂丹,先发一处,后及全身,游走不定,一般胸腹流于四肢者为轻,自四肢流入胸腹者难治。治当清火凉血解毒法。

6. **鹅口疮** 为口腔、舌上黏膜满布白屑,状如鹅口的一种病症。因其色白如雪片,又名"雪口"。轻者可分布在舌上、颊内、牙龈或上唇、上腭,重者可蔓延至咽喉,影响吮乳及呼吸。本病多因小儿体质虚弱,特别是新生儿、婴幼儿营养不良、消化不良、病久体虚及高热后感邪发作,故为新生儿、婴幼儿常见之疾。

主症:口腔满布白屑,又见面赤唇红,烦躁不宁,时有啼哭,口干而渴,便秘尿赤,舌红脉数指纹浮紫。治当清泻心脾积热。

7. **吐舌、弄舌、木舌、重舌** 婴儿不断地把舌头伸出唇外,慢慢收回,称为弄舌。舌体肿大,板硬麻木,难于转动,称为木舌。舌下连筋处肿出,形如小舌,称为重舌。舌部的病变多属心脾二经所致,因为舌为心之苗,口为脾之窍。若心脾积热,火热循经上行,势必熏炽口舌,从而发生舌体为病。

主症:以伸舌、弄舌或舌体肿大板硬,难以转动,或舌根红肿胀突形为小舌,并兼有哭吵不安,不能吮语,并可见壮热、面赤、唇红、口干,小便短赤,大便干结。治当清心泻火,解毒安神。

8. **夜啼** 夜啼一症是婴儿白天安静如常,一到夜间便间歇性啼哭,时哭时止,达旦方止,故称夜啼。由于夜间啼哭使小儿得不到应有的睡眠时间,一可影响小儿的生长发育;二可扰人以致全家不安;三夜间啼哭总有不安或不适之处。因而寻找引起夜啼之原因,十分重要。

一般来说,小儿饥饿,惊恐,尿布潮湿,过冷,过热等都可引起夜啼,此时若喂以乳食,安抚亲昵,更换潮湿尿布,调整衣被厚薄后,啼哭可很快停止,不属病态。夜啼也可在小儿感冒、咳喘及口疮、肠痉挛、肠套叠等疾病时发生,仅需治疗原发病。

小儿夜啼,在临床上有心经积热与脾胃虚寒二型。但以前者为多,后者往往继发与肠胃疾病之后,故重点介绍心经积热型及惊恐型。心经积热主症:哭声响亮,烦躁不安,面赤纯红,口热,腹胀,尿赤便溏,舌质红,苔黄,指纹淡紫。治当清心导赤,佐以安神。惊恐啼哭主症:夜间突然啼哭,时哭时止,睡时惊惕不安,面色乍青乍白,指纹色青。治当镇惊安神。

9. **胎惊** 胎惊又名胎搐,是指百日内突然出现惊搐、痉厥症状的突发性疾病。在过去胎惊是新生儿常见病,现在随着妊娠保健工作的完善,分娩时技术的提高,本病的发病率已明显降低,但是仍有发作,值得重视。本病临床包括出现惊厥的新生儿败血症及部分手足搐搦症(后者将立题另述)。

中医学认为本病是因其母怀孕时为七情、惊恐、郁怒所伤或母食酸、盐过多(指饮食异常)影响于胎儿。或因生下后伤乳感风所致,或因高热,热极生风而成惊搐也不在少数。正如《幼科发挥》所云"初生月内小儿非脐风,即胎惊也"。

主症:胎惊,初起每多发热,啼哭不止,涎潮呕吐,乳食不进,旋则四肢抽搐,牙关紧闭,囟开腮缩,或面青颊赤,甚则角弓反张,手足挛急,心神昏暗,目睛翻转,病属严重,每多不治,舌红苔白,纹青紫。治当祛风化痰,镇静安神。

10. 盘肠气痛(肠套叠、肠扭转) 盘肠气痛一症,往往突然发病,腹部绞痛,弯背曲腰,干哭无泪,哭声如鸦鸣,面色青白,皱眉不乳,或恶心呕吐,吐出乳块及胆汁,晚期可以吐出粪块(说明肠道内有梗阻),肢冷汗出,大便闭结或见血便。本病是婴幼儿时期最常见的急腹症之一,以4～10个月的婴幼儿最易发作,目前以手术治疗为主。宣志泉根据民间单方,先予生菜油一两灌服,继而内服汤药,只要辨证正确,抓住时机,往往能解除病痛,免除开刀之苦,现介绍如下。

主症:突然发病,腹部绞痛,弯背曲腰,干哭无泪,哭声如鸦声,面色青白,皱眉不乳或口吐涎沫,继而胆汁粪块,舌淡苔白纹紫。治当温运调气,润下通腑。

11. 婴儿手足搐搦症 婴儿手足搐搦症,又称佝偻病性手足搐搦症或佝偻病性低钙惊厥。从临床表现和体征来看与"风痫"相似。风痫者,由风邪外袭而见手指如数物之状,多由气血不足致肝失所养,肝虚则内风易动,每因外感风邪,如感冒发热时,内外之风相合而发病。肝主筋,筋失血养则发作时手指屈而不能伸。西医认为本病因维生素 D 缺乏而甲状旁腺又不能代偿,使血清钙降低,致神经肌肉兴奋性增高,出现全身惊厥,喉痉挛和手足搐搦。

主症:症见乳婴儿全身抽搐及喉痉挛。1 岁以上较大婴儿则出现手足痉挛,抽搐多突然发作,全身惊厥,严重时神志不清,眼球上翻,大小便失禁,双手握拳,四肢呈节律性抽动,持续数秒至十几分钟,每日发作次数不等,少则数次,多则10 余次,无发热,发后一切如常。喉肌痉挛时引起吸气困难,严重时可使呼吸停止,须引起高度重视。治当安神息风,镇惊化痰。

三、温病

(一) 温病临床治疗二十二法

1. 卫分

(1) 风温邪入肺卫

症状:发热,微恶风寒,无汗或少汗,头痛,咳嗽,口微渴,苔薄白,脉浮数。

治法方药：辛凉解表——银翘散加减。

（2）风邪袭肺

症状：但咳身不甚热，口微渴，苔薄，脉浮。

治法方药：辛凉轻透风热——桑菊饮。

2. 气分

（1）热郁胸膈

症状：身热，心烦懊恼，坐卧不安，舌苔微黄，脉浮数而缓。

治法方药：清营透邪，达邪外出——栀子豉汤。

（2）温热壅肺

症状：身热烦渴，汗出，咳喘，或有鼻煽，气急痰鸣，脉数苔黄。

治法方药：清宣肺热——麻杏石甘汤。

（3）痰热阻肺，腑有热结

症状：潮热便秘，喘促不宁，痰涎壅滞，脉在寸实大。

治法方药：宣肺化痰，泄热攻下——宣白承气汤。

（4）痰热结胸

症状：面赤身热，渴欲凉饮，胸脘痞满，按之疼痛，呕恶便秘，苔黄滑，脉洪数。

治法方药：清热化痰开结——小陷胸加枳实汤。

（5）热阻胸膈，微见腑实

症状：身热不已，烦躁不安，胸膈灼热如焚，唇焦咽燥，口渴便秘，舌心干，四边色红，苔或黄或白，脉浮滑而数。

治法方药：清上泄下——凉膈散。

（6）热在阳明，无形热甚

症状：面赤身热，恶热心烦，汗大出，苔黄而燥，渴欲凉饮，脉形洪大，按之愈甚。

治法方药：清阳明气分之热——白虎汤。

（7）热在阳明，有邪热结

症状：日晡潮热，时有谵语，大便秘结，或纯利稀水，腹部按之作痛，舌黄而燥，脉沉实有力。

治法方药：攻下清热——调胃承气汤。

（8）肠热下痢

症状：下痢，色黄热臭，肛门灼热，腹不便痛，苔黄脉数。

治法方药：苦寒清热化痢——葛根芩连汤。

3. 营分

（1）热灼营阴

症状：身热夜甚，心烦燥扰，甚或时有谵语，斑疹隐隐，口反不渴，舌质红绛无苔,脉细数。

治法方药:清泄营热——清营汤。

（2）肺热发疹

症状:身热,咳嗽,胸闷,外发红疹。

治法方药:宣肺泄热,凉营透疹——银翘散去荆芥豉。

（3）热陷心包

症状:灼热,咳喘,神昏,谵语,或昏聩不语,舌蹇肢厥。舌红,脉数。

治法方药:清心开窍——清营汤加减。

（4）逆传心包

症状:灼热,神昏谵语,或昏聩不语,舌蹇肢厥。

治法方药:清心开窍——清营汤送服安宫牛黄丸或至宝丹、紫雪丹。

（5）热入心包,兼有腑实

症状:身热神昏,舌蹇肢厥,便秘。腹部按之硬痛。

治法方药:清心开窍,兼攻腑实——承气汤加减。

（6）热甚动风

症状:身热壮盛,手足躁扰,甚则瘛疭,狂昏惊厥,舌红苔燥无津,脉数。

治法方药:清热息风——羚角钩藤汤加减。

（7）肝经热甚,引动肝风

症状:身热壮盛,头晕腹胀,手足躁扰,甚则瘛疭,狂昏惊厥,舌红苔燥无津,脉象弦数。

治法方药:凉肝息风——羚羊勾藤汤。

（8）阳明无形热甚,引动肝风

症状:壮热如焚,口渴欲凉饮,手足瘛疭,甚至足弓反张,苔黄而燥。

治法方药:清泻胃热,凉肝息风——白虎汤加减。

（9）阳明腑实,引动肝风

症状:高热不退,口干而渴,面色红赤,四肢抽搐,大便干结,按之有块,舌红,苔黄燥厚。

治法方药:凉肝攻下——自拟凉肝方加减。

（10）心营热甚,引动肝风

症状:灼热肢厥,神识昏迷,手足瘛疭,舌质红绛。

治法方药:清心开窍,凉肝息风——清宫汤加羚羊角、钩藤、牡丹皮。

（11）热烁真阴

症状:心中烦,不得卧,身热,苔黄,舌红,脉细数。

治法方药:清热育阴——黄连阿胶汤加减。

（12）阳亢阴虚

症状：心中烦，不得卧，身热，苔黄，舌红，脉细数。

治法方药：清热育阴——黄连阿胶汤。

（13）肝肾阴伤，真阴欲竭

症状：身热面赤，手足心热甚于手足背，口苦舌燥，或神倦耳聋，脉象虚大。

治法方药：滋阴养液——加减复脉汤。

如因误治，汗之不当，而兼汗出无所主者，则不独阴液亏虚，而心气亦受损伤，应当滋阴镇摄，可用救逆汤；若下之不当，而阴液下泄，兼见大便微溏，则宜滋阴固摄，用一甲复脉汤治之。

（14）虚风内动

症状：手足蠕动，甚或瘛疭，心中憺憺大动，神倦脉虚，舌绛，苔少，甚则时时欲脱。

治法方药：滋阴养血，平肝息风——三甲复脉汤。

以上二十二法是宣志泉在临床上对温病的分类与治疗大法，简单实用，而易分辨，在临诊时，证与证之间常有关联，如遇兼证者，可互相考虑，配伍加减而治之，如能融会贯通，温病的治法，就将更加完善。

（二）风温（风温袭肺）

风温一症多因春季气候过暖或冬季应寒反温。素体不足之人，腠理失于致密，更易感受风热之邪所致。发于春季的为"风温"，发于冬季的为"冬温"，故陈平伯云："风温为病，春月与冬季为多，或恶风，或不恶风，必身热，咳嗽，烦渴。"陈氏所云不但指明了本病的发病时间及风温初期以身热、咳嗽、烦渴等肺经病证的临床特点。此因"温邪上受，首先犯肺"，肺合皮毛，通于卫气，故感邪后出现肺卫之证。

风温属新感温病，故初期病位在肺，如果肺卫之邪不解，其传变有二：一是顺传，由表入里，由浅入深，由上而下；按照温病传变规律，由卫入气、入营、入血逐步转入。二是逆传心包，凡病者，津液转亏，感受病毒较重，或治疗不当，肺卫之邪，不经气分而直侵心包，风为阳邪，善行速变，故小儿风温更易逆传心包，同时小儿外感风温病毒容易挟痰，痰热相搏，引动肝风，而成抽搐惊厥之证。

风温一症，包含了现代医学的流行性感冒、支气管肺炎、支气管炎、大叶性肺炎等多种疾病，现仅就风温袭肺（支气管炎）的分型与变化加以介绍。

（1）风温客表，邪袭肺卫

主症：发热，微恶风，无汗或少汗，头痛胸闷，咳嗽不畅，口微渴，苔薄白，脉浮数。治当辛凉解表，清宣化痰，以桑菊饮加减。

（2）温热壅肺

主症：壮热烦渴，汗出，咳嗽，气喘痰鸣，或有鼻煽，脉数，苔黄。治当清热，泻肺,涤痰,以麻杏石甘汤加减。

（3）热陷心包

主症：灼热、咳喘、神昏、谵语，或昏聩不语,舌蹇肢厥。治当清心开窍,以自拟方加减。

（4）邪搏厥阴,引动肝风

主症：身热壮盛,头晕胀痛,手足躁扰,甚则瘛疭,狂乱痉厥,舌红苔燥,脉弦数。治当清热息风凉肝,以经验方加减。

（三）春温（流脑）

1. 病因　中医虽无其名,但其病称谓温病,亦称谓温疫,其症多发于春夏之交,外受温毒时邪,由口鼻而入,其发病过程及传变的机制,由卫分传入气分、营分、血分,但亦有逆传心包,径入营分的。

本病是严重的传染病,是热毒炽盛,伤津耗气,故病情表现多属实证,闭证,并最易伤于心营,但本病发病急剧,传变迅速,故卫分见证,往往为期短暂,迅即传入气分,或营分,甚则进入营血,又或气分与营分证候同时并见。从脏腑经络的受病情况来看,则以心、肝、胃三经的见证为主,故本病的主症以高热、头痛、呕吐、抽搐、项强,甚则出现紫癜等见证。

2. 症状与治疗

（1）邪在卫分

症状：突然发热,微恶风寒或但热不寒,面赤自汗,头痛嗜睡,口渴,或渴而不引饮,唇红略干,舌苔白腻或微黄,脉浮数。治当辛凉散邪,息风解毒,拟银翘散加减。

（2）邪在气营及血分

症状：高热、多汗、头痛剧烈、时有呕吐、口渴引饮、心烦昏迷、时发谵语、颈项强直、手足抽掣,大便燥结,小溲黄赤而少,舌苔黄腻而干,脉象洪大有力。治当清热解毒,息风开窍,拟金银花、连翘合白虎汤加减。

（四）暑温（流行性乙型脑炎）

本病在我国地区每年在 7—9 月份流行,以 8 月为发病最广,这个时期的气候,正是小暑—大暑—立秋的节令,湿热正盛,引用中医对"暑温""暑风""暑厥"等症。此病每多由高热而致"抽惊""昏迷"之症,而西医病名所称的"流行性乙型脑炎"（简称"乙脑"）,也多属于此类证象,因此近世有人认为"暑温"一病就是西医的"乙脑",此说未免有笼统。因为中医所称的"暑温"包括范围较广,它不是仅仅代表着西医的"乙脑",不过在暑温的某些阶段的症状与"乙脑"的症状是很相似的,故中医的"暑温"可包括西医所称的"乙脑"在内,如果把"暑温"仅看作"乙脑",不免狭小了"暑温"范围。只要掌握了温病学说的辨证论治规律,不仅能够治疗"乙脑",其他传染病亦无不可治(附注对小儿急惊风包括"乙脑"在内)。

"乙脑"发病的一般规律,大多从发热开始,继而出现头痛、恶心呕吐、嗜睡、烦躁、谵语、痉厥、昏迷、抽惊、头汗多、呼吸浅表、颜面口唇发绀等一系列症状。所以在临床治疗"乙脑"可分为三个主要症状,如发热、抽惊、昏迷,在发病过程中直接或间接威胁生命,影响预后,正确处理初诊,积极采取有效措施。消除上述三个主要症状,是提高本病治愈率的先决条件。

1. **高热** 是"乙脑"病程中一个主要症状,也是首先出现的症状,因为"乙脑"属于"暑温"的范畴,所以高热为必有之症。同时由于"乙脑"有严格的季节性,因此属于"暑病"的范围,所谓"先夏至日为病温,后夏至日为病暑"。但暑证兼湿与热,热胜于湿,和邪热化火三个证候,这些证候如果适当处理,其病可能顿挫,不致转为"抽惊""昏迷"。若病邪重,体质差或治疗不及时,则往往伴有抽惊、昏迷濒危症状。换一句话说,对高热主症如能适当处理,则事半功倍。否则俟抽惊昏迷等证毕露,即使救治,也是事倍功半的。

(1)属于湿胜于热者:症见高热无汗或少汗,口渴不欲饮,神疲嗜睡,颈项微强,呕恶胸闷,或吐或泻,舌苔白腻或黄白相兼,此乃暑温夹湿,湿重于热,湿遏热伏,昏蒙欲闭。治宜芳香化浊,辛凉清热法。用藿香、佩兰、广郁金、鲜石菖蒲,芳香开窍并化中焦之湿;连翘、石膏、豆卷清暑解表,佐以钩藤以息风,鸡苏散暑天之助药,再加玉枢丹解表辟秽,治疗"乙脑"初起偏于湿者有一定之作用,使邪从外泄,气机得宣,遂无闭厥之患。但湿为阴浊之邪,非若表证一汗而解,里热一凉而退或里实一攻即除,所以湿证"忌凉""忌下",否则愈治愈坏,不可不慎。

(2)属于热胜于湿者:症见高热有汗,口渴引饮,烦躁或嗜睡,颈项微强,或呕吐头痛,舌苔黄腻,脉洪大而数,此乃暑温热甚,表邪已罢,里热炽盛,邪在气分,未曾动风之症。治拟白虎加银翘汤加减治之。治疗"乙脑"初起,高热不解,传于阳明,故用石、知、翘、银、青以清热解毒,石菖蒲、郁金芳香开窍,佐以钩藤、竹黄息风化痰。"乙脑"之证邪势严重,防其热甚动风,或陷入心包,加用紫雪丹以清心开窍,息风之作用。在临床上治疗"乙脑"初起有一定的疗效。

(3)属于邪热化火者:症见高热不退,极度烦躁不安或狂妄谵语,面赤目赤,大便秘结或干燥,小便黄赤而短少,舌尖红绛,或苔黄或浊腻,此乃暑湿、暑温悉从火化,"所谓温者热之渐,热者温之甚"。火者,热极所致;火热,逼迫营分,气血两番,消烁津液。治宜三黄石膏汤治之。用黄连、黄芩、黄柏、栀子以苦寒直降里热,石膏、知母、连翘、金银花、青蒿以清阳明里热之功,使其火热降泄;恐其热甚伤津,佐以玄参以生津,瓜蒌、火麻仁润腑通肠之能。再加紫雪丹以清心开窍,息风之助,以达到腑通热退之效。

2. **抽风(抽搐)** 抽搐也是"乙脑"常见症状,病情较为严重,古代称为"痉病"，后世称为"惊风"，也有称为"暑痉""暑风"等病名。按其抽风性质来说，大致可分外风与内风，外风指邪在表，内风指邪在里。在里又有实风(邪陷肝经)，虚风气血二亏，实多虚少(心火有余)，虚多实少(水不涵火)和邪恋经络(后遗症)之别。所以这些病的现象，往往是先后出现，彼此相关，互为因果的。

（1）属于暑温抽风者：症见发热恶风，汗多或汗少，头痛、项强、呕吐、身形拘急，呈强直性的抽惊，面赤口渴，胸闷，心烦，舌苔白薄或兼黄，脉浮数，此乃暑温，热甚生风，出现抽搐。治以清热达邪，息风化痰为主。用金银花、连翘、青蒿、石膏、芦根以清暑解毒，加以全蝎、钩藤、天麻息风止痉，佐以天竺黄、白僵蚕、石菖蒲之开窍化痰，再配合紫雪丹的清心开窍之助。

（2）属于暑温传于肝经者：症见壮热如烦，神志不清，烦闷燥扰，手足瘛疭，目球窜动，面赤舌绛或舌焦起刺，夹痰浊者，舌苔灰干，脉弦而数，此乃暑温传入厥阴，热盛生风而成抽搐之证。治宜：清热凉肝，息风化痰法。以羚羊钩藤息风散配合清热开窍之品，加用至宝丹偏于开窍，用于神昏较重者，使得邪热消退，筋脉得以濡养，其痉厥自止。

3. 昏迷　是"乙脑"濒于危重的一种症状，往往先出现高热，继而昏迷，也有先出现高热抽惊，旋即陷入昏迷者。从昏迷性质来说，不外乎热与痰，属于内闭之证候。其病变部位在心包，盖心主神明，受邪则神明无主，主不明，则十二官危，同时由于正不胜邪，出现内闭外脱。从临床分析来看，死亡病例中，十之八九属于内外脱的。

（1）属于热传心包者：症见半昏迷状态，伴有烦躁、谵语、壮热不退，或肢厥(热胜厥深胜)，必胸腹灼热如焚，舌质绛，苔黄糙，脉数有力，此乃暑温热迫心营，防其内闭之变。治宜芳香开窍，辛凉清热。

备用丸散：紫雪丹，至宝丹，安宫牛黄丸。

（2）属于浊痰蒙阻心窍者：症见深度昏迷，伴见口噤不语，或发热不甚，或似睡非睡，神智朦胧，干恶欲呕，舌苔白腻或厚腻而润，脉象多滑，此乃暑温痰浊内蒙清窍，治宜温开痰浊为主。

备用丸散：苏合香丸，猴枣散。

（3）属于内闭外脱：症见神昏、谵语，甚则昏厥，发痉，或不语如尸，闭目舌强，脉象微细，临床出现内闭外脱者当呼吸短促，躁不得卧，面色灰白。以参附汤急救之或配合苏合香丸治之。

综上所述，高热、抽风、昏迷，是"乙脑"病情严重反应，这三大症的出现，程度有轻重的不同，临床必须以突出者，进行辨证施法治，但是三大证候，有其相互关系，如果同时出现或相继转变者，就必须分清主次，或双方兼顾，才能使病情缓解。此外"乙脑"病情危急刻不容缓，必要时应该配合中西医共同抢救，如吸痰、吸氧、输液、鼻饲等抢救工作,使其更近一步提高疗效。

（五）湿温

湿温系属温病范围之一,亦属湿热,多发于长夏秋初,湿土当令之季节。《内经》上有"秋伤于湿",吴鞠通曰:"湿热者,长夏初秋,湿中生热,即暑病之偏于湿者也。"或谓:"长夏多阴雨,得日气煦照,则湿气上通,袭入肌表,着于经络,即成湿温。"综上所述,本病的成因主要是感受时令湿热之邪。

1. 病机　一般来说,中气实则热重于湿,病发于阳明,胃肠为主,每兼厥阴风木;中气虚则湿重于热,病发太阴,脾肺为多,每兼少阳三焦。至其表现,有湿重于热,热重于湿,湿热兼重,湿遏热伏等各种类型;同时又有病在气分、营分、血分之不同及挟痰、挟食等区别,所以在辨证上要辨其湿与热,在气在营,有无兼挟,对症治疗,随其策应,方能获效。湿热古人谓之黏腻之邪,一时不易肃清,故湿温特点:发病较慢,病程缠绵,若治不得法,则变化多端。

2. 辨证论治　初起是微恶寒,身热,继而但热不寒,尤于午后为甚,虽见微寒,但热不退,全身沉重,精神倦怠,胸闷食减欲呕。如湿热郁蒸不化,则兼有化痞或瘖疹俱出。由于患者体质不同,受邪有轻重,以及化热等不同因素,临床表现也就有偏湿、偏热等不同类型。

（1）湿热并重:症状见身热较高,多自汗口渴,身重作痛,脘腹作胀,大便不爽,苔白滑,或微黄,脉象模糊或濡滑,此乃湿热之邪,郁于卫气之间所致。治当宣化畅中,清热利湿。

（2）热重于湿:症状见身热较高,神烦渴饮,口秽较重,胸脘热满不舒,溲黄或短赤,大便秘结,苔见黄腻,或秽腻,脉象滑数,这都是热邪偏重,胃热熏蒸,邪气交并所致。以大便多,口不干,腹部胀满,舌苔黄腻根厚,脉沉实,此乃湿热与食滞互蕴肠胃,失其通达也。治当清热苦降,凉解透邪治之,以清热为主,化湿为辅。

（3）湿重于热:症状见身热不高,口不引饮,或渴喜饮不多,胸闷欲呕明显,或神沉嗜卧,面色淡黄,大便溏薄,苔见白滑或白腻,如湿浊过重,也有苔白腻满布,脉弦细而濡。主要是脾肺气机失宣,不能运化湿邪所致。治当芳香化浊,清热利湿。

（4）湿温郁结化痞:症状见身热烦渴,汗出,神倦,纳差,便溏,全身发出白痞,舌红苔黄腻,脉滑数。治当达邪化痞,清泻湿热。

（5）湿温酿痰,蒙闭心包:症状见高热神昏,头昏作胀,时有呕恶,喉间有痰,口渴尿少,舌苔白腻,脉濡滑。此湿热之邪日久不退,内陷包络,蒙闭心包,以致神昏作胀,喉间有痰。治当宣窍化痰,清热解毒。

（6）湿温化燥,邪入营血:症状见灼热烦躁,便下鲜血,或皮肤发出赤斑,丹疹,舌红绛,此乃湿温化燥,邪入营血,灼伤阴络,引起便血、发斑,均属危候。治当清热凉血。

四、麻疹的临床治疗

(一) 麻疹的来源

麻疹是小儿常见的急性传染病之一,主要由于本病在发病过程中遍身外发红色疹点,状如芝麻颗粒而得名。麻疹一病多见于半岁以上的小儿,多流行于冬、春季节(夏秋有时亦发生),传染性很强。历代医家对麻疹有较深入的研究,积累了不少实践经验。关于论述麻疹的著作亦属不少,其中如《麻科活人全书》《治疹全书》比较全面,可作为参考。

(二) 麻疹一日三潮的分析

麻疹初出之时,由气载血,运达于表皮,粒粒如麻甚则叠肿,多则成片,所以麻疹在发疹的先后程序及退疹的现象,有一日三潮、三日九潮、三日大潮、三日小潮之说。在麻疹初现,从头面腰背而起渐至身体,以及四肢。潮时疹脚粒粒肿起皮上,三日九潮方完。潮完则气送毒从皮毛窍而散,血留肌表,渐归经络,红点以潮而退,头面先潮,色先淡,身腹后起,色后淡,这说明了发疹期及疹回期的情况。

(三) 常见并发症

麻疹的并发症,缘由为护理不当或饮食不慎重感风寒,因此出现连症变症,在临床上常见的分为十二类型如下。

失潮身热不解、喘息鼻煽、谵妄生风、咳嗽咽痛、失瘖、泄泻神怠、痢疾、衄血、口糜、频咳不已、走马牙疳、肝盲眼。

(四) 五轻九重十危之百辨证分析

1. 五轻　或热或退——疹出即澈者轻;身热微汗滋润气不甚粗,疹出必轻;淡红润泽,疹点头面较多,肢体匀出者轻;上呕下泻,纳食如常,肢腰体和者轻;麻疹透发三日而渐收隐者轻。

2. 九重　鼻出血者重(肺热上升则出鼻血,其疹出必多,因此麻疹较重);初出手足心如大热者重(手足心大热因有内热者,所以出疹较重);气喘鼻干者重(肺先有热而疹出不清,或色焦燥因此较重);颜面不出者重(因麻是阳证,要阳面出疹多于阴面,才是轻症,反之则重);初出手足如冷水者重(因四肢属脾,肢冷脾阳不足,疹不易出,所以较重);疹点红紫黯燥者重(麻疹色见红紫黯燥,是火毒重疹出必多,因此较重);咽喉疼痛不食者重(胃气不足,纳食不利,因此较重);热积大肠而变痢疾者重(如麻疹出时合并痢疾出疹不易故重);夹斑,夹痘,夹丹毒者重(有兼夹之症者重,疹子不能照顾到)。

3. 十危　黑黯干枯之疹,点一出即没者危(麻疹一出即没而见干枯,表示热毒太甚）；气喘心前吸引者危（抬肩呼吸是肺气将绝则危）；鼻煽口张，两目少神者危（张口呼吸又加神散此乃心绝，口开则心绝）；鼻青粪黑者危（脾败则绝）；当前牙齿焦黑者死（麻疹热毒内攻，唇焦紫黑，此乃脾胃大毒所伤）；走马牙疳穿腮齿落者死（胃热成牙疳，齿落胃绝者危）；发后泻痢不止者死（是发后内陷，日久不止，脾阳已败）；麻疹不出而喘逆者死（麻疹不出而见喘逆，是肺被热刑，不能出疹，易于骨厥）；麻疹热毒内攻，循衣摸床，谵语神昏者危（热入心包）；变成黑斑者死（胃热黑斑，红轻紫虚黑危）。

（五）辨证施治

1. **初热期（一般 3～4 日）** 主症见身体发热，乍热乍凉，微恶风寒，时有喷嚏，咳嗽不畅，两目赤肿，多泪羞明，眼泪汪汪，倦怠思卧，食欲不振，小便短黄，或有呕吐、泄泻等证，舌苔薄白或微黄。此期后阶段所在发际，耳后红脉出现，腰间可见少数红点隐现，同时口腔黏膜比较红赤，在贴近第二臼齿处可以出现微小灰白色的点粒，如针头大小，周围绕以红晕（称柯克氏斑），这是早期诊断的要点。治当辛凉透表为主。方以宣毒发表汤加减。

2. **见形期（一般 3 日左右）** 本阶段为本病的主要阶段，其主要症状是发疹，所以必须及时注意疹点外发的程序、点粒和色泽。故对本阶段疹的辨证施治在整个病程中是重点。

主症：身热逐渐增高，持续不退，且渐趋化燥，鼻流浊涕，眼眵黄浊，咳呛频作，烦躁不安，夜寐不安，口干喜饮，苔黄燥，或黄腻，脉滑数。治当清热透疹，解毒为主，在疹初出时重点在透疹，使麻毒从外透解以防止麻毒内陷。

发疹的程序，先见于耳后、发际、颈项之间，续则额部、颜面、肩背、胸腹而达四肢手足心。按照这样的程序而外发者多为顺症，若先见于四肢而后达躯干头面者多为危重之证；出疹尤以头面更为重要，若颜面极少而其他部位极稠密则为病情严重的表现。一般来说颜面和其他部位俱稀疏，则为麻毒轻；若头面及其他部位均致密则为麻毒重。

点粒及色泽：麻粒应细小匀净，初起疹点红活，稀疏分明，其后渐次加密，互相融合成小块状，色趋暗红，疹与疹之间，有正常皮肤可见。

（六）麻疹变证的治疗

1. **麻疹失潮** 主症见壮热无汗，气喘鼻煽，神昏欲睡，咳嗽不松，疹色焦燥而黯，舌苔腻厚或白腻。治当清肃肺气、表散宣化之法。方以麻杏石甘汤为主。

2. **麻疹失音** 主症见壮热气逆。咳嗽不爽，音哑不出，烦躁不安，咽红而干，便干溲赤，舌苔腻黄或尖绛中腻。治当养阴宣肺，清毒豁痰。麻疹回没，热毒壅实肺窍，不能尽达皮肤，则肺津涸燥，有碍气道，因而声音不得发越以致出音嘶哑。以生津退热、宣肺化痰之味，故用玄参、生石膏、天花粉、金银花、连翘、牛蒡子生津退热,杏仁、浙贝母、川贝母宣肺化痰,佐以蝉衣、淡姜衣能使开音之助,使津生热退,声音自出矣。

3. 麻疹脑炎(麻疹惊风) 主症见麻疹回没太速,热毒传于厥阴,以致引动肝风,发现四肢抽搐或颈项强直或四肢弯曲,神识不清,时有磨牙,目视不正或有气喘鼻煽,或呼吸浅表,咳不畅,津液不足,舌苔腻黄或尖绛少津。治当宣窍息风,清热解毒。外治方:

(1)大活蟾蜍一只,朱砂 1.5 克。

方法:用竹片或瓷碗锋将蟾蜍腹部割开,再放入朱砂于腹内,贴在脐与中脘穴的中间,用纱布带扎紧,冷天 24 小时,热天 12 小时拿去。

功用:开窍透邪,止惊解毒。

(2)白鸽一只,活割其腹,将血流净,贴法如上。功用同上。

4. 麻疹后口糜(口腔炎) 病因与症状可见麻疹回后热毒不清,以致肺胃之火上升,津液受伤,其症潮热不清,流涎增多,烦躁不安,纳食不利,咳嗽尚有,大便干燥,小溲黄少,口舌糜烂或满布白腐,或迫及咽喉。治当生津养液,降火解毒。

用生石膏、人中白、川连清热降火,金银花、夏枯草、生甘草加白茅根凉血解毒,佐以玄参、鲜生地、川石斛生津养液,加以犀青散吹敷,治疗口腔糜烂有一定的疗效。

五、疳证

疳证是指小儿饮食失调、喂养不足或脾胃虚弱、运化失宜,不能将水谷化为精微输布到全身,以致气血损耗,形体消瘦、毛发憔悴或腹部膨大、青筋暴露、体力虚惫、缠绵难愈,甚至影响生长发育,导致不良后果。归纳其临床特点有三:① 病程缓慢。② 形体消瘦、精神委顿。③ 常伴有消化功能紊乱,与现代医学的营养不良症相类似。疳证多见于 3 岁以下的乳幼儿,由于病情顽固,迁延难治,古代医家视为"恶候"并列为儿科四大要症之一。"疳"的含义,古代医家两种解释:一说疳者"甘"也,另一说疳者"干"也。前者是指发病原因,认为小儿过多地吃肥甘生冷,饮食失调严重伤害脾胃功能,形成积滞,日久逐成疳证。后者是指病机和症状,认为主要是气液干涸、形体消瘦,而成疳证。

(一)病因病理

形成本病的原因,主要为饮食失调、喂养不当、饮食不节、脾胃损伤、各种慢性疾病和先天畸形等。

1. 喂养不当 如母乳不足或断乳过早,单纯以粥、奶糕等喂养,而缺乏其营养物质,或断乳前未加辅食品,或断乳喂养不当,或多吃香甜零食、妨碍食欲,或有拣食、偏食的不良习惯,影响正常进餐,以致营养缺乏。

2. 饮食伤脾　饮食不节、饥饱无度、多吃零食、积滞内停损伤脾胃,水谷精微不能运化,脏腑、肌肉、毛发等的濡养受到影响。

3. 慢性疾病　慢性消化道疾病,如慢性腹泻、慢性痢疾等,也可使脾胃损伤,影响水谷精微的输布。其他慢性疾病如慢性呼吸道感染、结核病等,可使食欲长期减退,而且疾病本身也能使气血津液的消耗增加更易导致本病的发生。

4. 先天不足,后天失调　因于禀赋不足、气血未充,又因后天损伤脾胃、影响小儿生长发育迟缓,体质虚弱,一旦饮食失调再伤后天之脾胃,所谓"元气虚微而饮食伤之"。因此真元未盛,后天失调,亦为发生本病的因素。

以上所述,疳证虽以脾胃受病为主,其他脏腑也能受到影响,而脾胃为后天之本,生化之源,胃主受纳,脾主运化,热腐水谷,运化精微,敷布五脏,营养四肢百骸,故脾胃虚弱是直接关系到本病发生的主要因素。古代医家认为"诸疳皆脾胃为病"的这一观点,是有其一定的实践经验和理论根据的。由于脾胃病变而影响及其他脏腑,致成为一种全身性疾患。

(二)治疗原则

疳证是一种慢性脏器功能虚弱的疾病,不论何种原因引起,除去病因的同时,必须补充营养,这也是治疗本病的重要环节。治疗原则为攻中寓补,补中寓攻或先补后攻,或先攻后补,或攻多补少,或补多攻少,并且必须灵活运用,辨证施治。

1. 临床分类治疗

(1) 积滞伤脾型:主症见面黄肌瘦、精神不振、不思饮食,或有多食多便,腹部膨隆、青筋暴露,按之不舒,大便溏泄不化,尿如米泔,舌苔较淡,苔浊腻。此是饮食不节、积滞内停,伤于脾胃所致,形成疳积初起之候。治当消疳理脾法。

(2) 诸虫疳积型:主症见面色苍黄、肢体消瘦、毛发枯槁脱落、烦躁不安、啼哭吵闹、嗜咬指甲、睡卧磨牙、饮食如常,或嗜食无度,或不思饮食,或嗜食泥土等异物,肚腹胀大,青筋暴露,口流清涎,大便不调等一系列虫证症状出现。治当驱虫消积,佐以理脾法。

(3) 脾胃两亏型(营养不良):主症见面色苍白,毛发憔悴,精神萎靡,骨瘦如柴,四肢不温,发育障碍,睡卧不宁,啼声低小,食多即吐,大便溏泄、腹部凹陷如舟,唇干口渴,舌质淡白,苔少或光,此乃慢性疾病延久而气血两亏之症。治当补益脾胃法。

2. 疳积兼症

(1) 夜盲症:主症见头发竖立、腹大青筋、身体形瘦、燥渴烦急、摇头揉目,乳幼儿早期出现两目干燥、畏光羞明、目赤多眵,年长儿童自汗夜盲,继之出现眼球混浊、目翳遮睛,甚至迅速造成失明,这是肝血不足所致。治当养肝明目法。

决明子 9 克,密蒙花 6 克,白豆蔻 6 克,蝉衣 3 克,杭白芍 6 克,石决明 9 克,地骨皮 6 克,合欢皮 6 克,鸡肝散 9 克(包煎)。

(2)脾虚水肿症:主症见脾阳不振、面色苍白、小便清,亦有小便多而水肿日益增剧,水肿一般见于足踝部小腿等处,两侧对称,较重者可见上肢面部水肿,呈凹陷性,四肢远端水肿显著,这是脾虚生湿、水湿浸渍于肌肤所致。治当温阳利水法。

淡姜衣 2.4 克,地骷髅 9 克,葫芦壳 9 克,五加皮 6 克,茯苓皮 9 克,生白术 6 克,鸡内金 6 克。

六、小儿常见疾病的临床治疗

1. 治儿病需知调气　小儿之病,虽多起于外感,或伤饮食,很少有七情所伤,但调气之法仍属必用,用后事半功倍。故宣志泉治疗外感之证,必加理气之品一二,如郁金、陈皮、丝瓜络、枳壳等。其中郁金为血分中之气药,清热开窍且能行三焦之气以助邪外出,为热病调气常用之药;丝瓜络行气利水通络,热在上焦挟湿者用之,常能使邪分路而出;枳壳下气散结,邪结阳明,或便秘者,可导热下行;陈皮理气燥湿化痰,为挟痰者常用。总之,宣志泉认为小儿之病,用调气之药,不但是疾病本身的需要,更是从小儿病因、病理及生理特点的要求来考虑的。

2. 治外感,驱邪务净,善用"三宝"　宣志泉提出治外感祛邪宜早、祛邪务净,宜顺其势,或汗,或清,或下,切忌闭门留寇。祛邪宜早,意则治外感热病,提倡超前截祛病邪。宣志泉认为只要高热不退,无腹泻便溏者,即使表证未解,可用白虎石膏;表证虽存,下法照样可用,绝无引邪入内之弊,反添祛邪之路;邪未入营血,但有入营血之势,紫雪、至宝、牛黄、抱龙之类乃必用之药。此乃宣志泉治急症,常能获效的缘故。

3. 治杂病,重调治,宜扶益,少滋补　用补法应守《内经》"阴平阳秘,精气乃治"之意。小儿脏气清灵,随拨随应,有虚当补,也当扶益为先,只有纯虚之证,方可大胆进补。如脾虚者,只需扶脾、醒脾,脾气得健,脾虚自复;肝虚者,当益肝、平肝,肝火得平,肝阴自复,肝血自生;肺虚者,当润肺、益肺为主,慎用党参、黄芪益气,以防小儿"气有余,便是火"。只有在内火已清,舌质不红,并有气虚之证,见到如自汗、打喷嚏、面色㿠白、纳差、便溏者方可补气。

(一) 感冒

感冒一症,四时皆有,而以春冬二季为多,一般多因感寒而起。有轻重之分,其轻者,即一般所称的伤风感冒。其重者,多因气候反常,感染非时之气而形成广泛流行。

时行病者,是春时应暖而反寒,夏令应热而反冷,秋时应凉而反热,冬时应寒而反温,非其时而有其气,感之而即病矣。相当于现在所称的流行性感冒之类。

辨证分型

（1）感冒：主症见鼻塞严重,多嚏,时流清涕,头痛、恶风,或有发热,或有咳嗽,舌苔白薄。治当微辛清解法。

（2）风寒：主症见恶寒、发热、头痛无汗、鼻塞有涕、肢节酸痛,或兼咽痒、咳嗽,舌苔薄白脉浮。治当辛温解表法。

（3）风热：主症见发热恶风,汗出不畅,头胀口干,咳嗽喉燥或红肿作痛,或鼻衄,或目赤,或涕黄,或便秘,舌苔薄白或微黄,脉浮数。治当辛凉解表法。

（二）扁桃体炎

扁桃体炎属中医"乳蛾"范畴,症以咽红肿痛、发热、汗出、咳嗽、纳减、吞咽不利为主症。在临床上有急、慢性之分。急性扁桃体炎局部化脓者为化脓性扁桃体炎,反复发作者为慢性扁桃体炎。本病一年四季均可发病,以幼儿发病率较高。

本病发病部位在咽喉,咽喉为肺胃之门户,故与之关系十分密切。咽喉为手少阳三焦循行路线,上焦心肺、中焦脾胃、下焦肝肾,因而与三焦之火（肺热、胃火、肝火）有关。尤其是慢性扁桃体炎反复发作的大多为阴虚火旺之体,故易导致胃中伏火。

辨证分型

（1）急性扁桃体炎（风热型）：主症见咽红肿痛（单侧或双侧扁桃体肿大、充血）,伴有吞咽不利、发热、恶风、汗出、咳嗽、纳减,大便干结,小便短赤,舌红苔薄黄脉浮数。治以疏风清热,利咽散结,以银翘散加减。

（2）化脓性扁桃体炎：主症见咽红肿痛,扁桃体表面凹凸不平可见脓性分泌物或黄白色脓点,可伴有高热、恶寒头痛、骨节酸痛、无汗或汗出、咳嗽、纳差、腹痛、呕吐、大便干结,舌红苔黄腻脉洪数。治当清热解毒利咽,凉血散结为治（表里双解）。方以《喉科紫珍集》中清咽利膈汤或凉膈散加减。

（3）慢性扁桃体炎：主症见咽喉部单侧或双侧扁桃体肿大,日久不消,局部咽干涩不利,遇疲劳时偶有作痛,外感时易反复发作,局部充血明显,可兼有五心烦热,夜间盗汗,大便偏干,兼有食积者易脘腹作痛、干呕、咽痒干咳、纳差、口臭等胃肠道症状,舌红苔薄黄脉细数。治当养阴润肺,利咽散结,方以宣氏养阴平肝汤加减。

（三）小儿哮喘

小儿哮喘是一种以发作性痰鸣、气喘为特征的肺部疾病。本病好发于冬、春季节,但一年四季均可发病。每因天气变化、情绪波动、饮食改变,或触及某些物质而诱发。多发于夜间及清晨。随着小儿生长发育渐臻完善,发作逐渐减少,大部分患儿可以渐至痊愈,但反复发作者可以成为痼疾。

辨证分型

(1)寒性哮喘:主症见咳嗽气促,喉间哮喘有声,形寒无汗,面㿠色晦,四肢不温,口不渴或喜热饮,舌苔薄白或白腻,脉浮滑。治当温肺化饮,止咳平喘。

(2)热性哮喘:主症见咳嗽气促,喉间哮鸣有声,发热面红,胸膈满闷,渴喜饮冷,小便短赤,大便干结,舌苔薄黄或黄腻,脉滑数。治当清肺化痰,止咳平喘。

(3)哮喘缓解期:主症见哮喘缓解,但咳嗽时有,或喉间有痰,日久不止,或盗汗自汗,或睡眠不安,面色㿠白,舌红苔薄脉细数。治当养阴清肺化痰。

(四)肺痈

肺痈,又名"肺疽""肺疮",是内痈的一种,类似现代医学的肺脓疡。它是由于外感风热邪毒,客于肺脏,郁结熏灼,溃烂成脓。临床以发热、咳嗽、胸痛、咯脓血、浊痰为特征。一年四季均可发病。小儿肺痈,大部分由肺炎转变而来,如及时治疗,可获得痊愈,有的患儿治疗不彻底,则迁延不愈,容易转变他病,预后较差。

辨证分型

(1)脓未成:主症见发热,恶寒或寒战,咳嗽持续,胸痛,咳则痛剧,气急,咯吐黏沫痰,舌质红,苔薄黄,脉滑数。治当清热宣肺化痰,方以银翘散加减。

(2)成脓期:主症见身热、汗出烦躁,咳嗽气急,胸满作痛,咯黄脓痰,喉间有腥味,咽干舌燥,舌苔黄腻,脉滑数。治当清热解毒排脓为主,方以千金苇茎汤合桔梗散加减。

(3)恢复期:主症见低热不尽,咳嗽气短,面色苍白,自汗盗汗,口干咽燥,神倦少食,舌红苔少脉细数。治当养阴清肺消脓。

(五)小儿呕吐

呕吐一症病属胃腑,因胃为水谷之海,司受纳又主出,能消化腐熟水谷,以下降为顺,如果乳食失节,或寒温失宜,或受惊恐、虫积以致胃腑受伤,运化力薄,气滞上逆而呕吐。古人云:有物有声谓之呕,有物无声谓之吐,无物有声谓之干呕,三者之中以干呕为严重。但在临床上,往往呕与吐同时出现,故称呕吐。其中又有三焦之分别,上焦吐属于气,如咳逆上气之吐;中焦吐属积,如食积于内,消化不良乱于中焦之吐;下焦吐属于寒,寒积于下,寒凝气滞,如肾病、尿毒症之吐。

辨证分型

(1)伤乳食型:主症见呕吐频频,吐出乳片宿食,气味多酸馊,嗳腐吞酸,胸闷不欲乳食,甚则胸腹胀满或胀硬疼痛,大便秘结,面微黄,舌苔厚腻。治以和中导滞法。

（2）寒吐：主症见呕吐乳食不化，清稀无臭，朝食暮吐或暮食朝吐，吐时少而物多，面色苍白，形寒肢冷，绵绵腹痛，大便溏稀，舌淡苔白。治当理气温中止吐法。

（3）热吐：主症见呕吐酸臭，或味苦黄稠如水，食入即吐，呈喷射状，吐时多而出物少，口渴饮冷，烦躁少寐，身热面赤，唇红，舌红苔腻（夏季较多）。治当清热和中。

（4）痰饮：主症见呕吐黏液，口内黏腻，面色㿠白，头目眩晕，喉头痰声，神疲欲寐，大便黏腻夹痰，舌苔白腻。治当和中化痰。

（5）惊吐：主症见呕吐清水稀涎，面色青白，精神倦怠，或有身热，时而烦吵不安，手足发掣，甚则抽动。舌淡苔薄白。治当平肝和中。

（6）虫积呕吐：主症见呕吐清水稀涎，或吐蛔虫，或大便中解出蛔虫，面色口唇时红时白，胃脘腹部作痛，时常以痛时或痛后即吐，舌苔厚腻。治当理气杀虫。

（六）婴儿腹泻

婴儿腹泻是指一岁以下的小儿出现的大便次数增多，由于婴儿刚刚出生，脏腑脆嫩，肠胃功能较幼儿更为不全，又加不能适应乳食的改变或气候的变化，尤其是体弱多病的孩子，抗生素的运用更能影响肠胃功能导致腹泻，因而婴儿腹泻的发病率较幼儿为高。因小儿脾胃功能不足，乳食停滞不化之后，又能化热、生湿，成为婴儿肠炎及婴儿痢疾，甚至发生霉菌性肠炎，这是婴儿腹泻常见的转归。在治疗上婴儿腹泻又与幼儿腹泻有明显的不同。

辨证分型

（1）婴儿腹泻：主症见大便溏烂，性如败卵或挟酸臭，腹有胀满，精神尚可，纳食如常，有时嗳气作恶，小便正常，舌苔白薄或白腻，脉濡细。治当和中导滞法。

（2）婴儿肠炎：主症见腹泻便溏次数增多，大便挟有黏液或青稠不化之物，气味腥臭，大便常规可见黏液及白细胞，纳乳尚可，精神一般，小溲尚多，苔薄或白腻，脉细。治当和中清化。

（3）婴儿痢疾：主症见腹泻不止，或有感染以致大便解而不畅，量少而次数增多，大便溏烂挟有黏液或少量血丝，腹部胀满，时有哭吵，舌苔白腻或黄，脉细数。治当和中化痢。方以自拟方加减。

（七）小儿厌食

小儿厌食是指小儿较长时期食欲不振，甚则拒食的一种病证。本病临床特征是以纳呆食少为主，对进食不感兴趣，甚至厌恶，食量较正常同龄儿童显著减少，病程一般在两个月以上。

小儿厌食是儿科的常见病之一。本病各年龄儿童均可发病,尤以1～6岁小儿为多见。城市儿童发病率高于农村。可发生于任何季节,但在长夏暑湿当令之时,常可使症状加重。患儿除食欲不振外,一般无明显不适,预后良好,但长期不愈者,可使气血生化乏源,抗病能力低下,而易患他病,甚至影响生长发育,转为疳证。

辨证分型

主症见纳食欠佳或不思饮食,食后脘腹作胀或腹痛不舒,睡时哭吵,甚则呕恶酸臭,大便不调,舌苔薄白或白腻,脉滑数。治当芳化运脾,理气消食。

方药:制川厚朴3克,佩兰3克,广木香3克,炒枳壳5克,炙鸡内金6克,炒麦芽10克,炒山楂10克,苏梗5克,茯苓10克,连翘5克。

(八) 小儿癫痫

癫痫是小儿常见的一种发作性神志异常的疾病。其典型的发作特征是突然昏仆,神志不清,两目上视,口吐涎沫,四肢抽搐,喉中有吼叫声,苏醒后如常人。本病多见于年长儿童,发作时症状差异很大,可偶尔发作,也可一日数次或数十次。原发性癫痫病一般与遗传有关,继发性癫痫可由产伤、惊风失治、脑外伤、寄生虫及惊恐引起。属中医学"癫痫"的范畴。中医学认为,前者与先天的"胎惊"和后天的惊、风、痰、热、食等因素有关,后者由惊风、瘀血、虫症等引起。癫痫发作频繁,缠绵难愈,并可影响智力。

癫痫的病因病机为:风、火、痰、瘀、虚,病位在心、肝、脾、肾。病初多实,在外以风、火为主,在内多痰、瘀,病位在心、肝、脾。病久乃虚,或实中挟虚,病位与肾有关。

辨证分型

(1) 风痫:主症见突然发作,神志昏迷,颈项强直,四肢抽搐,两目上视或斜视,牙关紧闭,口吐白沫,面色青紫,舌红苔薄,脉弦细数。治当息风导痰宣窍,方以定痫丸加减。

(2) 痰痫:主症见突然发作,两目直视,状如痴呆,失神、昏迷不醒,喉间痰涌,吐涎盈盂,手足抽动不甚明显,舌苔薄白,脉弦滑。治当涤痰开窍,镇静开启息风。方以涤痰汤或礞石滚痰丸加减。

(3) 瘀痫:主症见有明显的外伤史或产伤史。发时头晕头痛,神昏眩仆,四肢抽搐,大便干结,形体消瘦,肌肤枯燥,面色泛青,舌红少津,可见瘀斑,脉细涩。治当活血化瘀,通窍定痫。方以通窍活血汤加减。

(4) 虚痫:主症见发作虽频,肢体颤动,但程度不剧,面色苍白,唇色无华,两眼发直,神情木呆,智力减退,肢体不温,舌淡苔薄,脉细无力。治当益气养血,定痫息风。

(九) 小儿遗尿

遗尿是指5岁以上小孩不能自主控制排尿,经常睡时小便自遗,醒后方知的一种病症。3岁以下儿童夜间"尿床"或3岁以上孩子偶有"尿床"均不属于"遗尿"的范畴。随着孩子年龄的增大,大部分孩子有自愈的倾向。但个别病孩不予治疗至成年仍要发病。本病如年久不愈可影响小儿的精神和生活,乃使小儿精神不振、性格自卑。中药治疗本病有明显的优势。

本病的产生,中医学主要认为先天禀赋不足、下元虚寒或者病后体质虚弱,肺脾气虚有关。在脏腑中与肾、膀胱关系最为密切。故《内经》云:"膀胱不约为遗尿。"《甲乙经》说"虚则遗尿。"《诸病源候论》又说:"遗尿者,以膀胱虚冷,不能约于水故也。"所以肾虚与膀胱失于约束是遗尿发生的主要机制。在治疗上以补肾为主。此外,部分患儿遗尿也可由于大脑发育不全、隐性脊柱裂、泌尿道畸形、泌尿道感染或蛲虫继发,此类患者当治疗原发病为主。

辨证分型

(1)肾气不足、下元虚寒:主症常在睡中遗尿,兼见面色㿠白,形体虚弱,肢冷畏寒,头昏乏力,小便清长,舌淡苔白,脉沉细。治当温肾固涩,行气开窍法。以宣氏遗尿散加减。

(2)肺脾气虚:主症见夜间遗尿,面色萎黄,动则汗多,精神疲倦,纳食减少,大便不化,平时反复易感,舌淡红,苔薄,脉细。治当益气固涩法。方以自拟方加减。

(十) 风疹

风疹或称"风痧",古称"隐疹",是小儿一种较轻的出疹性传染病,多见于5岁以下的幼儿,大多流行于冬春之际,临床特征初起类似感冒,发热一两日内疹子布满全身,唯手掌、足底无疹,疹点是浅红色,稍稍隆起的小斑丘疹,出疹时皮肤常有瘙痒感,同时易兼耳后、枕部淋巴结肿大。

本病预后良好,病后可终身免疫,但妇女怀孕早期感染风疹者,容易影响胎儿,导致胎儿畸形,必须引起高度重视。

辨证分型

主症见发热恶风、鼻塞打喷嚏,咳嗽不畅,咽红肿大,1~2日全身出现疹点,一般出现于头、面、躯干,随即遍及四肢,但手心、足底无皮疹,疹色浅红或鲜红,并有痒感,舌红苔薄脉浮数。治当疏风清透解毒法。

(十一) 婴儿急疹

婴儿急疹,古称"奶麻",多由感染人类疱疹病毒后引发的一种出疹性疾病,具有传染性。好发于哺乳期婴儿。它的临床特点是发热3~4日热退后,出现玫瑰红色小丘疹,并很快消退。发病时可兼有鼻塞流涕,咳嗽,呕吐,大便溏烂等症。中医认为本病主要是外感风热时邪，从口鼻而入，袭于卫表，郁于肺脾，蕴于肌腠，与气血相搏，外发肌表而成。一般预后良好，并发症不多。

辨证分型

主症见发热，咽红咳嗽不畅，偶有呕吐和不同程度的腹泻，舌苔大多正常。治当辛凉解表透疹法。

（十二）水痘

水痘是小儿感染水痘病毒引发的一种急性发疹传染病之一。传染性很强，常易造成广泛流行，一年四季均可发病，当以冬春二季为多。任何年龄都可发病，但以 1～6 岁为多。传播途径主要为空气、飞沫或直接接触疱疹的疱浆也可感染。症状以发热为主，发热的同时可见皮肤出现疱疹，呈椭圆形或圆形，疱疹表浅，内含水液，水液呈透亮或半透亮；在发病过程，出疹顺序一般先见于头面，继而躯干、四肢此起彼落，分批外发。因而在同一皮肤上可以看到红疹、疱疹、干痂各种类型，这是水痘皮疹的一大特点。

辨证分型

主症见发热不高或无热，兼有头痛、鼻塞流涕，略有咳嗽，疹色红润，水痘明亮如露珠，纯系水浆，分布亦较稀疏，且有痒感，舌质红，苔薄白，脉浮数。治当清热达痘，解毒化湿。

（十三）猩红热

猩红热是由乙型溶血性链球菌引起的一种急性呼吸道传染病，以发热、咽峡炎、全身弥漫性红色皮疹为其特征，后期往往伴有脱皮现象，少数患者可以并发心肌炎、肾炎。古代医家称本病为"烂喉痧""疫喉痧"或"喉痧"，属疫毒范畴，好发冬春之际。在过去，不分老幼遍相传染，但现在发病率已明显减少，但仍有发病，以 2～8 岁幼儿发病较多，具有较强的传染性。

辨证分型

（1）邪在肺卫：主症见发热，稍有恶寒，头痛，咽喉红肿疼痛，皮肤潮红，皮疹稀少、隐现，点如大黄，可伴腹痛、呕吐，纳差，大便无殊或略干，舌红苔薄黄，脉浮数。治当清透利咽解毒。方以银翘散加减。

（2）邪在气营：主症见高热烦躁，口渴欲饮，面红耳赤，咽喉极度充血红肿，并有糜烂及白色渗出物，皮疹猩红弥漫，舌绛起刺，脉数大。治当气营双清。方以自拟方加减。

（3）邪毒内陷：主症见高热，昏迷，烦躁，谵语，咽红肿痛，皮疹呈紫红色，或伴瘀点，舌红绛，苔黄腻，脉数。治当泻火解毒，宣窍息风。

（十四）流行性腮腺炎

流行性腮腺炎是小儿一种常见的急性传染病，一年四季均可发病，冬春季节发病率较高,好发于学龄前及学龄期儿童,常在幼儿园及小学中广泛传染。中医学中属"痄腮"范畴,又名"大头瘟"。在临床上以发热及耳垂下腮腺部弥漫性肿大疼痛为其特点。感邪重者,可出现高热、头痛、呕吐,易并发脑炎,青春期儿童易并发睾丸炎,故在临床上必须引起高度重视。中医学对本病在治疗上有独特优势。无并发症的可单独治疗。

辨证分型

(1)轻症:主症见耳下腮部一侧或两侧肿胀不舒,影响咀嚼功能,精神如常,可兼有轻度发热、咳嗽、咽痛、头痛等表证,舌脉变化不明显。治当疏风清热,解毒散结。方以银翘散加减。

(2)重症:主症见高热、怕冷,或有呕吐及全身不适之症,1~2日后出现腮部肿痛、拒按,咀嚼不便,不能张口,口渴烦躁,咽红疼痛,舌红苔黄,脉洪数。治当清热解毒,散结消肿。

(十五)百日咳

百日咳又名"顿咳",是小儿时期一种常见的呼吸道传染病。本病以阵发性、痉挛性咳嗽和痉咳终末出现鸡鸣样吸气性吼声为主要特征,主要由百日咳鲍特菌所引起。近年来因儿童疫苗注射的广泛开展,发病率已大大降低,即使发病,咳嗽剧烈程度也大大降低,但是咳嗽时间较一般咳嗽为长,治愈也慢。轻者咳嗽、面红目赤、两手握拳、咳嗽连续不断,咳后有特殊的吸气性吼声,可兼口鼻出血,重者可并发支气管肺炎、肺气肿、气胸等。本病一年四季均可发病,但以春冬二季尤多,发病以5岁以下儿童多发,年龄越小病情越重,若无并发症,一般预后良好。

辨证分型

(1)寒邪束肺型(初期):主症见咳嗽剧作,咳时面赤、握拳,目赤,睑浮,涕泪并见,咳声连续不断,咳后吸气声时有,痰液清稀,舌苔白滑,脉浮滑数。治当温肺化痰,顺气降逆,以三拗汤合苏葶汤加减。

(2)热痰恋肺型(痉咳期):主症见咳嗽阵作,咳时面赤握拳,目赤睑浮,涕泪兼见,咳声连续不断,咳后有吸气样吼声,痰液黏稠,不易咳出,痰中带血,甚则咳血、衄血,口干舌燥,渴欲饮水,舌红苔燥,脉滑数。治当清热泻肺,降气化痰,千金苇茎汤合泻白散、苏葶汤、黛蛤散加减。

(3)肺脾二虚型(恢复期):主症见病情趋于康复,咳嗽减轻但未净,症状虽减,但咳时仍为阵咳,咳痰逐渐减少,面色潮红,汗出较多,纳食减少,舌淡苔少,脉滑数。治当润肺化痰,以沙参麦冬汤合泻白散加减。

(十六)小儿夏季热

夏季热是婴幼儿在夏季特有的一种疾病,以长期发热、口渴多饮、多尿、汗闭或汗少为其特征，多见于 5 岁以内的小儿，尤以 3 岁以下发病率最高。在我国中南部地区较为多见。本病的发生与气候关系密切，发病集中于每年的 6—8 月份。患儿发热与气温也有关系，气温越高热度越高，至秋凉或气温下降时，热度也随之下降乃至消失。小儿夏季热多由于禀赋不足，体质虚弱，营养不良或大病之后，不耐暑热之熏蒸，伤及肺、胃、脾、肾所致。夏季热度虽高，病程虽长，但精神尚可，也无入营血的兼证；如无兼证，预后多属良好。患过一次后常连发数年。

辨证分型

（1）暑伤肺胃型：主症见身热不退，口渴引饮，小便清长而多，汗闭或汗少，且见烦躁不安，食欲变化不大，有的纳食欠佳，舌苔薄白或薄黄。治当清暑解热，和胃生津。

（2）脾肾二虚型：主症见发热、口渴、多饮、多尿之外，精神多见萎靡不振，面色少华，虚烦不安，食欲明显减退，大便多见稀薄或不化，虽发热而四肢不温，舌苔薄白。治当清暑和脾，扶阳潜阳法。

【医案】

一、中毒性消化不良（慢脾风）

案 1　沈某，男，1 岁。

初诊（1961 年 9 月 4 日）　泄泻旬余，日行 10 余次，大便稀薄不化，兼有呕吐，小溲短少，曾在他院治疗未效，以致吐泻日久伤及脾阳，神疲目陷，睡时露睛，四肢不温，舌苔白薄，脉象沉细，体温正常。此为中毒性消化不良（伤阳型）。治拟扶阳益脾。

炮姜炭 1.5 克，砂仁 1.5 克，炒白术 4.5 克，炒党参 4.5 克，茯苓 9 克，鸡内金 4.5 克，木瓜 4.5 克，补骨脂 4.5 克，百益镇惊丸 1 粒（化服）。

服药后，次日吐泻减少，一日减为 3 次，小溲增多，精神好转，四肢渐温，但二目尚有下陷。再进原方 1 剂，目陷好转，呕吐 1 次，大便溏烂，中阳渐复；乃去姜、桂，加炒扁豆 9 克、怀山药 6 克以健脾。此后上方出入服用 5 日，于 9 月 12 日痊愈出院。

案 2　陈某，男，13 个月。

初诊（1961 年 9 月 14 日）　患儿乳水不足，营养不良，有反复腹泻史，形体瘦弱，近半月来，因护养不慎，饮食伤脾，泄泻复作，兼有呕吐，大便泻下黄水，日行 7～8 次，小溲短少，口渴喜饮，在外治疗，吐泻略有所减，但神疲纳呆，心烦不安，二目下陷，睡时露睛，口干唇红，舌绛起糜，脉细数，体温正常。此为中毒性消化不良（伤阴型）。治拟养阴益脾。

川石斛 6 克，盐水炒麦冬 4.5 克，白莲肉 4.5 克，炒党参 4.5 克，炒扁豆衣 9 克，生白芍 4.5 克，木瓜 4.5 克，怀山药 6 克，茯神 9 克，黛蛤散 9 克，百益镇惊丸 1 粒（化服）。

外用珠黄散吹患处。

服药后次日病情即有明显好转，泄泻日行 2～3 次，性状较好，呕恶也止，目陷也起，舌脉如前，再以原方去百益镇惊丸连服 2 剂，大便成形，胃纳增加，精神如常，面有笑容，心神亦安，舌绛起糜渐消，乃去麦冬、黛蛤散，连服 3 剂，于 9 月 21 日痊愈出院。

二、水痘

案 3 许某，男，3 岁。

初诊（1973 年 4 月 19 日） 水痘已现未透，壮热 3 日未解，体温 39 摄氏度。昨日突然抽搐 4～5 分钟才醒，并有呕吐，神疲心烦，舌苔白腻。治拟清肺宣化。

荆芥 3 克，广郁金 5 克，淡竹茹 6 克，连翘 6 克，丝瓜络 6 克，钩藤 5 克，牛蒡子 6 克，忍冬藤 10 克，制白僵蚕 6 克，竹沥半夏 6 克，玉枢丹 1 克。

二诊（1973 年 4 月 20 日） 水痘渐达，身热降低，抽搐已止，咳嗽不多，呕吐也平，胃纳不佳，皮肤发痒，二便无殊，舌苔薄白，证已好转。治以清透解毒。

连翘 6 克，牛蒡子 6 克，忍冬藤 10 克，夏枯草 10 克，桑叶 6 克，丝瓜络 6 克，制白僵蚕 6 克，竹沥半夏 5 克，益元散 10 克，陈皮 5 克，杏仁 6 克。

三诊（1973 年 4 月 24 日） 水痘已回，身热亦退，但余毒未净，咳嗽尚可，心烦有汗，胃纳增加，二便无殊，舌红苔白，再以清化解毒。

连翘 6 克，夏枯草 10 克，竹沥半夏 5 克，焦栀子 6 克，丝瓜络 6 克，金银花 6 克，忍冬藤 30 克，制白僵蚕 6 克，益元散 10 克，淡竹茹 6 克，炒谷芽、炒麦芽各 10 克。

4 剂。

【按】 水痘一症，为外感时邪挟湿，由口鼻而入，湿度蕴郁肺脾，肺主皮毛，脾主肌肉，袭于肺则见身热，咳嗽流涕，入于脾，邪毒与湿相合，熏蒸肌肤，则外发水痘。故《医宗金鉴·痘疹心法》云："水痘皆因湿热而成，外症多与大痘同，形圆顶尖含清水，易胀易靥不浆脓，初起荆防败毒散，加味导赤继相从。"治疗当清热透邪，解毒祛湿，当遵"疹喜清凉，痘喜温"之训。参入温散如荆芥、苏叶、豆卷之品，仍以银翘散加减。后期热毒内盛，痘疹水液浑浊，重当清热解毒凉营为主。

本案发热 3 日，水痘初见未透，又见惊厥，恐并发脑炎，故初起仍以银翘散为主，清热解毒，宣透为主，配以平肝息风，涤痰开窍，用金银花（改忍冬藤清热解毒,且有利湿之功);连翘清热解毒;荆芥、牛蒡子,辛散风邪;钩藤、白僵蚕、竹沥夏、郁金,涤痰开窍,平肝息风;丝瓜络理气通络利水,助水痘透达;玉枢丹解毒辟秽和中。二诊、三诊水痘渐退,抽搐未发,又见咳嗽,故用夏枯草、焦栀子加强清热解毒,杏仁宣肺化痰。治疗周余而愈。

三、春温挟痰袭肺(大叶性肺炎)

案4 俞某,女,7个月。

初诊(1965年3月22日) 发热4日,咳嗽气急,鼻煽神昏,并有恶心,体温39.8摄氏度,面色发青,呻吟不安,咳嗽不畅,纳乳欠佳,大便溏烂,舌红苔厚腻,脉滑数。治拟清热达邪,化痰开窍。

炙麻黄1克,杏仁6克,生石膏15克,鲜芦根30克,连翘6克,天竺黄3克,制白僵蚕6克,牛蒡子5克,钩藤5克。

另琥珀抱龙丸1粒化服。

二诊(1965年3月23日) 身热降低,气急鼻煽已平,神识已清,面色尚青,恶心已止,大便一次如酱,舌苔薄白,脉滑数,再以前方治之。

三诊(1965年3月25日) 一般情况渐正常,咳嗽较多,胃口已增,舌红苔薄,脉滑数。

再以原方去琥珀抱龙丸。

四诊(1965年4月2日) 改用调理肺脾之剂以巩固之。

【按】 春令气候温暖,复感风热时邪,风邪上受,首先犯肺,故患儿身热汗多,咳嗽气逆,鼻翼翕动,逆传心包,故神识昏迷。今用清热达邪,化痰开窍之麻杏石甘汤一剂,身热即退,连服数剂,症状消失。方中麻黄、杏仁、生石膏,重用石膏,轻麻黄,重在清肺化痰平喘,配芦根、连翘、牛蒡子宣肺达邪,天竺黄、白僵蚕、钩藤涤痰息风。其中琥珀抱龙丸之功决不可少,其有扶正祛邪,化痰开窍息风,对春温邪热犯肺,逆传心包或引动肝风者均可用。

四、腮腺炎

案5 宫某,男,6岁。

初诊(1965年4月26日) 风温挟痰,邪郁不达,壮热连日不解(39.5摄氏度),口渴引饮,面赤有汗,左侧耳下肿大压痛,头晕,胸闷,纳减欲呕,大便3日未解,舌苔黄腻。治拟清热达邪,解毒通腑。

生石膏30克,连翘6克,金银花6克,牛蒡子5克,板蓝根10克,大青叶10克,广郁金5克,瓜蒌仁12克,火麻仁12克,紫雪丹1.2克(化服)。

1剂。

二诊(1965 年 4 月 27 日)　温毒渐化,体温亦有降低,但大便仍然不解,口干有汗,精神较差,纳食不佳,面黄胸满,舌红苔黄腻,再以清热解毒通腑。

连翘 6 克,炒金银花 6 克,生石膏 30 克,板蓝根 10 克,大青叶 10 克,瓜蒌仁 12 克,玄明粉 10 克(分冲),火麻仁 12 克,广郁金 5 克,紫雪丹 1.2 克(化服)。

1 剂。

三诊(1965 年 4 月 28 日)　体温渐愈正常,大便今日已解,精神亦有好转,腮腺肿大也退,但面黄形瘦,纳食增加,舌红苔薄白,脉数。治以清热解毒。

连翘 6 克,炒金银花 6 克,焦栀子 6 克,大青叶 10 克,广郁金 5 克,白僵蚕 10 克,瓜蒌皮 6 克,杏仁 6 克,浙贝母 6 克,淡竹叶 6 克。

2 剂。药后已愈。

【按】流行性腮腺炎,为外感温毒时邪,属中医温病及大头瘟范畴。温毒时邪入内,郁于少阳胆经,故耳下腮腺肿大如斗,按之作痛;胆经不利,故胸闷头晕作呕;邪热内盛阳明,故高热、口渴、汗出;热结阳明腑实,故大便干结,3 日未行。治当清热解毒达邪通腑。方中金银花、连翘、牛蒡子、板蓝根、大青叶解毒散结;石膏重用,清阳明经热,瓜蒌仁、玄明粉、火麻仁泻下通便,使邪热多路而出;郁金理气开窍,助邪外出。药证相对,4 剂而愈。

五、春温发斑

案 6　满某,男,6 岁。

初诊(1964 年 2 月 28 日)　发热、头痛 3 日,全身出现紫斑,体温 40 摄氏度,全身发斑成片,内红而紫,咳而不畅,神识昏迷而有谵语,大便未解,未见抽搐,舌苔腻黄。治拟透斑清热解毒。

连翘 6 克,金银花 6 克,生石膏 15 克,鲜芦根 30 克,鲜生地 15 克,知母 6 克,夏枯草 10 克,焦栀子 10 克,紫雪丹 1 克(分服)。

二诊(1964 年 3 月 1 日)　体温 39.3 摄氏度,神识较清,紫斑透达,谵语仍有,咳嗽不畅,大便未解,舌苔腻黄。

再以原方加黄芩 5 克,嘱服 2 剂。

三诊(1964 年 3 月 3 日)　体温降至 38.4 摄氏度,神识已清,大便已解,谵语已少,紫斑将回,舌苔转薄黄腻,温毒渐清,继以原方 2 剂。

四诊(1964 年 3 月 5 日)　紫斑已退,体温渐清 37.6 摄氏度,神识已清,微有咳嗽,再以原法出入。

连翘 6 克,金银花 6 克,鲜芦根 30 克,知母 6 克,夏枯草 10 克,焦栀子 10 克,玄参 6 克,竹茹 10 克。

痊愈。

【按】春温温毒发痧，由于春令感受温毒之邪，热毒蕴于肺胃，充斥三焦，传入营分所致。故有头痛、发热，继而发痧，神昏，谵语，故以银翘散、白虎汤、清营汤，气营双清为主。

六、暑温(流行性乙型脑炎)

案7　万某，男，9岁。

初诊(1965年7月5日)　暑温痰湿蒙闭清阳，壮热持续不解，引动肝风，发现四肢抽搐，颈项强直，神识不清，两目迟钝，咳而痰升，大便未解，小溲短赤，舌质红苔浊腻。治拟芳香开窍，佐以达邪息风。

鲜石菖蒲10克，广郁金10克，藿香5克，生石膏30克，鲜芦根30克，鸡苏散15克，带心连翘10克，天竺黄5克，全瓜蒌10克，赤苓10克。

另苏合香丸1粒。

二诊(1965年7月6日)　暑温邪郁不达，痰热仍蒙清阳，神识不清，颈项强直，二目迟钝，呼吸急促，咳而痰升，满口腻痰，大便解而不畅，小溲短赤而少，舌苔浊腻，病情尚未脱险，仍以达邪息风涤痰为治。

鲜石菖蒲10克，广郁金5克，生石膏30克，带心连翘6克，天竺黄5克，皂角刺6克，鸡苏散15克，炒枳壳6克，钩藤6克，鲜芦根30克。

另苏合香丸1粒。

三诊(1965年7月9日)　体温37.4摄氏度，邪郁渐达，痰热蒙阻，渐已清醒，神识虽清，知觉不灵，两目略有迟钝，呼吸已平，喉间有痰，大便已解，小溲短少，不能自解，舌苔浊腻，再以达邪清宣化痰。

鲜石菖蒲6克，广郁金5克，连翘6克，焦栀子6克，淡黄芩5克，鲜芦根30克，炒枳壳5克，赤苓10克，玄参5克，桑叶6克，菊花5克，益元散10克。

四诊(1965年7月12日)　体温正常，神识已清，但知觉不够灵敏，纳食增加，小溲量少，大便已解，舌苔白腻渐化，病情已趋好转，再以清透和阴。

连翘心6克，广郁金5克，玄参5克，川石斛6克，淡竹叶6克，金银花5克，桑叶6克，钩藤6克，天竺黄5克，菊花5克，益元散10克。

【按】本例患儿病案中，虽无发病几日记载，但从脉案治法用药中可以知道，虽热持不退，但暑温表邪未解，但已引动肝风，痰浊内盛，蒙闭清阳，故症见壮热，项强，四肢抽搐，两目迟钝，神色不清，喉间痰升，大便不解，舌红苔浊腻。故初诊清暑达邪，息风涤痰开窍为治。方中鲜芦根、连翘、藿香、鸡苏散、石膏清暑达邪，天竺黄、郁金、石菖蒲涤痰开窍，瓜蒌通便，赤苓利湿，配以苏合香丸温开涤痰，息风开窍。宣志泉治疗流行性乙型脑炎、痰浊内盛上蒙清阳之人，常配以温开之苏合香丸，常能获得奇效。因为暑为阳邪必清，但痰为阴邪，得温则化，此时寒温并用，最为合适。

七、湿温化痦

案 8　夏某,女,10 岁。

初诊(1960 年 8 月 16 日)　患儿高热持续 6 日未解,体温 40.4 摄氏度,胸闷不舒,并有头痛,四肢酸楚,口渴少饮,大便未解,精神软弱,舌苔白腻,此乃湿温邪在气分之症。治拟达邪清热芳香导滞。

连翘壳 6 克,薄荷 3 克,鲜芦根 30 克,牛蒡子 5 克,广郁金 5 克,藿香 5 克,炒枳壳 5 克,焦六曲 10 克,浙贝母 6 克,陈皮 3 克。

另牛黄清心丸 1 粒化服。

二诊(1960 年 8 月 17 日)　体温仍有 40.9 摄氏度,大便已解,其他症状仍如上述,未有进步。

原方去焦六曲、浙贝母加焦栀子 6 克、炒黄芩 3 克、桑叶 6 克。

三诊(1960 年 8 月 18 日)　体温 39.9 摄氏度,白痦隐隐,不明显,邪有外达之势,胸闷不舒,头痛无减,口渴引饮,大便 2 次,略烂,舌苔白腻,治以辛凉达痦,芳香化浊为主。

鲜芦根 30 克,芫荽子 5 克,生石膏 15 克,连翘 6 克,焦栀子 6 克,知母 6 克,藿香 5 克,佩兰 5 克,广郁金 5 克,制白僵蚕 6 克,益元散 10 克。

另万氏牛黄清心丸 2 粒(早晚各 1 粒,化服)。

四诊(1960 年 8 月 19 日)　白痦已明显透达,颈部较多,身热仍有 39.9 摄氏度。胸闷不舒,口渴汗多,大便溏烂,每日 4 次,舌苔白腻。

再以前方去石膏、知母、芫荽子,加桑叶、菊花、杏仁加强透达。

五诊(1960 年 8 月 21 日)　服药后,白痦渐已畅达,体温渐已下降,胸闷渐宽,口渴汗多,神疲尿少,大便渐已成形,舌苔白腻起边。

再以原方嘱服 2 剂。

六诊(1960 年 8 月 24 日)　白痦已回,体温已正常,胃纳好转,睡眠已安,一般情况较正常。

原方出入,调理脾胃,佐以芳化,继服 3 剂已愈。

【按】湿温一症,初期发热,头痛或有恶寒,口渴不欲饮,胸闷不舒,舌苔白腻,脉濡数是也。湿为阴邪,邪热在于气分,非寒邪一汗而解,温热一凉即退,湿温难以速退,用药以芳香逐秽、辛凉透邪为主,使邪退湿去而病愈。本案湿温挟痦,连服中药 8 剂,在 2 周内热退,痦回而愈,疗效尚属满意。

八、疫毒痢(中毒性菌痢)

案 9　孙某,女,6 个月。

初诊(1960年9月6日)　患儿8月7日患流行性乙型脑炎,经传染病院配合中医治疗于29日出院,有后遗症来院治疗。9月5日突发高热抽筋,下痢而再次门诊。门诊时体温39.8摄氏度,大便10余次,解而不畅,带有黏液,神识不清。今晨发现抽筋,烦吵不安,口渴不欲饮,气逆昏迷,颈项强直,舌红苔腻,此乃湿热之邪内陷,而发抽筋下痢。治拟退热开窍镇惊。

金银花5克,连翘5克,炒黄连2.4克,炒黄芩5克,白头翁5克,鲜芦根30克,广郁金5克,钩藤6克(后下),天麻3克,槟榔5克,紫雪丹1克。

2剂。

二诊(1960年9月8日)　体温38摄氏度,体温降低,神识已有知觉,抽搐已止,大便仍7~8次,带黏液,颈项强直略松,舌红苔薄白。再以原方加减治之。

白头翁5克,金银花5克,炒黄连2.4克,炒秦皮3克,炒黄芩5克,连翘壳5克,鲜芦根30克,钩藤6克,益元散10克,紫雪丹0.6克。

2剂。

三诊(1960年9月10日)　体温38摄氏度,身热未净,大便仅解2次,已无黏液,神识已清,颈项强直已松,咳嗽不多,舌苔薄白。再以原方出入。

白头翁5克,炒黄芩5克,炒金银花5克,广木香3克,炒黄连2.4克,炒秦皮3克,生白芍5克,焦栀子5克,钩藤6克(后下)。

连服4剂,而告痊愈。

【按】中毒性菌痢,中医有疫痢之记载,在临床上属于温病范畴。其因湿热浊邪之气,由口鼻而入,充斥三焦,使经络、脏腑,表里气血受困,蒙阻清窍,以致神识昏迷,壮热不解,热甚生风而抽筋,热毒下陷而成痢,投以银翘散和白头翁加减,配合紫雪丹先后治疗8日,症状完全消失,疗效满意。

本病在病初,高热危重之时,曾配合三棱针针刺大椎、印堂、少商、中冲穴放血,以退热开窍镇惊。

九、血小板减少性紫癜

案10　李某,男,3个月。

初诊(1971年4月14日)　颜面四肢发出紫癜20余日,血热肝旺,迫血妄行,颜面四肢均有紫癜出现,咳嗽有痰,睡眠不安,大便溏烂,小溲尚多。舌苔中腻,尖略红。治拟凉血调中。

鲜生地15克,牡丹皮3克,艾叶2.4克,广郁金5克,墨旱莲10克,茜草根5克,炒白术5克,当归5克,生白芍5克,焦栀子5克。

3剂。

二诊(1971年4月16日)　血热内郁,皮肤颜面均有出血点,咳嗽有痰,大便溏烂,小溲尚多,舌苔薄白,再以凉血和中。

细生地 10 克,牡丹皮 3 克,广郁金 5 克,墨旱莲 10 克,知母 6 克,川贝母 5 克,鸡内金 5 克,艾叶 3 克,生白芍 5 克,阿胶珠 5 克。

5 剂。

三诊(1971 年 4 月 20 日)　复诊颜面紫点渐退,大便溏烂。

再以原法加红枣 10 克、炙甘草 3 克、炒白术 5 克。3 剂。

四诊(1971 年 4 月 23 日)　全身紫点已消,未见新鲜出血点,精神好转,胃纳增加,大便仍溏,舌苔薄白,再以原法出入。

细生地 10 克,广郁金 5 克,墨旱莲 10 克,知母 5 克,炙鸡内金 5 克,艾叶 3 克,阿胶珠 5 克,生白芍 5 克,红枣 10 克,炙甘草 3 克,炒白术、炒白芍各 5 克。

5 剂。

5 月 10 日因腹泻来院门诊,治以调理肠胃。

【按】本案血小板减少性紫癜,发病 20 余日,皮肤紫癜,睡眠不安,当属血热肝旺之症,治以清热凉血,犀角地黄汤加减。宣志泉治疗血小板减少性紫癜,病初血热肝旺型,喜欢寒温并用,以犀角地黄汤合胶艾四物汤加减,宣志泉在大量凉血清热之品中加艾叶、阿胶,不但无伤阴燥血,动血之弊,且能增加止血生血之力,便于血小板之上升。方中生地、牡丹皮、焦栀子、生白芍、墨旱莲、茜草凉血清肝以止血;艾叶、阿胶生血止血;当归养血。初诊时便溏加白术扶脾,二诊咳嗽加知母、川贝母,全程治疗 1 个月而愈。

十、肠梗阻

案 11　陈某,男,6 岁。

初诊　因饮食豆腐和糯米饭后,引起急性腹痛,患儿诉脐腹周围腹痛,大便秘结 2 日未解,口渴引饮,食后即吐,呻吟不安,腹痛拒按,不能平卧,小溲短赤,舌质红,苔黄腻,脉滑实而数,证属腑实积秽,热积肠道之肠结症。治拟荡实破积,除热导滞法。

生大黄 6 克(后下),川厚朴 6 克,炒枳壳 6 克,玄明粉 10 克(分冲),瓜蒌仁 10 克,广木香 5 克,甘草 3 克。

1 剂。

二诊　服药后,上半夜腹胀痛一度加剧,下半夜排出大量恶臭便 3 次,肛门矢气少许,腹痛明显减轻,饮水后不呕吐,诉饥饿,想吃饮食,苔黄腻稍减,腑实积秽已解,继而前方酌减其量。

生大黄 3 克(后下),川厚朴 5 克,枳壳 5 克,玄明粉 6 克(分冲),瓜蒌仁 6 克,广木香 3 克,甘草 3 克。

1剂。

服药2剂,症状基本缓解,体温脉象均正常,停药观察3日出院。

【按】本例肠梗阻,因服豆腐(内有石膏为钙质)和糯米饭后,食积于内,胶结不化,气机不利,故见腹痛拒按,大便秘结,食则吐,属腑实积秽,热结肠道之肠结症。后者素有寒湿,复加积滞,故腹痛较剧,内有粪块,阵发拒按,四肢冰冷,大便4日未解,并兼有面色苍白,精神倦怠,小溲清长,一派寒象。二者病因,病机属性截然不同,宣志泉用药前者七味、后者六味,五味药相同,仅二三味出入及药量增减变化,治去则迥然大异。前者乃大承气汤,荡实破积,除热导滞。

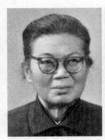

裴笑梅

（1911—2001）

裴笑梅（1911—2001），女，1911年1月生于浙江杭州，世代书香门第。父亲以教书为业，精通文史，嗜好医道。青衫之岁，体虚多病，然幼受庭训，酷爱书画诗词。18岁时于杭州弘道女子高中毕业，拟考大学，无奈因常患鼻衄而不得不在家休养。常见远近邻居患小病者，纷纷来家索药，不时见贫苦患者，因无资求医买药而亡，由己及人，深为感叹！"人命至重，有贵千金"，乃萌学医之念，辍学就医，立志为民解疾。遂择杭城智果寺名僧医清华为师。先以《素问》《明堂针经》等书，讲明切究，乃知人生十二经络。又习仲景原文及李东垣、朱丹溪、刘完素、薛雪、陈修园等名家著作，精益求精，推究疾病之表里虚实，脉理之浮沉迟数，药性之寒热温平。寒窗三载，随师五年，尽得其传。经部、省、市考核，成为杭州市第一位领有中医证书及开业执照的女中医师。行医于武林钱塘，早年坐诊于同益堂、惠明堂、崇德堂。初试锋芒，即露头角，应诊者接踵而来。抗战时期，避居于乡间。往返于浙江金华、江西上饶、福建建阳等地，为群众治病，历起沉疴，深得病家信赖，声名鹊起。

中华人民共和国成立后裴笑梅积极响应政府号召，1951年作为杭城名医与史沛棠、叶熙春等老医师同时应聘进入杭州市中医门诊部。1956年浙江省中医院筹建，于是进入该院。历任浙江省中医院妇科主任、院委会委员等职。于1956年4月加入中国农工民主党，历任第八届、第九届中国农工民主党浙江省委员会常委。1985年光荣加入中国共产党。先后历任浙江省人民代表大会第三至第六届代表，政协杭州市委员，中华全国中医学会浙江分会顾问及杭州不孕不育专科医院、杭州天目山药厂、杭州胡庆余堂制药厂、杭州保灵有限公司等多家单位的技术顾问。1992年由国务院嘉奖为国家级突出贡献专家。

裴笑梅岐黄生涯六十余载，一生孜孜不倦专研妇科经、带、胎、产、杂病，对疑难杂症有独到的见解和创新的治疗，被人称为"华夏奇指，人间观音"。她编写专著《叶熙春医案》《裴笑梅妇科临床经验选》《裴氏妇科临证医案精萃》，并自创新方 40 余首,为后人留下了宝贵的理论财富。她的学术思想,主要渊源于《内经》,又深刻吸取历代名医著作之精髓。她认为读经典应从《内经》《难经》《伤寒》《金匮》等入手;然后循序渐进,博览名家著述。妇科其基础与内科同,然妇人之病多于男子,固有其行经、孕产、哺育等特殊生理情况,且因性情多郁,从而产生一些特殊疾病,使其在病理、诊断、治疗上与一般内科有殊。此即所谓"医术之难,医妇人尤难"。中医学中妇科学说,其源甚古,繁茂丰厚,裘笑梅精研《金匮》妇人病三篇,"妇人妊娠病脉证并治""妇人产后病脉证并治""妇人杂病脉证并治",此三篇中所述的理法与方药,不仅是后世治疗和研究妇科临床疾病之根基,也为裘笑梅日后治疗妇科经带胎产、疑难杂症打下了坚实基础。此外,她从巢氏《诸病源候论》、孙思邈《千金要方》妇人方治六卷、陈自明《妇人大全良方》、薛立斋《薛氏医案》、傅青主《傅氏女科》、叶天士《叶天士女科全书》等妇科典籍吸取养料,沉湎于书中钻研,然后在数以万次临诊中实践,使理论与实际结合,逐步积累宝贵的临床经验。同时裘笑梅强调继承和发展中医药学,要师古而不拘古,不囿于一得之见,不执于一家一言,应博采百家之长,融汇剖析,善于化裁,敢于创新;对妇科疾病机制的探索,除奇经八脉之外,还致力于研究疾病的表象与脏腑的关系,以进一步揭示机体内部的病因病机;讲求从整体出发,对于各种证候进行系统概括以探求疾病的本质;力求在动态中辨证施治、审因求本,从而立案处方,得心应手;主张凡用药处方,最宜通变,不可执滞,没有固执一病一方、一症一药的道理;用药贵在精专简练、配伍有度,反对杂乱。药量应轻则轻、该重则重,医者临证时必须加以权衡。

　　裘笑梅治学严谨,推崇求实创新精神。她提倡"旁搜囊括、虚心请教"。《礼记·学记》曰:"独学而无友,则孤陋而寡闻。"学习中医学,要钻研经典著作,要依靠老师的教育指点,还需要有虚怀若谷的精神,乐于拜一切有知识的人为师。昔孙思邈,凡有一事长于己者,不远千里,伏膺取决。傅青主"与医下睢,市井细明",既是他的朋友,也是他的老师。古代医学大师们这种无贵无贱、无长无少、道之所存、师之所存的优良学风,值得今人认真汲取。她回忆早年在同益堂药店时,常挤时间去店堂观看撮药,学习体察各家名医用药之轻重,君臣佐使之配伍,尤其注意对危症患者的抢救方,领略急治之急、汤液荡涤之急、毒味烈性之急、气味俱厚之急、急则治标之急等五类急症重症之法。同时向药工请教药材的生熟之分、炮制之别,有点滴收获即记入自备《随记免忘录》,做到勤学、勤思、勤写,这对她日后开阔思路,深入研究,提高学业大有裨益。她常勉励青年医师,一个善治之医,"应有胆识,善谋略,勇于独抒己见"。如治疗产后病,前人有"产妇宜温"之说,但裘笑梅治疗产后恶露不下之重症,果断采用桃核承气汤等峻剂攻逐之;治疗产后感受邪毒发热,大胆投用红藤、败酱草、黄芩、忍冬藤等寒凉之品,以清热解毒。认为对产后用药应本着"勿拘于产后，亦勿忘于产后"的原则。推而广之，临床选药组方，既要知其常，又要明其变，万万不可人云亦云，这样，才能使自己的医术不断提高。更强调"熟读精思、博学强记"。她常说，案头书要少，心头书要多，把案头之书累积潜藏于心头，临床应用便犹如囊中探物，伸手即得。常告诫学生"敢于疑古，勇于创新"。中医学历史悠久，内容丰富，但又难免庞杂芜错，掺杂了一些偏颇、粗劣的东西。继承和发扬中医学，既需前人之经验，又需自身之领悟，要用历史发展的眼光看问题，要考虑到一切事物都不是一成不变的。她常说，医者，意也。三指二剂之间，无穷奥妙，无穷变幻，始方出于古人，用方在于今人，要不断实践，不拘于成方，敢辟新径。她在忙碌的临床工作之余，定期到浙江中医学院（浙江中医药大学前身）、中国中西医结合研究会讲学、编写讲义。她坚持临床实习带教，先后培养学生百余人，对学生身传言教，将生平所读之书、意味深长之理、临床有效之方，常与同学切磋讲解，取其精华、去其糟粕，达到"道而勿牵、强而勿抑、开而勿达"的教学效果。她的学生遍及全国各地，她还认真带教日本、韩国、欧美等外国留学生。历年来她多次被浙江省卫生厅、浙江中医学院授予各类进修班优秀讲习老师、优秀临床带教老师等荣誉称号。

裘笑梅重视科研工作，她认为中医治疗，在某些临床领域中，突出重点发挥优势，反映出新的特色和水平是完全能够做到的。因此，她在临床实践中不断摸索探究，使临床与科研紧密结合。她总结西医的"盆腔炎""附件炎""子宫内膜炎"等，中医辨证均属湿热下注、蕴郁化热，导致体表红、肿、热、痛等症状，在人体内脏，则表现为少腹胀痛、腰脊酸楚、带下血性伴有腥秽，或终年累月绵绵不断，急性发作时伴有高热、腹痛，是妇女常见病和多发病，给患者造成很大的痛苦。她潜心研究，通过 B 超检查和血象指标的观察和对比进行中医理论的论证；通过中西医结合深入探讨机体内部的病理实质；通过反复的临床实践，确立有效验方并不断的补充与完善。经十余年的努力，创拟了院内制剂"二藤汤"，并在此方基础上研制成功新中成药"妇乐冲剂"，产品畅销全国及东南亚地区，深受患者欢迎。1988 年被评为浙江省优质产品，1990 年在北京全国首届中医药文化博览会上获全国"神农杯"银奖。该药现已收入《中国基本中成药》一书中。昔南宋名医陈自明，对妇人患脏躁证，投以甘麦大枣汤，对症施药即愈。今之更年期综合征、青春期紧张症，即属脏躁范畴，临床治疗中多袭用甘麦大枣汤。由于天时地利之不同，许多病例的疗效并不满意。西医用谷维素、镇静药对症治疗，效果不显，应用激素治疗虽获一定效果但往往反应大，患者难以接受。她分析社会环境，出现了较多的由于受了某种刺激以致忧、思、悲、恐而成疾患的患者，她十分同情这些患者，决心要为她们解除痛苦。为了探求新的治疗途径，她一面继续研究中医经典古籍，追根寻源，另一方面分析临床病案，认为这些患者按中医辨证分型，大多以阴盛肝旺为多见，应治以育阴平肝、潜阳安神法。她创拟了"二齿安神汤"，并以此方为基础，研制出"妇宁胶囊"，在国内开创了用中成药治疗妇女更年期综合征及青春期紧张症的新领域，深受海内外妇女的好评。"妇宁胶囊"现亦已收入《中国基本中成药》书中。另外，她还与上海医科大学合作研制出"孕宝"营养液，于1992年获中国优质保健品银奖，1993年获第三十三届国际蜂产品博览会金奖。她还先后为医院制剂室研制了急诊治疗女子痛经的"调经定痛冲剂"，治疗滴虫、霉菌性阴道炎的"蛇床子洗剂"，治疗卵巢囊肿的"三根糖浆"等制剂，自20世纪五六十年代始在临床上使用，皆有良效。至80岁高龄时，仍主持高精科研项目。她将临床诊治闭经、崩漏的经验进行整理，在有关专家配合下完成"名老中医裘笑梅诊治闭经崩漏电脑软件"，该项成果于1991年获浙江省科技进步奖二等奖。1995年主持商业部科研项目——更年期功能食品"妇益冲剂"的研制工作，该项目于1998年获内贸部科技进步成果奖三等奖。此外，随着现代医学免疫学和遗传工程等学科的知识与发展，裘笑梅又结合现代医学理论，对"母儿ABO血型不合""染色体错位"等妇科高难课题在中医辨证、诊疗方面进行研究，创立"裘氏异功保胎散"。至今裘笑梅的经方验方尚在临床广泛应用，造福广大妇女患者。

　　裘笑梅生前除了在浙江省中医院专家门诊、带教、科研工作外，还应中华医学会名老中医医疗保健咨询服务中心和浙江省中医药学会之约，定期去门诊服务，百忙之中还不忘参加各种对社会有益的义诊活动。她的不倦之力从何而来？她认为"要力从心欲，须善于养身"，即是要生精、保气、宁神。她主张生活上应低标准，菜饭饱、布衣暖，清心而

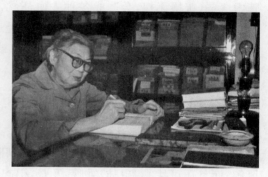

裘笑梅

淡泊；精神上则应保持积极向上，充实而愉快。她常嬉言："我健康长寿，主要靠'三乐'。"一曰自得其乐。即把工作看病作为人生最大之乐事，并在工作之余，散散步，听听音乐，乐在其中。二曰知足常乐。即生活上求得逐步改善与提高，求得每月收支平衡，略有结余，千万不要追求高期望、高消费，知足便能常乐。三曰助人为乐。即把帮助他人作为自己的快乐，尤其是要帮助患者解除病痛，既是助人为乐，也是为他人之乐而乐。裘笑梅的"三乐"，一直被人们所传道，这正是她朴实无华的个人修养和高尚情操的体现。被人们誉为"杏林老梅"的裘笑梅，如同老梅一般植根于中医学的深厚沃土，枝干虬劲，生机勃勃，愈到岁末，愈是花香彻骨，至今仍深受人们爱戴和缅怀。

【学术思想】

一、重视调理脾胃,补养生化之源

脾胃为"仓廪之官",位于中焦,互为表里。脾主运化水谷和水液,主升清和统血;胃主受纳、腐熟水谷,为"水谷之海",主降浊,脾升胃降,在功能上相辅相成。脾胃为生化之源,五脏六腑,四肢百骸,皆赖以营养,故古人称脾胃为"后天之本",为气血生化之源。裘笑梅深受宋代著名"补土派"医家李东垣"内伤脾胃,百病由生"理论的影响,总结脾胃与妇科疾病的病理生理关系。认为妇女的生理特点,主要表现在经、孕、产、育等方面,而这些生理活动,是依靠脏腑、经络、气血的共同作用来实现的。气血是月经、养胎、哺乳之物质基础,脾胃为气血生化之源,脾胃健旺,则精血充沛,血海充盈,经候如期,胎孕正常,产后乳汁亦多;反之,则化源不充,气血失常,导致多种妇产科疾病的产生。如运化失健可致月经过少,甚则闭经,或孕后胎失所养而致滑胎、小产,或产后乳汁稀少等症。脾运失健还会导致水湿不化,停滞冲任胞脉,而成带下、子肿,或痰湿阻滞胞宫以致不孕等病。脾虚气弱,统摄无权,会造成各种失血证候,如月经过多、崩漏、胎漏等症。若脾胃升降失常,脾气不升而反下陷,可致月经过多,甚则崩漏;或升举无力,而见子宫下垂;或胎元不固,出现滑胎、小产等症;或脾不摄津,引起白带淋漓;胃气不降而反上逆,导致经行恶心、妊娠恶阻等。

二、倡导治肝六法,充沛血海盈满

肝主疏泄,性喜条达,肝郁则病变横生;肝为风木之脏,内寄相火,其性至刚,极易变动。肝的生理功能失常,不仅引起肝的本脏病变,如肝气、肝火、肝阳、肝风等,而且还可扰心、犯肺、乘脾、及肾,引起其他脏腑的病变。临床所见疾病中,肝病十居六七,所以有称"肝为五脏六腑之贼"。裘笑梅认为,肝与妇女的生理、病理关系同样极为密切。由于肝藏血,全身各部化生的血液,除营养周身外,皆藏于肝,其余部分下注冲脉(血海);从经络循行来看,冲脉起于会阴,挟脐上行,而足厥阴肝经环阴器,行抵少腹,与冲脉相连,肝血充足则血海满盈,月经能以时下。肝主疏泄,肝气舒畅,血脉流通,则经血按期来潮。若肝的上述生理功能失常,在妇女可引起经、孕、产、育方面的多种病变。正因为肝与女子的生理、病理关系至密,故有"肝为女子先天"之称。

三、探究"先天之本",推崇从肾论治

肾藏精,为封藏之本,主发育生殖。包含"生殖之精"和"水谷之精",即"先天

之精"和"后天之精"。《内经》说："女子七岁,肾气盛,齿更发长;二七而天癸至,任脉通,太冲脉盛,月事以时下,故有子;三七肾气平均,故真牙生而长极……六七三阳脉衰于上,面皆焦,发始白;七七任脉虚,太冲脉衰少,天癸竭,地道不通,故形坏而无子也。"这段话形象指出了肾与女性各个时期的生理特点之密切关系。此外,"精生血""精血同源",故肾精对血的生成也有重要的影响。由于冲任两脉隶属于肝肾,而冲为血海,任主胞胎,关系到妇女的经、孕、产、育,所以肾在妇女的生理、病理上特殊意义不言自明,妇科病的治疗也往往从肾论治。

四、剖析活血化瘀,继承发挥阐扬

妇科疾患中,许多妇科疾病如痛经、闭经、产后恶露不下、血晕及血瘕等,其病因常与瘀血有关,同时瘀血又作为病理产物引起机体脏腑的各种症状。《素问·调经论篇》曰:"寒独留,则血凝泣,凝则脉不通。"《灵枢·水胀》也说:"石瘕生于胞中,寒气客于子门,子门闭塞,气不得通,恶血当泻不泻,衃以留止,日以益大,状如怀子,月事不以时下。"指出寒邪凝血,瘀阻胞宫,引起闭经,这是瘀血与妇科病关系的最早记载。《素问·阴阳应象大论篇》曰:"血实宜决之。"血实,即指血瘀,决之,乃攻逐瘀血之意,为瘀血证提出了活血化瘀的治疗大法。《伤寒论》和《金匮要略》中论述了蓄血证、血痹证、癥病、产后腹痛等瘀血证的辨证施治,并创立活血化瘀方11首。此后,历代医家各有发挥,逐步丰富了瘀血学说的内容,清代王清任对瘀血证的辨治尤有重大发展,强调活血与补气、行气的关系,创制血府逐瘀汤、少腹逐瘀汤、膈下逐瘀汤等经典方剂。因此活血化瘀法是从古至今在妇科临床治疗瘀血证的基本法则。

【临证经验】

血液不循常道而溢于脉外的出血性疾患都属血症。妇科血症一般包括月经过多、崩漏、经行吐衄、经前便血以及恶露不绝等。此外,由瘀血引起的某些病症,如痛经、闭经、产后血晕等,从广义来说,亦当包括在血症范畴。兹将裘笑梅关于妇科血症的临床体验,分述如下。

一、注重活血化瘀,掌握瘀血证的治法关键

裘笑梅对瘀血证又发展了自己的经验和理论,概述如下。

(一) 瘀血的成因

裘笑梅认为,瘀血的产生主要与以下几个方面相关。

1. 气机紊乱 裘笑梅认为,气之与血,一阴一阳,两者互相维系,关系极为

密切。血的运行,有赖气的推动,人身若气机紊乱,均可影响血的正常运行而引起瘀血。如《直指方》说:"气为血帅,气行则行,气止则血止,气滑则血滑,气寒则血凝,气有一息不通,则血有一息不行。"《奇效良方》说:"气塞不通,血壅不流。"临床以气滞、气虚而形成瘀血者较多见。气滞多因肝气郁结而起,气虚常由脾胃虚弱所致。

2. **感受外邪** 风、寒、暑、湿之邪侵袭,均可引起血瘀。《内经》曰:"寒邪客于经脉之中,则血注而不通。"王清任也说:"血受寒则凝结成块。"此外,热邪侵犯,煎灼血液,或迫血妄行而溢于脉外,也可致瘀。湿邪阻滞,亦可使血行艰涩,而成瘀。临床以寒邪引起的瘀血病证居多。

3. **外伤或出血** 《内经》说:"人有堕坠,恶血留内。"指出外伤可以导致瘀血。妇科出血性疾患,尤其是崩漏,离经之血每多留滞而成瘀血。瘀血留滞,新血不得归经,导致反复出血不止。所以,在临床治疗出血病证时,强调祛瘀。

此外,阴盛内寒,经行不畅,产后败血不去等,均可形成瘀血。

(二) 瘀血证诊断要点

瘀血证因其所在部位、病程长短而有错综复杂的临床表现,但又有其共性表现。裘笑梅认为临证主要应抓住以下四点。

1. **疼痛** 这是瘀血证的突出表现。如因瘀血而起的痛经、崩漏、产后恶露不下等,均有疼痛的症状。其特点是痛处固定不移,按之痛甚,呈持续性,如针刺样,或刀割样,甚则绞痛。

2. **出血** 瘀血不去,新血难安,所以出血是瘀血证的主要症状之一。其特点是血色紫黯,夹有血块,淋漓难净。

3. **肿块** 瘀血乃有形之物,特别是瘀血久留,变成癥积,则肿块更为明显。其特点是肿块固定不移,触之稍有疼痛,如子宫肌瘤、卵巢囊肿、陈旧性宫外孕包块等均属之。

4. **舌质瘀斑** 巢氏《诸病源候论》说:"夫有瘀血者……唇萎,舌青口燥。"故凡舌质紫黯或有瘀斑、瘀点,均属瘀血的重要表现。

以上四点是瘀血证的基本特征。当然,瘀血证的表现是多种多样的,临床还须参合全身情况,求得全面正确的诊断。

(三) 瘀血证的主要治法

裘笑梅认为,活血化瘀是治疗瘀血证的基本法则,但由于病位、病性、病期有差异,所以病情亦有轻重之不同,治疗当权衡标本缓急,因证而异,其主要治法有以下三种。

1. **和血行血法**

(1) 常用方剂:佛手散、泽兰汤之类。

（2）应用体会：此类方药作用和缓，既能活血，兼有养血之功，故适用于瘀血轻证，或血虚血瘀，或其他病证兼有血瘀者。临床上常用于瘀阻而引起的痛经，经行涩少，或产后恶露不净等病症。

2. 活血化瘀法

（1）常用方剂：桃红四物汤、失笑散、震灵丹之类。

（2）应用体会：此类药方作用较强，既能疏通血脉，又能消散瘀结，故适用于瘀血证较重，疼痛较剧者。临床多用于瘀结较甚的痛经、闭经、崩漏、产后恶露不下、产后血晕等病症。上述三方是裘笑梅临床常用方，但作用和适应证同中有异。一般以震灵丹作用较强，失笑散次之，桃红四物汤活血中寓养血，作用较缓，应用亦较广泛。

3. 破血攻坚法

（1）常用方剂：下瘀血汤、大黄䗪虫丸之类。

（2）应用体会：此类方药大多系虫类搜剔药，或为攻下逐瘀药，或为破气攻坚药，作用较为峻烈，有的具有毒性，一般适用于瘀血证较重，或瘀积较深，久病入络，如癥积、干血痨等病症。临床应用时，当权衡标本缓急，可与其他活血化瘀药配合使用，或攻补兼施。亦可采用丸剂，以缓其性。

（四）与其他治疗方法的综合应用

1. 与行气法的综合应用　如前所述，"气为血帅、血随气行"，气滞可引起血瘀，血瘀也可能引起气滞，所以活血化瘀法常与行气法配合应用，以增强疗效。特别是血瘀由气滞而致者，行气尤为重要。如血府逐瘀汤去生地加行气药香附、青皮、木香之类，以疏通气机，取气行则血行之义。

2. 与补气法的综合应用　气虚无力推动血液，则血行不畅，积而成瘀，故对气虚血瘀之证，宜补气法与活血化瘀法综合应用。如加参生化汤，方中人参、姜、枣、甘草健脾益气，桃仁、当归、川芎活血祛瘀，行中有补，能生能化，是治疗产后元气虚弱、胎衣或恶露不下的有效方剂。

3. 与补血法的综合应用　瘀血不去，新血难生，所以瘀血证的患者，常伴有血虚的证候。因此，应于活血化瘀方中，加入和血补血之品。如桃红四物汤，桃仁、红花活血祛瘀，四物养血和血，合之而为补血祛瘀之剂。

4. 与温经法的综合应用　血遇寒则凝，故瘀血证常由外感寒邪或阳虚内寒，血行凝泣而成。此类患者，宜温经法与活血化瘀配合应用。如温经汤，即是温经散寒与养血活血合用的代表方剂。

5. 与软坚散结法的综合应用　血瘀日久，聚而成形，而为癥积，如子宫肌瘤、卵巢囊肿等。此类病证，单纯活血化瘀效果尚嫌不足，每与软坚散结药物如牡蛎、昆布、鳖甲等同用，疗效更著。

6. 与清热法的综合应用 瘀血兼有热证时,酌情配合清热药如牡丹皮、赤芍、忍冬藤、大青叶等。如慢性盆腔炎,每见血瘀兼热之证。裘氏常于活血化瘀的同时,配合经验方二藤汤清热利湿,有较好的效果。

7. 与止血法的综合应用 出血病证,若因瘀滞而致者,当以祛瘀为主,瘀血得去,则血自归经。但某些患者,因出血量较多,应予适当考虑配合止血药,动静兼顾,相反相成。此类病证,宜选用既有祛瘀作用,又有止血之功的药物如三七、茜草、牡丹皮、蒲黄等。

此外,裘笑梅还将活血化瘀与化湿法、利水法等综合应用,临症时根据瘀血的兼挟证候,分别施以相应的治疗方法。

二、归纳妇科血症,把握治疗关键

(一) 妇科血症的主要治法

1. 补气摄血法 脾统血,"其气(指脾气)上输心肺,下达肝肾,外灌溉四旁,充溢肌肉,所谓居中央畅四方者如是;血即随之运行不息,所谓脾统血亦即如是。"若脾胃虚弱,气不摄血,流溢脉外,就会变生各种出血病症。

(1)辨证要点:出血量多,或历久不止,色淡红,质稀,面色萎黄,少气懒言,精神委顿,食欲不振,头晕目眩,大便溏薄。舌质淡红苔薄白,脉细弱或大而无力。若失血过多,气随血脱者,症见面色㿠白,冷汗自出,神识昏沉,四肢不温或厥冷;脉浮大无根,或细弱如丝。

(2)常用方剂:心脾两亏,统血无权,血不归经者,宜归脾汤;中气下陷,气不摄血者,宜补中益气汤;对气虚弱崩漏者,裘氏经验方参芪胶艾汤效果良好。若气随血脱,出现虚险者,急宜益气固脱,方用独参汤,或参附汤。

(3)病案举例:罗某,女,16岁,学生。

初诊(1973年6月14日) 患者今年1月初潮月经。开始数月尚属正常,于5月13日月经期间劳累过度,以致量多暴崩不止。门诊时面色㿠白,头晕、心悸、腹痛、继则昏厥。检验血红蛋白仅40克/升,收入住院,并输血200毫升。诊脉濡大带芤,苔薄质淡。属气不摄血,慎防阴阳离决之变。治拟补气摄血,急塞其流。

炒党参15克,炙黄芪30克,阿胶珠12克,陈艾叶1.2克,仙鹤草30克,陈棕炭12克,地榆炭12克,煅龙骨、煅牡蛎各30克,黄芩炭4.5克,山楂炭12克,三七末1.5克(吞),香附炭6克。

3剂。

二诊 服药后阴道出血明显减少,经色转淡,腹痛已除,仍感头晕心悸。脉象转缓,重按无力。出血过多,气阴俱伤。

再从原法去山楂、香附,加红枣 4 枚、茯神 12 克、石榴皮 12 克。6 剂。

三诊 阴道出血已净,尚有少量淡黄色分泌物,夜寐不酣,心悸怔忡,面色稍转红润。脉象细濡,苔薄白。再从补气养血固涩。

炒党参 12 克,山萸肉 12 克,煅龙骨、煅牡蛎各 30 克,阿胶珠 12 克,石榴皮 12 克,炒酸枣仁 9 克,荆芥炭 4.5 克,红枣 15 克,白及末 1.5 克(吞),制远志 4.5 克。

5 剂。

四诊 阴道未再出血,唯感乏力肢倦,胃纳不佳。脉细弱,苔薄白微腻。

前方去阿胶、荆芥炭。加六神曲 9 克、谷芽 12 克。

五诊 选投补气健脾之药,诸症好转,患者要求出院。复查红蛋白为 75 克/升。继以调补脾肾,丸剂缓图,以资巩固;并嘱服药外,当宜珍摄。

【按】患者系劳累过度元气受损,致经量如崩,乃气阴俱伤,阴不抱阳,阳不摄阴,势将阴阳离决。急拟峻补气血,固摄止崩,以防厥脱。药后症势显获转机,继以原方增删,病情逐渐好转。以后按服丸剂,以善其后。

2. 清热凉血法 严用和说:"夫血之妄行也,未有不因热之所发。盖血得热则淖溢……"张景岳说:"血本阴精不宜动也,而动则为病……盖动者多由于火,火盛则迫血妄行。"至于产生"血热"的机制,有因心火亢盛,血无所主;有因肝经火炽,藏血失职;更有脏阴不足,虚火内动,损伤冲任,而致经血妄行。所以,同是"血热",临床当分实热、虚热两种类型,而施以不同的治疗方法。

(1)辨证要点:实热者,出血量多势急,色鲜红或紫红夹块,面赤气粗,口渴心烦,怕热喜冷,尿黄赤,大便秘结,舌红苔黄,脉象洪大有力或滑数;虚热者,出血量较少,或反多,或点滴不止,色鲜红或淡红,颧赤,午后潮热,眩晕心悸,五心烦热,口干咽燥,或夜有盗汗,腰酸痛,大便偏干,舌红裂少苔,脉细微无力或弦细带数。

(2)常用方剂:实热者,宜清热泻火,清心火用三黄冬藤汤(裘氏经验方),清肝火用龙胆泻肝汤;虚热者,宜滋阴凉血,方用固经汤、参麦地黄汤之类。

(3)病案举例:胡某,女,18 岁,学生。

初诊 经淋四月余,量较多,色鲜红,伴口干。脉弦数,舌尖红起刺。心火亢盛,血热妄行。治拟清热泻火。

忍冬藤 30 克,焦栀子 9 克,炒黄连 2.4 克,檵木根 30 克,贯众炭 15 克,蒲黄炭 9 克,炙椿皮 9 克,马齿苋 15 克,白及末 3 克(吞)。

5 剂。

二诊 药后经净已 10 日。脉细弦,舌偏红。拟清热养阴,佐以固涩。

黄芩 9 克,冬桑叶 30 克,炙龟板 30 克,生地 30 克,黄柏 4.5 克,墨旱莲 12 克,煅龙骨 15 克。

7剂。

【按】患者经淋虽久,但经量多而色鲜,是血热之象;且舌红起刺,脉弦数,口干,更是阳热旺盛之据。故以清热凉血为要务。药后经淋顿止,效如桴鼓。二诊考虑血去阴伤,余火犹恐未尽,故继用清热养阴之法标本兼顾,以杜覆辙。

3. 养血止血法 裘笑梅认为,血症患者,由于血去过多,常导致营血不足。因此,应用养血方药,不仅有助于改善全身状况,而且不少养血药物具有止血作用。当然,对于血去营伤的患者,养血固属必要,但更重要的,在于消除出血的原因。

(1)辨证要点:出血久而不止,色淡红,伴面色㿠白,头晕乏力,心悸寐差,肢体麻木,皮肤干燥,舌淡红,脉虚细。

(2)常用方剂:归脾汤、人参养荣汤。

(3)病案举例:王某,女,38岁,职员。

初诊 每月经临量多,色淡红,拖延八九日方净,面色不华,头晕,心悸,寐欠佳,一年前曾有流产史。脉来濡细,舌质淡红。检验血红蛋白为80克/升、血小板6万/立方毫米。脉证互参,系营虚血少,冲任不固。治拟补养气血,调摄冲任。

党参12克,当归10克,炒白芍9克,炒白术9克,熟地12克,炙远志5克,阿胶10克(烊冲),茯神9克,龙眼肉12克,炙甘草5克,红枣4枚。

上方连服10余剂后,次月经行量减,其余症状亦有好转。

【按】流产后冲任受伤,经来量多,病延已久,营血难免耗损,因而出现头晕、心悸、寐差、肢麻、脉细、舌淡红等血虚证候。故方用人参养荣汤补养气血,调补冲任而获效机。

4. 调气止血法 气与血同源而异流。各具阴阳之性,互为其根。血之升降运行,皆从乎气,故血证每由气机失调引起。如唐容川说:"气结则血凝,气虚则血脱,气迫则血走。"所以在治疗上,裘笑梅往往采取降其逆气,平其肝气,补其脾气等法,使气血调和,血自归经。

(1)辨证要点:气逆者,出血多见于上,如经行吐衄,伴面赤气急,头晕头痛,舌质多红,苔薄黄,脉弦;肝气郁结者,气有余便是火,而致藏血失职,冲任不固,出现经血妄行,伴精神郁闷,烦躁易怒,胸胁胀痛,时欲叹气,舌红苔黄,脉弦涩。

(2)常用方剂:气逆而致经行吐衄者,宜用顺经汤、归经汤等;肝郁者,用逍遥散或丹栀逍遥散、开郁止崩汤之类。

(3)病案举例:唐某,女,27岁。

初诊 情怀抑郁,右胁胀痛,善太息;每月经行量较多,色紫,伴鼻衄;脉弦数,舌偏红。此乃倒经,由肝气横逆,气有余便是火,火性炎上,迫血上溢而致。

治拟疏肝解郁,清火凉血。

醋炙柴胡 4.5 克,当归 9 克,生白芍 9 克,牡丹皮 9 克,焦栀子 9 克,龙胆草 6 克,香附炭 9 克,降香 6 克,川牛膝 9 克,煅瓦楞子 12 克,炙卷柏 9 克,白茅根 15 克。

5 剂。

二诊 经行两日量较多,无鼻衄。脉弦,舌质红。

原方续服 3 剂,并嘱下次月经前再服 5 剂。随访半年,倒经未作。

【按】《内经》云:"诸逆冲上,皆属于火。"经行鼻衄,是一种病势向上的病变,多由血热气逆所致。本例得之情怀抑郁,肝气拂逆,气结化火,血随气逆火升而上溢,故令经行鼻衄。方用丹栀逍遥散,疏肝解郁以清肝火;复入香附、降香降其逆气,牛膝、瓦楞子引血下行,如是则郁解火清,气降血下,倒经遂安。

5. 祛瘀止血法 《内经》说:"血实者宜决之。"唐容川说:"瘀血不行,则新血断无生理。"血症可由瘀血阻滞经脉而致,尤其是出血之后,每多留瘀。瘀血不去,新血难安,血必复出。因此,消瘀止血亦是血证治疗的重要方法之一。

(1)辨证要点:出血量或多或少,色紫黑有块;少腹胀痛,按之更甚,或少腹有瘕块;舌质紫黯有瘀斑,脉沉结或细涩。

(2)常用方剂:桃红四物汤、失笑散、震灵丹、少腹逐瘀汤之类。

(3)病案举例:丁某,女,17 岁,学生。

初诊 经淋 3 个月余,间歇有之,量多少不一,色黯,少腹胀痛拒按,腰酸,头晕,肢软。脉细涩,舌质紫绛。气滞血瘀,经水不得归经。治拟行气逐瘀。

黑蒲黄 9 克,川芎 4.5 克,牡丹皮 9 克,制香附 9 克,生山楂 15 克,当归炭 9 克,延胡索 9 克,荆芥炭 4.5 克,泽兰 9 克,地榆 9 克,青皮 4.5 克。

5 剂。

二诊 服蒲黄散加减 1 剂后,次日经量增多,色黯夹瘀块,腹痛顿除,6 日后经净。

续用八珍汤善后。

【按】本例经漏,乃气滞血瘀引起,即先贤所谓"瘀血占据血室,女子血不归经"。其经水色黯夹血块,少腹胀痛拒按,脉细涩,舌质带紫,是辨证为瘀血的重要依据,故用蒲黄散加减行气逐瘀,瘀去新生,血能归经,经淋自净。

6. 温经止血法 裘笑梅认为,出血之证固然以血热者居多,然亦有因血寒而起者。盖气属阳,血属阴,阴阳相互维系。若外寒伤阳,或阳气素虚,致阳不固阴,血不循经而成血症。此类患者,宜用温经止血法。

(1)辨证要点:血色清稀或紫黯,夹有血块;少腹冷痛,得温稍减;口淡不渴,畏寒怯冷,四肢不暖;舌质淡苔白滑,脉迟。

（2）常用方剂：温经汤、理中汤之类。

（3）病案举例：李某，女，38岁，工人。

初诊 每月经临量多，色淡红，夹有血块；少腹绵绵作痛，喜按喜温；畏寒怯冷，常感腰酸；平时带多，质清稀；现经期将至，脉沉细迟，舌质淡苔薄白。凭证参脉，显系阳虚宫寒，冲任失固。治拟温经摄血。

炒当归9克，肉桂末1.2克（吞），吴茱萸3克，干姜炭4.5克，艾叶炭9克，炒小茴香3克，炒白芍9克，炒党参10克，牡丹皮4.5克，炒麦冬10克，炙甘草4.5克。

5剂。

二诊 经行已3日，量较既往减少，腹痛亦显著减轻。脉舌如前。

治守原法，前方续服3剂。

三诊 经净，拟金匮肾气丸加味。

熟地黄12克，茯苓9克，山茱萸9克，怀山药12克，牡丹皮6克，泽泻6克，肉桂末1.2克（吞），淡附子4.5克，淫羊藿6克，菟丝子12克。

5剂。

【按】温经汤有温经散寒、补阳和阴的作用，是调经的祖方。本例症见经来量多色淡，伴腹痛喜按，畏寒怯冷，脉沉细迟，舌淡，为阳虚宫寒之候，故用温经汤加减，温经散寒以调经。经净后用肾气丸法，取温肾以益冲任，亦为治本之法。

由于妇科血症的病因病机错综复杂，临证时上述几种治法往往相互配合应用，如补气与养血、滋阴与清热、止血与祛瘀等，不可截然分割。

（二）妇科血症治疗上的几个关键问题

1. 辨证求因，审因论治　中医治病的特点是"辨证求因，审因论治"。所以，妇科血症的治疗，不可见血专事止血，当详究出血之因，对症施治。若非血热而误投寒凉，使血寒而凝，每致留瘀而使病情反复或起变化，必须注意。

2. 掌握阶段，因证施治　掌握病变的不同阶段，分别施以不同的治疗方法，对于血症的治疗，是十分重要的。唐容川提出止血、消瘀、宁血、补血等四个步骤。裘笑梅解释其义：当其出血之时，往往因来势较急，若不速止其血，势必导致亡血、虚脱等恶果。根据"急则治其标"的原则，应着重止血，此即"止血"；血止之后，容易留瘀血不去新血难安，所以续用消除瘀血，俾瘀血得去，则血易归经，此即"消瘀"；血既消，但数日后复出血者，是病因未除，脉络不宁，血不安其经故也，当审因论治，热者寒之，寒者温之，实者泻之，使血得安则愈，此即"宁血"；失血之后，营血必虚，虽病因得除，若不复其本原，恐疗效不能巩固，故需调补以善后，此即"补血"。裘笑梅在治疗崩漏时，根据病变的不同阶段，掌握塞流、澄源、复旧三个步骤，即效法于唐容川之意。

3. 注意消瘀,防止瘀滞　消瘀法在妇科血症治疗上占有重要的地位。一则血症可直接由瘀血而起,二则出血容易留瘀,若不及时地祛除瘀血,血常间歇而复出,病情缠绵难愈。所以临床对因瘀血而引起出血者,应以消瘀为主,或止血消瘀并用,相辅相成,求其"经脉以通,血气以从",达到血行而止血的目的,此亦"通因通用"之意。血止之后,为了防止留瘀,常在其他治法中配合消瘀之品,以杜复辙。前贤所谓"善止血者且无凝瘀之弊"。裘笑梅在治疗崩漏时,很注意诊察患者腹部有无胀痛、血色之紫淡、有无夹块等情。再参以舌脉,审其有无积瘀,作为应用消瘀药物的重要依据,慎防瘀滞为患。

4. 气血兼顾,调气止血　气为血之帅,血随气行,气调则血循常道,气乱则妄行无度。因此,治疗妇科血症,调气亦是不可忽视的环节。如气逆而致经行吐衄者,当以降气为主,气降则血亦下行而无上溢之害;若气陷而致月经过多、崩漏、经前便血者,宜补气为主,气充则摄血有权,血液自无下溢之变;若气滞而致血瘀者,当疏通气机,气畅则血液流通,瘀血自消。

5. 补养肝肾,调理冲任　盖冲任隶属于肝肾,诸如月经过多、崩漏等病证,多因肝肾亏损,冲任失调所致。所以,补养肝肾即是调理冲任,冲任和固,经血自不妄行。

6. 调理脾胃,巩固疗效　脾胃居中,为气要升降之枢纽。脾气主升,胃气主降,若脾胃功能失健,升降失其常度,则血液就会上溢或下溢,而出现经行吐衄、月经过多、崩漏等疾。所以治疗血症,应用调理脾胃之法,使气升降复其常度,气顺则血安,自无错行之变。又脾胃为气血生化之源,血止之后,或恢复期,更需调理脾胃以资化源。如是营血易复,有助巩固疗效和防止复发。

三、闭经治疗,因证制宜

(一) 辨证论治

裘笑梅根据实践,将本病分为气血虚亏、气滞血瘀、冲任不足、阴虚内热和风寒凝结等五个主要类型。

1. 气血虚亏型　多因脾虚失运,化源不足所致;或因久患慢性病,气血耗损而成;或因堕胎、多产等失血过多,营阴内亏而起。

(1) 主症:面色萎黄,神疲乏力,眩晕心悸,纳少便溏,四肢不温;以往经行后期,量少色淡,渐至闭止;脉象细软,舌质淡红。

(2) 治法与选方:治宜健脾益胃,补养气血,方用归脾汤或八珍汤加减。

(3) 病案举例:许某,女,35岁。

初诊　闭经13个月,面色苍白,神倦乏力,身形消瘦,食欲不振,头晕心悸,腰酸。病由1962年小产后引起。脉象细弱,舌质淡红,苔薄白。诊断为气血虚亏型闭经。治拟补气养血。

炙黄芪、丹参、鸡血藤各 12 克,炒党参、炒白芍、炙鸡内金各 9 克,炒川芎 2.4 克。

上方随症加减服 40 余剂后,月经来潮,3 日净,色量尚可,后用当归补血丸合香砂六君丸调理,观察 3 个月,经行正常。

【按】本例闭经由小产引起,结合临床见证,显系气血两亏之象。故用参、芪以健脾益气;归、芍、丹参、川芎、鸡血藤以养血调经;更佐鸡内金以醒胃悦脾。服后月经来潮,续用当归补血丸全香砂六君丸,意在调理脾胃以资气血生化之源,是治本之法。

2. 气滞血瘀型　多因情志不逐,思虑过度,致肝气郁结,气滞血瘀而成。

(1)主症:情绪急躁,头晕胁痛,胸闷少食,口苦咽干,嗳气吞酸,乳房作胀,脉象弦细或弦涩,舌苔薄黄。

(2)治法与选方:治宜疏肝理气,活血祛瘀。方用逍遥散全乌药散加减。

(3)病案举例:张某,女,42 岁。

闭经 2 年,情绪急躁,头晕胁痛,胸闷少食,口苦咽干,嗳气吞酸,乳房作胀,脉象弦细或弦涩,舌苔薄黄。诊为气滞血瘀型闭经。治拟行气活血。

炙甘草 15 克,当归 30 克,茯苓 30 克,白芍 30 克,白术 30 克,柴胡 30 克,乌药 20 克,青皮 20 克,木香 20 克,槟榔 20 克。

15 剂。

月经来潮,情志得畅,胃纳可。

【按】肝经郁结,气机失宣,气滞血瘀,致经脉运行不畅,经血难下而闭经,故以疏肝理气、活血行瘀立法。继用《证治准绳》加味乌药汤,以收全功。

3. 冲任不足型

(1)主症:闭经伴眩晕腰酸,四肢不温。脉弱,舌苔薄白而滑。

(2)治法与选方:治宜补肾温宫。方用桂仙汤加味。

(3)病案举例:于某,女,38 岁。

闭经 1 年半,眩晕腰酸,四肢不温。两脉经弱,舌苔薄白而滑。诊断为冲任不足型闭经。治拟补肾温宫。

淫羊藿、仙茅、当归、肉苁蓉、巴戟天、炒赤芍各 9 克,紫石英 30 克,肉桂末 1.2 克,炒川芎 2.4 克,河车大造丸 12 克(分吞)。

上方随症加减,15 余剂,月经来潮量少。后仍用桂仙汤加味,以巩固疗效。

【按】桂仙汤有温补肾阳,调摄冲任的作用。对冲任虚寒而致的闭经,常获良效。现代医学所称的卵巢功能紊乱引起的闭经,应用桂仙汤,疗效亦较满意。

4. 阴虚内热型　常见于多产妇女,或热病之后,或久患宿疾,以致营阴内耗,虚阳偏亢。

（1）主症：身形瘦削,午后潮热,口干咽燥,眩晕腰酸,心悸少寐,舌红绛、苔剥、脉象细数或细弦。

（2）治法与选方：治宜滋阴清热,养血调经。方用知柏地黄丸、大补阴丸或秦艽鳖甲汤加减。

（3）病案举例：楼某,女,38岁。

初诊 闭经5个月,头晕目眩,午后潮热,形瘦神疲,下肢酸软。脉象细数,舌红苔薄。证属阴虚内热。治拟滋阴清热,佐以调经。

秦艽、知母、银柴胡、青蒿、赤芍、牡丹皮各9克、丹参、地骨皮各12克、炙鳖甲15克、炙甘草3克。

上方随症加减服10余剂后,潮热始退,脉数转缓,唯月水未下,形瘦神倦如前。此因久病之躯,气血大耗,血海空虚,经水无源所致。继用归脾汤加减以资化源。

黄芪、生地、丹参、鸡血藤各12克,当归、酒赤白芍、党参、白术、茯神各9克,广木香、炙甘草各3克,川芎2.4克,另龟鹿二仙膏12克(烊冲)。

上方随证出入连服20余剂,经水转正常,量少,色黯,嘱继服前方调理巩固。

【按】本例经西医诊断病理报告为"子宫内膜结核"。中医辨证属阴虚内热型闭经。故初用秦艽鳖甲汤加减滋阴清热,服后潮热虽退而经水未下。盖此类病证,患者大都气血俱耗,欲补养气血,必当资其化源故改用归脾汤化裁,意在温补心脾,气血同顾,气壮则能生血,药后经水得转,获效显然。

5. 风寒凝结型

（1）主症：神色委顿,少腹胀痛,腰背酸胀,白带绵下,恶风头痛,苔薄白,脉沉迟或紧。

（2）治法与选方：治宜温经散寒。方用温经汤加减。

（3）病案举例：蔡某,女,24岁。

初诊 经期涉水受凉,寒气结于胞门,营血之行艰涩,闭经已4个月,少腹时有胀痛。脉来细涩,舌苔薄白。诊断为风寒凝结型闭经。治拟温经散寒。

桂枝、艾叶、苏叶各4.5克,炒当归、炒赤芍、制香附各9克,川芎2.4克。吴茱萸1.8,炒丹参12克。

上方服7剂后经转,继用八珍汤加减以善其后。

【按】本例闭经,因感受风寒,邪气客于胞门而起,故于养血调经药中,加桂枝、艾叶、苏叶之类以祛风散寒,冀其外邪得去,营血通畅,则经水自下。

（二）临证思路

1. **注意调理脾胃** 闭经的成因不一,治法各异,临床以气血虚亏型最为常见。辨证推因,大多由于脾胃虚弱,化源不足引起。盖脾胃乃后天之本,气血生化之源,若脾胃有伤,内则脏腑失养,外则肌肤失充。在女子,则冲任失调,血海空虚,闭经等证,由是作矣。故对闭经治疗,调理脾胃,实为重要的法则。不仅对气血虚亏患者治疗多从补益脾胃立法,而且对其他各型,亦往往随症加入健脾和胃之药。

2. 重视疏肝解郁　历代医籍对闭经病因病机的论述,很重视精神因素的影响。如《内经》云"二阳之病发心脾,有不得隐曲,女子不月",为后世提供了重要的理论依据。《济阴纲目》云:"人有隐情曲意,难以舒其衷者,则气郁而不畅,不畅则心气不开,脾气不化,水谷日少,不能变化气血以入二阳之血海矣,血海无余,所以不月也。"这更清楚地阐明了情志不舒,导致脏腑功能紊乱,是引起闭经的重要原因之一。因此,调整肝脏的功能,使肝气条达,也是治疗闭经的重要一环。

3. 酌情活血祛瘀　活血祛瘀是治疗闭经的常用方法之一。本法一般适用于气滞血瘀的实证,但对其他各型,亦可根据病情的演变,酌情应用。如对气血虚亏和冲任不足型患者,可在补养药中,适当加入活血祛瘀药物,所谓"寓攻于补",疗效可能更佳;或者先行补养,俟正气回复,一般情况改善后,再用活血破瘀药,以催促月经下行,常能应手取效,此即"先补后攻"之法。总之,贵在临证掌握时机,灵活变通。

4. 欲孕必先调经　闭经与不孕有密切的关系,对月经不调而引起不孕的治疗,当以调经为主,经调方能受孕。

5. 施治务求其本　现代医学所谓"子宫内膜结核"引起的闭经,大多属于阴虚内热,气血耗损之证。治法初以秦艽鳖甲汤之类,以滋阴清热;俟骨蒸潮热退后,继用归脾汤促其生化之源,使血海充盈;再进补肾壮阳,使肾气伸发,冲任受养。如是则阴阳得平,气血恢复,则经水自下矣。否则,滋阴之品用之太过,会使脾胃受伤,肾阳被遏,于是化源更形不足,其病益甚。总之,本病的治疗,应用滋阴清热的方法仅是权宜之计,而温补脾肾,乃是治本之法,必须明确之。

四、痛经证治,明辨虚实

痛经是妇科的常见病,系行经前后或经期气血运行不畅所致。中医从整体观念出发,认为月经期间抵抗力减低,易受六淫侵袭和七情所伤。如寒邪客于冲任,与血相结而致经血凝滞;郁怒伤肝,致肝气郁滞,营血不畅,以及体质虚弱,气血不足,肝肾亏虚,胞脉失养,均可引起痛经。《景岳全书·妇人规》说:"经行腹痛,证有虚实。实者,或因寒滞,或因血滞,或因气滞,或因热滞;虚者,有因血虚,有因气虚。"据此,临床当分虚、实两大类型进行辨证施治。

(一) 实证

1. 气滞血瘀型　多因忧思郁怒,肝气不舒,气机不利,不能运血以畅行,以致血滞于胞脉而见痛经。

（1）主症：经前或经期少腹胀痛。气滞为主者，胀甚于痛，胀甚连及两胁，胸闷，或乳房作胀，血瘀为主者，痛甚于胀，按之痛甚。经水量少，淋漓不畅，脉沉弦或细涩，舌质偏红或泛紫。

（2）治法：疏肝理气，活血祛瘀。

（3）主要方剂：柴胡疏肝散、少腹逐瘀汤之类。裴氏应用师传秘方调经定痛散效果卓著。若配合针刺合谷、关元、三阴交，方法简便，取效更快。

（4）病案举例：封某，女，26岁，已婚。

初诊 患者经行少腹坠胀，伴疼痛拒按，痛势较剧，畏寒欲呕，经量少，似不畅行，色紫夹小血块，持续三四日，周期规则，病延两三年。现经汛将至。脉沉涩而弦，舌质尚润伴紫，苔薄白。辨证：气滞血瘀。治拟疏肝理气，活血行瘀。

赤芍9克，桃仁9克，红花9克，木香9克，枳壳9克，香附9克，苏木9克。

二诊 服药7剂，此次经转较前畅行，经量增多夹紫血块，痛势显减。脉细涩，苔白。改用疏肝顺气法。

香附9克，木香9克，乌药6克，砂仁3克，白芍9克，熟地24克。

嘱隔日1剂。时隔5个月随访，经行已无腹痛4个月矣。

【按】 肝经郁结，气机失宣，气滞血瘀，致经脉运行不畅，血阻胞宫而作痛，故以疏肝理气、活血行瘀立法。本例仿血府逐瘀汤，以芍药、红花养血活血，香附、木香、枳壳疏肝理气，桃仁、苏木持气逐瘀，为塞者通之法。继用《证治准绳》加味乌药汤，以收全功。

2. **寒凝型** 多因经期涉水淋雨，或饮食生冷，感受塞邪，滞于胞宫，血得寒寒则凝，致经血运行不畅而作痛。诚如张景岳所说："经水临行，误食冷物，若寒滞于经，或外寒所逆，或素不慎寒凉，以致凝结不行，则留聚为痛。"

（1）主症：经前或经行少腹拘挛冷痛，或绞痛，得温减轻，痛甚呕吐清水，四肢不温，经水量少色黯红，淋而不畅，或夹有血块，脉沉迟或沉紧，舌苔薄白。

（2）治法：温经散寒。

（3）主要方剂：吴茱萸汤加减。

（4）病案举例：何某，女，36岁，已婚。

初诊 病延数载，曾在行经期涉水，经前3日腹痛感冷，至经行三五日腹痛加剧难忍，得温略减，不能进食，呕吐清水，自汗头晕，卧不起床，经水逾期而来，经色黯淡，经量少，腰酸腹坠，面色苍白憔悴，形态忧愁，经常不能参加生产劳动。脉沉涩，苔薄白。西医诊断为子宫内膜异位症。患者不愿手术，要求服中药治疗。证属寒湿凝滞。治拟助阳逐瘀。

桂枝4.5克，炒白芍9克，当归2克，川芎4.5克，炙甘草3克，艾叶4克，丹参 15 克,香附 9 克,郁金 6 克,木香 9 克,炮姜 4.5 克,肉桂末 2.4 克(研粉和丸吞)。

二诊　前方服后,腹痛减轻,略能进食不呕,自汗已除,面容转华,精神喜悦。脉象迟缓,苔薄白。前方有效,原法出入。

桂枝 4.5 克,当归 9 克,丹参 2 克,川芎 3 克,炒白芍 9 克,香附 9 克,艾叶 3 克,续断 9 克,炮姜 3 克,肉桂末 1.5 克(研粉和丸吞)。

三诊　由温通行血法,胞宫寒凝,得暖而散,腹痛已除,嗣后每于行经前,服上方 5 剂,诸恙未现,腹痛若否,复正常活动。

【按】本例西医诊断为"子宫内膜异位症"。据其临床表现,辨证为寒湿凝滞胞宫,血因冷而滞行,以致经来逾期,寒气郁于下焦,故现少腹剧痛,得温略减。法用桂枝汤复加肉桂,意在助逐瘀,调和荣卫,为寒者热之之法。

(二) 虚证

1. **气虚血少型**　多因脾胃虚弱,化源不充,以致气血不足,或久病,多产,气血两亏,经行之后,血海益虚,胞脉失养而引起痛经。

(1) 主症:经期或经后少腹绵绵作痛,得按痛减,经色淡红量少,面色苍白,头晕乏力,脉濡舌淡红。

(2) 治法:补气养血。

(3) 主要方剂:胶艾八珍汤、圣愈汤之类。

(4) 病案举例:俞某,女,37 岁。

初诊　痛经 6 年,月经尚准,周期 28～30 日,经期 5 日,经后少绵绵作痛,按之痛减,经量少,色淡红,面色苍白,精神倦怠,头晕目眩心悸。自诉 6 年前,产后大出血,从此纳谷不馨,形体消瘦。妇科检查:宫颈光滑,宫体正常大小,活动,两侧附件无异常发现。脉细无力,舌质口唇均淡红,苔薄白。证属脾虚失运,气血不足。治拟健脾胃,补气血,养冲任。

党参 12 克,炙黄芪 30 克,当归 21 克,熟地 15 克,川芎 3 克,白芍 9 克,阿胶 12 克,艾叶 3 克,白术 9 克,陈皮 4 克。

二诊　服上方 14 剂,经后少腹隐痛已除,纳谷已食量增倍,经量尚少,经色稍红,腰酸乏力,头晕心悸,目眩尚存,脉舌如前。

前方除艾叶加丹参 30 克,服 14 剂后,获全功而妊娠。

【按】患者由流产失血过多,兼之护理失调,久而脾胃虚弱,生化不足,致气血亏损,不能充沛血海,冲任失于滋养,而成痛经。治用胶艾八珍汤、圣愈汤合方化裁,旨在气血两顾,血海盈满,冲任得于滋养,获效显然。

2. **虚寒型**　多因素体阳虚,胞宫虚寒,血失温运,经行不畅,不通则痛,而致痛经。

（1）主症：经前或经行少腹冷痛，喜按喜温，经不色淡量少，畏寒怯冷，四肢不温，大便溏薄，脉沉迟，舌淡白。

（2）治法：温经补虚。

（3）主要方剂：温经汤，当归建中汤之类。

（4）病案举例：李某，女，32岁，已婚。

初诊　患痛经10余年，从初潮月经开始，痛势逐年增剧，喜热按，经行后期9～15日，经色淡红，经质稀薄，经行六七日，量不多，卧床3～4日，腰酸腿软畏寒，食则泛恶。婚后8年来未孕。脉沉细，苔薄白。证属肝肾虚寒。治拟温经散寒，调补肝肾。

当归12克，川芎6克，赤芍9克，莪术6克，吴茱萸3克，牛膝9克，枸杞子9克，炮姜3克，肉桂末3克，菟丝子9克，狗脊9克。

二诊　前方服10剂，经行后期5日，经色转红，经质仍稀薄，痛势减轻，卧床2日，食则不恶，仍感畏寒，腰酸带多，月经方净2日。脉细，苔薄白。

治用八珍汤加四制香附丸，日服丸剂9克，汤剂1剂。

三诊　自诉10余年痛经，服药后痛势逐月减轻而不痛，经期转正，经色已正常3个月。脉缓，舌质红润。

党参15克，白术9克，茯苓9克，炙甘草9克，当归9克，白芍9克，熟地30克，川芎1.5克，杜仲30克，菟丝子15克，巴戟天12克，另吞河车粉3克，每日睡前服。

四诊　连续服上方1个月余。末次月经，经行5日。现自觉头晕畏寒，味淡，纳谷呕恶。脉细滑，苔薄白。证属妊娠恶阻，尿妊娠试验阳性。

【按】患者痛经10余年，喜热按，经行后期色淡红而量少，腰腿酸楚，脉沉细，是辨证肝肾虚寒的着眼点。盖冲为血海，任主胞胎，而冲任两脉皆隶属于肝肾，今肝肾不足；二诊以八珍汤健脾调经，复加四制香附丸理气，气血兼顾，使气顺血和，月经正常，痛经除；三诊改用毓麟珠散，健脾胃，调营卫，补肝肾，使气血充沛，血海满盈，而有孕矣。

3. **肝肾阴亏型**　多因禀赋不足，肝肾本虚或久病，多产，或房劳过度，以致精血亏损，冲任不足，胞脉失养，遂令经行作痛。

（1）主症：经来量少色红，行后少腹作痛，腰膝酸痛，手心灼热，口干咽燥，眩晕耳鸣，脉细数，舌红绛。

（2）治法：滋补肝肾。

（3）主要方剂：调肝汤，一贯煎之类。

（4）病案举例：王某，女，42岁。

初诊　肝病已3年（西医诊断为慢性肝炎），右胁隐痛，头晕，腰酸。近一年来经行少腹胀痛,量少色黯红。脉弦细带数,舌质偏红,中有裂纹。证属肝肾阴,冲任不足,胞脉不利。治拟滋养肝肾,以益冲任,佐以行气和血。

北沙参 12 克,生地、熟地各 12 克,赤芍、白芍各 9 克,当归 12 克,枸杞子 12 克,麦冬 10 克,川楝子 9 克,枳壳 4.5 克。

药后脉仍弦细,舌质红裂。后以原方加丹参 18 克、鳖甲 15 克,持续服药月余,痛经除,肝痛亦基本消失。

【按】本例肝郁日久,营阴暗耗,以致肝肾两亏,冲任失养,胞脉不利,而见痛经,故用魏玉璜一贯煎加味。坚持服药,不仅痛经得愈,而肝病亦有改善。

综观上述,痛经原则上分虚实两端,具体又分为以上五种类型。根据裘氏临床经验,以气滞血瘀型最为多见,因为女子善忧多郁,常致肝气郁滞,而气与血,相互维系,气行则血行,气滞则血滞,故气病必累血分,形成气滞血瘀之证。当然,上述五种类型可以互相转化,又可相兼为患,其间不可截然分割。对于痛经的辨证,裘笑梅认为应掌握如下要点:即气滞为主者,胀甚于痛,常感时痛时止;血瘀为主者,痛甚于胀,多持续作痛。以虚实而言,经前或经行作痛多为实证,经后作痛多属虚证;喜按为虚,拒按为实;绞痛为寒,刺痛为热;得热痛重为热。本病之治疗原则,以通畅气血为主,所谓"通则不痛",虚则补而通之,实则行而通之,寒则温而通之,热则清而通之。间有纯虚无滞者,宜补养气血,使气血充足,痛经自愈。服药时间上,裘氏认为于经前三五日开始到经期,效果较明显;宜连续服用几个月经周期,疗效方能巩固。此外,更须注意精神、起居、饮食等方面的调节,贯彻预防为主的方针。

最后,还须指出的是,痛经应与其他疾患引起的腹痛加以区别,以免造成诊断和治疗上的差错。治病必须详询病情,细察四诊,以免误诊之患。

五、崩漏证治,分清标本

崩漏是妇科的常见病、疑难病证之一,历代记述颇多,裘笑梅对其认识又有自身体会。

(一) 病因病机

形成崩漏的机制,主要是冲任受损。冲为血海,任主胞胎,两脉与月经关系密切,若有损伤,势必导致经血异常而致崩漏。诚如《诸病源候论》所说:"崩中者,脏腑伤损,冲脉、任脉血气俱虚故也;漏下者,由劳伤血气,冲任之脉虚损故也。"本病在脏腑的病理变化上,当责之于肝、脾、肾三脏的功能失调,脾虚则不能摄血,肝虚则不能藏血,肾虚则封藏不固。特别肾与本病的关系最为密切,因为冲任两脉皆起于胞中,而胞脉系于肾,所以肾为冲任之本,经血之源,《内经》说:"女子二七而天癸至,任脉通,太冲脉盛,月事以时下。"说明肾气盛时才能产生天癸,天癸作用于冲任两脉,血海充盈,才有月经来潮。因此,月经是否正常主要取决于肾气之盛衰。肾脏有肾阴肾阳,两者互根而生,阴平阳秘则和,反之则病。肾阳不足,胞宫虚寒,冲任不固,可引起崩漏;肾阴亏损,虚火偏亢,扰动冲任,迫血妄行,亦可导致本病。同时,由于脏腑之间互相关联,肾病可以影响他脏,以致心、肝、脾等脏器失调,直接或间接地影响冲任而致崩。如肾阳不足,火不生土,脾阳由此不振,健运失司,统血无权,遂成崩漏;或肾水下亏,不能上济于心,心火独亢,血热妄行,出现崩漏;肾阴不足,又可使肝木失养,肝阳偏亢,藏血失职,或相火扰动冲任,崩漏乃作。其次,脾脏功能失调,与本病亦密切相关。因为脾主统血,思虑或过劳,均能伤脾,使脾气虚弱或下陷,气不摄血而致崩漏。此外,情志不遂,肝气郁结,郁久化热导致肝失藏血之职,或气滞血瘀,影响冲任,亦可引起崩漏。

(二) 辨证分型

1. **气血两虚型** 骤然血崩或淋漓不净,血色由红而转淡,面色苍白无神,少气懒言,心悸头晕耳鸣,或有微热、盗汗或自汗,面虚浮,形体消瘦,腹痛喜按;脉细弱或虚数,重按无力;舌苔薄白,质淡红嫩胖,口唇淡红;重者可见厥逆,脉微欲绝。

2. **脾胃虚弱型** 精神不振,困倦呵欠,嗜卧,面色萎黄虚浮,四肢作胀;经行不规则,间隔时间太短,经量或多或少,延日不净;脉濡细,舌质淡红。

3. **肝郁气滞型** 淋漓不断,经色紫或夹有小血块,脉象弦涩或弦滑,舌苔微泛紫。

4. **血瘀型** 少腹胀痛,牵胜及两腰之间,拒按,脚软头晕,胸闷气逆;经量时多时少,如崩似漏,色紫夹血块;脉细涩,苔薄质淡紫,或现紫点。

5. **血热型** 又可分为虚热和实热两种:虚热型:日晡潮热,两颧潮红,五心烦热,口干无液,皮肤干燥,经色紫黯或紫红,月经淋漓不净,脉弦细小数,舌质红而中剥。实热型:面赤气粗,心烦口渴喜饮,便秘溲赤,经量多色紫夹块,脉弦有力,舌质艳红。

对本病的辨证,除注意有无腹胀、腹痛以及胀、痛之性状外,还须着重观察血量之多少、血色之深浅、血质之稠稀,并参合舌脉和全身症状,以辨别其寒热虚实,作为证治的依据。

(三) 治疗原则

根据"急则治其标,缓则治其本"的原则,治疗崩漏,当视其病性之轻重缓急,掌握塞流、澄源、复旧三大治疗方法。在阴道大量出血,病情危急时,首先要止血以塞其流,以防虚脱;其次再辨证求因,审因论治,以澄其源;最后以健脾和胃,益气养血,以复元固本,使之不再覆辙。在方药的具体运用上,又当根据不同类型,随证施治。

1. 气血两虚型　以补气摄血为主,用参芪胶艾汤(经验方)。大出血而出现虚脱者,急投独参汤以益气固脱。

2. 脾胃虚弱型　以补益脾胃为主,用归脾汤,或补中益气汤加减。

3. 肝郁气滞型　以疏肝理气为主,方用逍遥散加减。

4. 血瘀型　以活血祛瘀为主,用蒲黄散加减,或震灵丹化裁。以上两方可酌情用于人工流产后有残留组织胎盘残留而引起出血者。

5. 血热型　当分虚热、实热而治。虚热以滋阴清热凉血为主,用固经汤或参麦地黄丸化裁;实热以清热凉血为主,用三黄忍冬藤汤(经验方)加减。肝火旺盛者,宜用龙胆泻肝汤加减。

(四) 病案举例

案 1　陆某,女,43 岁。

初诊(1993 年 3 月 11 日)　患者自去年 1 月份开始,月经紊乱,淋漓不清,末次月经 12 月 27 日,至今点滴不净,经色淡,伴头晕乏力,食欲减少,大便溏薄,偶有隐痛,腰酸足软畏寒,面色不华。脉细,苔薄白,舌质淡红。系脾肾两亏,气不摄血。治拟健脾益肾,补气摄血,兼以收敛止血。

党参 15 克,苎麻根炭 30 克,炙黄芪 12 克,狗脊炭 12 克,煅牡蛎 30 克,赤石脂 9 克,煅龙骨 15 克,荆芥炭 4.5 克,木炭 30 克。

3 剂。

二诊　药后经淋已止,仅感腰酸腿软,面色少华,脉舌同前,改用归脾汤加减。

孩儿参 15 克,白术 4.5 克,炙黄芪 12 克,茯苓 9 克,远志 4.5 克,炒酸枣仁 9 克,广木香 4.5 克,制狗脊 9 克。

7 剂。

此后,连续观察 3 个月,经行正常。

【按】本例经漏不净,经色淡,伴头晕乏力,腰酸,脉细,舌淡红等。凭症参脉,为脾肾两亏,气不摄血,故首方以健脾益肾、补气摄血为法,兼以止血,标本兼治而获良效。续用归脾汤善后,病乃告愈。

案 2　汪某,女,42 岁。

初诊(1986 年 5 月 10 日)　自去年初开始月经先期,半月一次,量多如崩,色鲜红,夹有血块,伴腰酸,带多,头晕。脉来弦细,舌质红泛紫。经外院诊断性刮宫,发现子宫内膜增生,诊断为"功能失调性子宫出血"。中医辨证属肾阴亏损,冲任不固。治拟补肾固冲。

炒生地 24 克,山茱萸 12 克,续断炭 9 克,煅牡蛎 30 克,煅龙骨 12 克,制黄精 12 克,墨旱莲 12 克,炙龟板 30 克,狗脊炭 9 克。

7剂。

二诊 前投养阴补肾之剂,此次经期推迟 4 日,经来量减少,5 日即净,唯感潮热,头晕,腰酸,脉舌如前,阴虚内热之象。治宜秦艽鳖甲汤化裁。

地骨皮 12 克,炒知母 9 克,柴胡 9 克,天花粉 9 克,秦艽 9 克,石仙桃 9 克,茯神 12 克,当归 9 克。

7剂。

此后,经期转正,潮热渐退。

【按】 本例诊断为阴亏内热,冲任不固,其辨证的着眼点在于月经先期、量多、色鲜红,潮热,舌质红。故初诊以滋养肾阴为主,"壮水之主,以制阳光"。服药后阴液得养,虚阳渐敛,是以月经转调,唯潮热未退,继用秦艽鳖甲汤化裁而取效。

(五)临证体会

1. 崩漏一证,互相转化 《济生方》曰:"崩漏之病本乎一证,轻者谓之漏下,甚者谓之崩中。"故崩与漏只是在病情上有轻重缓急之不同,在性质上没有两样,都是子宫出血,久漏不止,病势日则成崩,所谓"漏为崩之渐,崩为漏之甚"。久崩不止,气血耗损,亦可转变为漏,两者关系密切,所以自古以来崩漏并称。在临床上,子宫颈癌、子宫体癌、宫颈息肉、宫颈糜烂及子宫肌瘤等器质病变,以及由于内分泌紊乱所致的功能性子宫出血、产后出血、人工流产后出血、子宫肿瘤出血、子宫炎症出血和血液病引起的子宫出血等,过去由于医学条件所限,认为凡是阴道下血,如崩似漏的,统括在崩漏范畴,现代也可按辨证分型辅助西医治疗。

2. 详询病史,辨证确切 对于崩漏的辨证,要注意审其有无腹胀、腹痛以及胀、痛之性状,更需观察血色之深浅,血质之稠稀和有无夹块等,并参合脉舌和全身症状,以辨别寒热虚实。至于上述分型,主要是为了便于治疗,但不能为类型所限,因为以上几种类型,临床上有时很难截然分开,常兼而有之,交错出现,而且各型又可相互转化,所以切勿机械地看待分型。本病的治疗,总的来说,虚则补之,热则清之,郁则疏之,瘀则行之,不能见血止血,或拘于"血证宜凉"之说,一概投以清热凉血,收敛固涩之品。特别对瘀血内积的类型,应用止血药更须审慎,必须遵循"辨证求因,审因论治"的原则,掌握标本缓急,随机应变,因证制宜,不能执而不化。再则本病的治疗,应重视调理脾胃,不仅脾虚、肾衰者采用此法,而且善后之治,亦多用之,以巩固疗效,防止复发。实践证明,调理脾肾确是治疗本病的有效方法,值得重视。

3. 中西结合,提高疗效 必须坚持中西医结合,特别在诊断上,应该采取辨病与辨证相结合的方法。如上所述,引起崩漏的原因比较复杂,很多疾病均可导致子宫出血,临床必须做必要的检查,以明确诊断,在此基础上,再进行辨证分型,这样,治疗的针对性比较强,疗效可以提高。例如西医诊断为子宫肿瘤,而中医辨证属气血虚弱,治疗上除了补养气血以固本外,又当考虑肿瘤的特点,采取相应的治疗措施。中西医结合,取长补短,是提高疗效的重要途径。

【医案】

一、从胃治妇科病

裘笑梅在临诊时,非常重视辨胃气强弱与妇科疾病诊断的重要意义,古籍有云"上损过胃,下损过脾皆不治""四时百病,胃气为本""有胃气则生,无胃气则死",裘笑梅在接诊时,根据望、闻、问、切四诊推测邪之深浅和胃气之盛衰。望诊包括望神察色和望舌苔,若舌苔"光滑如镜,则胃无生发之气,如不毛之地,其之枯矣;胃有生气,而邪入之,其苔则长厚";在闻诊上,如患者出现呼吸浅短,语气低怯,欲言不能真言,或呃逆之声微弱,断续不继,均系胃气衰微或竭绝之象,病属难治或不治;在问诊上,问饮食至为重要,诸病若饮食不断者,病情虽重,尚可挽救。《内经》说:"浆粥入胃,泄注止,则虚者活。"在脉诊方面,脉禀胃气而生,五脏精气不能自至于手太阴,必借胃气之力才能到达。故脉象分为平脉(有胃气)、病脉(少胃气)、死脉(无胃气)三种,作为衡量正常、病态、死亡或者难治之标志,临诊时需着意揣摩,判断疾病与脾胃间的病因病机关系,并灵活运用调理脾胃法则,诸如健脾益气、运脾化湿、调中理气、和胃降逆、滋养胃阴、温补中阳等,在治疗妇科疾病时,屡建奇效。兹举病例说明。

(一)月经过多症

案1 蔡某,女,38岁。

初诊 经律规则,经行量多如崩,夹有血块,持续7日净,病起人工流产后,迄今已7年。每于经前畏寒,经后面浮,头晕,神怠乏力,腰酸如折。脉细缓,舌淡红,苔薄。证属脾虚气弱。治拟健脾益气摄血。

炒党参15克,炒山楂9克,炙黄芪9克,茯苓12克,炒当归4.5克,升麻炭4.5克,炒白术9克,煅龙骨、煅牡蛎各15克,续断炭9克,狗脊炭9克,怀山药9克。

3剂。

二诊 药后本月经量减少,5日即净。现感腰酸头晕,颜面水肿,脉细缓,苔薄。再从前意健脾益气。

炒党参9克,炙黄芪4.5克,怀山药9克,桑白皮9克,茯苓9克,生薏苡仁、炒薏苡仁各12克,赤小豆30克,陈皮4.5克,晒白术9克。

7剂。

三诊 经汛如期,经量显减,唯感神疲乏力,脉细缓,苔薄。续用补中益气汤调理。

【按】脾虚气弱，统血无权而见经来量多如崩，故前后三诊均以健益气为主。方用补中益气汤加减，使脾土健旺，元气充足，则统血有权，月经自调。

（二）闭经

案 2　丹某，女，21岁，未婚。

初诊　经闭半年，形体逐渐肥胖，带下颇多，色白质稠，纳呆寐差。脉细，苔薄质润。证属脾虚湿滞。治拟健脾化湿调经。

晒白术9克，炒山楂12克，神曲12克，青皮、陈皮各4.5克，炒川芎4.5克。5剂。

二诊　服前方后，经水已转，量多，白带未净。再拟原法。

大豆卷12克，萆薢9克，茯苓12克，墓头回12克，生薏苡仁30克，炙白鸡冠花12克，炒当归9克，山楂肉12克，晒白术9克，炒白芍9克。
5剂。

【按】本例闭经，参合形体肥胖，带多，纳呆，诊为脾虚湿滞。中医文献记载："肥人多痰湿。"湿阻胞官，冲任不利，是以经闭不行，故治以健脾利湿为主，佐以活血调经。脾健湿化，胞脉通利，则经水自行。

（三）白带

案 3　陈某，女，26岁，未婚。

初诊　该女经律规则，量中等，6日净，经后带多，色白质稠，腹胀腰酸，神怠乏力，纳呆，面浮尿少。脉细滑，苔薄质润。脾虚湿滞，湿浊下流，遂成带下。治拟健脾升阳化湿。

苍术、白术各4.5克，怀山药12克，大豆卷9克，制狗脊12克，白茯苓12克，陈皮4.5克，炒枳壳9克，炒白芍9克，孩儿参30克，炒山楂15克，生薏苡仁、炒薏苡仁各12克，赤小豆30克。

7剂。

二诊　前投完带汤加减，带下显减，纳已知馨。治守原法。

晒白术9克，怀山药12克，柴胡9克，芡实12克，白茯苓12克，生炒薏苡仁各12克，陈皮4.5克，炒党参12克，炒白芍9克，白扁豆12克。

7剂。

三诊　服前方后，带下基本已愈，续用原方5剂。

【按】带下而伴纳呆，神怠乏力，面浮尿少等症，乃脾虚湿滞之象，故前后三诊均用完带汤加减以健脾祛湿为主，俾脾运得复，水湿无以留滞，不止带而带自止矣。

（四）先兆流产

案 4　唐某，女，30岁。

初诊　早孕两个月半，阴道不规则出血，量多少不一，色或紫或红已10余日，少腹时有隐痛，腰酸下坠。脉细滑，苔薄舌淡。脾肾两虚，胎元不固。治拟健脾益气，补肾安胎。

党参炭 25 克，菟丝饼 12 克，升麻炭 4.5 克，阿胶珠 12 克，黄芪炭 15 克，怀山药 12 克，炒白芍 9 克，陈棕炭 12 克，苎麻根炭 30 克，晒白术 9 克，炙甘草 2.4 克，桑寄生 12 克。

3 剂。

二诊 药后腹痛好转，腰酸减轻，阴道出血量少色不鲜。脉细滑，舌质淡。药中病所，仍守前法。

党参炭 15 克，怀山药 12 克，炙椿皮 12 克，陈棕炭 15 克，黄芪炭 15 克，狗脊炭 12 克，石榴皮 9 克，苎麻根炭 30 克，升麻炭 4.5 克，地榆炭 15 克。

3 剂。

三诊 漏红已净 2 日，腹痛除，腰酸亦瘥，续用健脾益肾安胎之剂而善其后。

【按】先兆流产属中医"胎漏""胎动不安"和"妊娠腹痛"范畴，大多系气血虚弱，脾肾不健，使胎失所养，或胎元不固所致。本例妊娠漏红，伴有腹痛，显系流产之兆，而舌淡，脉细滑，腰酸下坠是辨证脾肾两虚、胎元不固的着眼点。首方以党参、黄芪、白术、炙甘草补脾益气，复加升麻以举下陷之中气而载胎；又以菟丝子、山药、桑寄生之类以虚肾固胎；佐苎麻根炭、陈棕炭固涩之品以止血安胎。合之共奏健脾补肾、止血安胎之效。药既中病，故嗣后二诊均以原法增减，乃获全功。

举以上 4 例，以窥裘笑梅调理脾胃法则在妇科临床上应用之一斑。

裘笑梅认为，药物是治病的武器，但药物入口，必须依赖脾胃的消化、吸收，才能发挥治疗作用。倘若脾胃不健，运化不良，纵有良药，亦不能达到预期的效果。临床的些危重患者，每因胃气消亡，致药物不能受纳，即使勉强入腹，亦停积不消，不能发挥药效，由此可见，注意保护和扶持胃气，是治疗上的重要一环，常决定治疗的成败。裘笑梅应用滋阴养血方药时，常适当佐以理气或助消化的药物，同时防止寒凉太过，克伐胃气。对于慢性病的治疗，更为重视脾胃，因为久病多虚，通过调理脾胃，调动了机体内在的能动性，常可改善体质，增强机体的抗病能力，同时又为其他治疗方法的应用创造有利条件，促使疾病向好的方向转化。由于人体是一个统一的整体，脏腑之间是互相关联的，脾胃受病常可累及他脏，而他脏为病亦可影响脾胃，因此调理脾胃常与疏肝健脾、补脾养心、补脾益肾等其他治疗方法结合应用。总之，贵在审证求因，辨证论治，未可偏执一端也。

二、从肝治妇科病

裘笑梅总结治疗肝病的常用法则在妇科临床上的应用，简述如下。

(一) 疏肝法

（1）适应证：肝郁气滞，木失条达，症见胁肋或脘腹胀痛，胸闷善太息，烦躁易怒，月经不调，痛经或经前乳房作胀，或乳房结核，不孕，或孕后胎动不安，甚则滑胎，小产，或喉中如物梗塞（俗称梅核气），或卒然胸闷气塞，昏厥不省人事，两手拘紧，须臾复醒。若肝郁日久，气滞血瘀，则见经行不畅，经水色黑，夹有血块，甚则闭经，或产后恶露不下等。舌边带紫，脉弦迟而涩。

（2）常用方剂：逍遥散、柴胡疏肝散、加味乌药散、蒺麦散（裘氏经验方）。

（3）施治注意点：《内经》说："肝欲散，急食辛以散之。""木郁达之。"逍遥散和柴胡疏肝散，即是根据《内经》之旨，从仲景四逆散演化而来，肝郁证一般多用之，唯逍遥散更宜于脾虚肝郁之证。加味乌药散为治疗气滞痛经的常用方。蒺麦散是裘氏的经验方，对经前乳胀，或乳房有块尤有良效。若肝郁化火，宜仿丹栀逍遥散；肝郁血瘀，当于疏肝理气中，兼以活血化瘀之品。

案 5 董某，女，34 岁，未婚，小学教师。

初诊 闭经 4 个月，自觉胸闷，烦躁易怒，两乳经常作痛，痛甚牵及腋下，心悸头晕，失眠多梦。脉弦细，苔薄白，舌质微紫。病由情志不遂，精神抑郁，肝失疏泄所致。治拟疏肝理气解郁。

当归 15 克，制香附 9 克，薄荷 4.5 克，大麦芽 15 克，炒赤芍 15 克，炒枳壳 12 克，白蒺藜 9 克，橘核、橘络各 4.5 克，柴胡 9 克，茯苓 12 克，茯神 12 克，王不留行 9 克，制远志 4.5 克。

7 剂。

二诊 药后胸闷减轻，两乳胀痛好转，但月经未行，脉舌同前。治守前法。

当归 15 克，柴胡 9 克，茯神 12 克，合欢皮 12 克，制香附 9 克，丹参 15 克，小青皮 9 克，红花 6 克，炒川芎 4.5 克。

7 剂。

三诊 药后经转量少色淡，心悸失眠好转，两乳胀痛显减，脉舌如前。治宜疏肝养血通经。

当归 9 克，炒枳壳 15 克，炒川芎 4.5 克，制香附 9 克，柴胡 9 克，丹参 9 克，红花 2.4 克，绿萼梅 4.5 克，炒白芍 9 克，茯苓 12 克，火麻仁 9 克。

7 剂。

加配逍遥丸 250 克，上午服 6 克；归脾丸 250 克，下午服 6 克。

【按】本例闭经得之精神创伤，系肝气郁结，气滞血瘀所致，故首方以逍遥散合蒺麦散疏肝解郁，药后症情减轻，续用原法增减而经水得转，三诊以疏肝理气为主，配合养血通经，并加服逍遥丸、归脾丸，既增强疏肝解郁之力，又补养心脾而助气血生化之源，以巩固疗效。

（二）泻肝法

（1）适应证：肝经实热，肝火旺盛，或肝阳上亢而见胁肋胀痛，头晕头痛，面目红赤，心烦易怒，口苦而干，尿黄便秘；妇女多见月经先期，量多色鲜红，崩漏，妊娠恶阻，胎动不安，流产，赤带，阴肿，阴痒等。舌边红，苔黄，脉弦有力。

（2）常用方剂：羚羊钩藤汤、龙胆泻肝汤、清肝止淋汤之类。

（3）施治注意点：泻肝法是以苦寒清热泻火的药物为主，使肝热得清，肝火得泄，肝阳得平。但由于肝热有轻重之异，病热亦有偏上偏下之不同，故泻肝之法有凉肝、清肝、泄肝、抑肝、平肝之殊，临床当因证制宜。泻肝之药，同中有异，临证注意选择应用。

案 6 林某，女，47 岁，工人。

初诊 肝郁气滞，久则化热，肝胆郁火上扰，头胀痛，胸闷气逆，全身筋脉酸楚，嗳气频作，经行量多色紫，夜来少寐，乍寒乍热，尿赤便秘，病起有年。舌绛苔黄，脉弦。治拟清热利湿，清肝泻火。

龙胆草 9 克，柴胡 9 克，炒黄柏 9 克，代赭石 12 克，焦栀子 9 克，车前子 9 克，灵磁石 30 克，黄芩 9 克，泽泻 9 克，土茯苓 15 克。

5 剂。

二诊 药后症情无明显改善，恐病重药轻，改用龙胆泻肝汤合当归龙荟丸加减。

当归 9 克，焦栀子 9 克，炒枳壳 9 克，龙胆草 9 克，芦荟 9 克，黄芩 9 克，决明子 30 克，泽泻 9 克，制女贞子 12 克。

5 剂。

三诊 前投龙胆与龙荟两方合化，病情明显好转。脉弦细，舌质略绛。再步前意。

当归 9 克，黄芩 9 克，龙胆草 9 克，焦栀子 9 克，枳壳 9 克，紫贝齿 30 克。

7 剂。

四诊 续服泻肝清火之剂，肝胆之火得平，症情大减，夜寐欠安，脉势向缓，舌质转润。治宜调理。

当归 9 克，天花粉 9 克，柴胡 9 克，龙胆草 4.5 克，炒白芍 9 克，泽泻 9 克，辰茯神 12 克，大生地 30 克，灵磁石 30 克，制远志 4.5 克，生甘草 4.5 克。

7 剂。

【按】"气有余便是火。"本例因肝郁气滞，久郁化火，木为上扰而见头痛、失眠等症，且经来量多，乃血热使然；尿黄便秘，舌绛苔黄，脉弦，是肝胆实热之候，故一至三诊均用泻肝之法，乃得木火平息，而诸症悉解。善后以滋养与清泄并用，既照顾到正气，又不忘攻邪，标本兼顾，以杜覆辙。

（三）镇肝法

（1）适应证：肝阳上亢，肝风升扰而致头晕目眩，面红目赤，心悸寐差，肢体麻木振颤，甚则手足抽搐，不省人事，口干咽燥，在妇女可见子痫、产后发痉等。舌红少苔，脉弦细数。

（2）常用方剂：镇肝息风汤、牡蛎龙齿汤（裘氏经验方）。

（3）施治注意点：盖肝为风木之脏，必赖营阴滋养，肝木始不横逆，肝阳得潜，而无阳亢风动之变。妇女阴血易耗，故肝阳易亢，风木易动。镇肝药多属介类潜阳、重镇降逆之品，宜于治标，临床就配滋阴养血，或清热凉肝等药，以冀标本兼顾。镇肝息风汤即是其例。牡蛎龙齿汤为裘氏的经验方，用于防治子痫，效果较为满意。

（4）病案举例：陆某，女，31岁，工人。

初诊　妊娠7个月，头晕目眩耳鸣，下肢水肿，大便干结，动则气逆。脉弦小滑，舌质略红绛。血压144/101毫米汞柱。西医诊断为"妊娠高血压综合征。"证属阴液亏损，肝风内动。治拟滋阴镇肝息风。

大生地30克，鲜石斛9克，制女贞子15克，制黄精12克，炒槐米30克，煅石决明30克，决明子30克，灵磁石30克，黄芩9克，桑寄生9克。

3剂。

二诊　药后眩晕减轻，大便转润，气逆亦平。仍守原法。

大生地30克，制黄精12克，桑寄生9克，黄芩9克，生牡蛎30克，制女贞子15克，炒槐米30克，灵磁石30克，杭白芍9克，煅石决明30克。

5剂。

【按】妊娠营血聚以养胎，机体相对处于阴液偏虚状态。盖肝为风木之脏，必赖营阴滋养，风始宁谧不动。今营阴内亏，木失涵养，肝阳化风升扰，故见症如斯。治疗以滋养营阴为主，俾能涵木；复加镇肝之品，以增强平息内风之效。

（四）养肝法

（1）适应证：肝血不足，木失涵养而见面色苍白，眩晕，目干，视物不清，肢体麻木，爪甲不荣，皮肤干燥粗糙，在妇女则见月经过少、闭经、胎不易长或滑胎、小产、产后发痉、乳汁缺少等。舌淡红苔薄，脉濡细或弦细。

（2）常用方剂：四物汤、调肝汤、定经汤之类。

（3）施治注意点：四物汤为治血虚证的基本方，肝血不足者恒多用之；调肝汤多用于肝血不足，冲脉亏虚而引起的痛经、月经过少、闭经等症；定经汤则用于肝肾亏损而致的月经错乱无定。

（4）病案举例：潘某，女，22岁，学生。

初诊　室女经汛不调，闭经6个月，头晕，面色㿠白，筋脉拘急，肢体麻木。

舌质尚润,脉细。肝血不足,经源衰少而致闭经。治拟滋养肝血以调经。

大熟地 15 克,酒少当归 9 克,赤芍、白芍各 9 克,制香附 9 克,川芎 2.4 克,炙黄芪 24 克,青皮 4.5 克,丹参 30 克。

二诊 上方连服 10 余剂,经转,量中等。脉舌如前。治守原法。

酒炒当归 9 克,丹参 15 克,川芎 2.4 克,生地、熟地各 15 克,牡丹皮 9 克,制香附 9 克,赤芍、白芍各 9 克,茜草 9 克,陈皮 4.5 克。

【按】经水为血所化,五脏之中,肝藏血,又足厥阴肝的经脉,与任脉交会。因此,肝血不足,冲任失常,可引起闭经等疾。本例闭经而伴见头晕、面色㿠白、筋脉拘急、肢麻、脉细等症状,显系肝血不足所致。故方用当归补血汤合四物汤补血养肝以资经源,乃获效机。

(五)滋肝法

(1)适应证:肝阴不足,木失涵养,症见头晕目眩,视物不清,形瘦胁痛,失眠梦多,五心烦热,口干咽燥,大便偏干,妇女则见月经先期量少、闭经、崩漏、妊娠恶阻、滑胎、子痫、脏躁等证。舌质红绛少苔,脉弦细带数。

(2)常用方剂:一贯煎、杞菊地黄汤、两地汤、生地龙牡汤(裘氏经验方)。

(3)施治注意点:肝血虚与肝阴虚本质是一致的,只是程度上有轻重不同而已,两者往往是互为因果。阴虚不能制阳,常可导致肝阳偏亢;水亏不能涵木,亦可引起内风升扰。所以,滋肝法常与潜阳息风药同用。一贯煎多用于阴虚胁痛,月经涩少等证;杞菊地黄汤宜用于阴虚风扰的眩晕之证;两地汤则用于阴虚火旺而致的月经先期、量少,甚则闭经等证;生地龙牡汤是裘氏的经验方,宜于阴虚血崩等证。

(4)病案举例:王某,女,38 岁。

初诊 久患肝炎,自觉肝区隐痛,自去年以来,经量逐月减少,渐至闭经,伴眩晕腰酸,口干咽燥,五心烦热。舌质偏红,脉弦细。肝肾阴亏,冲任不足。治拟滋养肝肾,调节冲任。

北沙参 12 克,生地 15 克,麦冬 9 克,当归 12 克,枸杞子 12 克,川楝子 9 克,白芍 9 克,川芎 4.5 克,丹参 15 克。

上方随症加减,连服月余,肝痛基本消除。经转量较少,余症亦见减轻。

【按】一贯煎有滋养肝肾,疏肝理气作用。对于慢性肝炎引起月经不调,中医辨证属肝阴亏损者,多用本方随证加减,效果良好。

(六)温肝法

(1)适应证:肝阳不足,阴寒凝滞,症见少腹冷痛,得温痛减。若厥阴寒气上逆,可见巅顶头痛,呕吐涎沫,常伴畏寒怯冷,肢末不温;在女子则经行少腹拘急冷痛,经水涩少色黯,闭经,或寒气结成癥块等证。舌质白滑,脉沉弦迟。

（2）常用方法：暖肝煎、金匮吴茱萸汤、温经汤之类。

（3）施治注意点：阳虚阴盛，寒滞肝经，当以温阳散寒为治。暖肝煎是温补肝阳之通用方。一般用于寒疝疼痛等证，亦可用于妇女寒气结成瘕块，停积少腹。吴茱萸汤多用于肝胃虚寒，浊阴上逆之巅顶痛，呕吐涎沫等症。温经汤则用于血虚肝寒的月经不调诸证，尤适合于虚寒性的痛经，月经愆期，经行涩少、闭经等。

（4）病案举例：朱某，女，24 岁。

初诊 痛经已历 5 年，逐渐加重，经行后期量少，色淡红，痛时伴有恶心、畏寒、四肢不温，不能起床，需注射止痛针方能缓解。舌质淡红，脉弦细迟。经汛将至，凭症参脉，良由肝经虚寒，胞宫不温，寒凝血滞，不通则痛。治宜温肝散寒调经。

酒炒当归 9 克，肉桂末 1.5 克，仙半夏 9 克，广木香 9 克，酒炒赤芍、白芍各 9 克，干姜 1.5 克，青皮、陈皮各 4.5 克，炒川芎 4.5 克，吴茱萸 1.5 克，孩儿参 15 克。5 剂。

二诊 药后本月经汛如期，经量中等，腹痛显减，泛恶已止。脉弦细，苔薄白。续用原方 3 剂。

【按】患者痛经而伴见经行后期畏寒，肢冷，脉弦细迟，舌淡红，显系肝经虚冷，寒滞胞宫所致。故用温经汤加减暖肝散寒，温通血脉而奏效迅捷。

以上是肝病治疗的常用几个法则。此外，尚有缓肝、搜肝、破肝等法，不一一分述。值得指出，上述各法是密切相关的，如养肝与滋肝，滋肝与镇肝，疏肝与泻肝，温肝与疏肝等，常相互配合应用，不可截然分割。

三、从肾治妇科病

裘笑梅临床根据从肾论治理论，指导下列等妇科病的治疗。

（一）肾藏精

1. **不孕症** 裘笑梅认为受孕的机制主要是肾气旺盛，真阴充沛，任脉通，太冲脉盛，月事以时下，两神相搏，才能成孕，诚如傅青主所论："夫妇人受妊，本乎肾气之旺也，肾旺是以摄精，然肾一受精而成孕。"若肾气虚衰，精血不充，冲任失养，胞宫空虚，则不能摄精受孕。

（1）主症：婚久不孕，经水量少，面色黯黄，眼眶黯黑，腰膝酸软，精神疲惫，尤房事后为甚，性欲淡漠，小便清长，夜尿频多。舌淡苔薄，脉沉细，尺部较弱。

（2）治法与选方：温肾养血，调补冲任。肾虚精血亏少者，宜用五子衍宗丸、养精种玉汤或毓麟珠散；肾阳不足，胞宫虚寒者，则用艾附暖宫丸、桂仙汤。

（3）病案举例：才某，女，35 岁。

初诊 婚后 3 年未孕,平时经律尚准,色淡清稀,量尚可,性欲淡漠,神倦乏力,腰酸腿软。舌质润苔薄白,脉沉细。肾虚冲任不足,不能摄精受孕。治拟填补下元,以益奇经。

枸杞子 9 克,车前子 9 克,熟地 30 克,菟丝子 9 克,覆盆子 9 克,补骨脂 9 克,五味子 9 克,甜苁蓉 9 克,制何首乌 15 克。

5 剂。

二诊 适值经行 2 日,量中等,未净,经期前后面浮足肿,腰酸神倦。脉细,舌润。

再拟原意出入:前方除补骨脂,加鹿衔草 9 克。7 剂。

三诊 月经已转,色量正常,经期前后仍有面浮肢肿,腰脊酸楚之感。脉细,舌润苔薄。治宜补肾以调冲任,健脾以行水湿,佐以理气解郁之品。

菟丝子 9 克,甜苁蓉 9 克,山药 15 克,绿萼梅 4.5 克,炒白芍 9 克,覆盆子 9 克,茯苓皮 9 克,桑白皮 9 克,晒白术 9 克,桑寄生 15 克,青皮、陈皮各 4.5 克,赤小豆 15 克,佛手柑 9 克。

5 剂。

2 个月后随访,停经 50 日,尿妊娠试验阳性。

【按】冲为血海,任主胞胎,两脉皆系于肾,所以肾虚必致冲任失调,导致不孕。本例一诊、二诊,治以五子衍宗丸为主,意在填精益肾;三诊除补肾外,加用健脾以行水湿,是为脾肾两顾之法,亦寓健脾胃而生气血之意。《丹溪心法》五子衍宗丸,主治男子之阴损阳虚、早泄遗精、阳痿精冷之不育症。裘笑梅施用于肾阳不足,冲任失养之不孕患者,根据临床具体病情,随症加减,效亦显然。

2. 胎萎不长 本证固然以脾胃虚弱,气血两亏,不足以营养胎儿生长者居多,但亦有因先天不足,肾精亏损,精不化血,不能荫胎而致者。

(1)主症:妊后胎儿生长缓慢,腹部增大与妊娠月份不符合,面色不华,腰酸,神疲乏力,畏寒怯冷。舌淡润,脉细弱。

(2)治法与选方:培补脾肾,调养气血。方用圣愈汤合寿胎丸。

(3)病案举例:王某,女,32 岁。

初诊 妊娠 7 个月余,腹部增大缓慢,如怀孕 5 个月,平素体弱,两年前曾流产一胎,自觉头晕目眩,腰酸乏力,纳减,面色白。脉象濡细,舌质淡红。脉症互参,系脾肾两亏,气血不足,胞胎失养,遂使胎萎不长,慎防堕胎。治拟培补脾肾,调养气血。

党参 12 克,炒白术 9 克,炙黄芪 12 克,当归身 10 克,桑寄生 12 克,菟丝子 12 克,续断 9 克,怀山药 12 克,杜仲 12 克。

10 剂。

二诊 自觉腰酸减轻,精神好转,面色略转红润,食欲尚可,腹部较前明显增大。脉来有神,舌质红润。乃肾所渐充,气血渐复之象。

上方随证加茯苓、白芍,陈皮嘱服10余剂。

三诊 前方有效,原法继服20剂。嗣后随访已足月生产,婴儿发育良好。

【按】《景岳全书》说:"妊娠胎气,本乎气血,胎不长者,气血不足耳。"本例胎萎不长,乃因先天不足,肾精不能化生营血,胞胎失养所致。故用圣愈汤合张锡纯氏寿胎丸化裁,脾肾两顾,气血双补。此即"肾旺自然荫胎"之意。

(二)肾主封藏

《内经》有云:"肾者,主蛰,封藏之本,精之处也。"盖肾为贮精之处,肾精贵于封藏而不宜走泄,若肾气不足,或阴虚相火过旺,均可引起肾失封藏之职,而致真阴不固。临床常见疾病如下。

1. 白淫 此证多因肾虚不固,或相火偏亢,真阴下泄所致。

(1)主症:阴道流出白色黏液,腰酸,头晕,经行先期,量少。舌红,脉细数。

(2)治法与选方:若肾气不足者,以温肾固摄为主,方用右归丸;肾阴亏,相火偏亢者,宜知柏地黄丸。

(3)病案举例:茹某,女,35岁。

初诊 夜来时有阴道流出白色黏液,自觉腰酸,足跟隐痛,头晕,经行先期,量少拖日。舌质红绛偏干,脉象细数。此乃肾阴下亏,相火内扰,封藏失职。治宜滋阴清火。

生地30克,山药12克,炒黄柏9克,牡丹皮9克,泽泻9克,茯苓9克,知母9克,制何首乌12克,制黄精12克。

7剂。

二诊 服前方后,白淫已止,腰酸减轻。舌质尚红,较前润泽,脉仍细数。

原方续服5剂,以资巩固。

【按】女子白淫,多由肾阴不足,相火偏亢,以致肾失封藏,真阴下泄,此案即其例也。故用知柏地黄汤加味,旨在滋肾阴,泻相火,得奏全功。

2. 带下 素体肾气不足,下元亏损,或由于劳累过度,多产等,以致肾虚封藏失职,带脉失约而致。

(1)主症:肾阳虚者,带下色白,清稀无味,量多而淋漓不断,历久不止,伴面色无华,四肢不温,少腹冷痛,腰酸有下坠感,舌淡白,脉沉迟;肾阴亏者,带下渐稠色黄,伴阴痒或干灼,五心烦热,头晕目眩,腰酸,足底疼痛。舌红少苔,脉细数。

(2)治法与选方:肾阳虚者,宜温肾培元,固涩止带,方用内补丸化裁;肾阴亏者,宜滋阴清热,固涩止带,方用大补阴丸、六味地黄丸加减。

（3）病案举例：何某，女，32岁，已婚。

初诊 头晕目眩，腰酸若折，带下颇多，色白质稠，已历半月，口干少津。脉弦细，苔薄黄，舌质干燥偏红。肾阴亏损，带脉失约。治拟滋补肾阴。治用六味地黄汤化裁。

熟地 30 克，泽泻 9 克，炒白芍 9 克，芡实 12 克，山茱萸 9 克，牡丹皮 9 克，枸杞子 4.5 克，茯苓 9 克，山药 12 克，煅牡蛎 30 克。

7 剂。

二诊 药后带下显减，腰酸好转。仍头晕目眩，耳鸣，脉弦细，舌质转润。

治守前方，加甘菊、制狗脊、制何首乌各 9 克。7 剂。

三诊 带下基本已止，腰酸大减。脉细缓，舌淡红。

继服六味地黄汤化裁，以资巩固。

【按】本例带下、腰酸、舌红、口干少津是辨证为肾阴亏的着眼点。六味地黄汤滋肾阴而利水湿，补中寓泻，滋而不滞，对肾虚湿滞而致带下，尤为合宜。

（三）肾主水

肾主水，指肾脏有主持和调节水液代谢的作用。此种功能必须依靠肾阳的气化作用来实现。如果肾中阳气不足，气化功能失常，就会导致水液代谢的调节障碍，水液滞留体内，出现水肿、小便不利等症状。《内经》所谓"肾者胃之关，关门不利，故聚水而从其类"，即是斯意。

1. 子肿 平素肾虚，孕后阴聚于下，肾阳难于敷布，不能化气行水，以致水留体内，流溢肌肤而为肿。所以《沈氏女科辑要笺正》说："妊身发肿，良由真阴凝聚以养胎元，肾家阳气不能敷布，则水道泛溢莫制。"

（1）主症：妊娠数月，面目肢体水肿，四肢不温，心悸短气，腰酸无力，或少腹下坠，胎动不安。舌淡，苔白润，脉沉迟。

（2）治法与选方：温肾行水，以真武汤，肾气丸为主，但方中附子辛温有毒，有碍胎气，若非阳虚证，不宜轻用。

（3）病案举例：许某，女，28岁。

初诊 妊娠 5 个月，晨起面浮颊肿，四肢肿胀，小溲不多，面色少华，中脘胀闷不舒，腰酸，下肢畏寒。脉细滑，苔薄白，舌质淡。肾阳不足，水气不化。治拟温肾扶阳行水。

制巴戟天 6 克，炒胡芦巴 9 克，茯苓皮 9 克，杜仲 12 克，炒白术 10 克，冬瓜皮 15 克，陈皮 6 克，薄荷梗 4.5 克，苏梗 6 克，豆蔻衣 4.5 克。

4 剂。

二诊 药后腹胀已宽，饮食已增，面颊水肿已减，肢肿明显减退。脉舌如前，治守前法。

茯苓皮 12 克,山药 12 克,杜仲 12 克,生姜皮 1.2 克,炒白芍 9 克,炒白术 9 克,炙陈皮 9 克。

5 剂。

【按】肾为水脏,主气化而利小便。今肾中阳虚,气化无权,水饮内停,故小便少、面水肿、恶寒肢冷。方用巴戟天、胡芦巴(代附子以温肾祛寒又能固胎)、白术、茯苓、陈皮、冬瓜皮健脾利水消肿;复加苏梗、豆蔻衣、薄荷梗通调气机,取气行则水行之义。药后水肿顿减。续用原法,以图全功。

2. **妊娠小便不通(转胞)** 肾与膀胱相表里,肾气不足,不能温化膀胱之阳,以致膀胱气化不利,水道不通,小便不得不行而成本痛。

(1)主症:妊娠小便短数,继而不通,小腹胀满而痛,不得安卧,面晦、腰酸软,畏寒怯冷,四肢不温。脉沉迟或沉滑无力,舌淡、苔白润。

(2)治法与选方:温肾行水,以肾气丸为主。肾气丸中肉桂、附子、牡丹皮均为碍胎之药,用时宜审慎。

(3)病案举例:沈某,女,28 岁,工人。

初诊 妊娠 7 个月,因劳力过度,四五日前小便短数,半日内十余次,现难下。少腹胀急疼痛。西医检查有不规则宫缩。腰背酸楚,下肢肿胀,头晕。脉弦滑,舌质淡红。肾虚膀胱气化不利。治拟温肾益气行水。

熟地 15 克,山茱萸 9 克,升麻 6 克,苏梗 4.5 克,山药 12 克,炙黄芪 12 克,杜仲 30 克,天仙藤 9 克,茯苓 12 克,党参 9 克,肉桂 0.9 克(研末吞),车前子 9 克。

3 剂。

药后小便畅通,各证消失。

【按】妊娠肾气不足,膀胱气化不利而致小便难下,证属转胞,故用肾气丸化裁以温肾利水,配合党参、黄芪、升麻补气升阳以助肺脾。盖脾主运化水湿,肺为水之上源,肺脾得补,则水气易化;更入天仙藤、苏梗理气行水。诸药合用,共奏温肾益气利水之效。

对于肾与妇科病的关系,以上为裘笑梅之经典案例,临证不能以偏概全,需医者举一反三,联系实际,认真体察。

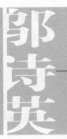

邬诗英

（1913—1987）

邬诗英（1913—1987），女，浙江省杭州市人。出生中医世家，生前系杭州市中医院外科副主任医师，为杭州市中医院中医外科及皮肤科创办人之一。其父邬春阳是杭州颇负医誉的名老中医，1870 年出生于浙江绍兴东关镇（今上虞区东关街道）。邬春阳在东关读完私塾后，即去天台国清寺习武学医。1895 年返回东关开设中医诊所。1918 年在当地已小有名气的邬诗英决心谋求更大发展，遂举家搬迁至省城杭州继续行医，后又开设中药房，名为"宝善堂药号"，形成医药联合的诊疗格局。邬诗英幼承庭训，小学毕业后就随父学医，同时就读于杭州陈鼎丞儒医私塾，悉心学习《内经》《伤寒》《金匮》《医宗金鉴》及《温病学》等，历时两年余。1935 年毕业后，继续随父行医，至 1940 年开始独立悬壶济世，1956 年受邀到杭州广兴中医院（现为杭州市中医院、浙江中医药大学附属广兴医院）工作，并授徒带教，树人传技，为中医皮肤外科事业培养了不少人才。有鉴于她的学术影响力，于 1971 年起受聘担任省中医药学会外科分会顾问。

邬诗英行医四十余载，学验俱丰，兼治内、外、妇、儿科，尤擅中医皮肤外科，精于内外治，对痈、疽、疔毒及乳痈、乳癖、瘰疬、瘾疹、带状疱疹等更有独到之处，曾多次在中医外科学会、中医学习班、西学中班作专题讲课，传授经验，先后在《中医杂志》《新中医》等杂志发表多篇论文，参与《中医临床手册》外科部分编著，在《浙江中医临床选辑》及《杭州市老中医经验选》参编医案医话。邬诗英在为患者服务的平凡岗位上，几十年如一日，诚实做人、踏实工作，深受患者爱戴，数度被评为院、局先进工作者。

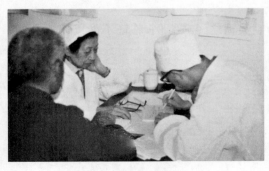

邬诗英临床工作照

【学术思想】

中医皮肤外科疾病,多有形可见,邬诗英在治疗中常内治与外治并重,亦有部分疾病,仅用外治即可收功。临证中,皆以中医基础理论为指导,从整体的观念辨证辨病施治,既重视外症的肿、痛、痒、脓,又明辨善、恶、顺、逆以判断疾病的预后,提倡局部与整体的有机结合思维,是为诊治外科皮肤科疾病之要领。在临床实践中,邬诗英并不拘泥于古方成方,而在继承传统方药和家传验方的基础上潜心钻研,不断总结经验,不断创新,组创了许多经验方和外用方药,取得了令人瞩目的疗效。

一、注重外科四诊合参

人体是一个整体,内外相关,肌表腠理受邪必渐趋于内,脏腑有病亦可形诸于外。因此,皮肤外科疾病和内科疾病一样,要以望、闻、问、切为手段,全面收集病史、症状、体征进而运用八纲等辨证方法进行分析,辨别病因、病位、病性及发展预后,以此掌握疾病本质,从而指导诊断及治疗。邬诗英在临证中,首先关注的是患者的精神状态。外科皮肤科患者多有痛楚,若面部表情自然、目有光彩、语言清亮、肤色润泽,此为正气未伤,有足够的内力抵抗病邪的表现。若形体消瘦、精神萎靡、面色黯晦、语言细弱,是正气已伤,不足以抵御病邪的征兆,应防恶化。若面色娇赤、烦躁不安、双目充血,此为邪入营分,病势趋于发展。邬诗英尤其关注的是局部表现,此为皮肤外科医生临证的一个重要环节。一般疮疡,应注意皮肤是否红肿抑或黯红、黑腐,以此判断病症属阴属阳,正气是否充盈,病位表浅或深陷等,而皮肤疾患还得仔细观察皮疹形态如红斑、风团、紫癜、甲错等以辨清热、毒、风、寒,作为内外治的重要依据。

二、消、托、补在先

皮肤外科疾病的治法,基本与内科相通,首先从整体出发进行辨证,但外科疾病又有局部症状,此与内科有别,局部变化与发展均有初起、酿脓和溃后三个阶段。邬诗英在临床工作中,能根据不同病期灵活运用中医消、托、补三法,使病症得以尽早治愈。

疾病初期根据患者体质的强弱及病变部位的相属经络着手治疗,炎症肿块初期,疮疡未成脓者,均可用"消"法治之,以达消散目的,如表邪者宜疏表、里实者通里、热毒蕴结者清热、血瘀者活血祛瘀等。

《外科精义》谓"一切疡医,不可一日无托里之法",此为古人对"托"法的高度总结。邬诗英认为,若内托精当,则收效益彰,对正虚毒盛、疮形平塌的外科病征,宜早日用解毒透脓的药物,如丹参、当归、黄芪、白术、防风、皂角刺等,使其早日脓出毒泻,以免脓毒旁窜深溃。

在"补"法的运用上,邬诗英主张能早者应尽量早日运用,若见毒邪已去、脓水清稀、疮口难敛者,即应用补益的药物,以助正气恢复,使组织得以生新,使疮疡早日愈合。

三、内外治并重

《医学源流》谓"外科立法,最重外治",在临证治疗中,邬诗英常根据病情变化和发展,应诊立法,遣方用药,同时运用药物或手术操作直接作用于病变部位,从而达到最佳治疗目的,使疾病得以早日治愈,处处体现出内外治并重、疗效为先的学术思路。在外用药的应用中,邬诗英很重视不同的治疗方法,常针对病期、病征,根据外病之部位、范围、性质及患者皮肤的耐受,合理选择药物的剂型,或开刀,或挂线,或用箍围药,或用熏洗法等。用药精当,守法娴熟,治愈者众。有些外用药需患者自行回家处置,如清洗、换药等,邬诗英均一一耐心向患者交代用药方法和禁忌事项,以期取得早日治愈的目标。

【临证经验】

一、乳痈

乳痈是乳房急性化脓性疾病,因发病时期和病因不同,一般分外吹与内吹。凡产后哺乳期发生的名外吹乳痈,多因肝气郁结,胃热壅滞,又因乳头破损、畸形、内陷,以致乳络阻塞,乳汁积滞而成。在怀孕期发生的名内吹乳痈,多因胎热上冲,肝气失于疏泄,邪热蕴蒸阳明,以致结肿成痈。临床上以外吹乳痈为常见,尤以初产妇为多。

乳痈初期,症状表现为乳房局部肿胀、疼痛,可摸到包块,皮肤不红或微红,乳汁分泌不畅,全身不热或微热。邬诗英常用疏肝清胃,消肿散结通乳之法,方用姜半夏、浙贝母、天花粉、蒲公英、金银花、连翘、青皮、陈皮、王不留行、路路通、丝瓜络、当归、赤芍、甘草。方中蒲公英清热消肿,和胃行气,且有通络之功,为治疗乳痈要药,用量30~60克,金银花、连翘清热解毒消肿,且有表散之功,青皮、陈皮疏肝理气,当归、赤芍活血和营,丝瓜络、王不留行、路路通络下乳,再入姜半夏、浙贝母、天花粉三味消肿散结,半夏味辛性温,辛者能散能行,温者能通,其散结之力颇著。上方共奏清热解郁、疏泄厥阴、消肿通乳之功。若偏于气郁者,可加香附、木香理气解郁;便秘者,可加黄芩、瓜蒌仁清热润肠通便;发热加柴胡;肿块较甚者,可加炙山甲、制乳香、制没药或小金丹(另吞),以行气活血而消肿块;

新产妇恶露未尽者,可加益母草、川芎行血祛瘀,并酌减寒凉之品;结块初起,邬诗英在临诊中常加入白芥子、炮姜、肉桂等药;如回乳期乳房结块者,应除王不留行、路路通、当归,加生麦芽、焦六曲以回乳。外治方面,积乳胀痛而无明显结块者,可予热敷。有结块者,可外敷止痛消肿膏或清凉膏,配方:当归30克,紫草6克,麻油500克,大黄45克,黄蜡夏秋季用180克,冬春季减为140克,功用清火解毒,消肿止痛,活血化瘀,排脓生新。若有乳头破损结痂疼痛者,可外用生肌定痛膏,方药:煅尿浸石膏30克,辰砂9克,冰片1.5克,硼砂15克,医用凡士林500克,功用定痛生肌。如乳房局部肿痛明显,剧烈跳痛,皮肤焮红、中央开始变软,按之波动,患侧常有腋下淋巴结肿大,有压痛,全身伴有恶寒发热,头痛,纳减,便秘,脉弦数,苔黄腻,则乳痈内脓已成,上方除姜半夏、当归,加皂角刺、炙山甲内托排脓,并加重清热解毒药。如脓已熟则外治,应作放射形切口排脓,并以药线引流。乳房脓出,气血两亏者,方用八珍汤加减以资气血之源,托里生肌,促进愈合。

二、乳癖

乳癖是成年妇女的一种常见疾病,《疡科心得集》说:"乳中结核,形如丸卵,不疼痛,不发寒热,皮色不变,其核随喜怒而消长,此为乳癖。"乳癖虽发于乳房局部,然人身为一完整机体。朱丹溪云:"气血冲和,百病不生,一有怫逆,诸病生焉。"盖足厥阴肝经贯膈膜布胁肋,乳头乳晕属肝,足阳明胃经过膺入乳,乳房属胃。肝为刚脏,主疏泄,恶抑郁,性喜条达,一有怫郁则肝失条达,影响脾运,积湿注痰。亦可因气血瘀结而使冲任失调,日久则气滞痰凝,积聚乳房胃络而见乳中结块。邬诗英之常用经验方药如下:柴胡、绿梅花、当归、杭白芍、青皮、陈皮、茯苓、半夏、浙贝母、黄芩、金银花、猫爪草。方中柴胡味苦微寒,为清解肝胆三焦经邪热之药;绿萼梅疏肝解郁;当归、白芍养肝血;青皮行气解郁,除增强柴胡疏肝解郁功能外,且有引经之功,为肝经引经报使,领诸药直达病所;陈皮、茯苓健脾化痰;半夏燥湿化痰;浙贝母、黄芩、金银花泄热散结,则散结之力更专;猫爪草性温味辛,活血散结,解毒止痛,为治疗乳癖之要药。若肿块较大不易消散者,临证中可加炮姜、炒白芥子以取温通经络、化痰散结之功,于乳癖之消散则有利无弊,临床观察到,在疏肝解郁化痰散结药中加于此二味药常能促使结块之消散。

三、瘾疹

瘾疹又名瘩瘰、风疹,亦称风疹块,现代医学定名为荨麻疹。历代医家对瘾疹的病因病机、辨证和方药都有详尽的理论探讨和临床经验。《素问·四时刺逆从论篇》有"少阳有余,病皮痹瘾疹"的记载。隋代巢元方著《诸病源候论》对瘾疹的病因病机,称:"人皮肤虚,为风邪所折,则起瘾疹……"《医宗金鉴》对瘾疹的病因与临床所见，则有进一步的形象描述："由汗出受风，或卧露乘凉，风邪多中表虚之人，初起皮肤作痒，次发扁疙瘩，形如豆瓣，堆累成片……"由上可见，中医学认为本病系从风而起，复受寒热之邪，则风寒风热之邪郁于肌表，内不得疏泄，外不得透达，久郁不解，发为皮疹。而风又有内风、外风之别，凡七情内伤，机体阴阳失调，营卫失和，外卫不固，复感风邪，则可诱发瘾疹。亦可因过食膏粱厚味，荤腥动风之物，或虫积肠道而使脾胃不和，均可导致脾胃湿热内生，复感风邪而发病。对经久不瘥的慢性顽固性瘾疹，则以内风为主，造成内风的主因是血虚，"血虚生风"乃因血虚不能荣养肌肤，肤失濡润则生风生燥。血虚又可使护卫不固，腠理不密，易致风邪乘虚侵袭肌肤而发疹。妇女月经前数日发疹或经期加重，则归因于冲任不调，进而导致营血不足，肝肾亏损，生风生燥，风燥阻于肌肤，肤失所养而发皮疹。

与其他皮肤病一样，瘾疹的施治，除抓住风的主因之外，同时应注意其他相合病因，如寒、热、燥、湿、虫等。瘾疹之发病，常为二个或二个以上病因同起作用，如风热、风寒、风湿等，从而出现比较复杂的症状，治法和药物必须有相应的配伍，凡出现全身症状的，则应把局部与整体结合起来进行辨证，用药时需适当兼顾，才能提高疗效。

一般来说，疹色红，扪之有灼热感，自觉瘙痒难忍，伴微热恶风，心烦口渴，舌红，苔黄，脉浮者，多属风热之症。疹色淡红或白，受冷加剧，得暖则减，伴恶风畏寒，口不渴，舌淡、苔白，脉弦缓者，多属风寒。若发疹前或同时伴有脘腹胀痛，便秘，泄泻，舌红苔黄腻，脉沉者，多为胃肠有湿热。皮疹反复发作，经久不愈，劳累后加重，伴头晕面白，或神倦乏力，脉濡细，苔薄，舌淡者，则为气血两虚。皮疹主要分布在下腹、腰骶等区域，月经前加重，经后消失，常伴月经不调，舌淡红，苔薄白，脉弦细，乃属冲任不调。古人云："无风不作痒。"故治疗瘾疹之主要环节是祛风。又据"治外去诸内""热者寒之""虚则补之"的原则，在临床施治中常用祛风解表，清热凉血，补中固卫的方法。邬诗英经 40 年临床验证，以《医宗金鉴》消风散为基础，自拟"荆蝉天虫散"，以此为基本方临证化裁治疗瘾疹，常获良效。荆蝉天虫散由荆芥、蝉衣、白僵蚕、薄荷、紫草、赤芍、牡丹皮、白鲜皮、金银花、地肤子、大蓟、小蓟组成。方中荆芥、薄荷祛风解表力最专，蝉衣镇静止痒，天虫祛风化痰，入肺肝二经，配合蝉衣相得益彰，为治疗皮肤瘙痒之要药，地肤子清热利湿，白鲜皮清热燥湿，大蓟、小蓟散风祛湿，紫草、赤芍、牡丹皮凉血活血，金银花清热解毒，合而用之则风、湿、热三邪皆得消除。症见类寒之证，以桂枝易薄荷，可收温经散寒之功，挟有胃脘不舒、泄泻等肠胃症状者，可加山楂、白术、大枣以理脾胃，挟有肠道虫积者，可用槟榔，有杀虫止痒之效。症见冲任不调者，则宜调摄冲任，佐以祛风止痒，以二仙汤加减。瘾疹顽固不愈者多有表虚气弱之证，乃据"治风先治血"之论，需从养血着手，可用归、芍、芪、参以益气养血而固表。

四、疔毒

颜面部疔疮是颜面部急性化脓性皮肤疾病,其特征是疮形如栗,形小而根深,坚硬如钉状,故名。疔毒为患,其势凶猛,辨证不慎,用药不当,则易走黄。特别是颜面部疔疮,如唇疔、锁口疔等,面部此区域,称为危险三角区,邬诗英在临床上常告诫患者不可挤压、针挑,否则毒势扩散,易酿成危候。

治疗上必须内外兼治,内治以清热解毒为主,内服常用处方为:金银花15克,野菊9克,蒲公英30克,紫花地丁12克,黄连4.5克,黄芩6克,焦栀子9克,鲜生地15克,浙贝母12克,半枝莲12克,半边莲12克,生甘草4.5克。另:梅花点舌丹吞服。方中黄连、黄芩、栀子合用清泄三焦火毒,但药性苦寒常易败胃,故用量不宜大,一般用4.5~6克即可。金银花、蒲公英、紫花地丁、野菊均为清解之品,合用致清热解毒之力大增。鲜生地能使苦寒之药不致化燥伤阴,临床症见口渴喜饮,身热溲黄,便结,苔黄糙之热毒壅盛伤阴者,加入甚效。半枝莲、半边莲同用共奏透脓之功,对疮头显露之疔毒尤为适用。疔疮初起,常加浙贝母、天花粉,或使疔毒消散,或助疔疮自溃出脓,对病机转好,屡有显效。梅花点舌丹护心解毒,不使疔疮内陷。内陷者,毒邪走散,内犯脏腑是也。症重者,八粒分两次吞,若见疔根渐出则减至四粒,分两次吞。疔疮之治疗除内服药外,尚需配合外治,以提高疗效,常用拔疔膏外敷。疮头初起间日换药,疮头破溃日换一次。疔毒初起拔疔膏外敷疗效甚好。拔疔膏由苍耳虫浸泡于蓖麻油中半月后取出捣烂制成。苍耳虫系寄生于苍耳草近根部之茎中的一种白色昆虫,形如小蚕,一般在立秋、白露前后采集,有拔疔定痛之奇效。临床应用取其少许(约米粒大小)置疔疮中心,外贴千捶膏,一般在两三日内均见脓毒外泄而愈,屡用屡效。疔疮收口期用三黄膏加生化散外敷。三黄膏由生大黄、黄柏、黄芩等量研粉加约八倍之医用凡士林调制而成,其有清热解毒之功效;生化散由煅尿浸石膏、红升研粉而成,功能提脓去腐。疔疮患者尚需忌口,切忌膏粱厚味、醇酒辛辣炙煿之品,以免脏腑蕴热,火毒结聚而加重病势。对误食肉食者,若食猪肉后,处方中宜加生山楂9克;食羊肉后,加栗壳2只;食牛肉后,加禾草一束以化肉积。

五、缠腰火丹

本病现代医学称带状疱疹,是一种病毒性皮肤病。临床上表现为起病较突然,全身各处均可发病,好发于腰腹部,次为胸肋部,患处灼热刺痛,水疱累累如串珠,排列成带状。邬诗英认为:湿热毒蕴为其主要病机,治疗上亦需内外合治,内服清火解毒凉血利湿之剂,金银花、野菊、甘草、连翘、黄芩、栀子、牡丹皮、赤芍、滑石、薏苡仁。方中金银花、连翘、野菊、甘草清热解毒;栀子、黄芩泻火燥湿;牡丹皮、赤芍凉血活血;薏苡仁、滑石收敛祛湿。外用霹雳散(雄黄、薏苡仁、吴茱萸各等分研粉,冷开水调匀成糊状),局部外涂。霹雳散外涂治疗本病,收效颇显,又名蛇缠散。据《本草纲目》记载雄黄解疮毒、杀虫,治各种恶疮疥癣,薏苡仁利湿收燥,吴茱萸除湿杀虫,三药共成燥湿止痛,杀虫解毒之功。

六、瘰疬

瘰疬多因性情不畅,肝气郁结,化火内燔,炼液为痰,痰火上升,结于颈项,遂成此症。因其结核累累如贯珠之状,故名。西医称之为淋巴结核,治疗上根据发病阶段分期论治。初起时颈项结块,一枚或数枚,皮色不变,坚实不痛,无寒热。拟疏肝养血解郁化痰,常用方药:柴胡6克,白芍9克,当归9克,浙贝母12克,猫爪草20克,夏枯草12克,天花粉9克。另日服小金丹2粒,分2次吞服,中期结核增大,皮色微红,皮核粘连,推之不动,疼痛,按之应指感,势在酿脓,可有发热,食欲不佳,此宜养血健脾透脓,常用方药:当归9克,赤芍15克,浙贝母12克,天花粉9克,陈皮4.5克,茯苓9克,生黄芪9克,金银花15克,夏枯草12克。后期结核,破溃脓水清稀,精神疲乏,宜清热托毒健脾:金银花20克,浙贝母12克,陈皮4.5克,半枝莲15克,半边莲15克,赤芍、白芍各9克,茯苓12克,夏枯草12克,生甘草4.5克。溃后若脓水淋漓不清,疮口肉芽不泽,纳呆,盗汗,见有虚弱之象者,宜调补气血为主:煅牡蛎15克,玄参6克,金银花15克,牡丹皮9克,茯苓12克,山药9克,归身6克,炒党参9克,生黄芪12克,焦白术9克。外治:结核肿块部位外贴消坚瘰疬膏(附方见后)。结核溃破,溃口掺生化散,外敷三黄膏。结核溃破收口期,掺生肌定痛散,敷三黄膏。

消坚瘰疬膏方:生地30克,红毛大戟24克,生川乌24克,文蛤21克,枳实24克,天花粉24克,巴豆肉24克,制甘遂60克,细辛21克,蜈蚣10条,独活21克,川厚朴21克,玄参21克,当归30克,防风21克,蛇蜕15克,白芷24克,杏仁21克,草乌30克,蓖麻子60克,三棱21克,莪术30克,土木鳖30克,全蝎21克,大黄60克,皂角刺24克,黄柏24克,槟榔21克,羌活24克,黄连15克,麻黄24克,桃仁21克,炒穿山甲21克,芫花24克,制香附21克。用麻油7.5千克,浸入前药,蒸至黑色,去渣,熬至滴水成珠,再加广丹1800克收膏,趁热摊于布上备用。

【医案】

一、乳痈

案1 余某,女,25岁。

初诊(1973年4月25日) 右乳房上方结块,红肿硬痛,乳汁不畅出,伴形寒发热,身热 37.3 摄氏度,已 3 日,脉弦苔薄。治宜疏肝散结通乳。

姜半夏 6 克,浙贝母 12 克,天花粉 9 克,连翘 9 克,赤芍 9 克,青皮、陈皮各 3 克,制乳香、制没药各 4.5 克,制香附 9 克,王不留行 9 克,路路通 5 枚,生甘草 3 克。

3 剂。

外治:敷止痛消肿膏,每日 1 次,用量视病灶酌定。药后数日,乳房硬块消散,乳水畅通而安。

【按】乳痈的发病原因很多,不管其成因如何,均以哺乳期乳房结块,红肿变硬,并有压痛、乳少为其特点,治法当以疏肝清胃为其原则。盖乳头属足厥阴肝经,乳房属足阳明胃经。乳痈初期的治疗和疮疡一样,总以早消为贵。《疡科纲目》中曰:"治疡之要,未成者必求于消,治之于早,虽有大证,而可消散于无形。"治疗此症,邬诗英认为要抓住初起气血壅滞,而尚未蕴热成脓这一阶段,常在疏肝清胃药中,加入消肿散结的姜半夏、浙贝母、天花粉,认为乳房结块不出于痰凝所致。常见邬诗英治疗乳房结块初起时,所用白芥子、炮姜、肉桂等辛温之药,亦是此意。据临床多次观察,治疗乳痈初期,在疏肝清胃药中,加入辛温散结之药,确比一概投以苦寒清热药的效果为佳,正如陈远公所说:"即以解散药治之,随手而愈,若因循失治,而乳痈成矣。"服药后,如乳房肿块见消,乳水较畅通,则大半有内消希望;若肿块依然,乳水仍不畅出,则有成脓之兆。若乳痈内脓已成,应撤去上述热药,加重清热解毒药,切排引流,不能一味追求消散,否则将有养痈成患之弊。护理方面,乳痈不论未溃已溃,哺乳期患者宜将乳汁尽引吸出,使乳水通畅,不致积滞,对治愈本病多有益处。

二、乳癖

案 2 周某,女,39 岁。

初诊(1974 年 6 月 22 日) 右乳房结块已 1 年多,轻度胀痛,经前明显加重,近来左乳亦有胀痛感。检查:右乳外上象限可触及 2.5 厘米×3.5 厘米大小之扁平形肿块,质地中等,表面呈结节状,边界尚清楚,推之活动,苔薄舌红,脉细。证属肝郁气滞,血行不畅,痰凝结块。拟疏肝理气辛温散结。

姜半夏 6 克,炒白芥子 4.5 克,浙贝母 12 克,茯苓 12 克,肉桂 3 克,天花粉 9 克,八月札 4.5 克,柴胡 6 克,当归 9 克,金银花 12 克,青皮、陈皮各 3 克,杭白芍 9 克,猫爪草 30 克。

7 剂。

二诊(1974 年 6 月 28 日) 服药后自觉肿块略有缩小,再守原意。

前方加黄芩 4.5 克,7 剂。

三诊(1974年7月6日)　仍感右乳房外侧筋掣不适,检查:右乳房肿块已散成条束伏,触之隐痛,外侧尤然。再拟辛温散结法。

桂枝3克,炒白芥子4.5克,浙贝母12克,茯苓12克,猫爪草30克,当归9克,青皮、陈皮各3克,忍冬藤30克,绿萼梅4.5克,广郁金6克,甘草3克。

12剂。

服后肿块基本消散。经前仍觉乳房胀痛,改为口服小金片每次3片,每日2次。服7日后又改服逍遥丸9克,每日2次,服15日,症状消失而安。

在两年随访中,曾数次复又出现右乳结块及隐痛,均以前述方药加减,服用后症状解除。

【按】乳癖的起发多因肝气郁结而致,故治疗自当循疏肝解郁之法。《疡科纲要》曰:"有胃络之结痰,则乳房之结核是宜兼泄胃家之实。"故在疏肝解郁之同时,结合病因病机,配以化痰散结之药,亦不可偏废。若见肿块在月经前增大且疼痛加重,经后肿块缩小疼痛也缓解,此乃气血瘀结、冲任失调之象,施治中宜酌加淫羊藿、鹿角粉等调理冲任之品,待肿块大部消散,乳房尚留有散在束状物者,可吞小金丹或小金片每日两粒,可收散结之效。

三、风疹

案3　俞某,女,36岁。

初诊(1977年10月26日)　全身皮肤发出风斑,反复发病近3年余,遇冷风即起风疹块,奇痒难忍,夜不能安,曾用多种西药治疗,皮疹仍然时起时消,此次发疹已有旬余。检查:全身可见黄豆至核桃大小之风块,高出皮面,色微白,以四肢为多见,苔薄白,脉细,证属营血不足,卫分不固,风邪外袭肌表。治拟祛风散寒,健脾调营。

桂枝4.5克,白蒺藜6克,晚蚕砂12克,炒白僵蚕9克,茯苓12克,陈皮4.5克,焦冬术9克,炒薏苡仁12克,炒白芍9克,金银花12克,生甘草3克。

4剂。

二诊(1977年11月1日)　风疹稍有消退,疹色转为淡红,仍感瘙痒。

前方去桂枝、白蒺藜、晚蚕砂、金银花,加荆芥4.5克、蝉衣4.5克、赤芍6克、紫花地丁12克、老紫草6克、黄芩4.5克。3剂。

三诊(1977年11月4日)　风疹大部分消退,瘙痒已轻,近感乏力,纳差。

前方去荆芥、蝉衣、紫花地丁、黄芩,加野菊12克、怀山药12克、香谷芽9克、党参9克、赤小豆30克。4剂。

服后症获痊愈,随访2年未见复发。

【按】此例初诊见疹色发白,乃用桂枝温经散风寒,服后疹色转红,是为寒邪入里化热,故用荆芥、蝉衣疏风止痒,赤芍、老紫草清热凉血,紫花地丁、黄芩清热解毒,加快了病症好转。

四、唇疔

案 4 张某,男,50 岁。

初诊(1973 年 8 月 17 日) 两日前,上唇左鼻孔下方起有白瘰,自行挑破,并误食油腻,晨起疮口高突,胀痛难忍,胸闷,嘴唇木硬,红肿灼热,伴寒热,脉弦,苔薄黄。证属脾经火毒上蕴,血凝毒滞,宜慎防毒势扩展。治拟化积凉血解毒。

金银花 15 克,野菊 9 克,蒲公英 30 克,紫花地丁 12 克,浙贝母 12 克,川连 4.5 克,赤芍 9 克,鲜生地 12 克,连翘 9 克,生山楂 9 克,半边莲 12 克,半枝莲 12 克。

1 剂。

另梅花点舌丹 8 粒分两次吞。

外治:敷拔疔膏,贴淡膏药,四周围敷三黄膏。

二诊(1973 年 8 月 18 日) 上唇肿硬,疮面略露脓头,疼痛、寒热见瘥,胸闷,口干,脉弦数,苔黄腻糙,蕴毒未解。治以凉血生津。

桑叶 9 克,甘菊 6 克,金银花 15 克,焦栀子 9 克,野菊 9 克,天花粉 9 克,牡丹皮 6 克,川石斛 12 克,麦冬 9 克,生甘草 4.5 克。

3 剂。

外治同上。

三诊(1973 年 8 月 21 日) 发热已退,疮口脓尽,感口苦。

前方继服 3 剂,外敷同上,病愈。

五、颧疔

案 5 孙某,男,37 岁。

初诊(1970 年 7 月 25 日) 右颧初起粟米样疮头痒痛,农忙季节,未及时治疗已 4 日,红肿坚硬,胀痛连及面、眼睑,头重,形寒发热,时值炎暑,热毒内蕴,胸闷纳减,大便干结,口渴,疮头显露,内脓未出,脉弦数,舌质红绛,苔薄黄,毒邪入里。治拟清热凉血,消肿解毒。

鲜生地 15 克,川连 4.5 克,蒲公英 30 克,连翘 9 克,牡丹皮 9 克,赤芍 9 克,皂角刺 4.5 克,全瓜蒌 12 克(杵),黄芩 4.5 克,浙贝母 12 克。

1 剂。

另梅花点舌丹 8 粒,分两次吞。

外治:敷拔疔膏,贴淡膏药,四周围敷鲜车前草,捣烂,每两小时换 1 次。

二诊(1970 年 7 月 26 日) 疮顶高突,脓出较多,肿渐消,痛势消减,胸闷不舒,形寒,大便下而不多,脉弦,苔黄糙,舌质红,火毒尚盛,暑邪挟毒未清。治以原方增减,佐以泄毒。

鲜生地 15 克,川连 4.5 克,黄芩 4.5 克,蒲公英 30 克,连翘 9 克,浙贝母 12 克,赤芍 9 克,青蒿 6 克,野菊 9 克,金银花 15 克,大青叶 15 克,生甘草 4.5 克。

1 剂。

另梅花点舌丹 8 粒,分两次吞。

外治同上。

三诊(1970 年 7 月 27 日) 疔毒尽出,痛缓,大便畅出,再拟清热解毒,佐以清暑。

金银花 15 克,野菊 9 克,天花粉 9 克,牡丹皮 9 克,赤芍 9 克,焦栀子 9 克,绿豆衣 15 克,鸡苏散 12 克(包煎),夏枯草 12 克。

3 剂。

外治:生化散,贴淡膏药。数日后病愈。

六、锁口疔

案 6 周某,女,20 岁。

初诊(1970 年 10 月 3 日) 左嘴角初起粟米样红痛,次日微露脓头,自行挤压,涂红霉素软膏,至晚痒痛相兼,根脚散漫,晨起红肿,张口不大,头痛,口干少饮,症系心脾两经蓄热,侵犯营分,毒滞血凝,故有寒热,邪在营分,故口干少饮,舌边尖红,脉弦数。治拟清热解毒。

川连 6 克,黄芩 6 克,焦栀子 9 克,赤芍 9 克,荆芥 4.5 克,金银花 15 克,紫花地丁 12 克,浙贝母 12 克,皂角刺 4.5 克,败酱草 15 克,甘草 4.5 克。

1 剂。

外治:拔疔膏,贴淡膏药,四周围用鲜芙蓉叶捣烂外敷。

二诊(1970 年 10 月 4 日) 毒势已束,疮口疔根已出大半,张嘴能容二指,红肿胀痛减退,大便不畅,溲赤,脉弦,苔黄腻。治拟清热解毒,佐以透脓。

川连 4.5 克,焦栀子 9 克,全瓜蒌 12 克杵,大青叶 15 克,金银花 15 克,紫花地丁 12 克,皂角刺 4.5 克,牡丹皮 9 克,炒谷芽、炒麦芽各 12 克,陈皮 3 克,甘草 4.5 克,梅花点舌丹 4 粒,分两次吞。

2 剂。

外治同上。

三诊(1970 年 10 月 6 日) 疔根尽出,肿退微痛,大便畅,精神改善,思食,宗前方出入。

金银花 15 克,焦栀子 9 克,天花粉 9 克,淡竹叶 6 克,甘菊 6 克,绿豆衣 15

克,车前草 15 克,炒谷芽、炒麦芽各 12 克,陈皮 3 克,生甘草 4.5 克。

3 剂。

外治:生化散,贴淡膏药。

病愈。

【按】以上三例疗毒,均发生在额面部,毒势虽猛,但治疗及时,辨证用药得当,重用清热解毒之品,配合外治,均得治愈。

七、蛇串疮

案 7 赵某,男,27 岁。

初诊(1973 年 6 月 22 日) 左季肋绕腰部红色疱疹,外形群簇带状分布计四处,灼热刺痛已 4 日,脉弦,苔润。证属火丹。治拟清热解毒,凉血利湿。

金银花 12 克,焦栀子 9 克,黄芩 4.5 克,绿豆衣 12 克,赤芍 9 克,野菊 12 克,连翘 9 克,夏枯草 12 克,六一散 12 克(包煎)。

3 剂。

霹雳散冷开水调涂患处。

二诊(1973 年 6 月 25 日) 部分水疱已结痂,绕上腹部尚有继发,刺痛减轻,再按原法治之。

外用药同前,处方去连翘、夏枯草,加牡丹皮 6 克。续服 2 剂。

服药后,疱疹结痂脱落而愈。

【按】本例患者急性发病,皮疹鲜红,灼热疼痛,证属肝胆湿热,治拟清热解毒为主。药后水疱结痂,刺痛减轻,症见毒邪大部清解,余热未尽,加用牡丹皮,行气凉血以收全功。

案 8 吴某,男,25 岁。

初诊(1983 年 4 月 22 日) 左颈部长杏子大小硬结二枚,逐渐增大已半年,外观皮色如常,肿块坚实不痛,推之移动,乃因肝气郁结,挟痰凝滞,阻于颈项而成,舌尖红,脉弦。治拟疏肝解郁,化痰消结。

柴胡 6 克,炒当归 9 克,炒白芍 9 克,夏枯草 9 克,炒白僵蚕 9 克,制半夏 6 克,浙贝母 12 克,陈皮 4.5 克,丝瓜络 9 克,橘络 9 克,猫爪草 20 克。

14 剂。

外敷消坚瘰疬膏,日换一次。

二诊(1983 年 5 月 7 日) 左颈肿块已得缩小,治拟原方出入。

前方去炒天虫,加天花粉 9 克。10 剂。

三诊(1983 年 5 月 17 日) 肿块已消其半。

前方除柴胡,加昆布 9 克、海藻 9 克,10 剂。

另：日服小金丹2粒，分两次吞。

以后药随证出，前后服药百余剂，肿块基本消散而安。

【按】瘰疬为患，是为中医外科之顽症，治疗当以疏肝消结为主。本处方药味不多，但配伍精当，疗效显著，加以外用消坚瘰疬膏，直达病所，内应外和，得以在较短时间内取得临床治愈的疗效。

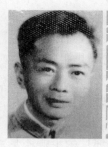

余步卿

（1913—1976）

余步卿（1913—1976），字炳森，浙江余杭人。1913年生，1976年6月2日卒，享年64岁。其父亲是早年杭州锦泰钱庄职员，13岁丧父。余氏少年生活维艰，由叔伯供其读书学医，从学于外科名医费元春。余步卿天资聪慧，乐思好学，深得费师喜爱，倾囊相授。余步卿熟谙《内经》《难经》，深究《医宗金鉴·外科心法要诀》。于1934年学成后悬壶行医于余杭小河，1943年移居杭城，先后开业于杭城乌龙巷、皮市巷等地，医誉鹊起。1956年应召至浙江省中医院工作，担任浙江省中医院外科负责人。

一提起中医外科，老杭州第一个想到就是余步卿，这位名医已经和一个时代联系在一起，深深地印在杭州百姓的记忆中。余步卿一生，从医30余年，医德医风高尚，待人和蔼可亲，言语风趣幽默。一次，一位因竹片挫伤眉毛，伤口迟迟不能愈合的患者。经西医外科就诊，考虑异物存留，刮了数次，未刮出任何异物，于是前来就诊于先生。余步卿诊之，拿出一瓶自制的黄参药水，嘱护士敷在伤口上，连续两日敷用。3日后，纱布上果然有几枝细的毛竹丝，拿掉后伤口全部愈合。周围的人都不断赞叹，余步卿风趣地对护士说：这叫作"吊金龟"。那时候年轻医生对许多疾病都不认识或缺乏有效的诊治手段。如碰到肋痛患者就不知道让患者化验血糖，余步卿总会叮嘱青年医生给患者测血糖，还打趣道："唉，大学生不如小学生。"余步卿在家里单位从不摆架子，亲人同事团结友爱。平时兄弟之间直呼其名，相称"步濂""步卿"，称呼学生为宝贝。以前物质不太丰富，他在家里组织业务学习，经常买来花生水果给大家解馋。

余步卿仁慈厚道，乐善好施。穷苦人上门看病，他常主动减免挂号费，有的甚至送药。余步卿早年在杭城收入丰盈，待他人总是慷慨解囊，对自己却是勤俭节约。余步卿理发只找街上的剃头担子，从不进理发馆。他的夫人也极其简朴，一件衬衫反复穿了多个年头。

余步卿待人柔和谦卑，谈吐斯文有礼，性子不急不躁。余步卿见了同行，总以某某兄相称。余步卿关门弟子鲁贤昌回忆："老师待患者的态度特别好，服务态度全院第一，从来不发火，遇到不讲道理的人，一般医生都会发火，而他总是主动站起来和患者握手，向患者道歉。"余步卿是名医，看他的号需要排很长的队，一般他都坚持原则，不让本院职工或熟人插队，如有例外，他都要向患者赔礼道歉。还有一些老患者会到他家中求诊，按着医院规定，余步卿总是婉言谢绝，让他们白天到浙江省中医院门诊挂号就诊。一次，有位暴躁的女患者因患者太多，久久未轮到自己，很生气地说："你再不给我看病，我就拿石头砸你！"余步卿还是慢吞吞地说："您不要生气嘛，我是要给你看病的，但您得先去中医院先挂个号好不好？"

余步卿医术精湛，临诊经验丰富，从来不会贬低他人医术。有一次，一个患者拿着其他开的处方找到先生，抱怨说："余医生，某某医生给我用的这个方子我吃了没有效果，这个医生水平不好，还是您给我再开个方子吧。"余步卿接过方子，认认真真地看过，老老实实地对他说："这个药方开得不错，我还开不出来这么好的方子呢。"

余步卿将行医治病作为自己终身事业。"文革"中余步卿被打成"反动学术权威""阶级异己分子""反党分子"，遭到了不公平的对待，被批斗、抄家。余步卿被勒令打扫病房，胸前挂着一块大牌子，不被允许给人诊病，但仍心系患者。但有时候余步卿看到自己的学生鲁贤昌给人看病时，就仔细听他问诊，偷偷看他的方子，若见他诊治考虑欠周，就忍不住一边假装扫地，一边在旁边悄声提醒。

余步卿不倦教诲，对自己的爱徒知无不言，所培养的许多学生、后辈现在都是国内、省内中医外科界的权威、翘楚。

【学术思想】

余步卿从医三十余载，既受恩师费元春教诲熏陶，亦得各家汇通，古为今用，不断创新，精于中医外科，长期从事医疗工作，医德高尚，医术高明，形成了自己的一套独特的学术思想体系。

一、外症内治，求本溯源

"治病求本"是中医自古以来就谨守的一个基本原则，充分体现了中医的治病特色。疮疡之证，不仅注重局部外症，更多的是要纵观整体。外症内治，同内科疾病，强调辨证施治，整体论治。明代汪机曰："外科必本于内，知乎内以求乎外，其如视诸掌乎，治外遗内，所谓不揣其本而齐其末。"《洞天奥旨》指出："外生疮疡，皆脏腑内毒蕴结于中而发于外也。"《外科正宗》又云："痈疽虽属外科，用药即同内伤。"余步卿认为,所谓疾病的"本"包括病原、机体的体质及对疾病的反应性等因素。实际上就是疾病的病因病机。从病因病机治疗,也就是治本。中医有"治病必求其本"之古训。疮疡外症同内科病,发病皆与阴阳失衡,脏腑失和相关。疮疡的病机和人体气血、脏腑、经络密切相关。疮疡发生和转归实为人体脏腑功能的局部表现,外科的理论依据,也是按照四诊八纲的原则建立起来的。治疗疮疡不能单靠外治,应求本溯源,同时还当注重内治。

二、局部辨证,四诊合参

余步卿认为,外症内治,同内科疾病,应倡导四诊互参,综合分析,取得完整的辨证资料,处方用药方能中鹄。外科与内科一样,同样以阴阳五行、四诊八纲等中医的基本理论为基础,指导实践,望、闻、问、切是临床诊断的重要手段。现今观察舌质,舌苔和舌的形态等的变化尚且为多数外科医师所看重,而以为切脉无足轻重的却不在少数。外科疾病的发生、发展、预后与全身脏腑、气血、经络有着密切的关系,外证虽有局部症状可进行辨证,局部变化与疾病发展预后相关,但脉诊也是不可缺少的。如仲景所言:"肠痈者,可腹肿痞……其脉迟紧者脓未成,可下之,当有血,脉洪数脓已成,不可下也。"说明脉诊对诊断及治疗均有指导意义。一般说来,疮疡在溃之前,正虚邪盛之时,多为有余之脉;已溃之后为邪去正衰之际,多为不足之脉。若未溃时见不足之脉,虚、弱、细、缓等则为气血虚弱,毒深邪盛;已溃之后见有余之脉,实、洪、弦、紧等则为邪盛毒滞未去。又如无论肿疡、溃疡而见散、促之脉,均为气血衰竭、脏腑亏损、病邪进展,预后不良之兆。

三、审时度势,融通三法

疡证内治,源远流长,内涵丰富,消、托、补是治疗外疡的三大法则。关于三法的应用,古人有"以消为贵,以托为畏"之说。余步卿认为前人的经验固然可师可法,但临床运用还是要随证变通。三者并不决然割裂,而是密切关联的,临床运用不能僵化,应审时度势,融通三法。当辨证分型,有机结合,消、托、补各有专长,各有所适。而疾病的错综复杂是不能为陈式所划定的。万事万物的融通则明显增效,反之则增水亦会覆舟。

疡证初起,以消为法,疮疡用消法,当根据不同情,采用不同的方法,使之消散于无形。疮疡初起乘邪势未猖獗之时,施用不同的治疗方法,或用疏透解表;或用活血散密,或用行气解郁,或用清热解毒。然余步卿又清解为首选,不可一味寒凉,苦寒直顷克土折津,难解其证。以如用瓜蒌牛蒡汤治乳痈;蝎槟导滞汤治流火;疏解和营汤治骨疽等都是早期消散法的具体应用。

余步卿认为,如果消之不应,当托之外透,移深居浅,防止脓毒旁串内陷生变。不可一味内消，以免延误病情。他曾说："例如脑疽一症，十有八九不能消散，只有促其早日溃脓，收束根脚，方为良策。"并说："托法并非可畏，而是治疗外疡中的重要一法。"托法又分透托和补托，视其虚实而定，不可打鼾重补。寒过则水凝不解，补甚则闭门留寇。若遇体弱年迈，中气虚馁，气血不足者，应在清解剂中佐入透托之品，使毒邪移深居浅，根束盘清，促其脓毒早泄，免致脓毒内陷恶变；邪盛正不虚者用透脓散；正虚毒盛者用托里消毒散，纯系阴疽的则用神功内托散。

至于补法，余步卿认为一般疾病不必用补，只有在肿消痛止，疮口巨大，新肌不生者方议进补。或见疮色不泽，腐肉难脱，伴有肢倦纳钝者亦可言补。余步卿说："邪势退舍，症势渐平，法当补养气血，助长新肌。"调气血，资化源为要。一般多用气血双补，促进血运；或补益脾胃，以资化源。但疮疡用补，适宜平补、清补、小补，一般不宜温补、大补、峻补。余步卿用补大都以清补为主，以温补为辅。或者进食血肉有情之品，增加营养，促使疮口早日敛合。余步卿并认为，用补不一定是在疮疡溃后，早、中期均可运用。如疮疡初起气血羸弱，或年老体衰者用补以扶正祛邪；酿脓期而无力蒸化者用补以鼎助透托。所用补药常为四物参芪之品。

总之，对于消、托、补三法的运用，余步卿的见解是不可呆板，缺乏化机，而要因人因病而异。

四、外症内治，切忌寒凉

余步卿认为，治疗疮疡应贯穿整体观念和辨证论治的精神。"诸痛疮疡"虽然离不开清热解毒的治疗方法，但绝非"清热解毒"四字可以概括的。余步卿认为："清解之法用之不当会产生许多流弊，甚至可以造成不良后果。"他常常告诫青年医生，外疡内治切忌过用寒凉克伐。所谓"过用寒凉克伐"是指使用清热解毒剂时早用、滥用、过量。除热毒过重者外，寒凉之品不能过早或过量使用，否则闭门留寇，后患无穷。然而，疮疡初起，寒凉之剂并非一律不用，若红肿掀痛之热毒阳证者，而是在清解剂中适当配伍破结疏滞、活血散癖等品，如忍冬藤、连翘、山甲、角刺、苏梗、贝母、当归、赤芍、陈皮等，济清解于消肿溃坚、活血之中，比之大剂寒凉药者疗效为佳。又如龟背流痰、鹤膝风、附骨疽等阴疽初起，寒凉之剂不应沾唇，误用则气血冰凝，贻害不浅。被称为疮疡第一方的仙方活命饮是治疗外疡初起的常用方，亦由活血和营、消肿止痛、解毒溃坚等药配伍组成，并非一味寒凉。流痰、鹤膝风、附骨疽等气血冰凝之症，应该运用阳和汤之类，离照当空，阴霾自散，如大剂寒凉则祸不旋踵。

疮疡化脓阶段也不可纯用寒凉，体弱年迈、中气虚弱、气血不足者更应注意。后期治疗，更要忌用寒凉克伐。此时邪势退舍，法当调理气血，助生新肌，促使疮口早日愈合，不可再施大剂寒凉。此期脓泄热退，毒邪渐清，但气血已耗损，不可再施大剂清解。

余步卿强调"切忌过用寒凉克伐"，是因这类药物味苦性寒，如过用、早用、滥用，则克伐阳气，伤害脾胃，耗损津液，阻滞气血。阳气是维持人体生命活动最基本的物质。得病后，阳气能驱散外邪，当外疡已不能消散时，阳气能促进疮痈蒸化酝脓，托毒外出。疮疡溃后，则靠阳气温运气血以生肌，长肉敛疮。因此必须护养阳气，顾护脾胃，避免寒凉之品栽伐损耗。

疮疡多是火毒为患，极易耗津伤液。余步卿说："治疗外疡不知壮水制火、保存阴液之理，而滥施苦寒，更使邪热化燥，加速患者的津液耗伤，可以招致严重的后果。"余步卿治疗毒火旺盛之外疡，常用黄连解毒汤合犀角地黄汤。他认为，黄连解毒汤直折邪火，苦寒有余，生津不足，因此配上滋阴息火、凉血解毒之犀角地黄汤，以除黄连解毒汤之弊端。他创订石斛银花汤治疗热毒鸱张之外疡患者，亦可见其保存阴液之一斑。

疮疡的发生，首先是气血被邪毒阻滞塞遏，若施以寒凉，则更促其局部气血之凝滞，有碍于疮疡的消散、溃化及营卫气血运行，阻碍气血对局部的贯注温养，延缓对脓毒的吸收与排泄，所以不论疮疡的早期、中期和后期，投以大剂寒凉之品是不宜的。

五、重视脾胃，保护津液

余步卿非常重视脾胃在外科疾病转归中的作用。他认为，根据脾胃的强弱可以判断疮疡的吉凶、顺逆。脾胃为后天之本，脾胃健旺则水谷之精微得以敷布，五脏六腑、四肢百骸得以濡养，不易发生外疡。因此脾胃健行，则气血自充，疮疡未成者易散，已成者易溃，溃脓者易敛；脾胃衰则生化乏源，气血不足，初起不易消散，中期难以托化，后期难以收口，延宕病情。

余步卿十分遵循《外科正宗》提出的"盖疮全赖脾土，调理必要端详"，反复强调，宁可罔效，不得伤脾。余步卿指出：保护脾胃，不致加重其虚是外症治疗中一个十分重要的问题。重视脾胃，保护津液，是外科疡证治疗十分重要的一个方面。余步卿临证中，坚守辨证立法不忘脾胃，遣药组方想着脾胃两个原则。脾胃虚弱者，方中常佐入健脾和胃之品。后期肢倦纳呆，面色㿠白，疮口新肌生长缓慢，常用四君子汤加扁豆、山药、谷芽、麦芽等益气醒脾。在疾病治疗过程中，强调切忌寒凉克伐，以免损伤脾胃，不利于疾病的恢复。

六、外治之法，法同内治

外治法在外科疾病的治疗中占有非常重要的地位，尤其对于疗疮早期的治疗、早期消散，外用药物更是必不可少。余步卿对于外治药物的应用，强调辨证论治，理法方药不可少。正如吴尚先所言内治外治"所不同者，法耳，医理药性无二"。

余步卿认为，外科疡证不同疾病，不同时期，证型不一，外治之法理当不同，均需辨证论治，治病求本，遣方用药，选择不同外用剂型，起到治疗作用。

痈的特点固然是红肿热痛为主，但痈的初起，其局部的体征和全身的反应并非一概如此，有的焮红、高肿、灼热疼痛；有的肿热散漫，红晕不甚；有的木硬微痛，红热不著。全身症状来说，有的发冷发热，有的恶寒不热，有的壮热不已，同是痈证临床表现不尽相同。

气血瘀滞，经络阻隔，脏腑功能失调是痈的总的发病机制，而引起病变的因素，或是外感六淫，或是外来伤害，或是饮食不节，或是七情失调，此外，不同部位、不同体质、不同年龄、不同季节等也是造成疮疡的不同原因，并非"千疮一面"。所以外用药物的选择，对于早期的痈来说，要想得到好的效果，应随证变更，不可拘泥痈为阳证而落入一概"清火解毒"之窠臼。

【临证经验】

一、举脑疽，三候施治，因人因病制宜

脑疽俗称对口，由膀胱湿火蕴结，外感风热所致，是外症中比较凶险的证候。一般7日成形，14日化脓，21日脱腐（俗称三候）。余步卿认为"除热毒过重者外，初不宜重剂寒凉，免致邪毒郁闭"。脑疽的酿脓阶段，余步卿主张"在势成后则宜透托，促进早日化脓泄毒，外用膏丹呼拔，忌用专事寒凉药剂，谨防毒气内陷"。遇到年老阳虚或气血两亏者，局部疮形平塌散漫，色灰暗不泽，化脓迟缓，腐肉难脱者，为正不胜邪、邪毒内陷之势，则为逆证、虚证，此时更要温化补托。余步卿常在辨证施治的方药中加生黄芪、党参、当归、炮姜、肉桂等以助温化，使之化险为夷。

余步卿说："溃后肿痛已退大半，饮食起居如常者，只用外治，毒净自然收敛。偶见虚象者，须用补益。若火毒未清而见虚象者，当以清理为主，佐以补益之品。"因此促使新肌生长及疮口早日愈合。如纳减便溏者用四君酌加扁豆、山药、谷芽、麦芽等；精神倦怠，面色㿠白者加芪、归、芍扶正，配忍冬藤、甘草等消残火；日晡潮热，舌红脉细者用石斛、麦冬、生地等生津养液。其他如姜汁炒川连、竹茹、炒栀子、炒条芩等，以缓和苦寒药性之偏，减其攻伐之力。总之，余步卿对于脑疽的三候施治，不囿于"疮疡原是火毒生"之说，"外症内治切忌过用寒凉克伐"的临床学术经验其义也在于此。

二、颜面疗疮临证经验

（一）病因上重视经络辨证

盖疔者，如丁钉之状，其形小，其根深，虽随处可生，但其对人体危害大者，又以颜面部疔疮为甚，一旦失治，即可造成走黄、流注等变证，历来为中医外科之大证。余步卿认为，疔之病因，除火毒过甚，过早挤压外，还因头面部乃诸阳之首，一旦护理不当极易发生"护而不护"，毒邪走散之严重后果。疮疡的病机和人体气血、脏腑、经络密切相关。颜面疔疮的发生和转归实为人体脏腑功能的局部表现，然患处部位所属经络与疔毒的发生、发展也有重要的联系。如鼻疔之病机为肺经有火，唇疔病机为脾热过甚，颧疔病机为阳明火毒，黑疔为肾经火毒，牙疔为肠胃湿热，这些在辨证治疗时都应予以足够的重视，并在遣方用药时加入相应的引经药。

（二）治疗疗疮的内治三原则

1. **早用凉血药** 颜面疔疮为火毒夹脏腑蕴热而发，不同于一般的疔、痈，初起即热毒炽甚，故宜用清热解毒凉血之药直折其火，采用黄连解毒汤、五味消毒饮加草河车、半枝莲治疗，除此之外，还应早期采用凉血药。余步卿认为"血不宁则热不静"，故在凉血药的应用，不必拘泥于温病的辨证规律，初起即可加用生地、赤芍、牡丹皮等凉血药。另外，如有表证可加用连翘、牛蒡子；便秘加生大黄、玄明粉；根盘坚硬甚者，加山慈菇、败酱草；鼻疔加桑白皮、瓜蒌皮；唇疔加玄参、淡竹叶；四肢酸楚加桑寄生、丝瓜络；高热加用紫雪丹，神昏谵语可加用安宫牛黄丸。

2. **宜收不宜散** 疔毒初起在挟有风邪时，宜用连翘、牛蒡子、冬桑叶等辛凉解表之剂，很少使用辛温或芳香的疏风药。当疔根收束，难以化腐成脓时，宜用皂角刺、白茅根、败酱草等透脓药，而不采用穿山甲片等腥味药。疔的后期，创面肿硬不消，此乃气血被余毒所遏，可佐以当归、赤芍、郁金、丹参等，不宜采用大队活血破瘀药，凡此种种，皆以避免火毒横逆走散为上。

3. **保护胃气** 和治疗其他疮疡病一样，余步卿在治疗颜面疔疮时，十分重视保护胃气，在大量清凉药中往往加用姜半夏、茯苓、木香等调和脾胃之药。他常说，脾胃之气一旦受损，所有内服药都将付之东流。特别对素体胃虚之人，更需注意。过服寒凉，一方面要败胃伤气，另一方面会使疮形僵硬，日久不消，在临床上一些使用抗生素过度的患者，也有此种现象，此时，余步卿常应用"手订疔毒和胃汤"（组成：蒲公英、金银花、半夏、竹茹、石菖蒲、茯苓、砂仁、赤芍、木香、谷芽、麦芽、陈皮）结合治疗。

4. **外用药特色** 由于疔疮根深坚硬，一般外用药很难显效。临床上余步卿除外敷"清凉膏"（由大黄、当归等组成）外，善用立马回疗丹插入创面以提脓祛腐。盖立马回疗丹原方载《医宗金鉴》，江南带使用的为杭州胡庆余堂所秘制，适用于疗疮初起根坚肿硬、麻木痒痛、色紫无脓、肿势散漫、疮顶凹陷者，但此药加工复杂，又以陈年者为佳，使用时根据疗之部位、大小、深浅，选择适当粗细、长短之丹药插入创面，且要注意不可插入过深，以免腐蚀好肉，一旦疮根（脓栓）脱出，即改用生春散或逢春散外用。

三、疗疮走黄治疗经验

疗疮走黄，是疗毒走散造成全身化脓性感染，所谓"黄者横也"。此症系由火毒炽盛，邪毒不能外泄而走散入里所致；或由于局部病灶因治疗延误；或受挤压、碰撞等造成疗毒扩散走窜进入营血，流注经络，内犯脏腑而成。尤其是颜面部的疗疮，起势凶猛，蓄毒深沉，治疗稍有疏忽，就可能逼毒内攻，造成走黄。

疮疡皆由火毒生，疗毒更是如此。因此，余步卿以火毒论治，清热解毒为治疗原则，以犀角地黄汤和黄连解毒汤为主方。在运用犀角地黄汤时，常以紫雪丹易犀角，重用鲜生地、牡丹皮。紫雪丹清热解毒、散结镇惊；鲜生地甘苦寒，清热凉血生津；牡丹皮苦寒，凉血散瘀。余步卿认为用此方药是根据"不清其热则血不宁，不滋其阴则火不熄"之意。凉血、生津、散瘀不足挫其鸱张之势，不用大苦、大寒之剂直折，恐鸱张之邪火难以熄灭。因而余步卿又用黄连解毒汤，以芩、连、柏、栀泻其亢盛之火，救其欲绝之水。这仅仅是对实火采取的措施，而疗疮走黄不光是一个"火"而是"火毒"，所以除上述之药外，还重用解毒药物，如金银花、紫花地丁、草河车、大青叶、山慈菇等清解毒热。这样，对于疗疮走黄的治疗，济清热、滋阴、解毒、凉血于一堂。

治疗疗疮走黄时，余步卿非常重视攻腑之法。以釜底抽薪之意，用大黄、枳实等荡涤实热，急下存阴，解毒散结。在病势重危时，惯用凉开之辈以佐治疗，药如紫雪丹、万氏牛黄清心丸、至宝丹、《局方》牛黄清心丸等。有五脏见证则随症施治，火毒入肺加清肺涤痰药，如竹茹、竹沥、川贝母、浙贝母；火毒入心重用安神清心通窍，如川连、犀角、辰茯神等；火毒入脾在清解基础上选用鲜石斛、麦冬、陈皮、茯苓等；火毒入肝时往往用钩藤、龙齿、羚羊角等药镇惊息风平肝。总之，五脏见证，则视临床辨证化机，不可拘泥。

火毒之患，易见津伤液耗之象，因而在症势入险后必须引起重视。在恢复期，余步卿则常用芦根、竹叶、麦冬、天花粉、生甘草、丝瓜络、忍冬藤等清热生津、通经和络，以清润之方作收功善后之法，少用归、芪、参、芍之温剂，以免余火留恋，死灰复燃之虑。

至于外用药，余步卿用本科室自制药物随疮形而定，或用凉散，或用呼拔，常用的如三黄膏（由大黄、黄芩、黄柏研末加凡士林调成）解毒消肿；或用绿灵丹、红灵膏（均由不同的升丹浓度制成的掺药）拔毒祛腐。外用的原则，应尽量避免切开、挤压、碰撞。

四、痰毒发背治疗经验

（一）痰毒

痰毒乃风痰结毒，系少阳、阳明风热上壅挟痰凝结而成，属阳证实证，多发生于小儿喉结旁（人迎穴），或左或右，双发者罕见。相当于现代医学所称之颌下急性淋巴结炎。本病的主要临床表现为喉结旁结块如核，皮里膜外，不易推动，初起外证不显，皮色不变，3～5日，风热透达，外候才见。如初起寒热，焮红疼痛，颈项歪斜，转侧困难，继则憎寒壮热，咳呛痰黏，纳钝便干，脉来滑数带弦，苔白腻微黄，指纹紫或赤者，属风胜于痰，易散易溃易敛；若块坚核固，皮色始终不变（间或化脓时疮顶微红），乍寒乍热，疫胀不适，纳便正常（间或有脾虚便溏），形多瘦弱者，系痰胜于风，常难消难溃难敛。

余步卿治疗本病的原则是疏风清热、祛痰散结。经验方由炒牛蒡子、夏枯草、炒白僵蚕、浙贝母、姜半夏、化橘红、生甘草、白芍、光杏仁、金银花、皂角刺等组成，如风盛加杭黄菊、荆芥、薄荷；痰胜加炒竹茹、川贝母、全瓜蒌；热毒重者选加焦栀子、净连翘、牡丹皮、紫花地丁；肿硬不消加昆布、海藻、海浮石；透托加炙甲片；纳差加生白术。外用药物（均系本院自制），一般初起皮色不变者用九香膏，局部红肿者用三黄膏，如化脓者用冲和膏。痰毒的临床治疗，需辨痰胜、风胜之异。

（二）发背

余步卿认为"外证内治切忌过用寒凉克伐"，过用寒凉，如"水能浮舟，也能覆舟"，所以在清热解毒剂中，常配合攻坚、疏滞、破结、散瘀、活血等品，如金银花、连翘、忍冬藤、穿山甲片、皂角刺、白芷、防风、橘红、土贝母、当归、赤芍、乳香、没药等。余步卿认为过用寒凉则易克伐阳气，伤害脾胃，耗损津液。发背为患，余步卿认为"初不宜重剂寒凉，免致邪毒郁闭"，中期酿脓阶段"则宜透托，促进化脓泄毒，外用膏丹呼拔，忌用过于寒凉药剂，谨防毒气内陷"，"溃后，肿痛渐退，饮食起居如常者，只用外治，毒净自然收敛。倘见虚象者，须用补益。若火毒未清而见虚象者，当以清热为主，佐以补益之品"。

五、疮疡外用升丹提吊

疮疡治疗离不开外治，中医中药在疮疡的外治上有着比较明显的优势。余步卿擅长应用升丹提吊等许多疮疡外用药的单方、验方及制备。对疮疡早期的清化、消散,中期的托毒、透脓,晚期的祛腐、生肌用来均得心应手。目前仍有许多中药的外用药在浙江省中医院临床中被广泛地使用。用于疮疡早期消散的有清凉膏、三黄膏、黄连膏、如意膏、九香散等。其中的清凉膏,由大黄、当归、紫草经调制而成,有清热凉血散结之功,外敷治疗一切体表早期的肿疡,具有红肿热痛临床表现者,似有神效,在浙江省中医院许多科室广泛应用。用于中期提脓祛腐者有:呼脓丹、白灵丹、红灵丹、正灵丹、大迎丹、红升线、白升线、香吊、水吊等。用于腐蚀平胬的有:白降丹、五五丹、鸡眼膏等。此外,还有定痛止血的犀青散、冰青散、白及散、密陀僧散;燥湿敛口的甘脂散、甘脂膏、下肢溃疡膏等。

六、经验方

余步卿一生,医誉甚隆,诊务繁忙。晚年又为病所困,基本上无暇顾及总结整理自己丰富的学术成就及临床经验。但余步卿所培养的许多学生、后辈现在都是国内、省内中医外科界的权威、翘楚。他的学术理论、临床经验现在仍在指导着后人们的临床实践。他所创立的许多经验方及创制的很多外用药现仍在临床实践中被广泛运用。如治疗外科急腹症的蝎槟导滞汤、治疗皮肤病的银藓止痒汤等。又如他创制的许多外用药,至今仍在临床上有效的应用。

1. 清凉膏 由当归、生大黄、紫草加麻油调制而成,功用清热解毒、散结消肿。临床上广泛用于疮疡、痈疽、疖肿、疔毒及各种炎症性皮肤病初期红肿热痛而未化脓溃烂者,有非常好的疗效,至今仍在有效使用。

2. 正灵丹 由煅石膏、黄升、青黛组成,功用拔毒祛腐,用于疮疡、发背、疽毒、疔疮部分溃烂而脓腐未透化者,掺疮面,再以三黄膏或如意膏敷贴。

3. 呼脓丹 由煅石膏、黄升丹组成,功用拔毒祛腐,用于疮疡已溃、脓出不畅或余腐不清者。

4. 迎春散 由煅石膏、广丹组成,功用生肌敛疮,用于脓水将尽,疮面肉芽新鲜者。

5. 吊丹(香吊、水吊) 由白降丹加面粉搓成鼠屎样条或搅拌调匀而成,功用腐蚀恶肉、拔骨,用于疮疽久溃、长年累月,疮口稠水稀少,四周及疮孔中心肉色暗淡、僵硬形成瘘骨者。香吊纳入瘘骨或瘘管。水吊涂敷创面。

6. 九香膏、散 由九龙下海散、十面埋伏散组成:香白芷、白薇、山柰、白及、甘松、制乳香、制没药、肉桂、炒焦蜈蚣、炒焦文蛤、炙穿山甲片、腰黄、炒焦全蝎、辰砂、冰片、麝香、炒焦蝉衣、密陀僧等组成,功用温经散寒、行气活血,用于无头疽等肿硬疼痛,外伤瘀滞,肌肉肿块,妇女乳痈结块,头部碰伤血肿,扭伤血肿等。掺入膏药中用。

7. 冰青散(犀青散) 由川连、冰片、儿茶、青黛、人中白、西黄芪胶组成,功用清热解毒、祛腐生肌,用于口糜牙烂,牙龈肿痛、双乳蛾、咽喉肿痛等口咽疾病。口内吹服。

8. 仙枣散(砒枣散)　由红枣、信石组成。功用蚀烂剥腐。用于走马牙疳,牙龈紫褐腐烂,流血水,口气秽臭。用时把药粉涂在病灶上,将口嘴闭合,4～5分钟,随唾液全部吐出,2～4小时1次,腐脱臭解停用。

9. 苍耳子滴剂　由苍耳子、苦丁茶、川连组成。功效清热解毒。将药水浸入药棉塞入内耳内治耳脓,每日2次。

10. 如意膏　由广陈皮、白芷、南星、大黄、苍术、甘草、川黄柏、川厚朴、黄芩、姜黄、天花粉、川连等组成,功效清热解毒、消肿止痛。用于疮疡初起,红肿热痛,肌肤赤肿,干湿脚气,妇女乳痈,小儿丹毒。用时将膏涂摊纱布上敷贴,一日一换。

11. 三黄膏　由黄芩、黄柏、大黄组成。功效清火解毒。用于痈肿热毒,疔疮肿痛。用时把药膏摊纱布上盖贴患部。

12. 下肢溃疡膏　由炉甘石、冰片、轻粉、密陀僧、樟脑、龙骨、六一散、大黄、川连、一盆火、黄柏、石蟹等组成,功用祛腐解毒、生肌敛疮,用于臁疮溃疡、湿毒腐烂、日久月长、缠绵难愈甚则气味秽臭者。用时将药物薄摊纱布上敷贴创面,一日一换。

13. 药线(红升药线、白大升药线)　由红升丹、白大升掺入捻成线状之杏花纸上。功用祛腐、提脓、拔管。用于痈疽溃后,日久不愈,腔深脓泄不畅或创口形成瘘管者。同时把药线插入脓腔,到底后向外拉出一分使药捻成"T"状,外用月石膏盖贴,一日一换。

14. 烫伤油　由生地、川黄柏、绵纹大黄、川连、紫草根、延胡索、地榆组成,加麻油煎,去渣炼成浓缩液体。功用凉血解毒,润肌止痛。用于水火烫伤。外搽每日一次。

15. 蝎槟导滞汤　蝎槟导滞汤是余步卿用以治疗流火早期的经验方,由全蝎或蝎尾四只(研吞)、槟榔、生甘草各4.5克,川牛膝、炙穿山甲片、桃仁各9克,红花、独活各3克,赤芍、黄柏各6克,忍冬藤12克等11味组成,全方有化湿清热、疏结导滞之功,一般三四剂即可见效。临床应用时,如有表证,发冷发热,脉浮数,舌苔白腻,可加薄荷、苏梗,热重烦躁,舌苔黄腻,去红花,加焦栀子、黄芩、牡丹皮,脘闷欲呕,去桃仁、炙穿山甲片、独活,加藿香、姜半夏、广郁金、炒枳壳,肿硬痛剧者,加乳香、桑寄生,皮色潮红、光亮肿大者,去炙穿山甲片、红花,加晚蚕砂、地骷髅、绵茵陈。孕妇和妇女月经过多、血虚、肺结核吐血患者均忌服。在内服药治疗的同时,也可适当配合外治:如腹股沟淋巴结坚硬肿大,可用温经通络的薄贴盖之,局部红肿较剧者,可加用如意金黄散外敷。

16. 银藓止痒汤　银藓止痒汤是余步卿治疗急性湿疹的经验方。本方药物组成金银花、白鲜皮、绿豆衣、杭菊花、牡丹皮、新会皮、茅术、地肤子、生甘草。湿疹发生于头面部的加冬桑叶；下肢添黄柏、泽泻，去杭菊；湿盛脂水淋漓者酌加茵陈蒿、赤苓、猪苓、车前子，热重而见皮疹鲜红，舌红苔黄，可增连翘、紫花地丁、鲜生地，去茅术；瘙痒甚者选栀子、滑石、生石膏、野菊花、条芩等；皮色灰黯，脂水不多时可加秦艽、紫荆皮，删茅术、新会皮，伴有颈项结核者加夏枯草、浙贝母、炒白僵蚕、竹茹。

【医案】

一、疔疮走黄

案 1 赵某，女，21 岁。

初诊 患者唇部肿，疼痛发热，伴发热 5 日住院。胸透两肺上部肺炎，血培养分离出白葡萄球菌（败血症），一般抗生素均不敏感。局部肿而木硬、颜面颈颌俱肿、几及胸臆、咽喉疼痛、牙关不利、脘闷胸痛、咳呛气逆、遍体作痛、身难转侧、时有谵语、大便秘结、小便色赤、脉数、舌绛苔黄。疔毒已入心营。治拟凉血解毒、泄热清心。

净连翘、淡条芩、半枝莲、牡丹皮、番泻叶、焦栀子各 9 克，金银花、鲜生地各 30 克，绿豆衣、生大黄（后下）各 12 克，大青叶 24 克，山慈菇 6 克，黄连 6 克，神犀丹（另化吞）。

1 剂。

二诊 服药后更衣色黑，是为佳兆，前方去番泻叶，易《局方》牛黄清心丸（另吞）1 粒，加减内服 5 剂，症势由险入夷，唇部肿势已消大半，身热渐退。脘闷、有时呕恶，肺胃痰热未清。

金银花 12 克，鲜生地 12 克，炒竹茹 9 克，姜半夏 6 克，紫花地丁 9 克，橘红 6 克，桑白皮 9 克，牡丹皮 6 克，川贝母、浙贝母各 6 克，郁金 6 克。

三诊 局部肿硬日消，仅微有燥感，体温正常，胸透二肺可见少量片状肺炎病灶，脉缓、苔腻渐化。易清解之剂为清润之方，再清余邪以善其后。

金银花 9 克，知母 6 克，淡黄芩 6 克，橘红 6 克，淡竹叶 6 克，天花粉 12 克，川贝母 6 克，麦冬 6 克，玄参 9 克，生地 12 克，杏仁 9 克，丝瓜络 9 克。

4 剂，出院时带回煎服。

【按】 疔疮走黄多由于火毒炽盛，正气内虚，或局部病灶受挤压碰撞等原因，使疔疮扩散、进入营血、流注经络、内犯脏腑而成。本例系唇疔重症，起势凶猛，蓄毒深沉，疔毒内攻造成走黄之症，出现壮热、气促、神昏谵语、脉数舌绛等火毒内犯肺脾、扰乱心营之危象。余步卿用犀角地黄汤合黄连解毒汤加减，以大苦大寒之剂折其亢盛之邪火,挫其鸱张之热毒,力挽危症,最后以清润之方善后,用药非常值得我们后人师法。

二、乳痈

案 2 吴某,女,24 岁。

初诊 左乳肿痛伴发冷发热 4 日。检查:左乳上侧结块如鸡蛋大,皮色略红,压痛显著,无应指感。体温 38 摄氏度,白细胞计数 14×10^9/升。脉弦数,苔腻根黄,呕恶纳减。乳汁壅滞,肝胃积热不化。治拟疏肝理气,通乳散结。

全瓜蒌 12 克,土贝母 12 克,蒲公英 24 克,连翘 9 克,牛蒡子 9 克,王不留行子 9 克,漏芦 9 克,通草 3 克,当归 9 克,姜半夏 6 克,广郁金 6 克。

2 剂。

二诊 服药后寒热已解,呕恶亦安,左乳高肿渐平,疼痛大减,乳汁已畅。苔腻、脉弦,症有内消之兆,续以原意增损。

前方去土贝母、连翘、牛蒡子,加制香附 6 克、小青皮 6 克。

治后来信告知,服药后已痊愈。

【按】乳痈有种种外因、内因,余步卿把乳痈的病因、病机、治疗概括为"厥阴气滞,阳明蕴热"八字,根据这一理论用疏肝清胃法治疗乳痈,常获良效。用药多师古方瓜蒌牛蒡汤、散痈消毒汤。余步卿治疗本病以疏厥阴、清阳明为大法。临证中有偏热壅、偏气郁之分。根据余步卿的经验,偏气郁者局部肿硬胀痛,发热较迟缓,皮色多不红赤;偏热者局部肿块疼痛,皮色多焮赤,发热较迅急。治疗中在瓜蒌牛蒡汤、散痈消毒汤基础上,偏气郁者增香附、郁金、姜半夏、青皮、陈皮、橘叶、杭菊等品;偏热者则加忍冬藤、连翘、蒲公英、川连之辈。对于新产、脾虚、气血不足者忌用寒凉之剂,硬块不消也尽量避免苦寒,总之以通为主,以清为辅是他治疗乳痈的用药经验。

三、臁疮

案 3 宋某,男,46 岁。

初诊 病起 1 年 4 个月,左小腿溃烂、疼痛、时流脓水。现左下肢内踝部上旁溃疡如掌大,破流脓水,疮旁皮色灰暗,步履不利,遇劳累更甚,入夜跗肿。诊为下肢溃疡(臁疮)。治拟生肌敛疮,祛腐解毒。

外敷下肢溃疡膏,内服三妙丸 9 克,每日早午各用开水送服 1 次。如此复诊3 次。均以下肢溃疡膏敷之。至 8 月 18 日 4 诊时,新肌已生,疼痛不现,疮口已缩小如鸭蛋大,再敷膏如前。

【按】下肢溃疡膏系余步卿经验方,由炉甘石、冰片、樟脑、大黄、川连、龙骨等药调成。作用生肌敛疮，祛腐解毒。主治臁疮溃疡，湿毒腐烂，脓稠凝滞，日久月长缠绵者。甚则气味秽臭，均能解毒，除湿祛腐敛肌。

四、脑疽

案4 徐某，男，62岁。

初诊 脑疽起经半个月，疮面如拳头大，根盘肿硬，色紫，多孔溃烂，焮痛，寒热，尿赤，纳呆，夜寐不宁。脉数而弦，苔白中腻。高年体虚，湿火鸱张。治拟清热解毒，托毒外出。

山慈菇6克，焦栀子9克，蚤休9克，川连6克，淡黄芩6克，野菊花9克，粉丹皮9克，皂角刺9克，炙穿山甲片9克，赤芍6克。

2剂。

二诊 四边根脚略束，大便3日未解，加郁李仁9克、枳实2.4克。2剂后大便通而不多，身热稍退。高年气血虚弱，不能托邪外达，再拟扶正托毒。

生黄芪9克，赤芍6克，黄芩6克，生大黄9克，党参9克，金银花1克，蚤休9克，生甘草4.5克，皂角刺9克，牡丹皮9克，黄连6克。

2剂。

三诊 脓水已畅，腐肉脱而未净，疼痛稍减，身热渐退，大便通畅。脉弦数，苔白腻，前法出入。

生黄芪9克，金银花15克，蚤休9克，党参9克，紫花地丁9克，陈皮4.5克，牡丹皮6克，黄芩6克，生甘草4.5克。

加减服至11月7日，新肌徐生，脓水渐清，再予3剂善后。

【按】脑疽分正偏，多由膀胱湿火上壅而成。余步卿认为，本病出热毒过重外，不宜过用寒凉，致毒邪郁闭不出；势成后则宜透托，促进早日化脓泄毒，忌专事寒凉药剂，谨防毒气内陷；后期肿痛已消大半，饮食起居如常，只用外治，毒净自然收敛；若火毒未尽而见虚象者，当以清理为主，佐以补益之品。本例充分体现了余氏治疗本病的方法。

五、外伤血肿

案5 王某，男，1岁。

初诊 因跌撞在石头上，头枕部肿起如拳头大。治以活血止痛，行气消肿。剃去头发，外用三号九香膏。

二诊 头部肿块已消小，再予外用三号九香膏。

三诊 头部肿块已消失。

【按】血肿属杂证门，多位跌扑损伤所造成。血肿如不及时治疗有化脓之虑。九香膏系自制膏药,融活血止痛、行气消肿、辛温香窜于一炉,具有通诸窍、透肌骨之功。外伤血肿外贴九香膏一般 10 日左右可消散。

六、骨疽

案 6 俞某,女,25 岁,富阳人。

初诊 附骨疽起已 23 日,右上腿外侧肿硬如盘大,酸痛交作,行动困难,形寒身热,脉迟苔腻。治拟疏解。

怀牛膝、全当归、赤芍、桑寄生、忍冬藤、威灵仙、五加皮、海桐皮、海风藤、丝瓜络各 9 克,生甘草 4.5 克。

4 剂。

外贴 4 号九香膏。

二诊 右上腿外侧酸痛已减,行动较利,坚硬尚有盘大,脉迟苔白,继以温通。

怀牛膝、全当归、赤芍、忍冬藤、威灵仙、西秦艽、皂角刺、杏仁(杵)各 9 克,散红花 4.5 克,炙穿山甲片 5 克,淡附片 3 克,炮姜 2.4 克。

5 剂。

外治同前。

三诊 右股外酸痛瘥,肿硬略消,行走稍便。

原方去威灵仙、炮姜、西秦艽,加桑寄生 9 克、宣木瓜 4.5 克、丝瓜络 9 克。6 剂。外治同前。

四诊 肿硬已消大半,酸痛已清,伸屈尚不灵活,原策出入,外治同前。

五诊 肿硬已消,行走已渐便利,拟舒筋活血。

怀牛膝、全当归、赤芍、忍冬藤、威灵仙、五加皮、海桐皮、丝瓜络各 9 克,宣木瓜、甘草节各 4.5 克。

6 剂。

六诊 续服圣济活络丹 5 颗后症状消失。

【按】余步卿认为骨疽多由身体虚弱、寒气乘虚入里,凝聚骨骼所致;或因疮疡热毒、余邪未净;或跌扑损伤瘀滞脉骨而成。治疗上脓未成时以内治为主,脓已成则外治为主。骨疽疏解方是余步卿治疗骨疽的经验方。由当归、赤芍、杏仁、红花、皂角刺、威灵仙、五加皮、桑寄生、忍冬藤、丝瓜络、牛膝、甘草等药组成。寒凝骨骼所致者,忌苦寒泄气、损脾、伤阳之品,否则寒凉克伐必致气血冰凝,贻害很大。

七、喉痹

案 7 俞某,女,45 岁。

初诊 素有喉痹之症,近旬咽痛灼热,音不扬,咳呛痰稠难咯,尿色便溏,脉细,舌红少苔。治拟清咽化痰开音。

川贝母、浙贝母、桔梗、广陈皮、姜半夏、生甘草各 6 克,西青果、川石斛、马鞭草各 9 克,薄荷(后下)3 克,蝉衣 4.5 克,木蝴蝶 1.5 克。

4 剂。

服药后患者回复:病已痊愈。

【按】宿有喉痹,反复发作,肺胃之阴亏耗,挟痰热凝滞咽喉而成。案中用药一则益气生肺胃之阴津,一则清热化结滞之痰凝,这是余步卿治疗喉痹的常用之法。

八、流注

案 8 王某,女,15 岁,杭州笕桥人。

初诊 患者于 1959 年 8 月 10 日住院。右大腿肿痛已 4 日,伴发热及全身骨节疼痛。患者于 4 日前先感右膝关节痛,继则畏寒伴发热,膝关节不能活动,1 日后大腿逐渐肿胀,2 日后两侧前臂、肩部、左季肋部及尾骨部均相继出现疼痛,发热不退,纳食钝。发病前有右膝关节碰伤史。化验结果:白细胞计数 18×10^9/升,中性粒细胞百分率 86%,淋巴细胞百分率 14%,红细胞沉降率 118 毫米/小时。X 线摄片:右髋关节腔狭窄,边缘稍见模糊,髋骨上中段骨质稍见疏松。现羸瘦皖白,神清,高热,右大腿漫肿,膝关节屈曲不能活动,扁桃体肿大。脉弦数,苔腻老黄,症状危笃,慎防内陷。治拟清解暑湿。

鲜芦根 30 克,连翘 24 克,牛蒡子、冬桑叶、炒僵蚕、大豆卷各 9 克,野菊花 12 克,金银花 24 克,川贝母、浙贝母、化橘红各 4.5 克,碧玉散 6 克,紫雪丹 2.4 克(冲)。

2 剂。

二诊 脘闷目痛,咳呛气逆,体热便溏,遍体疼痛,暑湿内伏,肺胃失司,原策加删。

金银花、连翘各 24 克,鲜芦根 30 克,冬桑叶、大豆卷、忍冬藤、泽泻各 9 克,川贝母、浙贝母各 6 克,炒川连 3 克,生甘草 6 克,紫雪丹 2.4 克(冲)。

2 剂。

后依前法加减,再进 16 剂。

三诊 见肿退纳差,面目虚浮,脾胃虚弱,仿仲景理中汤法清暑益气。

炒党参 9 克,炮姜 6 克,焦白术 6 克,川贝母、浙贝母各 4.5 克,化橘红 6 克,忍冬藤 12 克,金银花 12 克,带皮苓 6 克,净连翘 9 克,炒扁豆 9 克,淡竹叶 6 克,生甘草 6 克。

2 剂。

近代浙北名医学术经验集

四诊 咳呛频作,身热不解,面浮睑肿,脘闷。脉弦滑苔白腻,治拟清肺除热。

前方去党参、炮姜,添南沙参、北沙参各 12 克,生山楂肉 9 克,冬桑叶 9 克。1 剂。

五诊 咳呛胁痛,面浮,身热未退,治用祛痰清肺,退热渗利。

金银花 24 克,忍冬藤 15 克,光杏仁、川贝母、浙贝母各 6 克,天冬、麦冬、炒竹茹、丝瓜络、知母、六一散、淡条芩、带皮苓各 9 克。

3 剂。

六诊 诸症悉减,身热渐退,肩、腿、胸酸痛减轻。

【按】流注发生的病因不一,呈现的症状相似,文献记载说:"流者行也,注者居也。"因为毒邪走窜,所以发无定处,因为气血停注,所以随处可生。本例为暑湿重症,毒邪内陷,故用重剂清解佐清暑温,以图挽救。中途忽变中土虚急,仿理中佐清方免土崩。流注虽有暑湿,伤筋、余毒等之分,但以暑湿为多见,余步卿常用的有三仁汤、木香流气饮、通经导滞汤、人参养荣汤、理中汤等,分别用于暑湿流注、伤筋瘀滞流注、余毒流注,但要获得良效,必须克服用药呆板枯滞的弊端。

九、痰毒

案 9 胡某,女,2 岁,杭州。

初诊 左侧颈上鸭蛋大肿块伴低热 2 周余。检查:全身情况佳,左颈耳下 3 厘米×5 厘米×2 厘米大之淋巴结,不易移动,压痛,无波动。化验:白细胞计数 10.6×10^9/升,中性粒细胞百分率 61%,淋巴细胞百分率 38%。西医诊断为左侧颈淋巴结炎。治拟疏表透托,化痰散结。

金银花、夏枯草、焦栀子、浙贝母各 9 克,杏仁、姜竹茹、炙穿山甲片各 6 克。赤芍、皂角刺各 4.5 克,橘络 2.4 克,生甘草 3 克。

2 剂。

外敷:如意膏。

二诊 晡热晨退,肿块见消小,势逗留,再拟原策加删。

金银花、夏枯草、浙贝母各 9 克,杏仁、焦栀子各 6 克,炒白僵蚕 4.5 克。赤芍、皂角刺、化橘红各 3 克,甘草 2.4 克。

3 剂。

三诊 结硬消小如蚕豆,身热退,胃纳增,颜面开朗,但痰未净化。

拟方:小儿化痰丸 5 粒,每日 1 粒,开水研化,分两次服。

外贴:1 号九香膏。

1 周后随访,结块完全消失。

案 10 韩某,男,9 个月。

初诊(1963 年 5 月 27 日) 右颈"人迎"穴处结块根盘如大鸭蛋,皮色不变,按之作痛,发冷发热,咳呛纳减,便稀溲黄。证属少阳风火、阳明痰热凝结。治拟祛风清热、化痰散结。

炒牛蒡子 7.5 克,金银花、夏枯草、浙贝母各 9 克,光杏仁、姜半夏、炒白僵蚕、昆布、海藻、化橘红各 4.5 克,生甘草 3 克。

5 剂。

外贴 2 号九香膏。

二诊(1963 年 6 月 3 日) 肿硬略消,寒热退,咳呛减,痰火未清。

原方去昆布、海藻、半夏,加赤芍 4.5 克、飞滑石 9 克,3 剂。

三诊(1963 年 6 月 8 日) 肿硬如核桃大,皮色未变,胃纳尚佳,大便次多,夜来吵闹,以防化脓。

川贝母、浙贝母、橘红、生白术、姜半夏、生甘草各 4.5 克,光杏仁、夏枯草、姜竹茹各 6 克,昆布、海藻、飞滑石各 9 克。

4 剂。

四诊(1963 年 6 月 12 日) 肿硬较前略消,疼痛已减,其他如常。浙贝母、金银花各 9 克,杏仁、炒白僵蚕、赤芍、焦栀子各 6 克,化橘红、生甘草各 3 克。

4 剂。

五诊(1963 年 6 月 15 日) 结块已消十之八九,痰气尚未肃清,夜寐已安。

夏枯草 9 克,法半夏 3 克,浙贝母、光杏仁、橘红、淡竹茹、炒全瓜蒌 4.5 克,海石 6 克,生甘草 2.4 克。

4 剂。

随访:服药后结块完全消散。

【按】痰毒即风痰结毒之简称,多发生于小儿颈侧,春末夏初多见。初起时外证并不显著,一俟热高颈斜家长方能发现肿块。根据余步卿的临床经验,如寒热骤起,焮肿剧痛,根盘日大者为风胜于痰,倘若块坚核固,皮色不变,酸胀为著者痰胜于风,余步卿常用的方剂有牛蒡解肌汤、二陈汤等,临证时辨风、痰孰轻孰重,加减使用。痰毒的治疗,需辨痰胜、风胜之异,案 9 偏于痰胜,案 10 偏于风盛,辨证明确,药简力宏,肿硬悉消,疗效卓著。

十、发背

案 11 张某,男,38 岁,农民。

初诊 病起 20 多日,初起背部如粟米,今已肿硬如盘大,色紫疼痛,夜间多汗,发冷发热,脉弦滑,苔薄白,症势方张。治拟凉血解毒。

生黄芪、当归、皂角刺、炙穿山甲片、牡丹皮、蚤休、瓜蒌仁各 12 克,黄芩、赤芍、黄柏各 9 克,黄连 4.5 克,紫花地丁 15 克,梅花点舌丹六粒(分 2 次吞)。

3 剂。

外敷三黄膏。

二诊 4 周脚跟略束,中央已见波动,行坏死组织剪除,脉弦濡,苔薄黄。续用上方 3 剂,外敷正灵丹,每日换药 1 次。

三诊 大部分腐肉已脱,上角脓腐未清,创口平整,症势稳定。

忍冬藤、紫花地丁、蚤休、蒲公英各 15 克,牡丹皮、党参、当归、白术各 12 克,赤芍、白芍各 9 克,新会皮、生甘草各 4.5 克。

3 剂。

外敷大迎丹,每日换药 1 次。

四诊 创口腐去新生,稠水已净,脉软,苔薄白。治拟补益气血,佐以解毒。

党参、当归、紫花地丁、黄芪、蚤休各 12 克,白芍、牡丹皮、白术、赤芍各 10 克,陈皮 6 克,生甘草 4.5 克。

5 剂。

外敷清凉膏。

五诊 创口红润,新肉渐生,饮食正常,治以调补气血,促其新生。

党参、紫花地丁各 12 克,当归、白芍、赤芍、白术、茯苓各 10 克,新会皮、生甘草各 4.5 克。

5 剂。

配清凉膏一盒外敷。

【按】 发背,中医外科属"有头疽"范围,多因脏腑蕴毒,兼之外感风温、湿热之毒,以致营卫不和,气血瘀滞,经络阻隔所致。患部初起为一肿块,上有粟粒状脓头,肿块逐渐向周围及深部扩大,其脓头相继增多,形似蜂窝。初起形寒发热,红活高肿,迅速破溃,脓水稠黏者为顺症;如疮形不高,坚硬漫肿,色红不活,或紫黯而不易化脓者,为难治。本症发病 20 多日未溃,色紫而痛,发冷发热,脉弦滑,苔薄白,为邪实而正亦见虚,故初诊即用扶正托毒为法,方中黄芪、当归、牡丹皮补气和营活血,皂角、穿山甲片软坚托毒;三黄、紫花地丁、蚤休、赤芍凉血解毒,瓜蒌疏通气血,另内服清热解毒、活血消肿的梅花点舌丹,3 剂后肿硬已有波动,苔薄白转薄黄,正胜毒出,行切排,外敷正灵丹去腐败毒,中药前方照服。患者切排后,比预料发展的要好,腐去而很快新生,再以清解余毒,调治脾胃,后以补益气血而愈。从起病至愈合约 40 日。

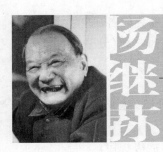

杨继荪
（1916—1999）

杨继荪（1916—1999），祖籍浙江余杭，主任中医师，曾先后担任杭州市广兴联合中医院院长，浙江省中医院院长，浙江中医学院副院长、顾问，浙江省人民代表大会第五、第六、第七届常务委员会委员，首届全国五百名老中医药专家学术经验继承工作指导老师之一，中华中医药学会浙江分会副会长；中国中西医结合呼吸病学组顾问等职。1991年获国务院颁发的有特殊贡献科技人员津贴奖。1999年9月6日逝世。

杨继荪从医60余年，医理并茂，学验俱丰。学术上，主张治病求本、中西合参，强调重视中医的系统整体观与宏微结合辨证的统一；诊疗中，擅长理瘀活血法的运用，独具匠心，尤其对各种急性病症、老年病的诊疗与调摄，疗效颇著。善将传统中医理论与现代科学研究融会贯通；提倡以"继承不泥古、创新不离宗"为旨，发皇古义，汲其精华；融会新知，开拓阐扬。

1956年杨继荪与潘澄濂、朱承汉等合作，撰写了《治疗流行性乙型脑炎730例总结报告》。从中医观点进行分析，阐明治疗规律和卫气营血在临床上的重要意义，并指出在辨证上除以"卫气营血"为纲领外，还存在"湿从热化"和"热为湿遏"的偏热、偏湿之不同，强调江南水乡湿重的一面，将流行性乙型脑炎辨证分型为6个类型。1958年，他又开展对晚期血吸虫病的临床研究。他将研究课题定为如何采取中西医结合的方法，辨证施治、审因求本、改善体质以配合锑剂13日疗法。临床实践证明，他提出的治疗方法切实可行。他与潘澄濂、李启廉等一起先后撰写了《治疗晚期血吸虫病的临床研究》和《中西医结合治疗晚期血吸虫病55例临床疗效总结报告》。

他在肺源性心脏病（简称"肺心病"）的研究中，提出"血瘀"是肺心病形成以后，不论在急性发作期或缓解期的治疗上均应关注的共性问题。他将活血化瘀方法贯穿于肺心病的整个治疗过程中，提高了肺心病的治疗效果。1973年撰写了《中医对肺心病的认识与证治问题》，1975年与浙江医科大学陈过教授合写了

《肺心病防治手册》。1985年，他指导肺心病临床研究组开展"冬病夏治法"治疗慢性肺源性心脏病缓解期的临床研究。该项科研于1990年通过省级鉴定。

在中药临床研究方面，他建议杭州胡庆余堂药厂将传统中成药"杞菊地黄丸"剂型改革为"杞菊地黄口服液"，并考证了"神香苏合丸"（庆余救心丸）中朱砂应属于赋形剂。他为杭州天目山药厂、杭州第二中药厂提供治疗气管炎、糖尿病的验方，并制成"复方淡竹沥""养阴降糖片"中成药。这些中成药分别于1983年、1984年、1985年通过省级鉴定，已推广使用，且为广大病家所乐意接受。此外，他为医院制剂室先后制定了治疗感冒、咳嗽的"复方板蓝根冲剂""清热止咳糖浆"及治疗偏头痛的"头痛灵"。由他提供处方的千年健中药强力圈及磁药颈枕、磁药护腰、磁药护胸系列产品等，均通过省级鉴定，广泛用于临床。

在杨继荪从医的漫长历程中，一贯注重提携后进，诲人不倦，培养了多批多层次的中医临床各学科带头人，并培养出自己的学术继承人。其对浙江中医临床的发展具有重要的贡献，其学术影响于20世纪八九十年代达到了一个高峰。且20世纪八九十年代为流派形成年代。

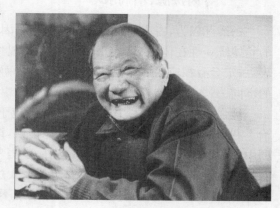

杨继荪生活照

【学术思想】

杨继荪认为，一个科学的临床思维过程是引导正确认识疾病的前提，更是促使建立正确诊断，进行合理治疗，提高临床疗效的有力保证。而这种科学思维的内容和发展过程，一方面是基于中医学的理论体系，随着历代医家实践经验的积累和对学术理论的发挥而日臻成熟；另一方面又必须广征博采，古今相参，集众家所长，吸取时代信息，建立起一个反映时代特点和水平，符合时代临床需求，与社会变异和时代变迁息息相关的、整体的、系列的思维过程。当今，中医宝库在继续深入挖掘，高精尖科技在各边缘学科间相互渗透，中医的理论机制和实质渐被揭示，人体的生命现象和奥秘亦被逐步阐明。在这信息时代，临床医生的思维方式必将跟随时代变化做出相应调整。不论是中医还是西医都要把自己的实践医疗经验加以升华，使它同最先进的自然科学的多种学科联系起来，在发展中实现系统、科学的医学现代化。

中医诊治疾病的思维方法有很多特色,但总的可归纳在辩证唯物主义哲学思想统领下的以整体观念为指导、辨证论治为核心的两大纲目之中,而具体运用时,则每个人各有千秋,他在中医临床已辛勤耕耘60余年,逐渐形成了谨严有序、宽广而全面的临证思路,并贯穿和渗透于整个临床诊治过程中。概括起来主要有三大特点:① 治病重视审证明因,务求其本,坚持以治求本为主体的治疗原则。② 强调宏观与微观的互参辨证、辨证与辨病的结合统一。③ 突出见长于以扶正理瘀为特色,提出了虚瘀相关、虚瘀并理的辨证思路和论治规律,从而扩充了活血化瘀疗法在临床诊治中的运用范围,提高了临床疗效。

一、寻因探源,治病求本

杨继荪以为,古人的"百病之生,各有其因,因有所感,各显其症"阐明了人体的整体统一性在体内、体表上反映的相关现象。即体内有病,就必然反映到体表,一定会有相应的症状和体征显现出来。而病变的本质差别,又决定了现象上的不同。

他强调临床上要寻因细审,临证思路应于细微之中见清晰。他以《伤寒论》治下利为例,阐明医圣张仲景重视临床证候,详于审证求因、审因论治,善于辨析同中之异、异中之同的治疗风格。此外,还当考虑法外有法。补有清补、温补,下有峻下、缓下,谨防骤补壅塞,峻攻伤正之太过或不及。他认为,《伤寒论》治下利,虽治一症,由于病因病机不同,临床表现不一,治疗法则亦迥然有异。东汉医学家张仲景所著之《伤寒论》,将中医基本理论与临床实践密切结合起来,提出了辨证纲领和具体治疗措施,为中医学辨证论治奠定了基础。他在临床治疗中,始终坚持辨证论治这一核心。

1956—1958年经过730例流行性乙型脑炎的治疗实践后,他对该病提出了新的看法。他认为从本地区流行性乙型脑炎的临床证候来看,当属暑温与伏暑范畴;其发病季节亦与吴鞠通《温病条辨》"夏至以后,立秋以前"的说法相同,从而在卫气营血分型的基础上,着重强调了"湿邪蕴滞"与"湿从热化"的特点,并特别指出了卫、气阶段辨证应注意偏湿、偏热之异。既阐明了该病的一般演变规律,又从内外因上区分了北方多燥,燥邪易从热化;南方多湿,湿邪易于蕴滞的病理性质和特点。突出了审因论治,提高了诊治效果。由此,也进一步说明要认识疾病的本质,必须细审明察、探赜索隐。在审因辨治时,他还善于从纷繁复杂的征象中,审理出病变的本质与疾病的根由,并予以灵活的辨证用药,治愈了不少疑难危重病证。

他临床注重"溯源求本"的辨证思路,运用到临床上最常见疾病的辨治中去。如中医对痰的辨别,有黄痰为热、白痰为寒之说。他则认为黄痰固为有热,白痰未必有寒。黄、白之辨仅为大的纲领，还当深入细辨，强调了痰质的鉴别，重申了痰与饮的概念。他以具体大量的治验病例论证了白痰亦为有热的论点，抓住了痰的性状是一个真正反映其寒热本质的辨证要素，从而提出了痰质之辨的重要性及其临床意义。

杨继荪还认为，中医在治疗某些西医已确定病名的疾病时，不应局限思路、对号入座，关键在于详审细察，准确辨证。临床上，他仍把张仲景的《伤寒论》引为范本，反复再述了《伤寒论》中涉及虚实方面内容的诸多条文，学习他的辨证思路，指导临床实践。他在临证中，经常剖析病证，运用了一条以大临床学家张仲景的辨证思想为基准，金、元、明、清各大临床学家的临证思路为经纬的中医临床医学思维路线，并结合现代医学理论，随时代变化不断适应和总结因疾病谱改变、人类生存年龄延长所产生的更多复杂或新生现代疾病的发展变异。以这种既具有中医辨证特色，又处于开拓发展中的临床思维来指导整个辨治过程。特别是对近代新兴学科老年病的虚实辨治，细微中肯，而疗效确切。

二、宏微辨证，证病合参

杨继荪认为，中医辨证的突出见长是系统整体观。整体观念则是中医论治疾病的主要特点和最重要的论治规律之一。他强调，临证治病首先要树立"整体观念"。因为目前临床上所施行的各种检查，多数是局部性的。作为一种先进科学的检测仪器，它从更纵深之处向临床医生展示了病变的具体部位、形态和性质，为疾病的诊断提供了有力的依据。然而治疗的手段是多方面的。有的疾病可以局部治疗，而有的疾病则需采取综合措施。因此，医生的临床思维应该是综观的、全面的，考虑分析的问题也应是多方面的。他在临床上就是从总体上统观全局，系统观察，然后进行综合分析，针对局部病变与整体的关系来双向权衡病变的侧重点。既不忽略微观的病理变化，又重视宏观的证候表现，准确把握病因病机，并以调动机体的自控性和通过自稳系统阴阳平衡的整体调节，而达到阴乎阳秘的最佳状态。

临证时，他以整体综合观察的方法，把人体看成是一个有机的整体，认为同样的疾病，相同的药物，由于所处内、外环境不同，其临床表现和对药物所产生的效应可以截然不同；并以"人与天地相参"的整体观念，强调人与自然界之间存在的密切关系。他十分强调从时令节气、地理区域、自然环境和人体禀质等各方面的综合因素中对疾病加以分析。他在辨证中显示其整体系统观还表现于十分重视脏与脏之间、脏与腑之间相互存在的依从性和内在联系。

在辨证与辨病的结合方面，他除了主张中医本身的证病结合以外，还强调应与现代医学概念中的辨病治疗相融合，提倡"古为今用""洋为中用"，促进中西医间的互相弥补,共同配合取长补短。他在近些年来的医疗、教学、科研活动中,就已将上述学术观点和研究方法,体现和落实在实践中。如他在对"胃病"的诊治中,若遇症状不典型的"心下痛",则详询病史,了解病情特点,并让患者做必要的有关检查,除外非"胃病"所致的心下痛以后,再进一步证实其具体病位所在,明确病变性质,是炎症、溃疡、萎缩,还是肿瘤,因为病变的早期,不借助于这种微观过程中的局部观察,单靠中医宏观辨证仅从肝气郁滞、瘀血阻络等在病因及机体功能失调反应状态所作出的总体说明是不够的。

杨继荪认为,中医方药的运用,必须以中医理论为指导,才能显示出辨证施治的优越性。由于他在治疗胃病方面有独到的见解。因此对溃疡性消化不良、反流性消化不良及吞气症等病证的治疗均有明显的疗效。

三、理瘀活血,继承阐扬

活血化瘀法的应用源远流长,极为广泛。杨继荪主张,除立足中医的整体性,掌握辨证施治外,应适当参考各种检测资料,以拓宽诊断思路,提高活血化瘀法的疗效。在临证中他以此思想为指导,广泛运用活血化瘀疗法,并将宏观与微观辨证有机地结合,从而扩大了应用范围,使得理瘀活血的方法成为他擅长的主要治疗法则之一。

杨继荪指出,瘀可因病而起,病可因瘀而成。两者在因果关系上和治疗方面都有所侧重。尽管临床上有时两者难以辨别,但通过详细的病史采集,连贯地分析各脏腑功能和病变程序间的关系,还是能够推断出前后因果、寒热虚实的。关键仍是有否整体观念、有否溯源明由的思路。

瘀血所涉病证虽然广泛,但据其病性基本上可分成相应的两个方面,若能辨别清楚,则有利于施治。他因此归纳了由寒热虚实所致的各种瘀证,和由瘀证引起气血紊乱、阴阳失调的各类病证。其分别为:气滞血瘀,瘀血气壅;血滞为瘀,瘀血化水;血结留瘀,瘀血阻络;血蓄而瘀,瘀血癥积;寒凝致瘀,瘀血痹痛;热盛现瘀,瘀血蕴热;气虚渐瘀,瘀血损气;血虚成瘀,瘀血不仁;阴虚生瘀,瘀血津伤;阳虚血瘀,瘀血助寒。强调了它们之间互为因果、互相转化的关系。同时他又从另一个角度阐述它们在临床表现方面的广泛性与独立性。

杨继荪认为,治疗上的一般原则是,因病致瘀者应以病当之,按致瘀因素分别予以散寒、清热、补虚、攻实之法为重,结合选用消瘀之药;对因瘀致病者则以瘀图之,随已致瘀象着重予以活血、行血、祛瘀、逐瘀之法,结合辨证配伍化裁。他在具体方药的选择上,主张根据血瘀部位及与所属脏腑间的联系来确定。而且认为对属于"邪实"范畴的瘀证,所选消瘀药物力量相对宜强峻以便攻逐,如水蛭、虻虫、三棱、莪术、水红花子、虎杖、马鞭草、桃仁、红花、大黄等;对属于"虚证"

范畴的瘀证,所选理瘀药物力量宜相对平和以利缓图,如丹参、赤芍、当归、川芎、延胡索、郁金、鸡血藤、泽兰、穿山甲、王不留行等。他还认为,治瘀与病性的具体治则结合上,运用得法与否,也是取效的关键。

他说,临床上典型的瘀证尚不难识别。如当瘀阻经络失于濡养时,轻者麻木不仁,甚者肢体瘫痪。根据瘀积的病位和病程可见局部的刺痛或绞痛,亦可出现周身疼痛;其次,如出血、腹满也属瘀血的症状。他认为,当临床上出现如上所述之明显的症状、体征,再结合病史,可以立即作出瘀证的诊断。应予说明的是,瘀证并不一定是个独立的诊断,它可以是某一诊断中的一个型,或一个兼夹证。但当瘀证的征象不明显时,他提出,要善于挖掘历代医家的经验、理论,参考有关"瘀血"的临床检测,按其轻重缓急,恰到好处地运用活血化瘀的法则,可以治疗诸多疾病。

随着生活水平的提高,广大群众尤其是老年人,对防病延缓衰老的需求日益增加,并逐渐趋于注重中医中药的滋补、强壮和健身延年。据此,他根据中医在康复、保健、养生方面的特长,分析了当今社会因机械化、电气化程度提高所导致的强体力劳动减少,及因远距离外出机会增多而引起的饮食起居失调等,均可导致血液运行的失畅。

对于衰老机制的认识,他认为,历代医家以补法延缓衰老,或滋益肝肾,或脾肾双补。这是以补为本,治老年已虚之根,是谓中的之治。然随着时代推移,人们的生活习惯与环境因素的改变,当代人的突出矛盾已由虚为主转向了以瘀为主。尤其在城市优越的环境中,食则高能量,行则不言步,四体不勤,缺乏运动。加上高速度、快节奏、竞争性强带来的精神紧张和情绪不稳定因素,均可导致机体气机的逆乱,并常常能使由于过量饮食超越了消化代谢能力而不能及时排出体外所产生的有害物质蓄积于体内,加重了脏腑的负荷,促进和加速了衰老。故他在延缓衰老的防治中,重调气血而大于补。他说脏腑功能的衰退应按时序年龄的增长而论,倘若提前功能减退,其原因有二,一是不足,二是瘀积。以前多为不足,如今则瘀积多于不足。所以在饮食方面,要力求"平衡膳食"。他认为,最好的防病延年方法在于调节气血阴阳的平衡,其中理瘀活血法是不容忽视的。

瘀证与活血化瘀方面的实验研究还提示:活血化瘀药有降低血中胆固醇含量、降低血液黏滞度、改善血管弹性与形态、促进血管修复等功效。所以他曾几度以《内经》"冬三月为蛰藏,春三月为发陈"的理论为依据,用综合性的既防病治病,又补益身体,按各人体质状况,配伍组合成传统膏滋药的形式进行"冬令调治"。在他所处的近千张膏方中,均贯串了寓补于疏的辨证思想,并发现几乎方方都有活血化瘀药,其意在于调畅气血。他采用了每年一度的"冬令调治"对老年人高概率的"隐性瘀证"予以缓缓微调。方中理瘀活血药味与剂量之多寡,则因各人素体不同而层次井然。他说,冬令进补,应似如细雨渐渐滋润,犹如晨旭温暖柔和。经培本徐徐调理，多能在来年收益。以往患有疾病的，次年可减少发病频率，缩短发病时间，缓和发病程度；以往无明显病痛的则能以更饱满的精神从事各项工作。保健养生、抗衰延年已是当代医学和未来医学之需求。他的辨证调治、虚瘀并理的科学思路是他在这方面屡获效验的关键。

【临证经验】

一、老年病的辨治特色

随着我国人群平均寿命日趋延长、老年人日益增多，以及对生命质量所提出的更高要求，促进了对现代老年病的防治和延缓衰老的研究。杨继荪认为，中医在老年病的防治、延缓衰老方面已积累了丰富的临床实践经验，具有一定的优势，但在微观动态观察和认识方面，还需与现代医学共同研究探讨，不断充实融会，以利发展。

随着时代变迁，医疗水平的提高，疾病谱也有了很大变化。杨继荪诊治的对象，已从 20 世纪 50 年代时以传染病较多，而逐渐变为以治疗老年病为主。至 20 世纪 70 年代末，他对诸如心脑血管病及呼吸、消化等系统常见的老年病的治疗，积累了丰富的经验。在许多方面并有其自身独到的见解。兹就杨继荪对老年病证病理病机的认识，及辨治过程中以"虚""瘀"为纲的临床诊治特点，作择要归纳与简介。

（一）体虚多瘀、虚实夹杂与多病性

当前，因纯粹衰老而寿终的人只是极少数。因为能决定和影响人的健康与寿命的原因很多。所以对衰老机制的研究，也应当是多方面的。杨氏说，中医学认为人体少、长、壮、老、死的生命发展，有其基本演变的规律。《素问·上古天真论篇》曰："丈夫八岁，肾气实，发长齿更。二八，肾气盛，天癸至……四八，筋骨隆盛，肌肉满壮。五八，肾气衰，发堕齿槁……八八，则齿发去。"这段描述与遗传论者认为人的生长发育，成熟衰老，乃至死亡的过程是按照遗传程序，遵循一定规律的论点基本相一致。

衰老提前或加重的原因目前已成为现代医学研究的主要目标。目前主要有下述一些观点：自由基的产生与清除之间失去正常平衡，自由基积累的毒性作用促使衰老过程加快；免疫功能低下，机体识别和排除抗原性物质能力降低，然对自身抗原产生自身抗体能力亢进，从而促进衰变；相反对如微生物等外来特异性抗原的刺激应答反应较差，容易出现继发性免疫缺陷；含有遗传信息的 DNA 受损、结构变化，引起蛋白质生物合成过程中转录和翻译发生误差，导致产生错误蛋白质，加速衰老；蛋白质合成率随年龄增长而减低，细胞内堆积错误蛋白质

随年龄增长积累增多,达到一定水平时,影响细胞正常代谢,亦招致衰老与病变;衰老色素,即脂褐质,在心肌、脑细胞中的堆积,妨碍了细胞的正常功能,致衰变提前。

杨继荪综合这些衰老机制、生物学变化所涉方面,从中医角度分析,认为主要属于功能低下之"虚"和堆积滞留之"瘀"。亦有显示功能亢进的,如类似中医所谓"阳亢"证。但一般多表现在虚的基础上,如阴虚阳亢证中肝肾阴亏、肝阳偏亢之类。老年人的体质,从其共性特点上归纳,多为虚中夹实、虚中有瘀。机体对代谢产物的清除能力减弱而形成瘀积。这可从血液流变学测定提示血液凝滞度偏高的结果上得到证实。当然这仅是一个病理现象,引起老年人多病的原因是多方面的。除了自身脏器整体功能的衰退外,还在于老年人对发热、疼痛的敏感性降低,反应性差。因自觉症状轻微,不能及时发现疾病,病情拖延日重,逐渐影响他脏。即使在就诊时,因老年人健忘、主诉不清,某些症状也容易遗漏,以致不能作出早期诊断。故杨继荪反复强调,对老年人的证治,应详查细审,作一些必要的客观检查,以尽早发现和治疗疾病,在辨证施治中,应熟悉老年人的特点,时常注意虚与瘀的病理特征,抓住其本质,以提高诊断的正确率和治疗效果。

(二)调达理瘀、疏补并施与协和性

老年病的形成多数呈相对缓进型。如原发性高血压、冠状动脉硬化性心脏病、慢性支气管炎等多数从中年起病,延续到老年期;糖尿病、中风、慢性萎缩性胃炎、颈椎病等疾病的形成,亦都有一个较长的潜在变化过程。杨继荪针对老年人有数脏多虚、多瘀、多病性的特点,治疗上考虑各脏腑间相互影响、干扰的因素。认为不能只顾一脏不及其他,强调整体综合从本治疗。主张以补虚理瘀法结合病证而缓调取胜。他治疗老年病,以虚瘀为纲,主次分明,配合协调的辨证思路,具体体现于他对各类老年人常发病的证治中。

二、运用敛法治疗难治病证

中医药治疗难治病证具有一定特色。在"久病多瘀""久病多虚""怪病多痰湿"的理论指导下,"祛瘀""补虚""蠲痰"等法已成为治疗多种顽症痼疾的几项颇具力度的法则,一直相传沿袭。近些年来,笔者通过继承整理杨氏的学术经验和临床揣摩,逐渐深刻体会到敛法在许多经久不愈的难治病证治疗中,起到画龙点睛之作用,其运用价值不容忽视。

由于难治病证都经过多种方法治疗,反复辗转而难愈。患者常呈现一派虚象或虚中夹实之征象。在辨证治疗中多以补益气血、调摄阴阳及攻补兼施等方法为治,往往能获得一些疗效,然而值得注意的是,有相当一部分病例在加用敛法之后,疗效则大大提高,似提示"久病多脱"现象的存在。此就杨继荪运用敛法

治疗难治病证的验案例举一二，分述于后。

三、肺系病证

咳嗽是肺系疾患中最常见的证候之一。中医学对咳嗽的认识，从其成因来说，认为不外乎"外感"与"内伤"。外感即为"风、寒、暑、湿、燥、火皆令人咳"。内伤则为"五脏六腑皆令人咳，非独肺也""咳证虽多，无非肺病""咳嗽不止于肺，而亦不离于肺也"。对于咳嗽的病理认识，至清代，沈金鳌在《杂病源流犀烛》中曰："盖肺不伤不咳，脾不伤不久咳，肾不伤火不炽、咳不甚。"除了指出咳嗽病机中肺、脾、肾三脏病变与咳嗽的关系以外，也阐明了咳嗽所累及脏腑在病变程序和程度上一般是随着病情的延续与加重而由肺及脾、由脾及肾的。

杨继荪总结了前人对咳嗽动因的各种论点，联系临床实际情况，更多地接受和继承了"嗽分六气，无拘以寒说""痰因热成"的学术观点。他认为无论是外感新起之咳嗽，或是新感引动宿疾的急性发作之咳嗽，其诱发起病之因皆是由于感受外邪，然"风、寒、暑、湿、燥、火"中除"寒""湿"之外皆属阳邪或热邪，可见大多数是为热邪。而即使感受了"寒""湿"之邪，若在卫表不解，邪则循经入里，或郁而化热，或蕴而热化。至此热邪或者热化之病邪侵袭于肺，肺气壅遏不宣，清肃失司，气道不利，肺气上逆而引起咳嗽。机体为了改变肺气闭塞的现象，则以咳嗽、咯痰之形式通畅肺气、排除病邪。临床上可见有咳嗽、痰多、痰质黏、痰色白或黄等证。至于痰之形成，杨氏解释说，痰字训为胸上液者，本为人身之津液，因"肺气热则煎熬津液，凝结为痰"（《本草经疏》）；《医统》亦谓之"痰则一因于热而已，加之寒字不得"；而《儒医精要》中更有"痰能生火""火能生痰"的论述。他把这些强调"痰因热成"，重视痰与热之间因果关系的论点，与自己 60 多年的丰富临床实践经验结合起来，遂形成了一套以清热解毒法为主，治疗痰热咳嗽的基本方剂。

对内伤咳嗽、气血阴阳体虚之人，感受外邪而日久不愈者，应予以局部、整体兼顾。杨继荪认为，外感咳嗽是病起于肺，内伤咳嗽是他脏之病累及于肺，但都必须在肺脏受累之后才出现。有人将肺喻之为钟，说肺体属金，非叩不鸣。"六淫之邪，自外击之则鸣；劳欲情志、饮食炙煿之火，自内攻之则亦鸣。"将咳嗽之内外因与病机作了形象说明。故在治疗咳嗽时，应全面考虑内外两方面的因素，以及肺脏本身与他脏的标本关系。杨氏引用《景岳全书·咳嗽》之论曰："外感之咳，其来在肺，故必由肺以及脏，此肺为本而脏为标也；内伤之咳，先因伤脏，故必由脏以及肺，此脏为本而肺为标也。"指出所病脏腑之先后，而言标本之治。杨氏从治病求本的原则出发，以先病为本，后病为标。急则治标，缓则治本。对久嗽肺、脾、肾虚者，分别予标本兼顾。如气阴虚者伍太子参、沙参、麦冬，益气养阴；

脾虚者伍茯苓、怀山药、薏苡仁，健脾利湿；气血虚者伍黄芪、当归，益气养血；肾不纳气者伍补骨脂、紫石英，补肾纳气等。在前基本方中加味，寒温清补并施。对体虚久嗽者，在清肺化痰补虚基础上，再适当辅以丹参、莪术等活血行滞之品，用之亦多能增强疗效。

值得提出的是，咳嗽作为一个证候，治疗时必须鉴别各种原发病，针对原发病采取必要的综合措施。对于呼吸道有严重感染者，杨继荪以清为主治疗肺热证的辨证思路与现代医学主张以抗炎为主的治疗原则相吻合，为了增强抗炎力度，结合运用对致病菌敏感的抗生素，有助于尽快控制肺热证，使热清则咳亦止。如肺痨应作正规的抗结核治疗；支气管哮喘兼见咳嗽、喉间痰鸣、气道壅塞、呼吸不利而呈现哮喘持续状态，需使用肾上腺皮质激素抗过敏并作缓解症状的处理；肺胀出现"虚满而喘咳"，以咳、喘、痰、肿四症并见时，则宜中西医并施，如强心利尿、纠正水电解质紊乱和酸碱失衡等，有利于促进病情的缓解。肺性脑病出现烦躁、谵语、神志恍惚、嗜睡昏蒙状态时，咳嗽反射已少，而见痰热壅闭于里，阻塞气道，故除药物治疗外，还应采取呼吸机辅助通气、人工吸痰，使呼吸道保持通畅，弥补因缺乏咳嗽反射致使痰涎壅盛，不能排出气道所造成的机体缺氧及二氧化碳潴留。另外，杨继荪提出，对于慢性咽喉炎、咽后壁滤泡增生，或咽喉部的异物、赘生物等引起的刺激性咳嗽，及胸膜炎引起的反射性干咳，均需积极处理原发病。如清除咽喉部位的异物；渗出性胸膜炎胸水量多时，应作胸腔穿刺抽出积液，以解除肺部、气道和心脏的受压症状，从而缓解咳喘之症。总之，咳嗽所涉病证广泛、轻重不一，而咳嗽的微、剧程度与病情的轻、重并不呈正相关。故临床医生在诊治咳嗽时必须重视原发病，及时发现如肿瘤之类的潜在病证，尤其肺部是肿瘤转移的多发部位，应多加注意。各种病证出现痰热咳嗽者，均可参照上方作主症治疗或辅助治疗，并适时作必要的加减。杨继荪所强调的是重在法则。

四、冠心病虚实合参治疗经验

冠心病是临床最常见的疾病之一，《内经》中有"心病者，胸中痛，胁支满，胁下痛，膺背肩胛间痛，两臂内痛"，即说明了心绞痛的部位；"真心痛，手足青至节，心痛甚，且发夕死，夕发旦死"，叙述了冠心病心肌梗死时循环障碍及预后的严重性。故而历代医家将冠心病归属于"心痛""胸痹""心痹"范畴。

病因病机：杨继荪认为，从整体看，冠心病最基本的病机是正虚邪实，即发生在虚体基础上的虚中夹实之证。与年龄、病程均有一定关系。初起以偏实为多，久病以偏虚常见。虚为心、肺、肝、脾、肾及气血阴阳亏虚，功能失调；实为寒凝、气滞、血瘀、痰阻、湿遏，每因气候骤冷，或潮湿闷热，或因饮食情绪等因素而诱发。其病因虽不同，但疾病之发展趋势"气滞血瘀"则是共同的，并可导致脏腑气血失调、阴阳盛衰偏颇,而表现为各种不同的病理变化。如因表邪引起的急证、实证;由于内伤、病久引起的虚证,阳虚则阴盛表现为虚寒证,阴虚则阳亢表现为虚热证。

辨证要点:冠心病心痛多突然发生,忽作忽止,迁延反复,日久之后,正气益虚。若失治或治疗不当,或不善调摄,每致病情加重,甚至受某种因素刺激而卒然发生真心痛,严重者可危及生命。故辨证时,应注意虚实,分清标本,注意缓急。其临床主要特征是膻中部位及左胸憋闷疼痛。轻者可无明显心痛,仅有胸闷如窒、心悸、怔忡,重者则见疼痛剧烈、胸痛彻背、背痛彻心、持续不解等证。疼痛不典型者,可见上腹、胁下、背部疼痛,应特别予以重视。

辨证施治分述如下。

1. 气滞心胸

(1)证候:心痛隐隐、痛无定处,胸闷,时欲太息,常遇情志因素而引发,或兼脘腹胀满,得嗳气、矢气而舒;苔薄或薄腻;脉细弦。

(2)治则及方药:理气,宽胸,通阳。张景岳曰:"血行由气,气行则血行,故凡欲活血,则或攻或补,皆当以调气为先。"《金匮要略·胸痹心痛短气病脉证治》篇以胸痹乃阳气不足,痰阻气滞,按温中通阳、行气豁痰立方。其中治疗上焦阳微、寒浊上逆的瓜蒌薤白白酒汤,治气机失调之枳实薤白桂枝汤,均着重于理气、宽胸、通阳。理气通阳法又与治瘀相关联,如仲景治瘀十八法中,用桂枝者达10方,桂枝辛温入血,不仅善行血中寒滞,亦能取其辛散温通。故杨继荪用药强调活血药与通阳药合用,每每取得相得益彰的效果。常用理气药:白檀香、降香、沉香、辛夷、神香苏合丸。宽胸药如:郁金、枳壳、全瓜蒌、薤白、苏梗;通阳药:桂心、桂枝、干姜、吴茱萸、细辛、附片等。

2. 瘀血痹阻

(1)证候:胸痛如刺,或绞痛阵作,痛有定处,伴有胸闷、口唇爪甲紫绀、皮肤黯滞;舌黯有瘀点;脉涩或结代。

(2)治则及方药:活血行瘀。前人在此方面有较多实践经验,如《神农本草经》中提到川芎有治疗心腹坚痛的作用;南朝《名医别录》提及丹参能去心腹疾。目前实验研究报道,活血化瘀药有扩张血管、溶解血栓、改善冠状动脉循环、使心肌氧的供求达到平衡等方面的作用。杨继荪常用的活血化瘀药有:当归、赤芍、丹参、苏木、参三七、川芎、桃仁、红花、毛冬青、蒲黄、五灵脂、延胡索、三棱、莪术等。

3. 虚证

(1)证候:心气不足者,可见心痛隐隐、憋闷不舒、不能平卧,且因劳累、运动或情志变化而加重,心悸,神倦乏力,舌淡苔薄,脉细。心阴不足者,可见心烦、寐少,或有烘热、口干,舌质偏红,脉弦细而数。心阳不足者,兼见面色㿠白、肢冷发麻、神倦怯寒、气短自汗等。

（2）治则及方药：扶正顾本。根据冠心病的临床表现，如阳虚症状为主者，予参附汤，或四逆汤加桂枝、吴茱萸、细辛、黄芪、川芎；阴虚症状明显者，予生脉饮、玄参、黄精、生地、何首乌、丹参等；对阴阳两虚者，可用参附汤合生脉饮、桂枝、甘草、玄参、黄精、生地、黄芪、丹参、川芎等。

（3）临床加减：冠心病伴高血压者，以阴虚阳亢为多见，常以养阴息风、活血通络为主。药用：何首乌、生地、玄参、槐米、白菊花、决明子、钩藤、生石决明、夏枯草、丹参、川芎、赤芍、牡丹皮、炙地龙、炒牛膝、毛冬青、杜仲。

冠心病见有期前收缩、脉结代、偏阳虚者，予人参、附片、桂枝、甘草、芍药、石菖蒲、红花、丹参、川芎、苦参、郁金、益智仁；胸闷者给予瓜蒌、薤白；脉急促、偏心阴虚者，予太子参、麦冬、五味子、炙甘草、制黄精、苦参、川芎、龙齿、炒酸枣仁、制远志、郁金等。

五、肝硬化（腹水）治疗经验

现代医学认为肝硬化是一种由不同原因引起的慢性进行性肝病。早期可出现腹胀、纳呆等较轻的消化道症状，晚期则出现黄疸、腹水、腹壁静脉曲张、肝功能减退和门静脉高压症的各种表现，甚至可有多系统受累的临床表现，并最终危及生命。

肝硬化晚期产生腹水，中医学将之归属于"臌胀"范畴。以"腹大如鼓，皮色苍黄，腹部青筋显露"为特征，因腹部膨胀如鼓而命名。臌胀有"气臌""血臌""水臌"和"虫臌"之别。杨继荪认为，以上四臌，气、血、水三者往往互为因果，很难单独加以区别。臌胀非病起于骤，而是逐步形成的。一般而言，臌胀早期，偏重于气与血，臌胀后期则由气滞、血瘀而致水聚（腹水），导致肝脾肿大，日久引起肝硬化腹水。

古代中医学文献中对臌胀的描述比现代医学对肝硬化腹水症状的描述显得更生动形象。《灵枢·水胀》载："腹胀身皆大，大与肤胀等也，色苍黄，腹筋起，此其候也。""心腹满，旦食则不能暮食，名曰臌胀。"杨继荪认为该论述，主要指出臌胀临床常见的主症。其中"色苍黄，腹筋起"，说明臌胀可以出现黄疸，腹部可以有青筋显露，这与"水肿"是完全不同的。水肿以面浮肢肿为主，肤肿、腹水、腹胀程度较臌胀为轻，同时无黄疸、青筋显露等证候。《医门法律》曰："凡有癥瘕积聚痞块，即是胀病之根。"又云："面色萎黄，有蟹纹露……将来血蛊之候也。"此说主要指出肝脾肿大是肝硬化腹水形成主因，如出现蜘蛛痣是肝硬化早期诊断依据之一。《张氏医通》："蓄水成胀，腹上青紫筋见，或见有红缕、赤痕、小水利、大便黑。"是指腹壁静脉曲张，毛细血管扩张及并发上消化道出血。《丹溪心法》："胀大，色黑而腹大。"主要指肝硬化腹水后期所出现的恶病质外貌。据上所述，说明古人对肝硬化(腹水)病因病机、临床证候等已有所认识。

病因病机：饮酒过度或情志郁结或疫毒、虫扰等伤及肝脾,肝失条达,脾失运化,气滞瘀积,脉络失疏,水湿停聚而致膨胀。

辨证分型：关于肝硬化、腹水的辨证分型,众医家各抒己见,颇不一致,有以气血分,有按寒热、虚实分,等等不一,但臌胀相似于肝硬化腹水的认识多数是一致的。杨继荪根据长期临床经验,主张按"肝硬化早期"和"肝硬化晚期"进行辨治。他认为这样分型较为简易明了。看起来似乎缺乏辨证,但可在治疗中根据临床证候随证加减,以弥补辨证之缺。分述如下。

1. 肝硬化早期

证候：脘胁胀痛不舒,纳少,神倦乏力,舌淡,苔薄白,或薄黄,脉弦滑。亦可见胸腹面有"红缕""赤痕",并伴有肝脾肿大。经生化检查及B超或CT确诊。归属中医"胁痛""瘕聚"的范畴。

辨析：多因情志郁结,或饮酒过多,或感染虫毒,或黄疸、积聚等伤及肝脾,使肝脾失调、气血郁滞所致。

治则：疏肝理气,活血行瘀。

常用方：柴胡、郁金、枳壳、当归、丹参、赤芍、延胡索、马鞭草、失笑散、龙骨、牡蛎、降香、绿萼梅、生山楂、鳖甲。

杨继荪认为,中医对肝脏的生理认识可概括为"其体为血,其用为气""宜条达,忌抑郁"。而肝硬化的病因病机,则是"肝脾失调,气血郁滞"。故以疏肝理气、活血行瘀作为治疗肝硬化的常法。旨在通过治疗,达到散郁化滞、行气活血之效,使肝得疏泄、脾得健运。虽然肝硬化系病久迁延而成,本脏已虚,但早期邪实滞留,正气尚存,属虚中夹实之偏于实者,故权衡用药时宜祛邪为主,根据需要可酌予清补之品。切忌用滋腻温补而致邪恋滞重,证情加剧。临床可按兼证之别,分类选用下列药物随证加减或配伍组方。

疏肝理气药：柴胡、郁金、紫沉香、香附、绿萼梅、佛手柑、八月札、枳壳。

活血行瘀药：当归、丹参、降香、苏木、红花、赤芍、马鞭草、延胡索、三七粉、失笑散。

散结消坚药：三棱、莪术、生山楂、穿山甲片、鳖甲、鸡内金、瓦楞子、䗪虫、金匮鳖甲煎丸。

补益气血药：党参、人参、黄芪、当归、甘草、何首乌等。

滋阴养肝药：选一贯煎加味,如当归、枸杞子、麦冬、生地、何首乌、山茱萸、川楝子等。阴虚血热加牡丹皮、茜草根。

2. 肝硬化晚期(腹水)

证候：腹部膨隆有腹水,腹壁青筋显露,形体消瘦或面色晦黯,乏力,纳少,食入胀甚,尿量减少;舌边紫黯;脉细弦。胸腹颈面出现"红缕""赤痕"。肝功能多数有严重损害,肝质地偏硬。

辨析:肝硬化早期久治不愈,肝脾失调加重,气滞瘀积,脉络失疏,水湿停聚而出现腹水、乏力、纳少、形瘦。此期病程较长、病情较重,久病由肝及肾、膀胱气化不利,而见尿少、面色晦黯、舌边紫黯、红缕、赤痕蟹爪均为气滞瘀积现象。肝硬化晚期亦属虚中夹实之证。

治则:益气血,养肝肾,疏肝理气,行瘀消水。

方剂:黄芪、当归、郁金、枳壳、生山楂、川楝子、枸杞子、丹参、赤芍、马鞭草、车前草、猪苓、槟榔、鳖甲煎丸。

在选用利水之剂时,可考虑以下药物:京葫芦、地骷髅、半边莲、对坐草、冬葵子、车前草、猪苓、泽泻、马鞭草;泻水药选用较缓和而有消胀作用的药物:黑牵牛子、白牵牛子、花槟榔、枣儿槟榔、制商陆;逐水之剂较峻烈,可选用十枣丸或舟车丸。上述两方,前者是泻水之猛剂,后者是泻水结合行气,较为缓和。

杨继荪强调,在治疗肝硬化腹水用药时宜注意:虚中夹实证用泻水峻剂要考虑结合扶正,单纯泻水应慎防虚脱。有时可先服参汤,后服泻水剂,或补与泻同时并进;在利水、泻水时,应参用温运理气、活血行瘀之味,如上官桂、椒目、阳春砂、广木香、紫沉香、益欢散、镇坎散。益欢散行气消胀为主,镇坎散行气利水为主。亦可酌佐具有活血利水之马鞭草、泽兰、益母草等;在使用活血行瘀药时,因肝硬化不拘早、晚期,均存在"血瘀",仅程度上不同,且肝为多气多血之脏,理气活血药的使用,对改善肝脏血液循环颇有好处。单纯用理气消胀药效果不理想;杨继荪曾经治疗因风湿性心脏病,致肝郁血而出现腹胀者,先后予多种理气消胀药均无效。后增入泽兰、马鞭草、苏木、红花、莪术、丹参,并酌佐官桂以活血通阳利水,腹胀明显减轻;肝硬化腹水如夹有热蕴(腹腔感染),宜应用清热药,如黄连、黄芩、败酱草、蒲公英、大黄、红藤等,对消胀、行水有较好的协同作用;肝硬化腹水、脾功能亢进患者常有鼻衄、齿衄等血证,应酌用行瘀药,增入养阴凉血、止血药,如阿胶、茜草根、墨旱莲、大蓟、大生地、鳖甲等。如消化道出血出现呕血、便血者,可选用白及粉、三七粉、云南白药,甚至用别直参浓煎 100~150 毫升泡大黄 80 毫升和匀服用,予扶正、止血、清热三者并顾;若有肝昏迷前期症状出现,应先发制人,用西牛黄 0.3 克,一次吞服,每日 2 次。至宝丹或安宫牛黄丸均可选用。

从预后来讲,肝硬化腹水患者,治疗效果有"阳虚易治,阴虚难疗"现象。主要是利水(泻水)与温运理气、活血行瘀合施,能使"气行水行""血行水利"。而对阴虚有出血倾向或出血患者,由于温运药与活血行瘀药的运用受到限制,故利水功效不理想,预后亦较差。

六、偏头痛寒热之辨与用药规律

杨继荪辨治偏头痛，根据其发病特点，抓住病机中肝风扰动清空、气血瘀阻血络之共性，以及针对患者的不同体质和不同诱发因素之个性，分为偏热型与偏寒型，从而制订出以息风解痉、通络止痛为主的基本方，并在具体治疗中分别选择相应的滋阴潜降药和温阳活血药，找到了两种不同配伍的用药规律。

偏头痛属于头痛之一种，又有头风之称，其实一为病证，一为病名，乃一病也，但有新旧之分。《证治准绳》说："浅而近者名头痛，其痛卒然而至，易于解散速安也。深而远者为头风，其痛作止不常，愈后遇触复发也。"根据偏头痛之临证所见，多有反复发作、病程较长、暴作之时痛势甚剧，时左时右，时作时止，痛解之间歇期则如常人的特点，而这些表现似与头风之描述相符，故偏头痛亦即偏头风。

1. 病因病机　杨继荪认为，对于触发导致偏头痛发作之病因病机，主要应抓住肝风扰动清空、气血瘀阻血络之共性的一面，同时又不能忽视患者的不同体质和不同诱发因素之个性所表现出的偏热与偏寒不同类型的一面。《景岳全书·头痛》云："久病者，则或发或愈，或以表虚者，微感则发；或以阳胜者，微热则发；或以水亏于下，而虚火乘之则发；或以阳虚于上，而阴寒胜之则发。"指出了不同体质的人易感受不同的病邪。阴虚火旺者，易感热邪，遇微热则诱发；阳气不足者，易感寒邪，遇阴寒则亦引发。阴不足、阳偏亢、感热化火，上扰清空，发为偏头痛；阳气虚、阴寒胜、感寒凝涩，清阳失旷亦致偏头痛。因偏头痛属于慢性头痛，久病入络，络脉瘀阻，痛偏颞部，固定不移。由于瘀血不通，故痛作多剧，且经久难愈。

2. 辨证分型　偏热型多于入夏或遇热发作，头痛加重。阳偏亢者，疼痛甚裂，面红目赤，口渴喜饮，或口苦，溲黄，便秘，舌质红，苔黄，脉弦滑或弦数。阴不足者，常有头面部烘热感，心烦，舌红少津，脉象细数。偏寒型多于入冬或遇寒而发，头痛加剧。阴寒甚者，疼痛甚深，肢末不温，多畏寒恶风，舌质淡白或淡紫、舌下有瘀筋，脉沉细或细涩。阳气虚者，面色无华、少气乏力，舌质淡胖，边有齿印，脉沉细无力。

3. 治疗方案　杨继荪制订了紧扣病机、以息风解痉、通络止痛为主的基本方。

（1）基本方药组成：制全蝎 6 克，蜈蚣 5 克，制白僵蚕 12 克，葛根 30 克，延胡索 30 克，蔓荆子 9 克。

（2）基本方解：方中全蝎、蜈蚣搜风剔络，使肝风息而痉挛解，经络通则痛自减；辅白僵蚕疏风热，化痰积；合葛根助解肌止痉挛；协延胡索活血利气，散瘀定痛；取蔓荆子体轻升浮，引药上行，增强祛风镇痛之功。

（3）临床加减运用如下。

偏热型对阳偏亢者，选加清热泻火平肝类，如甘菊、夏枯草、龙胆草、黄芩、决明子、生石决明、黑栀子、川牛膝等。对阴不足者，选加养阴清热潜阳类，如生地、玄参、麦冬、何首乌、牡丹皮、牡蛎、珍珠母等。

偏寒型对阴寒甚者，选加温经散寒活血类，如桂枝、川芎、细辛、吴茱萸、毛冬青、王不留行、红花、片姜黄等。对阳气虚者，选加益气温阳活血类，如黄芪、党参、鹿角片、杜仲、当归、鸡血藤、怀牛膝、淫羊藿、淡附片、巴戟天等。

偏寒型偏头痛，若寒象重者，可去基本方中制白僵蚕、蔓荆子，以川芎作引经药。

伴发症状及其用药选择：偏热型患者偏头痛常伴有头胀，主要是血管扩张、血运加速所致。此类患者或肝阳偏亢，或阴虚火旺，皆属于偏热型。临床上以阴虚阳亢为多见。对其伴发症状的用药选择，应着眼于阴虚生热方面，以滋养凉润为先，壮水之主以制阳光，予滋阴潜降。如伴心悸寐少、梦纷易惊者，加龙齿、酸枣仁、枸杞子、辰麦冬、合欢皮、磁石；伴高血压或血压偏高者，加泽泻、车前子、茺蔚子、羚羊角；若见目赤明显或结膜出血者，则加墨旱莲、制女贞子、赤芍、槐米等。

偏寒型患者偏头痛多伴有明显瘀象，常见唇舌黯紫，舌下瘀筋显露，或血液流变学检测指标异常，主要是血运减慢、血液凝滞度增高所致。此类患者或寒凝血滞，或阳虚阴盛，皆属于偏寒型。临床以阳虚寒凝者亦不少见。对其伴发症状的用药选择，应考虑阳虚生寒的一面，适选温热补阳药，益火之源以消阴翳，予扶阳退阴。如伴心悸胸闷、旷阳不展者，选加瓜蒌、薤白、桂心、桂枝、干姜、吴茱萸、细辛、附片；此型伴高血压或血压偏高者，若同时见有四肢指、趾端冰冷、麻木、畏寒、脉细而沉、舌质淡紫等症，则可认为是应用桂枝的适应证，而选用较大剂量的桂枝、川芎、杜仲、淫羊藿、巴戟天；对见瘀之征象明显者，加毛冬青根、红花、王不留行等。鉴于此型有因寒而瘀之病理特点，故多以温通阳气药与活血化瘀药相伍，期能起协同作用，增强通阳散寒之功，缓解血管痉挛，而达到止痛的目的。

以上两型偏头痛都可以出现恶心、呕吐症状。杨继荪对偏热型者，多加川连5克、吴茱萸1克、生白芍15克；偏寒型者，则加吴茱萸4克、姜半夏9克、生姜5片。可见，同为偏头痛，因素体不同，对伴发症状的施治亦迥然有异。

《景岳全书》曰："三阳之火炽于内，治宜清降，最忌升散。""风寒外袭于经，治宜疏散，最忌清降。"指出了里邪与表邪、热与寒致头痛的治疗原则。并强调"暂病者，当重邪气，久病者，当重元气"。故治疗头痛在临证加减时，宜考虑整体因素，从发病季节、地理区域、临床证候、舌质脉象、体质差异等方面细审慎辨。

注意点：杨继荪认为，基本方中的蜈蚣、全蝎，善搜逐血络。久用可耗阴血，故宜遵循中病即止之原则，一般适于偏头痛急性发作期，待痛势大减之后，逐渐减量撤去,不宜久服。头痛缓解之间歇期,宜以辨证治本为要,缓缓图治,可减少发作次数,甚或能够痊愈。

七、原发性高血压

随着高血压治疗概念的更新,与之相应的治疗研究也就有了新的内容和新的要求。当前,人们已日益注重从症状与降压的同步效应着手,重审降压的意义。因为血压升高不纯粹是消极的病因病理破坏,血压升高是体内为了克服心、脑、肾等重要脏器血流供求不平衡所作出的代偿反应。所以治疗上不应当只是压制血压升高,而应从全面改善血流供求关系、积极扶持机体的自稳调节能力上,帮助血压升高所要实现的调节反应达到和谐状态,以平息持续的高血压反应。

中医学对该病的治疗正是从"疏其血气,令其条畅,而致和平"的法则中,体现中医治病求本的思想。通过整体辨证论治以调节机体系统的平衡,使血压和临床症状均得以改善。这无疑比单纯谋求降压而忽视高血压的并发症,以及由药物治疗所引起的副作用,更具积极的实际意义。故降压最终实现的是自稳调节正常化,减少并发症,提高生活质量,以达健康长寿之目的。

由于原发性高血压系一种慢性疾病,以中老年人居多,故常因久病或老年血液多呈高凝状态而显示出不同程度的"虚""瘀"征象。

中医学对原发性高血压常见之眩晕、头胀、头痛、耳鸣等症状有诸多记载,如《素问·至真要大论篇》:"诸风掉眩,皆属于肝。"《灵枢·海论》:"肾虚则头重高摇,髓海不足则脑转耳鸣。"《丹溪心法》提出"无痰不眩""无火不晕"之说。《景岳全书》又阐发了"无虚不能作眩"。明代虞抟则论述为"血瘀致眩"。这些理论从不同角度将该病的病因病机归纳为"风""火""痰""虚""瘀"。表现有肝阳上亢、肝火亢盛、痰浊壅阻、肾精不足、气血亏虚、瘀血内阻等。杨继荪认为,由于以上诸因素作用于机体,导致了气血阴阳的平衡失调,在老年人高血压,则反映有虚瘀相兼之共性,即使对肝火偏亢者,亦应虑其有否肾阴亏于下。因"乙癸同源",肝阴虚甚必然累及肾阴,致肝肾两阴皆虚。临床上见有阳亢风动与阴液亏耗、上盛下虚证候同现且互为因果的。如肝郁化火耗损肝阴,阴不敛阳,致肝阳偏亢,而阳胜则化风化火,风火相煽,的津耗液。若肝风入络,伤及经络可致血脉瘀阻;另则肝肾阴亏,阴损及阳,阴亏于前而阳损于后,导致阴阳两衰,见多脏器功能的减退。其主要表现为靶脏器心、脑、肾的严重损害。故杨继荪特别指出,脉络失和之"瘀"与脏腑亏损之"虚"两因素皆为该病发展趋势之共性。这与当前认为引起血压升高的原始动因是重要脏器血流供求失衡之论点亦相吻合。目前,已有人提出中医所指的内风、瘀血、痰阻等证实际上反映了心、脑、肾的病理改变。认为中医的"肝肾"功能包括现代医学所说的部分神经系统和内分泌方面的功能。

中医对高血压产生的内在基础用"肝肾阴阳失调"解释的理论,与西医学认为精神神经、内分泌功能紊乱、肾缺血、血管舒缩功能失调,以及先天遗传因素等阐述的观点有一定相通之处。而对全身小动脉痉挛的病理现象,分析为与肝肾不足、筋脉失养、肝风内动引起的血脉失却柔韧弹性及血液"黏""凝"运行失畅有关。故而杨继荪主张予重用活血化瘀疗法,改善老年人血液高凝趋势,使血行流畅,从而在根本上改善血供平衡和自稳调节能力。如若直接单纯降压,未改善血供状况,有时反而会激起体内升压机制的反跃,起加剧血压升高的作用。

根据中医理论,涉及高血压病变的脏腑为肝、脾、肾。三脏皆与"血"相关联。"肝藏血""人动则血运于诸经,人静则血归于肝脏""脾为气血生化之源""脾主统血""肾藏精,生髓、通于脑""精血互生""肝肾同源"等。既然高血压与"血"密切相关,又有"虚""瘀"并存之特点,杨继荪在选择抗高血压药物时,尤其注重对血液具有调节作用的中药。如大剂量运用葛根、川芎、赤芍、桂枝、益母草、丹参、毛披树根,以行瘀活血、畅通血流,并以养肝补肾之何首乌、枸杞子、生地、杜仲、桑寄生之类顾本补虚。杨继荪认为,在突出"虚""瘀"特点的同时,还应注意临床证候的分型,旨在抓主要矛盾的主要方面,以利主药在适合患者证情的不同药剂辅伍环境中发挥更有效的作用,这种作用是针对高血压共性与体质因素特异性相结合后所作出的反应。杨继荪对肝火亢盛者,予泻肝清火,选用龙胆草、黑栀子、黄芩、夏枯草、石决明、牡丹皮、玄参、白菊花、决明子、茺蔚子、泽泻、牛膝、赤芍、连翘等;属阴虚阳越者,予滋阴潜降为主,选用生地、何首乌、桑寄生、龙骨、牡蛎、鳖甲、山茱萸、酸枣仁、玄参、槐米、牛膝、白菊花、赤芍、牡丹皮等;对痰湿壅阻者,予息风化浊,选用天麻、钩藤、胆南星、姜半夏、石菖蒲、莱菔子、橘红、竹茹、枳壳、泽泻、神曲等。杨继荪说,临床证型多各型相兼、虚实夹杂,应酌情选用。对防止脑血管硬化,亦即对血管起到柔韧清廓作用的药有槐米、何首乌、杜仲、连翘、地龙、白菊花之类;对血压降低有协同作用的药如车前子、泽泻、益母草等利水剂,具有增加疗效的功用。杨继荪还指出,高血压患者中桂枝的应用要掌握适应证,对血压虽高,四肢指、趾端冰冷麻木,或有怕冷、脉细、舌质偏淡者用之,有利于血管扩张使血压下降。但对有脉细数、烦热、口干、舌红绛之征象者应慎之。另外,杨继荪常提及,老年高血压患者多属"低肾素型",不宜服用强烈的降压药,降压幅度不宜过大,以引起血液不能上荣脑窍、不能荣养脏腑而出现其他症状。他对老年人的降压治疗主张微调缓降,让患者有一个逐渐适应的过程。通过补虚行瘀、治本理血途径来改善血流供求平衡,达到抗高血压的目的,从根本上稳定血压。

八、治疗暑温与流行性乙型脑炎的经验

暑温是夏季感受暑邪引起的一种急性热病。流行性乙型脑炎则是感受暑热

邪毒所致,其病因与暑邪、戾气。热、风、痰相关;发病季节及临床证候,均与暑温相类似,故被归属于暑温范畴。临床辨证分型中按病因分型的,也都以暑为中心,分为暑温、伏暑、暑厥、暑风、暑湿等。杨继荪认为,病因分型不宜过繁,应突出一个"暑"字,并注意热重与夹湿的辨证。在 20 世纪 70 年代末,有人通过辨证分型组与协定处方组的对照,结果无论在体温恢复、昏迷苏醒时间及治愈率等方面,均提示辨证分型组优于协定处方组。此结论与杨继荪一贯主张重视辨证论治的观点相一致。

杨继荪说,暑温中之流行性乙型脑炎的临床主症为高热、头痛、项强、意识障碍,其主要特点是发病急骤、传变迅速。在病情演变过程中应当注意:① 容易逆传。因暑热之邪伤人最速,极易内陷心营、扰乱神明,故古人有"暑系少阴(心),传变最速"之说。② 易伤气阴。因暑为阳邪,易伤津的液,且易耗气,火与气不两立,即《内经》所谓"壮火食气",故暑温后期,常见气阴两虚。③ 暑易夹湿。由于暑令前期为梅雨季节,潮湿闷热,空气中湿度高,敌人伏后,暑邪每易夹湿。

辨证施治:中医治疗流行性乙型脑炎的辨证分型较多,综合起来有:按病因分型,按发病缓急分型,按病期分型,按病情轻重分型,按温病传变规律分型。对其后遗症,有按症状特点分型,也有按病机分型等。杨继荪认为,流行性乙型脑炎的临床表现与暑温相近,主张按叶天士卫气营血 4 个阶段辨证分型,注意卫气阶段的偏热、偏湿之异。并对夹湿较多之卫分型作了分论辨治。

1. 卫分证治

(1)证候:身热,微恶风寒,头痛,轻度项强,嗜睡等。偏热者,兼见口干、汗出,舌质偏红、苔微黄而薄腻,或苔白而偏燥,脉象浮数。偏湿者,兼见胸痞脘闷、恶心、身重,苔腻厚,脉象濡数。本型为暑邪犯表、卫气受困,乃暑温之轻证。然暑为阳邪,稍即速变,恶风之证,迅可消失。偏热者,热逼汗出,津液渐耗;偏湿者,湿阻脾土,运化失职,而致暑湿弥留。此邪正交争,邪欲从卫入里。

(2)治则:清热解暑,宣气透达,兼以息风。邪在卫分取《内经》所谓因其轻而扬之,祛邪外达,迅以截断传经,慎防变证。临证对偏热、偏湿者,治则尚各有侧重。偏热者,以辛凉解表、清热宣气为主。偏湿者,以化湿解暑、宣达透泄为主。

(3)方药:选青蒿、佩兰、鲜荷叶、鲜芦根、鲜石菖蒲、郁金、薄荷、制白僵蚕为基本方药。偏热者,以银翘散加减,在上方基础上,加金银花、连翘、牛蒡子、淡豆豉、黑栀子、板蓝根、淡竹叶。偏湿者,以三仁汤加减,在上方基础上,加杏仁、白豆蔻、薏苡仁、藿香、佩兰、川连、川厚朴、姜半夏、茯苓、竹叶。

2. 气分证治

(1)证候:高热汗多,不恶寒而恶热,头痛项强,面赤气粗,渴喜冷饮;舌质红,苔黄而燥;脉大而滑数。此暑温在气分阶段,与叶天士所云"夏暑发自阳明"相符合。有大热大汗、大渴和脉洪大之阳明经证,也有邪结胃腑、腑气不行之里热腑实证。本型并有湿重、热重之分。若湿热蕴结、邪从湿化,则邪于卫气之间或气分阶段逗留时间较长,病情缠绵难愈。而邪从热化,高热持久,则津枯邪滞、气阴皆竭。故杨继荪说,气分阶段的证治至关重要,不及时控制可因其几种不同病机发展出现:暑热之邪逆传心包,湿热痰浊蒙蔽心包,以及阳明里热腑实上乘心包,表现为意识障碍、邪入心营之候。

(2)治则:清泄暑热,宣窍生津,化痰息风。

(3)方药:以白虎汤为主。生石膏、知母、六一散、生薏苡仁、金银花、连翘、大青叶、郁金、鲜石菖蒲、葛根、制白僵蚕、鲜石斛、鲜芦根、赤芍、紫雪丹。若邪结胃腑,腑气不行,则应通泄结热,使腑气通而邪热下达,热去津复。杨继荪说,古人有"伤寒下不厌迟,温病下不厌早"之说,刘河间治温热病,初期即用表里双解之凉膈散,目的是不使邪热稽留肠胃。通腑泄毒、釜底抽薪是治疗流行性乙型脑炎的一种治本方法。放在上方基础上加生大黄、玄明粉。热盛者,石膏剂量宜大,用 60~90 克。早期应用活血药,有助于泄热通瘀行滞,能预防严重脑水肿的发生。对于湿重者,湿热胶结,浊邪未净,选加黄芩、黄连、川厚朴、莱菔子、白豆蔻、龙胆草、茯苓等。气分阶段的控制,关键在于辨证正确,用药合理,剂量与病情相当,中西结合用药,应考虑相协性,以达事半功倍之效果。

3. 营分证治

(1)证候:高热烦躁,尤于入暮热势更高,往往不省人事,或谵语躁动,项强、四肢抽搐、二便失禁,环唇燥裂;舌光而干;脉象细数。邪由气分入营,初可有气分见证,为气营之间。然邪入气分,极易内陷心营。古人有"暑易入心"之说。叶天士说"心主血属营",故暑邪陷营,必然心主受扰,病情趋于危急。亦有猝中暑热,内闭心包,陡发昏厥,谓之暑厥。

(2)治则:泄气透营,清心开窍。凉肝息风。邪在气营之间,既以入营,按叶天士提的"入营犹可透热转气",予泄气透营法。热扰心营,热闭心包,则予清心开窍、兼凉肝息风止痉。

(3)方药:以白虎加银翘、合大剂辛凉清暑之剂,使邪从营转气。伍凉血平肝、息风镇痉之味。药用石膏、知母、金银花、连翘、黑栀子、葛根、牡丹皮、玄参、麦冬、生地。鲜石斛、制白僵蚕、鲜石菖蒲、郁金、清炙地龙、羚羊角、蜈蚣、全蝎、紫雪丹、安宫牛黄丸。

4. 血分证治

(1)证候:除具有营分见证外,亦有斑疹及出血症状,如吐血、衄血、便血等,但身热不显,常在 38 摄氏度左右,神识沉昏,直视,失语,抽搐,角弓反张,喉间痰声辘辘,舌质干而紫绛,脉细数等。

(2)治则:凉血解毒,滋阴救焚,息风开窍。暑入血分,遵叶天士的"入血就恐耗血动血,直须凉血散血"之治则。

(3)方药:用犀角地黄合增液汤,加平肝息风止痉之剂。犀角、水牛角、生地、牡丹皮、赤芍、玄参、麦冬、紫草、大青叶、金银花、羚羊角、蜈蚣、全蝎、神犀丹、安宫牛黄丸。

杨继荪说明了紫雪丹、安宫牛黄丸、神犀丹的适应证选择:热邪蕴结、高热昏睡或烦躁、昏狂、痉厥、大便秘结者,用清热解毒、宣窍镇痉之紫雪丹;热邪炽盛,用清心泻火作用较强的安宫牛黄丸;邪入血分而见有出血症状者,用清热解毒、养阴凉血之神犀丹。

5.后遗症证治

(1)证候:有意识障碍,语言迟钝不清楚,口角歪斜,或半侧上、下肢不灵活,甚至偏瘫,舌质多偏红而燥,脉象细数。流行性乙型脑炎属急性热病,发病病势重,病情易于转变,儿童患者易留下后遗症,成人患者死亡率较高,故应及时发现,早期对症下药。部分留有后遗症的患者,一般前期病情都较重,曾有高热持续不退、角弓反张、四肢抽搐等表现,遗留证候亦符合"热病之后必然伤阴"之论断。

(2)治则:益气养阴,活血通络,息风解痉。

(3)方药:选太子参、西洋参、北沙参、麦冬、天冬、大生地、玄参、制玉竹、丹参、鸡血藤、牛膝、鳖甲、龟板、葛根、鲜菖蒲、制远志、石斛、甘草、赤芍、全蝎、蜈蚣、地龙、刺蒺藜等。至于当归、黄芪应在出现气血两亏阶段时用之。叶天士曰:"救阴不在血,而在津与汗。"故应先养其津液。杨氏指出:本病治疗,切忌附、桂、姜等温性药物,因温病有"炉烟虽熄,灰中有火"之诫,慎防死灰复燃。服药方法,改变每日1剂常规服法,暑温高热津伤,可予1日连服2~3剂,不断进服,以截断其传变,勿使病邪深入,即叶天士的"务在先安未受邪之地"及《吴医汇讲》的"未厥防厥,未痉防痉,未闭防闭,未耗津防耗津"之意。

本病治疗要求医者用药有预见性,病邪传变迅速,用药即应考虑其后,针对病情发展趋势,病欲至而药亦至,胆欲大而心欲细。使危急之候得以及时控制。

中药的剂型改革,如安宫牛黄丸改成醒脑静注射液,可静脉用药,为抢救重危患者提供了方便。在名贵药材缺乏的情况下,如以水牛角代犀角,增大剂量亦能取得一定效果。抢救中抓好每一个环节,综合治疗,能大大减少病死率与病残率。

九、厥脱

厥脱为内科的常见急症。严格地说,一般厥多实而脱多虚,亦有虚实夹杂的。如厥有因恼怒气逆,壅阻心胸,蒙闭窍隧,猝然昏倒之气厥;有因肝旺暴怒,血随气窒,蔽塞清窍,昏厥不知之血厥;有痰湿聚结,痰多气阻,气道窒塞,清阳被蒙之突发痰厥;亦有食积内停,气机受阻,食气相逆,痞膈窒闷之骤发食厥;还有曝日跋涉,暑遏气机,升降阻滞,卒然而发之暑厥。厥证之病因虽各不相同,然其病机则多由于气机逆乱、升降失常所致。只是实为气盛有余,气逆上窒,清窍蔽塞而发厥证;虚则为气陷不能上承,清阳不得舒展,亦可突然发生昏厥。

厥证包括了现代医学的高血压危象、中风、中暑、癔症等。但厥证中亦不乏虚实夹杂,如椎基底动脉供血不足,因虚瘀所致的晕厥。亦有以虚证为主的,如有慢性失血的气血不足之人,或有低血糖休克等所发生的昏厥,皆属于虚证之厥。

厥证进一步发展则可出现脱证,如大出血之失血性休克,气随血脱;或素有心气不足、时发心源性晕厥之人,骤见心膺痛、汗出肢冷、脉微欲绝之心阳暴脱的心源性休克,谓由厥渐,至而脱。

脱证可由厥证发展,从轻到重,逐渐演进所致,亦可直发脱证,然其虽不为厥证所变,但多为内科他疾的变证。如《伤寒论》中辨少阴病脉证并治,有阴寒内盛、下利清谷所致阳亡液脱之少阴虚寒亡阳证;有温病汗下太过、阴液骤损,导致气阴两伤之气阴俱竭亡阴证,或气脱阳亡、阴阳俱竭之亡阴亡阳证。临床上,脱证虽有亡阴、亡阳之分,但汗出淋漓、脉微欲绝、血压下降之症状则是两型共有的。所不同的是,前者可伴口干、舌卷囊缩、舌红无苔或干裂、脉微细而数之征;后者可伴面色苍白、四肢发冷、神情淡漠、舌淡、脉微、弱不应指之象。

脱证包括了现代医学中的各种休克,如失血性休克、心源性休克、感染性休克、过敏性休克等。脱证属危急重证,可迅速逆变而死亡,按脱证表象,一般归于虚证,但因脱证多系由其他病证变化所致,且原发病证各不相同,故并非纯属虚证,应深究导致虚脱之诱因,辨析其虚实,如感染性休克,多因实盛伤正致脱,乃虚中有实,此谓:"至实有羸状。"杨继荪特别指出,对有几种病因夹杂致脱者,如感染、失血并存的出血、瘀留,积热兼见之脱证,更应细慎详辨,把握寒热,权衡虚实之分寸,尤为重要。

厥与脱均属危急证候,其在危重程度上则有轻重之别、寒热之分,又有阴阳之异。它们既有独立存在的一面,亦有因果互相联系的一面。所以厥与脱常被相提并论。在治疗上,按实则泻之,虚则补之,脱者固之的正治法为主;必要时亦可以"通因通用""寒因寒用"的逆治法。贵在辨证准确,如投以顺气开郁治气厥;活血顺气治血厥;行气豁痰治痰厥;和中消导治食厥;清窍解暑治暑厥。或以寒热辨,以泄热解毒治热厥;以温经散寒治寒厥。在脱证方面,以益气生津、敛汗固脱治阴脱;以温阳益气、固脱救逆治阳脱;以益气回阳、阴阳两顾治阴阳俱脱。除此以外,对虚实夹杂、寒热交错之厥脱,可以益气清泄、补泻并进。但用之需及时得法,尚有可能力挽狂澜、逆转危急之候。杨继荪对危重厥脱之证的治疗具有丰富实践经验。兹以益气治脱为例,简要介绍杨继荪在临证治验中以参救脱的几种配伍用法。

十、冬令滋补春发陈

中医学在防病强身、延缓衰老等方面积累了丰富的经验。其中用于"冬令调补"的膏滋药便是颇有特色的一种。膏滋药尤其适宜于中老年人及体弱多病者。

人一旦跨入中年,就易出现阴阳失衡。古典医籍有"年四十而阴气自半,起居衰矣""人年五十以上,阳气日衰,损与日至,心力渐退,忘前失后,兴居怠堕"之论述。说明人体阴阳失去平衡,任何一方的减退,均显示衰老。倘若疾病缠身,体内的病理代谢产物如痰浊、血瘀等则可相互作祟,导致人体津液不布、脏腑虚损、经脉失养、毛发失荣、机体日益衰颓。故前贤名医张景岳曾提出"人于中年左右当大为修理一番,则再振根基,尚余强半"。膏滋药就是从阴阳失衡为衰老的主要病机,气血亏耗为衰老的必然结果,痰浊血瘀为衰老过程的催化剂等方面着眼,按各人身体禀赋不同,在辨证基础上予以补阴阳、调气血、疗五脏。用综合性的既防病治病,又滋补身体,由多种药物配伍组合,经传统特色加工,再合以选择不同功效的阿胶、霞天胶、黄明胶、龟板胶、鹿角胶等熔化,煎熬成膏。在冬至前后至立春这段进补培本的最好时机中连续服用,缓缓微调,寓补于调摄之中。意在"冬蛰藏""春发陈"。冬令进补期待来春发新,使日枝发新芽,体力增强,精力充沛。

经对近些年来服用冬令膏滋药的人群的初步调查,多能在来年收益,且有连年服用,逐年强身之趋势。以往患有疾病的,能减少发病次数,缩短发病时间,缓和发病程度;以往无明显病证的则能以更饱满的精神从事各项工作。随着人们生活水平的提高,作为保健养生、延缓衰老手段之一的膏滋药,已越来越受到人们的青睐。

【医案】

一、老年病的辨治特色

补肾行瘀泄浊法治水肿(慢性肾炎,慢性肾功能不全,尿毒症早期)

案 1 王某,男,53 岁。

会诊初诊(1991 年 12 月 14 日) 反复水肿乏力 10 年,夜尿增多 6 个月,突然少尿 3 日。患者 10 余年前无明显诱因而出现眼睑及双下肢水肿、伴乏力。曾在我国台湾就诊,谓之"肾脏病"(具体检查及诊断不详),失于治疗。至 6 年前,多次测血压偏高,最高达 180/130 毫米汞柱。长期服盐酸可乐定片,血压控制在 150～130/100～90 毫米汞柱,时伴心悸、胸闷。1990 年 10 月体检发现血肌酐 500 微摩尔/升,尿素氮 10.06 毫摩尔/升。当地医院诊断为慢性肾衰竭,予盐酸可乐定、双嘧达莫、氢氧化铝及中药。血肌酐波动于 470～490 微摩尔/升。1991 年下半年出现夜尿增多,收住入院。入院检查:血肌酐 450 微摩尔/升,尿素氮 15.49 毫摩尔/升,尿酸 330 微摩尔/升。血气分析:pH 7.399,二氧化碳分压 (PCO$_2$)4.12 千帕,氧分压(PO$_2$)2.09 千帕,碳酸氢根离子(HCO$_3^-$)19.2 毫摩尔/升,碱剩余－4.4 毫摩尔/升,内生肌酐清除率 32.4 毫升/分钟。24 小时尿蛋白定量 0.56 克。B 超示:① 弥漫性肾病;双肾缩小。② 右肾囊上极囊肿。③ 慢性胆囊炎。④ 肝内回声改变。X 线胸片示:心外形见主动脉球稍宽,心胸比例在正常范围。心肺无重要病变。心电图示:低电压倾向;窦性心律。入院后用盐酸可乐定、双嘧达莫、硫糖铝片、地奥心血康、地西泮、呋塞米、丙酸睾酮及中药(生大黄 30 克、淡附片 10 克、生牡蛎 30 克)保留灌肠,以温肾泄浊。内服:佩兰 10 克、薏苡仁 15 克、姜半夏 10 克、六月雪 30 克、生大黄 6 克(后下)、丹参 10 克、炒白术 10 克、淡附子 6 克。用药后,近 3 日见尿少,然仍感腹胀、恶心,而组织大会诊。

会诊讨论意见如下。

某主任认为患者入院以来用大黄附子牡蛎灌肠及内服清化泄浊中药后,自觉症状无变化,感脑鸣、精神差、舌苔趋净。痔疮出血用消痔灵后血止,昨起加补肾益气合大黄治疗,苔又转黄腻、脉细弦。自饭店回来后尿少已 3 日。中医辨证有三个矛盾:① 肾虚。② 湿浊内蕴。③ 瘀血。处理方面:单一泄浊,考虑精神太软,是否采用混合治疗,至于 3 日尿少的几种因素尚需想到所住饭店暖气充足、汗液分泌增加。肾区 B 超示两肾大小仅 6 厘米×7.3 厘米×7.8 厘米,有明显萎缩。测定肌酐,最近为 344.76 微摩尔/升,我国台湾测为 442 微摩尔/升,或 353.6 微摩尔/升以上。体重未减少反增加;服降压药后血压偏低,尿量减少。饮食方面,目前保证热量、营养及蛋白质的补充。尿少选择呋塞米利尿。

杨继荪主张采用传统医学与现代医学相结合的措施。中西医共同观察配合综合治疗。

诊查:① 望诊方面:面色灰黯已 1 年余(过去红光满面)为血瘀征象,久病多瘀,观苔黄腻根厚糙(以往酒量多),为湿热舌苔,应禁食酒类、膏粱厚味,但目前味觉尚好、喜饮水。② 问诊:近半年来时恶心、腹胀,乃胃失和降。眠食与大便无殊。③ 切诊:因 3 日来尿量减少,两下肢有轻度水肿,脉象细弦。

证属肾气虚夹瘀浊,标实本虚。标是湿、热、瘀;本是气虚、肾虚。治拟益气补肾,化湿泄浊,行瘀利水,疏补并用。

生黄芪 30 克,杜仲 30 克,冬虫夏草 6 克(另炖),炒当归 12 克,川连 5 克,厚朴 12 克,炒莱菔子 12 克,姜半夏 12 克,制大黄 6 克,丹参 30 克,泽兰 15 克,猪苓 15 克,泽泻 30 克,车前草 30 克,防己 12 克,生薏苡仁 30 克。

5 剂。

某教授:诊断确立,面色黧黑,肾虚时间长,腰酸 10 余年。目前为肾虚、血瘀、气虚;其苔腻肢肿,有湿浊内停,以湿重为主。治疗原则:益气补肾渗湿。药用黄芪、当归益气养血,合白术、薏苡仁健脾利湿。因血小板减少,有便血,化瘀药宜缓,大黄量宜小。同意杨继荪的治疗原则,西医加支持疗法,予中西医结合。

上药服 10 剂后,苔净,尿量略有增多。上方改黄芪 40 克、冬虫夏草 12 克,去莱菔子,加茯苓 15 克,续服。12 月 30 日复查血肌酐为 360 微摩尔/升,尿素氮 7 毫摩尔/升。出院。

以后几度飞抵杭州,由杨继荪、某教授、某主任会诊调整治疗,病情基本稳定,精神好转。以益气补肾、行瘀泄浊法为主,拟多张处方交替服用。

二诊(1992 年 4 月 7 日) 夹感咳嗽,眼睑轻浮,并有前列腺炎。予开宣肺气,通调水道,清宣利水。

野荞麦根 30 克,炒黄芩 20 克,鱼腥草 30 克,杏仁 12 克,车前草 30 克,炒牛蒡子 12 克,桔梗 12 克,猪苓 20 克,泽泻 30 克,川芎 15 克,苏梗 12 克,金银花 20 克,佩兰 10 克。

5 剂 3 日服,求其速愈。

三诊(1992 年 4 月 10 日) 肿退,咳少,痰尚难以咯出,苔黄腻,脉细弦。刻下乃肾虚夹湿热,再予清宣化湿、活血补肾。

杏仁 12 克,桔梗 12 克,桑白皮 12 克,车前草 30 克,金银花 30 克,丹参 30 克,川芎 15 克,黄芩 30 克,杜仲 30 克,泽兰 15 克,川厚朴 12 克,生大黄 6 克(后下),浙贝母 20 克,泽泻 30 克。

5 剂。

四诊(1992 年 4 月 20 日) 咳止。继以益气补肾。

生芪 30 克,炒当归 15 克,清苁蓉 15 克,枸杞子 12 克,炒酸枣仁 12 克,炒杜仲 30 克,丹参 30 克,川芎 15 克,制厚朴 12 克,制大黄 9 克,益母草 15 克,泽泻 30 克,炒柏子仁 12 克。

5 剂。

另:冬虫夏草 9 克、枸杞子 12 克、生晒参 10 克,炖服。

五诊(1992 年 4 月 24 日) 精神好转,欲携方回归继调。

黄芪 30 克,炒当归 12 克,炒杜仲 30 克,炒牛膝 12 克,丹参 30 克,川芎 15

克,益母草 15 克,牡丹皮 9 克,淡苁蓉 12 克,全瓜蒌 12 克,山茱萸 9 克,制大黄 12 克。

5 剂。

另:冬虫夏草 6 克、枸杞子 12 克、生晒参 12 克,每日煎服。

补气补肾补血,活血化瘀,利尿通便。

黄芪 30 克,生白术 9 克,茯苓 30 克,炒杜仲 30 克,丹参 30 克,川芎 15 克,泽兰 15 克,炒牛膝 15 克,山茱萸 9 克,淫羊藿 12 克,仙茅 15 克,全瓜蒌 12 克,牡丹皮 9 克,制大黄 12 克,泽泻 30 克。

5 剂。可多饮茶。

【按】本例患者患慢性肾炎、慢性肾功能不全、尿毒症早期,由几家医院的医学专家会诊、综合治疗,杨继荪作中心发言,并提出基本中医中药方案,予益肾泄浊、疏补并施,明显改善了患者的自觉症状,血液生化指标亦有一定好转。血肌酐由 500 微摩尔/升降至 390 微摩尔/升、350 微摩尔/升。因慢性疾病需要一个治疗过程,患者携方带回服用,精神好转。杨继荪提出治病辨证,要打破框框、开发思路,结合现代药理研究,有时能获得意想不到的效果。如用葛根、白芍、制延胡索治疗神经性呕吐,海螵蛸、牡蛎含钙量高,能缓解血磷增高等。他既根据传统辨证,但又不拘泥于此,而是善于不断向纵深发展,探索微观辨证的方法,从而提高诊疗效果。

二、运用敛法治疗难治病证

(一) 益气敛塞愈水肿(低蛋白血症,蛋白丢失性胃肠病)

案 2　皮某,男,62 岁。

初诊(1991 年 7 月 26 日)　因下肢水肿 5 年,加重 3 年,于 1991 年 4 月 16 日入院。患者有胃脘部胀滞不适及慢性泄泻史 40 年,1979 年曾患急性黄疸型肝炎,平时每日饮白酒 150 毫升,近 5 年出现下肢水肿,先后在各级医院住院治疗,诊为"肝硬化""低蛋白血症",均予对症处理。1990 年下半年在上海某医院住院诊断为低蛋白血症:① 蛋白丢失性胃肠病。② 梅内特里耶病(肥厚性胃炎)。经每周输注 1～2 次白蛋白,支持疗法及抑制胃液分泌药物治疗后水肿有好转,来本院作中西医结合进一步治疗。入院后检查:血清总蛋白 31 克/升,白蛋白/球蛋白为 13:18,乙型病毒性肝炎三系阴性,γ-谷氨酰转肽酶 35 单位/升。胃镜检查见:整个胃腔黏液较多,黏膜皱襞粗大,胃液内蛋白含量增高(8.2 克％双缩脲法),提示:十二指肠球部炎,慢性肥厚性胃炎。胃肠造影示:胃黏膜巨大肥厚症。B 超示:胃巨皱襞症。经应用西药法莫替丁、山莨菪碱和每周 1～2 次白蛋白输注支持疗法,以及中药益气养血、滋阴利水剂等治疗 3 月余,病情依然,而请会诊。测血清总蛋白 27 克/升。刻下面色苍白轻浮,两下肢水肿至小腿部,口干欲饮。大便烂,日行 2 次;舌质略红,苔薄白;脉细。辨证:脾气虚弱,中阳不振。气虚不能摄纳,阳虚不能化气,气不化水,水邪泛滥,水湿停滞,郁久化热。中医诊断为水肿(阴水)。证属气阴两虚。治拟补气益脾、敛固塞流,佐以清化。

黄芪 20 克,煨益智仁 12 克,怀山药 30 克,煨诃子 12 克,赤石脂 30 克,煨肉果 15 克,海螵蛸 30 克,浙贝母 30 克,炒白芍 15 克,白及粉 3 克,川连 3 克,吴茱萸 1 克,蒲公英 30 克,川厚朴 12 克,焦山楂、焦神曲各 9 克。

二诊 服上药 14 剂及停用西药后,口干消除,大便成形,两下肢仍水肿。上方去焦楂曲、浙贝母,黄连改 4 克,加无花果 12 克、薏苡仁 30 克、猪苓 15 克、茯苓 15 克、广木香 9 克。

三诊 续服上药 14 剂后,纳便均正常,两下肢水肿亦趋退,肿至踝上部。

前方去蒲公英、木香、怀山药,加甘草 4 克、生白术 12 克、丹参 30 克。

四诊 又续服 14 剂后,两下肢肿至踝部,舌质淡红、苔薄,脉细,去薏苡仁、煨肉豆蔻,加当归、黄明胶。

黄芪 30 克,炒当归 9 克,炒丹参 30 克,煨诃子 12 克,赤石脂 30 克,益智仁 12 克,猪苓、茯苓各 15 克,无花果 15 克,炒白芍 12 克,黄明胶 12 克(另包烊煎),炒陈皮 9 克,厚朴 12 克,川连 4 克,白及粉 3 克(吞),生山楂肉 15 克。

五诊 续 7 剂,病情稳定,但踝以下仍有水肿,未尽退,予加别直参另煎,每日 3 克,川桂枝 6 克,加强益气温通。

六诊 又续 14 剂,两下肢水肿尽消,前方去桂枝,继服 1 个月,两下肢未再水肿。

会诊后共服药 2 个月余,使双下肢水肿已五载之顽疾,在停止输注白蛋白等药情况下竟获告愈,出院时血清总蛋白 40 克/升,出院带药续进缓图,随访近 1 年,患者精神好转,面色渐红润,纳便如常,两下肢均无水肿。

【按】 引起水肿之病因较多,但不外乎阳水、阴水两大类。本案虽属阴水范畴,然与常见之阴水又有不同之处。杨继荪善于审证求因,融会现代医学来认识该罕见病的病理,将西医之因胃黏膜过度增生,大量白蛋白自巨大肥厚的胃黏膜外漏丢失引起低蛋白血症所导致的水肿,与中医气虚不能摄纳之理论结合起来,从局部微观和整体宏观上作统一综合分析,以益气敛塞之变法配合活血温通药治愈难治性水肿,这种广开思源、别具一格的辨证思路可为医者所借鉴。

(二)健脾涩肠治飧泄(肠道菌群失调胃肠功能紊乱)

案3 包某,女,79 岁。患有高血压。

初诊 冠心病 20 余年。近因记忆力障碍 1 周入院。住院期间并发肺部感染,较长时间运用了大量广谱抗生素,但当肺部感染控制之时,却出现腹痛腹泻、恶心呕吐等症。先后曾用香连丸、菌痢冲剂及苦寒清热化湿之剂,病情未见好转,大便每日 4～5 次,恶心呕吐、水谷难入。大便常规检查:黏液针,大便培养阴性。时见患者精神萎靡,口干少津,唇舌糜烂,小便短赤,舌质红绛,光剥无苔,脉象细数无力。此乃脾胃升降失司,气阴两伤。证属脾虚阴伤。治拟益气养胃、和中健脾,兼以敛涩、清补并施。

太子参 30 克,川石斛 24 克,麦冬 10 克,葛根 12 克,炒扁豆衣 12 克,茯苓 15 克,川连 5 克,山楂炭 24 克,乌梅 9 克,淡竹叶 12 克。

服药 3 剂,大便次数减少,小便转清,呕吐止,胃气渐苏。5 剂后泻止纳增,调理而愈。

【按】上例系肠道菌群失调、胃肠功能紊乱所致泄泻。杨继荪根据其年高久病体虚的特点,认为该患者素体多病,复受外邪入侵,前用大量广谱抗生素及服苦寒清热之品,热邪虽渐清,但已碍及脾胃、耗损气阴,致中焦斡旋失司,清气不升、浊阴不降,故治疗中宜重视益气生津、清热敛涩之剂本标兼顾。因药中肯綮,其效亦捷。

三、肺系病证

清热祛痰、平喘降逆治疗喘证(喘息性支气管炎)

案 4 赵某,男,75 岁。

会诊初诊(1992 年 6 月 11 日) 反复气急胸闷 30 余年,再发半个月。平时间歇选用头孢氨苄、头孢拉定和硫酸特布他林、硫酸沙丁胺醇气雾剂,症状能得缓解。1992 年 1 月起用上述药物后气急、胸闷如故,后加用泼尼松亦乏效。近半个月来,上述症状加重,并咳嗽、痰难咯出,难以平卧,两下肢水肿,来住院治疗。病房即予吸氧,并用注射用头孢呋辛钠、硝苯地平、二羟丙茶碱、地塞米松、硫酸沙丁胺醇气雾剂、硫酸特布他林片及复方甘草合剂等药,仍气急不能平卧。请杨继荪予中药结合治疗。原有高血压史 20 余年,常服硝苯地平每日 2 次,每次 1 片,血压尚稳定,无明显心绞痛病史。血白细胞计数 5.6×10^9/升,中性粒细胞百分比 73%,淋巴细胞百分率 27%,血红蛋白 127 克/升,血小板计数 81×10^9/升,红细胞沉降率 22 毫米/小时。肝肾功能正常。血糖 5.9 毫摩尔/升。心电图示:传导阻滞。刻下咳嗽,气喘、不能平卧,痰量不多、色白、质黏,胸闷,两下肢水肿;舌质红,苔薄黄略腻,脉滑。老年病久体虚,又复夹感,痰热阻肺,水湿内聚。中医诊断为喘证(痰浊阻肺)。西医诊断为喘息性支气管炎。治拟清热祛痰,平喘降逆。

炒黄芩 24 克,鱼腥草 30 克,野荞麦根 30 克,杏仁 12 克,竹沥半夏 12 克,桔梗 12 克,桑白皮 12 克,炒苏子 9 克,清炙地龙 12 克,炒葶苈子 12 克,海浮石 15 克。

5 剂。

二诊(1992 年 6 月 19 日) 　服上药气急胸闷较前改善。

上方去海浮石,加川厚朴 9 克、鲜芦根 30 克。7 剂。

三诊(1992 年 6 月 25 日) 　气急、胸闷改善,西药抗生素已停,大便欠畅,舌苔黄腻而糙,脉弦。

上方去桔梗、地龙,加炒莱菔子 15 克、全瓜蒌 12 克、炒陈皮 9 克。7 剂。

四诊(1992 年 7 月 2 日) 　已能来去走动,气急胸闷均改善,大便畅通,下肢肿退。

仍守原意,前方去陈皮,继进 7 剂。

五诊(1992 年 7 月 9 日) 　病情稳定,舌苔略黄腻,脉弦。前意继进巩固。

野荞麦根 30 克,炒黄芩 15 克,桑白皮 12 克,炒莱菔子 15 克,全瓜蒌 12 克,桔梗 9 克,杏仁 9 克,竹沥半夏 12 克,川厚朴 12 克,炒新会皮 9 克,炒枳壳 9 克。

7 剂。

【按】患者系肺肾两虚之体,但外感邪热未清,痰阻于肺,肺失宣降,故先从清热宣肺、化痰降逆着手,容再议补。

四、冠心病虚实合参治疗经验

益气养阳、活血宁神治疗心悸(冠心病,心律失常,心房纤颤)

案 5 　吴某,男,57 岁。

初诊(1991 年 10 月 7 日) 　反复胸闷气憋 1 年,频繁发作 2 个月。患者 1986 年曾发现房颤,当时无明显症状,自行好转,亦未再发。至 1 年前因疲劳感胸闷、气憋。心电图示:房颤。用地高辛后转窦性心律。此后反复发作,均用洋地黄类药物控制。近 2 个月房颤发作频繁,未得控制,请杨继苏诊治。心悸、胸闷、气憋不舒,寐况欠佳,舌质淡红,苔薄白,脉结、促交替。心阴心阳两虚,气血运行失畅。证属阴阳两虚。治拟益气养阴,活血通阳。

太子参 30 克,黄芪 30 克,清炙甘草 6 克,麦冬 15 克,丹参 30 克,川桂枝 6 克,五味子 6 克,益智仁 9 克,青皮、陈皮各 9 克。

5 剂。

二诊(1991 年 10 月 12 日) 　胸闷、气憋好转,房颤未控制,舌淡,苔白,脉结代。益气通阳、活血宁神继之。

太子参 30 克,黄芪 30 克,炙甘草 6 克,淡附片 6 克,川桂枝 6 克,丹参 30 克,麦冬 15 克,五味子 6 克,川芎 12 克,青皮、陈皮各 9 克,制黄精 18 克,石菖蒲

9克,泽泻30克。

5剂。

嘱自服别直参6克,另炖服。

三诊(1991年10月17日) 房颤控制,尚有房性期前收缩。

上方淡附片、桂枝均改为9克,续进7剂。

四诊(1991年11月12日) 服前药20剂,其间未服地高辛,西药均停服,房颤未发作,偶有期前收缩,无胸闷不适,苔白,脉结。再拟活血益气通阳治之。

党参18克,淡附片9克,生白芍15克,丹参30克,川芎12克,清炙甘草6克,郁金12克,黄芪18克,青皮、陈皮各9克,制远志6克,苦参12克。

7剂。

五诊(1991年11月30日) 症状均好转,期前收缩偶有,病情稳定,苔薄白,脉细弦。原意续进。

太子参30克,黄芪30克,丹参30克,麦冬15克,五味子6克,淡附片6克,桂枝6克,清炙甘草6克,川芎12克,煨益智仁9克,厚朴12克,制远志6克,郁金12克,炒陈皮9克。

7剂。

上药停服10余日,曾出现一次房颤,但持续时间短,继用前方,去厚朴、益智仁、郁金、太子参,加红花9克、黄精30克、杜仲18克、葛根15克、党参18克,续服半个月。后未再发作。

【按】冠心病房颤多在本虚基础上夹有气滞、血行不畅之证,该患者心气不足、阴阳俱虚,乃致气滞、血行不畅而发为房颤、期前收缩。用益气养阴、活血通阳法标本兼顾,并以太子参大补元气,使气盛血行,已频繁发作2个月之房颤得以控制。

五、肝硬化(腹水)治疗经验

清热化浊、行气活血治疗臌胀(乙型病毒性肝炎、肝硬化腹水、脾切除术后)

案6 王某,男,60岁。

会诊初诊(1992年4月23日) 肝硬化、肝脾肿大、脾功能亢进,行脾切除术后50日。因患乙型病毒性肝炎、肝硬化、脾肿大、脾功能亢进行脾切除术后,伴腹胀、乏力、纳差,住院治疗。入院后检查:血小板计数23×10^9/升,白细胞计数3.2×10^9/升,中性粒细胞百分比70%,血红蛋白84克/升,黄疸指数8单位,硫酸锌浊度10单位,白蛋白2.9克,球蛋白2.5克,癌胚抗原6.2单位。B超示:腹水少量。西药用注射用三磷酸腺苷辅酶胰岛素、氨基酸、诺氟沙星,中药用清热疏理、益气养阴药。适逢杨氏查房,即请会诊。刻下症见少气乏力,腹大、胀满、纳呆，口苦而干，面色萎黄，舌质红，苔黄厚腻而糙，脉弦。肝脾不和，气滞作胀，血行不畅，术后气血仍郁滞不行，故水停湿阻依然。脾虚湿胜，精微无以生化，故面色不华，少气疲怠，舌红苔黄腻、脉弦为湿热内蕴、邪浊壅阻之象。证属气滞血瘀，湿热内蕴。治拟清热化浊，理气活血。

黄连 4 克，蒲公英 30 克，厚朴 12 克，佩兰 12 克，丹参 30 克，丝通草 6 克，炒新会皮 9 克，炒山楂 12 克，神曲 12 克，鸡内金 12 克，鲜芦根 30 克，炒谷芽 30 克。

6 剂。

二诊 药后苔净，精神好转，脉细。

上方去通草、蒲公英、鸡内金、山楂，加鲜石斛 30 克、生薏苡仁 30 克、夜交藤 30 克、淡竹叶 12 克。7 剂。

三诊 药后腹胀减轻，口已不干，尚有嗳气泛酸，大便正常，苔黄腻而厚，脉细弦。

厚朴 12 克，黄连 4 克，鸡内金 9 克，炒枳壳 12 克，佩兰 9 克，炒陈皮 9 克，炒谷芽 30 克，蒲公英 30 克，茯苓 15 克，姜半夏 9 克，炒薏苡仁 30 克。

7 剂。

药后腹胀明显减轻，纳食见增，且有馨味，病情稳定。舌苔黄糙，脉细弦。复查血糖 4.9 毫摩尔/升、血红蛋白 84 克/升、血小板 $9.1×10^9$/升、白细胞计数 $3.2×10^9$/升、血清白蛋白 2.8 克、球蛋白 2.8 克、甲胎蛋白 3.0 微克/毫升。上方去茯苓、鸡内金、薏苡仁，加煅白螺蛳壳 30 克、藿香 9 克、炒杜仲 15 克善后。

【按】患者乙型病毒性肝炎、肝硬化、脾肿大、脾切除术后，伴有少量腹水。臌胀初起，辨证属气滞血瘀、湿热内蕴。杨继荪予清热化浊、理气活血治疗，使病情稳定好转，精神转佳，胃纳增而食有馨味。再用健脾益肾调治善后。

六、偏头痛寒热之辨与用药规律

杨继荪根据临床所见，认为偏头痛以偏热型为多。杨继荪以基本方加味，制成"头痛灵合剂"，经 20 余年的长期临床运用和观察，治疗偏热型偏头痛，疗效明显。对于相对较少见的偏寒型偏头痛，他仍予汤剂治疗。

（一）温运散寒、活血解痉治疗偏头痛

案 7 患者，女性，40 岁。

初诊 反复右侧偏头痛 5 年，均发于冬、春季节。病起于东北高寒地区，痛甚时伴有呕吐，无泛酸，不欲饮。头痛发作时经服多种止痛药，略有缓解，未尽愈。来诊时适值隆冬，头戴棉帽，畏风怕冷，四肢冰凉，舌质淡，脉细而涩。杨继荪综合患者的发病情况与临床病证，认为是寒邪侵袭，渐致血凝而痛。寒主痛，

瘀亦可致痛,此乃寒瘀相结。其病因病机与反映于体表之舌、脉及诸症状均相符合。即予温运散寒、活血解痉之剂。并考虑患者病起已五载,体质偏虚,所幸脾胃无损、胃纳尚好。治拟温通补虚。

制全蝎 6 克,蜈蚣 5 克,葛根 30 克,延胡索 30 克,川桂枝 12 克,川芎 18 克,吴茱萸 4 克,党参 15 克,生姜 5 片,细辛 3 克,王不留行 12 克,毛冬青 15 克,生黄芪 15 克,防风 9 克,羌活 12 克,白芷 9 克。

以上药加减持续服药 2 个月而愈。后来杭探望杨氏致谢,病已 10 余年未复发。

【按】 杨继荪认为,任何事物都有其起主导作用的方面,疾病的主症和伴发症则是疾病的主要矛盾与矛盾的主要方面。将主要矛盾及矛盾的主要方面一起抓,才能解决问题。杨继荪在这种哲学思想的指导下,合理而正确地运用辨证施治。他治疗偏头痛,是在确立了总体病机后,以解决主要矛盾的基本方为中心,采取了基本方与机体内环境相结合的辨证方法,并以寒热为纲,分而辨之。既抓住了疾病的本质,又为疾病的病机转化创造了条件。使主药能在适宜的内环境中起作用。

杨继荪治疗偏头痛的方法也反映了他的辨治风格、特色及用药规律。药恰病机,配伍严谨,条理井然;寓治标之中兼顾其本,使标本同治而相得益彰。

(二)活血息风、解痉镇降治疗偏头痛(血管神经性头痛)

案 8 陆某,女,41 岁。

初诊(1992 年 3 月 18 日) 患者 10 多年前因产后受风寒,出现左侧颞部胀痛,每与经行不畅有关,痛甚则恶心欲吐,肢末不温,脉象细弱。2 年后做人流再次受风寒,此次头痛发作频繁,程度加重,曾用养血息风、凉血活血药,无明显疗效,而请杨氏诊治。左侧颞部胀痛,近频繁发作,痛甚则恶心,痛与月经周期有关,经行前头痛;舌质淡,苔薄白,舌下瘀筋显露;脉细。病从产后及人流后两次受风寒而起,并加剧。病与风、寒相关。风性向上,易侵犯头部,其性主动,使筋脉痉挛;寒主收引,性凝滞主痛,病久入络,血瘀气滞,血脉痹阻,不通则痛加剧。证属瘀血头痛。治拟活血息风、解痉镇降。

川芎 15 克,蜈蚣 3 条,制全蝎 6 克,丹参 30 克,制延胡索 30 克,制白僵蚕 12 克,刺蒺藜 12 克,葛根 15 克,赤芍 12 克,红花 9 克,白芷 9 克,川连 3 克,吴茱萸 2 克,姜半夏 12 克,代赭石 15 克。

7 剂。

二诊 此届经来,颞部未明显痛胀,亦无恶心,苔薄白。原法出入。

上方去红花、白芷、葛根,加蔓荆子 9 克、白菊 9 克、炒陈皮 9 克,易赤芍为炒白芍 12 克。7 剂。

上方加减服药 1 个月余,再次月经行时已不头痛,连续 3 个月,经来前未痛。

【按】本例偏头痛起病时虽因风寒入侵而起,但久病血瘀。风动阳升,血脉痹阻不通而痛,肝阳动扰清空,肝气横犯脾胃致恶心呕吐。杨继苏以活血息风、解痉镇降之法治之,连续 3 个月经行未头痛,后以益气阴、养血脉缓图培本。

七、原发性高血压

清肝泻火、活血潜降治疗眩晕(原发性高血压病,冠心病)

案 9 孙某,男,63 岁。

初诊(1993 年 6 月 7 日) 反复头昏头晕 3 年,伴胸闷。曾被台湾大学附属医院诊断为"冠心病""高血压"。平时血压徘徊于 170/105～110 毫米汞柱。近又感头目昏眩、胸宇塞闷。请杨继苏赐方带回调治。头昏且胀,胸闷痞塞,形体肥胖,苔黄腻,脉弦劲。肝阳上亢,偏于火盛;痰浊中阻,痹于胸宇;清阳不升,肝火上炎,久病多瘀。中医诊断为眩晕(肝阳上亢,肝火上炎);胸痹(痰浊壅盛,瘀血痹阻)。治拟清肝泻火化浊,活血潜降并进。

龙胆草 6 克,炒黄芩 15 克,决明子 30 克,制白僵蚕 9 克,制全蝎 9 克,炒牛膝 15 克,全瓜蒌 15 克,炒莱菔子 15 克,枳壳 15 克,川芎 15 克,丹参 30 克,泽泻 30 克。

30 剂。

另:羚羊角粉每日 1.5 克,分 2 次吞服。

【按】本例为冠心病、原发性高血压患者。症征合参属肝阳肝火眩晕、痰浊瘀滞胸痹。杨继苏予以平肝泻火、化浊活血并施。"气有余便是火",肝火上炎,多由肝气郁而化火所致;肝阳上亢,多由于肝肾阴虚,不能制阳,属本虚标实之证;痰浊、瘀血皆为病理产物,反过来又可致病,故有"百病多由痰作祟"之说,以及"血气不和,百病乃变化而生"之理。因而,先祛其有余、病邪,尔后再予滋养肝肾,此为治疗疾病的法则及层次之具体体现。

八、治疗暑温与流行性乙型脑炎的经验

案 10 陶某,男,27 岁。

初诊(1982 年 10 月 27 日) 持续高热 9 日,伴头痛、呕吐。于 1982 年 10 月 24 日以发热待查收入院。入院前曾用抗生素、解热镇痛剂、板蓝根冲剂等治疗,热势未降反升。入院后予银翘散加减,服 2 日体温依旧,请杨氏诊治。高热 11 日,体温 40.0 摄氏度,头痛头胀,全身肌肉酸楚疼痛,病起恶寒无汗,继而汗出,胸闷,恶心呕吐,大便溏薄,溲短赤热,口干不欲饮;舌质红,苔黄腻;脉滑数。属湿热蕴蒸气分,弥恋三焦。中医诊断为湿温(湿热并重)。西医诊断为发热待查:

流行性感冒（胃肠型）？伤寒？治拟清化湿热，宣畅气机。

白豆蔻 4 克（杵细，后下），杏仁 12 克，生薏苡仁 30 克，连翘 15 克，炒黄芩 12 克，薄荷 5 克（后下），川连 3 克，制川厚朴 9 克，大豆卷 12 克，炒牛蒡子 12 克，郁金 12 克，姜半夏 9 克，淡竹叶 12 克，鲜芦根 40 克。

每日服 2 剂，分 4 次服。

二诊 服药 2 日后，汗出较多，热势略挫，体温 39.3 摄氏度，头痛、头胀好转，胸闷恶心减轻，溲仍短赤。

上方去白豆蔻、杏仁、姜半夏、炒牛蒡子，加青蒿 12 克，藿香梗、紫苏梗各 9 克，滑石 12 克。服法同前。

三诊 服上方药 2 日后，咽痛、头痛、全身疼痛显减，小溲黄，舌质红、苔较薄，湿已趋化，热势尚盛。体温 39.2 摄氏度。

上方去薄荷，加万氏牛黄清心丸 2 粒化服。

续服 1 日后，身热渐降，体温 38.7 摄氏度，稍恶心，泛吐清水。

上方复加白豆蔻 5 克、姜半夏 9 克、白茯苓 15 克，仍以每日 2 剂，4 次分服再进。

3 日后热尽退，体温恢复正常，诸证消失，痊愈出院。

【按】本例发热属湿温与湿热并重。邪入气分，表邪未解，既有里湿内蕴，又有外感时邪。取三仁汤意在"疏利气机、宣畅三焦、上下分消、湿化热清"。然三仁汤无透表之味。杨继荪于清热化湿之中佐入宣气透表，使邪从内外合邪、卫气之间透达而出，表里双解，病趋向愈。

九、厥脱

案 11 李某，男，75 岁。

初诊（1995 年 3 月 29 日） 发现慢性肾功能不全 2 年后住院检查确诊为"多发性骨髓瘤"。反复多次用苯丁酸氮芥片、注射用硫酸长春新碱半量化疗。化疗期间出现白细胞、血小板减少。用盐酸小檗碱片、维生素 B_4 及中药健脾补肾、行瘀泄浊法结合治疗，结果骨髓象中瘤细胞由 10％降至 1％～3％，血清肌酐、尿素氮逐渐下降接近正常，白细胞计数基本维持于 $(3.7～4.1) \times 10^9$/升、血小板 $(60～80) \times 10^9$/升。出院期间因治疗中断，病情时有反复。再入院后，注射用长春新碱 2 毫克静脉注射后复查，白细胞计数降至 1.6×10^9/升。用一种巨噬细胞集落刺激因子 150 微克皮下注射，次日出现骨痛、腹泻（每日 4 次，质稀，大便常规检查无红、白细胞）、极度无力，当晚并出现严重低血压（血压 52.5/30 毫米汞柱）。用多巴胺、间羟胺（阿拉明）等升压药维持。但升压药浓度稍一降低，血压即下降。面色苍白，神情淡漠，少气懒言，汗出心悸，尿少便泄，肢末不温；舌质淡白;脉微而弱不应指。素体脾肾阳虚而夹瘀浊,受外来药物注入而骤然反应,症征合参为阳气暴脱之证。中医诊断为脱证(脾肾阳虚、阳气暴脱)。西医诊断为多发性骨髓瘤,药物反应,过敏性休克。治拟益气回阳,救逆固脱。缓以健脾益肾,温阳敛塞法续进。

别直参 10 克,淡附片 10 克,麦冬 6 克,五味子 6 克。急煎口服。

党参 12 克,生黄芪 12 克,炒白术 9 克,补骨脂 9 克,煨肉豆蔻 9 克,菟丝子 9 克,淫羊藿 12 克,煨益智仁 10 克,怀山药 15 克,炒扁豆衣 12 克,炒薏苡仁 15 克,茯苓 12 克,焦山楂 12 克。

另参麦注射液 50 毫升肌内注射;50 毫升加入 250 毫升葡萄糖盐水中静脉滴注。

经观察进服上药后,血压稳固,次晨撤升压药,患者精神恢复,大便每日 2 次。仍以参麦注射液 50 毫升稀释至 250 毫升/日静脉滴注,继健脾益肾、温阳敛塞法续进。

5 日后大便日行 1 次,已复原,复查白细胞 2 次,分别为 5.7×10^9/升和 7.1×10^9/升。

【按】该例系慢性肾功能衰竭患者,病因为"骨髓瘤"。临床表现证候属脾肾阳虚,内夹瘀浊。为控制瘤细胞生长,运用化学药物治疗,肾功能尚能得以纠正,然常引起白细胞减少,气血日益亏损。脾为气血生化之源,肾主藏精、温煦脾阳。脾肾两虚时,其正气必然不足,而正虚之人,加上高龄,御外与接受能力均较常人明显降低。采用药物之一是一种调节造血和白细胞功能所必需的蛋白质,本院其他患者在运用过程中未发生过不良反应。但此例老年体弱患者,在全量化疗(事实上血浓度剂量较年轻人、肾功能正常者大)引起白细胞骤降、骨髓过度抑制、正气极度衰弱的状态下,接受不了较强的药物刺激,导致对异种蛋白产生了超敏反应。故在该药物注入机体后,发生了严重的不良反应:骨痛、腹泻、严重低血压、过敏性休克。出现阳气暴脱证候。虽用补液升压却不能稳固。乃至非大补元气、扶阳固脱所不能胜。急予参附之剂合参脉针、口服静脉同时并进。又将日服中药易行瘀化浊法为温阳敛塞剂。终因抢救及时,中西医结合,辨证得法,迅速转危为安。

十、冬令滋补春发陈

案 12　孙某,男,76 岁。

初诊(1991 年 10 月 30 日)　患者近 3 年来有反复胸闷、气憋。体检发现有心律不齐。动态心电图提示有室性期前收缩。血总胆固醇 7.28 毫摩尔/升,三酰甘油 1.21 毫摩尔/升。心电图示:T 波低平、双向、倒置。劳累后多发,服硝酸甘油片能缓解,平时常服硝酸异山梨酯片、双嘧达莫。未用过抗心律失常药。时有胃脘部疼痛,曾作 B 超示:胆囊结石,有隐性糖尿病史及前列腺肥大史。时胸闷气憋,脘腹疼痛,胃纳可,大便正常,耳鸣,寐欠佳;舌质红,舌下瘀筋不明显;脉细。年事已高,劳倦内伤,气阴不足,精血暗耗,心肾亏虚,气滞血瘀。中医诊断为虚劳(心肾精血不足)。西医诊断为冠心病(心肌供血不足),胆囊炎胆石症,隐性糖尿病,慢性胃炎。治拟益气阴,养精血,宁心神,行瘀滞。

党参 200 克,黄芪 150 克,麦冬 120 克,五味子 60 克,生地、熟地各 120 克,制黄精 200 克,制何首乌 120 克,山茱萸 100 克,枸杞子 120 克,炒酸枣仁 100 克,炒杜仲 150 克,制远志 60 克,紫丹参 200 克,广郁金 120 克,川芎 90 克,红花 90 克,炒白术 100 克,泽泻 120 克,炒新会皮 90 克,生山楂 120 克,红枣 100 克,阿胶 200 克先炖烊,冰糖 200 克收膏入。

另配神香小苏合香丸 2 瓶备用,必要时服,每次 2 粒。

【按】膏滋药是传统用以培本补虚、调摄阴阳的一种有效防病养生治病形式。多于冬至起至立春前一段时间服用。患者途经杭州索方备用。杨继荪以益气养血、宁神活血之法缓图。

【医论】

一、师宗经典,循序渐进

杨继荪分析了历代中医学发展沿革,认为后世著名医家在理论和实践方面都是在前人基础上得到发展和创新的,存在着明显的继承性。要继承,必须学习古典医著,钻研各家学说,吸取前人的医学知识,使之古为今用。在学习方法上,杨继荪引用宋代文人朱熹的"书之法,在循序而渐进、熟读而精思""未得于前,则不敢其后;和伍乎此,则不敢志乎彼"。故学习经典医著,最好能根据其成书时代的先后逐步深入。如《内经》一书,成书于战国时代至秦汉晋唐时期,是我国医学文献中早期的一部典籍,世称医家之宗,为中医学之源泉,是初入医门者该阅读的第一部经典。当有了一定的基本理论知识,才能理解《伤寒论》《金匮要略》等临床医学专著,了解汉代张仲景是如何继承《内经》的基本理论。同样的,对温病学著作,虽然在因证脉治方面已形成了一套自身的完整体系,然其学说渊源于《内经》,孕育于《伤寒论》,发展于金元,成熟于明清。温病学与《伤寒论》,在学术上实是一脉相承,不可分割的。吴鞠通在《温病条辨》凡例中则说:"《伤寒论》六经由表入里,由浅入深,须横看;本论论三焦由上及下,亦由浅入深,须竖看,与《伤寒论》对待文字,有一纵一横之妙。学者诚能合两书而细心体察,自无难识之证。"由此可见,要阅读温病学著作,还得先熟谙《伤寒论》。至于明清医著,像清代叶天士首先创立了"卫气营血"的温病辨证施治体系，吴鞠通继叶氏之后补充的"三焦"辨证，王孟英"以轩岐仲景之文为经，叶、薛诸家之辨为纬"总结的温病学理论和经验等，最好亦能顺其先后循序攻读。

二、由博返约，提要钩玄

杨继荪经常引用章太炎的一句话："不通国学，无益于医学。"《医学入门》亦谓"盖医出于儒"。要求学生注重文学修养，博览群书，并列举了如皇甫谧、孙思邈、张景岳、王履、柯韵伯等历代医家通晓百家学说，工诗善文，博学多才的事例。主张在专攻一门学问的同时，对于其他学问也要有较广泛的涉猎。杨继荪不仅专长医术，对"四书""五经"，诸子文学皆有浏览，对金石书画亦颇有研究，诊余之暇，常勤于书画，挥毫惟妙挺秀。但他又告诫学生，一个人的精力毕竟有限，读书固然要"博览"，同时还要能"善择"。分清哪些书要"终身诵读"；哪些书要"一一寻究，得其要领"；哪些书只要"观其大意"就行了。一个医生应该经过奠基—博览—专精这样一个学习过程。在博的基础上求精，由博返约。如摆不好"博"与"精"的关系，结果可能会落个"杂"，或"陋"。在古文学习方面，杨继荪推荐学生阅读《古文观止》及一些修辞学，在医学经典学习方面，首推《内经》，但《内经》传世久远，其内容真伪不一，文字正讹难辨。历代名贤，递相研索，疏注颇多。初学医者宜选王冰注释今本，择其主要篇文熟读牢记。对《伤寒论》《金匮要略》，作为临床学家的杨继荪则推崇备至，要求每位临床医生均应精研细读。对于温病学名著，如叶天士的《温热论》，薛生白的《湿热病篇》，吴鞠通的《温病条辨》，王孟英的《温热经纬》，因其在临床医学中均占有重要的地位，具有较高的实用价值，尤其是浙、沪、江、皖地处江南水乡，患温热病和湿热病之概率较北方多得多，故杨氏将他们均列为必须熟读之书，而且要求反复思考推敲。其他诸如金元四大家的学说著作以及近代注本、医案等亦应有所浏览。在学习方法上，对需要精读的经典著作，应当提要领、钩主旨，掌握全书的主要内容和精神实质，通过做笔记加强理解，加强印象、记忆，做到勤钻结合。杨继荪强调说："学习上最忌一曝十寒。"只要有锲而不舍的精神，专心致志，持之以恒，就会由量的积累到质的变化。到用时便会有"茅塞顿开""豁然开朗"的感觉了。

三、学以致用，躬行实践

明代初年的林鸿曾有诗说："古人既已死，古道存遗书，一语不能践，万卷徒空虚。"我们学习古典医籍的目的，就是要通过读书获得"间接经验"，再通过实践获得"直接经验"。读医书之所以重要，是为了指导临床实践。要用"学习—实践—再学习—再实践"的方法。杨继荪在给学生讲述暑温时，列举了石家庄首创治疗流行性乙型脑炎的经验，然石家庄地势干燥，而浙江嘉兴、海盐一带流行性乙型脑炎流行，由于江南地势低洼多湿，每易暑温夹湿，治疗上除清泄暑热外，还当因地制宜，不要忽视芳香化湿的一面。杨继荪常告诫说，临床症情复杂多变，不能按图索骥，加减变化，在所必须。他所用的方药，都是经过多年临床实践反复推敲所得，往往经方、验方、效方参照合用，或取其意而易其药。杨继荪临证常用桑菊饮或麻杏石甘汤治疗支气管炎痰热咳嗽、气喘痰多乏效的病例。他说："采用清泄肺热、宣通肺气的法则是对的，关键是方中清热解毒药不够，要记住热清则咳止的原理。"果然在加用了鱼腥草、黄芩、野荞麦根、重楼等清热解毒药后获效。又如在治疗因长期大量使用广谱抗生素所致菌群失调引起的泄泻患者，曾用葛根、芩、连等乏效，杨继荪根据其泄泻起始时间、病程较长、虚实夹杂的证候，运用扶正祛邪，以参苓白术合香连之意而治愈。再如杨继荪在湿温诊治方面亦有自己独特见解。他认为三仁汤宣化淡渗，用来治疗湿遏卫气、内外合邪，显得治里有余，而辛表不足。《温病条辨》强调湿化热消、湿去热孤，但当湿中夹有时邪，仍宜加苦辛清热之药，临床用之颇多效验。

四、相互借鉴，发挥优势

杨继荪认为现代医学的生物化学、影像学、细胞学、组织学等先进检测方法，以前无法诊断的疾病得以确诊，从而可以得到早期或有效的治疗。如无症状肝炎、肾炎、心肌炎的诊断，消化道患者的内镜检查，病理切片；以及 X 线、CT、B 超和多普勒超声图等检查结果，均可参作中医临床诊断。作为中医诊断学的延伸，要善于将现代医学的微观世界与传统医学的整体观念结合起来。中医和西医，在理论方面截然不同，然诊治的对象均是患者、必有相通之处、可以互相借鉴。如杨继荪根据肺心病患者血液流变学甲皱微循环等实验室测定结果，以及唇甲而色青紫、舌下瘀筋明显等以表明血液黏滞度增高的征象，在治疗肺心病急性发作期或缓解期均辅以活血祛瘀药以改善心肺循环，提高了疗效。又如杨继荪根据一位"胃肠蛋白丢失综合征"罕见病例的胃镜报告及长期低蛋白血症，依赖每周输白蛋白和用益气养血、滋阴利水法乏效的病情，采用中医辨证施治和西医抑制腺体分泌的理论相结合的方法，运用益气敛塞法，用药一月余，使总蛋白明显升高，缓解了病情。所以杨继荪说："我们的辨证思路，有时可以吸收、借鉴现代医学的理论，博采众长，发挥中医优势，增强疗效。"

五、承前启后，不断开拓

荀子《劝学篇》中说："青出之蓝而青于蓝；冰水为之而寒于水。"东汉王充概括成："青出于蓝而胜于蓝。"杨继荪说："继承的目的在于发扬。中医药学要在不断的创新与发展中提高疗效,显示其强大的生命力。对于用先进的科学方法研究出来的确有实效的方药,尽管有些似乎难以用经典理论解释,仍应给予足够的重视。""千方易得,一效难求",而今有许多药物在运用中已有新的含义。如苍耳子、蝉衣抗过敏;槟榔、雷丸用于因对蛔虫卵过敏引起的哮喘;浮萍、地肤子、荆芥用于嗜酸性细胞增多症;杜仲、葛根用于冠心病扩张冠状动脉,增加血流量;大剂量白芍用于加快心率等。临床上在辨证的基础上参照选用相应的药物,有时能获得意想不到的疗效。故杨继荪要学生尽可能多阅览近代著作、杂志等文献,多探讨,更新知识,广开思源。杨继荪还主张中药的剂型改革,使中药能多途径给药,让中药能从各个角度、多方位地供临床医生选用,发挥所有的作用。

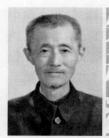

朱承汉

（1917—1990）

朱承汉（1917—1990），字渠深，浙江湖州市人，是湖州四大名医之一，是湖州市中医院的创始人之一。他出生于中医世家，14 岁即随其父朱子文（民国初期湖城名医）学习中医。1934 年浙江省中医专科学校，毕业后挂牌执业。在行医生涯中致力于中医的学术研究及教育事业的发展。历任《吴兴医药月刊》学术编辑、主编，"吴兴中医工会"常务理事。在 20 世纪 40 年代已是湖城中医界年轻一代杰出的代表人物。

中华人民共和国成立后，积极走中医集体化道路，事先组织东街联合诊所，任主任。1957 年湖州联合中医院成立，他担任副院长，主管业务，兢兢业业，使医院业务水平不断提高。1981 年经浙江省人民政府批准，聘为主任中医师，1984 年退居二线，任顾问。

他经验丰富，医术高超，注重中医理论与临床实践相结合，注意四诊八纲，辨证论治，理法方药条理清晰，几十年如一日，尤其是在妇科疾病的诊治造诣颇深。长期承担湖州兄弟医院疑难病会诊重任，由于辨证精当，疗效卓著，深受好评。

他既是深孚众望的名医，又是人人敬重的师长。青年时代起就致力于中医教育工作，在教坛辛勤耕耘，为中医界培养了一批批人才，积累了宝贵的教学经验。

自 1948 年至 20 世纪 80 年代末 50 年中，办过晨班、夜班、半工半读学徒班多期；20 世纪 70 年代在"西学中"热潮中，先后为各大西医院、部队医院 7 期"西学中班"任教；带 3 年制中医学徒班、5 年制大专班两届；1980 年任省中医进修学校校长，先后开办了十三期各类中医药进修班。他亲自制订教学计划，教学大纲，及经典著作的主讲，全省范围内几百名各市选送的青干力量都深受教益。

朱承汉晚年体弱多病，但仍才思敏捷，记忆力惊人，虽年逾古稀，还致力于学问及科研创新实践。20 世纪 70 年代后撰写论著达 40 多篇，有 30 余万字。《伤寒论方在妇科的应用》等 9 篇在省级医刊发表,《伤寒论六经证治钩玄》在全国中医学术研讨会上交流。主持编著《中医妇科》《农村实用中医知识》。编写完成湖州中医院《老中医经验汇编》《湖州十家医案》;在 20 世纪 80 年代《医方类聚》校点工作中担任了主审定稿的重任,该书荣获国家科技奖二等奖。1983 年又被浙江省卫生厅列为浙江省名老中医,他亲自带领参与"朱承汉老中医治疗月经不调·专家系统"电脑软件的医理设计和临床论证通过了省级鉴定,为探索中医学术向现代化发展进行了有益的尝试。

自 20 世纪 50 年代起,朱承汉历任湖州市人民代表大会代表、湖州政协委员、湖州市政协副主席、中国农工民主党湖州市委员会主任委员、湖州市中医学会副会长。1960 年 7 月曾出席各民主党派中央、全国工商联扩大会议,在京接受毛泽东、刘少奇、周恩来、朱德等中央领导的接见。在十一届三中全会以后多次被评为浙江省先进工作者、劳动模范,先进事迹在《健康报》《浙江日报》《湖州日报》及省、市人民广播电台多次宣传报道。于 1984 年加入了中国共产党。

但他不满足已取得的成绩,常感叹"报国之日愈短,报国之心倍切",为振兴和发展中医事业贡献了毕生精力。

一、家学渊源,名师指点

朱承汉,1917 年出生在湖城一户书香之家。自幼天资聪颖,勤奋好学,其父朱之文是民国初期誉满湖城的名医之一。朱承汉热心于中医事业,致力于中医学术的发扬和提高,1912 年与湖城名医傅稚云、张禹九、宋鞠舫等发起成立"吴兴医学会",并历任理事监事、主席等职。对儿子的培养更是精心备至,14 岁即令其学习中医,跟随学问极深的宋鞠舫学习中医理论,从《药性赋》《汤头歌诀》到《内经》《伤寒》、温病、《古文观止》、唐诗宋词,从泛读到精读,勤奋钻研。翌年,他参加了吴兴县中医学徒统一考试,成绩名列第一。1934 年秋,又以优异成绩,直接考入了浙江中医专门学校三年级,通过两年的系统理论学习,更开阔了视野。朱承汉毕业回湖州后与同学吴仲馨、方强嗣等青年中医成立了"国医研究社",并在《吴兴医药月刊》担任学术编辑、主编,刊物办得生动活泼,有严谨的学术论文,又有新颖活泼的专题讨论,从风趣幽默的"快活林"到通俗易懂的中医小知识,深受医界和民众的欢迎。

良好的家庭教育,出类拔萃的能力,使他迅速脱颖而出,被推选为"吴兴中医公会"常务理事。在国民党统治时期,曾几度有反对中医,取消、诋毁中医的声音,为此,朱承汉与同道们数度向国民政府请愿、抗争,真可谓是在夹缝中求生存,难能可贵。

二、辛勤耕耘,杏林春满

儒雅清癯的朱承汉既是一代名医,又是一位资深的教育家,他自 20 世纪 40 年代起就承担起医学教育工作,对中医的热爱达到了忘我的境界。他的敬业精神影响了一代又一代的中医人。

常言说名师出高徒,朱承汉医教生涯 50 余年,门下授徒有 17 人,随后大多成为中医高级人才,声望极高。早年的学生姜琦、陆拯现如今都是享受国务院津贴的中医专家。姜琦担任湖州市中医院院长多年,是省级名老中医,为医院的生存发展尽心尽力;陆拯调去浙江省中医研究所后,致力于学问,历任浙江中医杂志社主编兼社长,20 世纪 90 年代就被评为浙江省名中医和国家级名中医。出版学术专著 20 多部,先后获国家部、省级等科技成果奖和优秀图书奖 10 项(其中一等奖 4 项,二等奖 2 项,三等奖 2 项,中国图书奖 1 项,优秀奖 1 项)。

朱承汉有丰富的教学经验,他刻意培养学生的讲课能力,推荐学生去"农村赤脚医生培训班""工人医学培训班"去讲课,姜琦就是这样走上讲台的。记得当年省里委托医院办"浙江省中医进修学校",朱承汉任院长,他为请教师、培养师资队伍呕心沥血。朱承汉在病榻前组织起草了院志编修工作计划,提出了编纂提纲、篇目、目录,并研究志书篇目和内容的调整取舍。由于年代久远,相隔 30 多年,很多事已依稀模糊,朱承汉一丝不苟,嘱姜琦多次组织老职工座谈,获取第一手资料。1989 年医院配合《湖州市卫生志》的修志任务,开始编写《湖州市中医院院志》,这项工作自然落在老前辈身上。那时朱承汉身体羸弱,数度重症肺炎,严重的喘证摧毁了健康,他不能胜任繁重的门诊工作,但教育传承一日也不停歇。他撰写论文,修改整理医案,为学生选课题,为专辑定稿校注等。当接受了编写院志并担任顾问一职时,非常兴奋地说:"我们是亲历者,责无旁贷,老辈、过来人有责任向青年人交代我们的创业史,要让一代一代的中医人知道医院从初创到发展到如今,一步步走来的不容易,从而更爱医院。我年老体弱,时间已不多,所以要抓紧时间。"他是这样说的,也是这样做的。

1984 年初,在朱承汉亲自主持下,湖州市中医院新开设了中医妇科室,运用中医中药治疗妇科疾病,独具特色。1985 年,湖州市中医院开设中医妇科独立病房,用中医药进行临床观察与治疗,中医药治疗率达 95% 以上。这也是该院"继承工作计划"中第一项要做的事。

朱承汉善于在保持中医特色基础上,不断创新。1985 年 1 月,浙江省中医药研究所和朱承汉协作应用电脑研制月经不调专家系统。根据朱承汉初拟的医理设计方案,青年医生收集了他 1978 年大量月经不调门诊病例。后再由朱承汉亲自参与医理设计实施方案的制定。在临床验证阶段,朱承汉坚持每日下午门诊,晚上审批电脑处方,提出修改意见,要求对所有电脑门诊患者去信随访,评定疗效。1987年1月,由浙江中医学院专家组成的课题评审组来院,对此专家系统和月经不调电脑门诊进行审议,给予了高度评价,此软件被推广到浙江省其他中医院使用,受到好评。

1988年浙江省中医管理局决定整理和编写《医林荟萃·朱承汉专辑》,系统介绍朱承汉行医50余年的主要学术建树和临证经验,作为内部学术交流。《医林荟萃·朱承汉专辑》收集了朱承汉20世纪30年代发表在《吴兴医药月刊》上的《火之面面观》一文,归纳其学术观点后整理成《诊治外感热病十二字纲要》,放在专题论著首篇。在朱承汉指导下整理的《运用升降法治眩晕》《月经不调分型施治》均载入专题论著,并将血证、高血压症、带下病、不孕症、崩漏(合写)载入诊治经验选介中,收集整理的70余例医案收载入医案选编中。朱承汉对所选医案都仔细推敲,看有无出入,所写文字也反复修改。

朱承汉精于医术,诚于医德,对患者常怀有一颗慈爱之心。1982年7月,一位86岁高龄卢姓老妪患者求诊,5日前,因突然腹泻,神志不清,住院急诊治疗后泻止,神志转清,当日下午自动出院。顷诊:嗜睡蜷卧,自汗,四肢不温,小腹胀,不知饥饿,小便尚调,舌尖红苔薄黄,口干,脉迟(38次/分),间有结脉。既往有心脏病史。朱承汉分析,老人年逾古稀,真阳已衰,泻后阳气微弱,津液内竭,救阴与固脱若有偏废,必致阴竭阳脱。此病在少阴,回其阳则津能自生。遂用四逆加人参汤主之,先只开了1剂药。朱承汉嘱咐学生第二日再去看望一下。次日上午,学生前往病家随访,只见老太太服药后,四肢转温,神色略振,脉舌如前。回医院告知朱承汉,嘱原方继服3剂,后用参汤调养,日渐康复。

有一次出诊,患者曾反复流产多次,此次受孕后因见红待家。诊毕,朱承汉抬头瞧见墙头有一铁钉,即叮嘱患者不要上去挂镜框,以防流产。一些疾病发生常与日常小事,生活方式有关。朱承汉一句温馨交代,亦有防病于未然之意。

【学术思想】

一、通晓藏象,阐发机制

脏腑学说,古籍称之为"藏象",它是我国古代医家在生活实践,医疗实践和解剖认识三方面知识基础上建立起来的一门学说。它的形成深受古代哲学思想的影响,中医学用于阐发人体生理、病理机制,作为临床辨证论治的主要理论基础,并对临床各科的医疗实践起指导作用,历代医家都加于认真的钻研和广泛的运用。

朱承汉在脏腑学说方面具有精深的理论造诣和娴熟的辨证技术。他引用明代医家楼英在《医学纲目》中所云："诊病者,必先分别气血、表里、上下、脏腑之分野,以知受病的所在。"强调了学习脏腑学说的重要意义。他要求后学者应熟练掌握各个脏腑的不同病理性症状,因为这是确定病变部位的主要依据。在辨明属于何脏腑之后,必须同时应用八纲、气血、病因辨证,才能辨明脏腑阴阳、气血变化的性质和邪正盛衰的关系。他认为辨证必须从整体初发,不仅考虑一脏一腑的病理变化,还必须考虑脏腑相互关系和相互影响,才能全面地了解疾病地发展和演变,确定正确地治疗方法。阴阳、表里、寒热、虚实往往错综交错并互相转化。因此,对于脏腑辨证,应从动态中去观察它的演变和发展,不能静止孤立地对待。朱承汉的临床经验总结,如《治咳八法》《升降相因治眩晕》等,体现了这些观点。

朱承汉在系统研究古代藏象理论的基础上,对五脏生理病理有许多精辟的见解。例如肺主气和主宣发肃降的功能,都是以阴血为基础物质,以阳气为活动动力,各自发挥其胜利功能。然而历代医学著作中很少有肺阳之说。他认为,从肺的生理病理及辨证施治的实际情况来看,肺阳与肺气,既有联系又有区别,在临床诊治有关肺系病证中,更应分别对待。《永类钤方》的补肺汤,用人参、黄芪、熟地、五味子、紫菀、桑白皮补益肺气,治肺气不足,咳嗽短气,倦怠懒言,声音低怯。《证治准绳》中的温肺汤,用人参、钟乳石、制半夏、肉桂、橘红、炮姜、木香、炙甘草,治肺劳虚寒、心腹冷痛、胸胁逆满。肺阳的生理病理是客观存在的。不过依据《素问·阴阳应象大论篇》中"阳化气"的理论,"气属阳"就以肺气代替了肺阳的作用。他从肺阳与主气、宣发、肃降三方面的关系,探讨了肺阳的生理病理。"肺开窍于鼻""清阳出于上窍"。肺阳能调节由肺吸入之清气,以适应人体技能的需要,并能防御四时不正之气的侵袭。同时肺阳足,阳化气,肺才能行使其治理调节全身气血运行的功用。后世医家依据"心为君主之官""肺为相傅之官"的理论,常以心肺之阳相提并论。一旦心肺之阳被郁,则可见"胸前痹痛,兼见痛而彻背者"。"清阳发腠理",肺宣发于体表的卫阳之气,是肺阳温煦功能的表现。肺阳虚弱、卫表不固可见无汗、自汗等卫阳虚证。"五脏阳以竭"是水肿病的基本原理。可见肺阳与心、肝、脾、肾阳气并存。按照"肺为水之上源"的理论,肺之肃降失职引起的水肿病,乃肺阳不足或肺阳被郁的病变。

脾胃为后天之本,气血生化之源。历代医家十分重视脾胃在人体生理病理中的重要意义。胃主受纳,脾主运化,"脾为胃行其津液",共同完成饮食物的消化吸收及其精微质的输布。脾气主升,胃气主降,相反相成;脾属阴喜燥恶湿,胃属阳喜润恶燥,燥湿相济、阴阳相合,方能完成饮食物的转化过程。先贤李东垣论脾胃,强调脾气升发一面,所制补中益气、调中益气等方,用参、芪以补益中气,二术以温阳燥湿,升、柴以升提下陷之阳,陈皮、木香理中宫之气滞。而叶天士论脾胃,强调胃气和降一面,所创养胃阴之法,不用辛开苦降、苦寒下夺之品,而用沙参、麦冬、玉竹、甘草等甘平或甘凉濡润以滋养胃阴,使津液来复,胃气自安。朱承汉认为脾胃之病,虚实寒热,宜燥宜润,固当详辨,但临床所见脾胃同病者甚多。他总结归纳了治疗脾胃同病七种证型:① 脾胃不和,用香砂六君子汤之类调和脾胃。② 脾胃湿热,用茵陈蒿汤、四苓散之类清热利湿。③ 脾胃虚弱,用参苓白术散之类补益脾胃,气虚下陷者用补中益气汤升阳举陷。④ 脾胃虚寒,用附子理中汤之类温中祛寒。⑤ 脾虚胃实,轻证用香砂枳术丸、大安丸之类,重症用枳实消痞散之类健脾和胃化积。⑥ 脾寒胃热,用干姜黄芩黄连人参汤之类寒热平调,温脾清胃。⑦ 胃强脾弱,脾不为胃行其津液,用麻子仁丸之类润肠通便。

二、熟谙旧说,融汇新知

朱承汉临床诊病,不仅具有精深的理论和高超的技术,而且十分注意知识更新,不断吸收现代医学理论知识,取人之长,补己不足。早在 20 世纪 30 年代,他在《火之面面观》一文中,深入探讨了火之概念、生理、病理、临床表现、火与发热的异同点以及泻火、补火、升阳散火诸法的应用。他分析了《内经》病机十九条中属火者五条的病理机制,认为以热所致"瞀瘛"而"狂越",则为毒血症,"诸逆冲上"为上部充血,"暴注下血"为肠炎,"站慄动摇"为毒素分解,发生刺激之症,"谵语昏迷"为毒素充积脑神经之征。

20 世纪 70 年代,在他编写的脏腑学说讲稿中,认为心气与心血是心脏活动的基础物质。心阴与心阳是心脏生理功能中相互对立而又统一的运动状态,两者之间既有联系又有区别。正常情况下的生理活动,其中心气与心阳具有使心搏动、温运血脉推动气血在脉管内运行,促使精神意识和思维活动处于兴奋状态的作用;心血与心阴,具有濡养心脏本身和血脉的作用,并使心脏不至于过速的搏动,人的精神不至于兴奋过度,即是对心气与心阳有相对的制约性。心就是以心阴与心阳、心气与心血之间的矛盾运动,而维持正常的心律、心率和血液循环。在脏气虚弱、外邪入侵、情志内伤等因素影响下,导致这一对矛盾运动的失调,即是引起心悸、心区痛、脉结代等心病主要脉症的根本原因。

朱承汉临床诊病,不仅在分析生理病理机制时能吸收现代医学理论知识使之融会贯通,而且在处方用药时也能以中药长期疗效观察与西药化学成分药理研究相结合,从而提高了临床疗效。他在总结自己《治疗病毒性肝炎临床体会》一文中说,西医认为本病系全身性感染,而以肝脏为主要侵袭的脏器,它的发生、发展同人体的免疫状态与反应性密切相关。中医同样认为本病存在邪和正两个方面。急性肝炎,多数是邪气盛而正气不虚,故祛邪可以安正。慢性肝炎,正气虚而邪气留恋不解，必须扶正祛邪，才能达到邪去正复的治疗目的。如茵陈蒿、金钱草、大黄、岩柏草、栀子、黄芩、黄柏、青蒿、海金砂等药有利湿退黄功效，药理研究证明有促进胆汁分泌作用；垂盆草、田基黄、龙胆草、大青叶等有清热解毒功用。药理研究有降低谷丙转氨酶作用，还有活血化瘀药，药理研究证实有改善血液循环，减轻炎症及渗出，以及促进肝细胞再生等作用。所以以上几类药物目前广泛应用于慢性肝炎、肝硬化、重症肝炎等。朱承汉曾应某部队医院会诊一位患病毒性肝炎住院 70 多日，黄疸持续不退，午后发热，皮肤有出血点，肝功能有明显损害的患者。经采用清热利湿、泻火解毒为主配合凉血散邪，方选茵陈蒿汤合黄连解毒汤加生地、生甘草、赤芍、牡丹皮。其中重用生地至 30 克、生甘草为 15 克。因生地、甘草有益阴生津，凉血清火能调整机体的免疫功能。服药 5 剂，症状减轻，续服 28 剂，黄疸退净，谷丙转氨酶降至正常范围。这一案例生动体现了中西医药有机的结合的思想。

三、辨证识病，重视脉证

《伤寒论》是中医学理法方药俱备的第一部典籍，为辨证论治奠定了基础。朱承汉对《伤寒论》一书素有深刻研究。他认为，《伤寒论》六经证治原条文的主要内容及六经证治规律，主要体现在辨证与辨病，内因与外因，知常与达变，现象与本质四个方面。《伤寒论》六经证治每一篇都以六经病为提纲，从而辨证论治，选方用药，不仅着重辨病，同时结合辨证。只有把辨病与辨证结合起来，才能较全面地掌握六经证治规律。他指出：原书按太阳等六经病名，以顺序列为《辨太阳病脉证并治上》等八篇。每篇以分析某经病的脉象与症状，作为识别和判断，确定某种性质的证，谓之"辨"，根据辨证的结果，采用与证候相适应的治法和主治方药，称为"并治"。顾名思义，这是原书的主要精神，也是它论述六经证治的特点。原书是一部条文式的临床札记著作，见何证用何证方药，随证加减，主次分明，缓急有序，并以"观其脉证，知犯何逆，随证治之"为证治准则。

朱承汉临床诊治疾病，十分重视脉证。他经常告诫学生，临诊看病以"主症用主药，主病用主方，随证加减"。只有证型明确、主次分明，药证相当，才能取得显著的疗效。

四、审证求因，明确病位

朱承汉在辨证施治过程中，十分重视审证求因，先明病位。对诊治外感热病，他提出了"审表里、辨寒热、视邪正、定温清"十二字纲要，执简驭繁，有效地指导临床实践。他引用《素问·阴阳应象大论篇》"外内之应，皆有表里"，认为伤寒用六经辨证，温病用卫气营血辨证、三焦辨证。按八纲表里辨证均可统一起来。

外感热病,其邪大都从外感受,因此从疾病转变而论,初病在表,继而入里,但亦有病邪直接入里或自里而发,而早期出现里证。如在温病发病类型中有先见表证的新感温病(风温、冬温、秋燥)、先见里证的伏邪温病(春温、伏暑)、表里证同时出现的新感引动伏邪等。在伤寒发病类型中,太阳病先见表证,阳明病先见里证,太少两感则表里证同时出现。治疗外感热病,首先要确定表里层次,才能确定相应的治法。他还强调审表里时不能拘泥于"有一分恶,就有一分表证"之说,而妄用解表药。若热壅于里,不能畅达于表,或里热表盛表已虚也可见到恶寒,就不属表证范畴。对内科杂病,朱承汉则根据五脏不同病理症状,来确定病变部位所在。对秉求复杂病证要从整体观念出发,不仅考虑一脏一腑的病理变化,还必须考虑脏腑相互关系和影响。依据主症结合兼症进行辨证,例如对咳嗽一证,朱承汉认为必须抓住各种类型属性,进行分析、比较,主要鉴别在于热的有无,口渴与否,痰白与痰黄,有否胸痛,咽干与不干,咳声重浊与洪亮,苔腻与舌红,以及脉象的变化。其次,咳嗽在整个病程中常伴有其他兼证,临床还应结合兼证辨证用药。

五、虚实辨证,区分经纬

在疾病发生发展的过程中,邪正的消长盛衰,可以产生虚实两种证候。但病机的虚与实,都只是相对的而不是绝对的,因而由实转虚,因虚致实,虚实夹杂常常是疾病发展过程中必然趋势。朱承汉总结多年虚实辨证的经验,提出应权衡虚实双方的情况,根据临床症状、舌象、脉象三者的变化而确定相应的补泻方法。如为二虚一实先治其虚兼顾其实,二实一虚先治其实兼顾其虚,若为虚实参半,则虚实并治。例如他治疗痞满(胃下垂)证时,临床表现以实为主,投以保和汤、小承气汤、枳实导滞丸等消积导滞,疏通腑气;以虚为主,投以补中益气汤酌加益母草、杜仲、桑寄生升托匡扶中气。若虚实参半,则以枳实消痞散健脾和胃、消痞去积。朱承汉临床辨证,虚实分明,补泻主次恰当,临床所用屡获卓效。

六、以法选方,讲究效用

朱承汉临床处方用药遵循"以法选方"的原则,善用成方。但"千方易得,一效难求",他十分注重实践的经验积累,讲求实效。认为"辨证立法,以法选方""有是证即用是药",可以加强辨证用药的针对性。先贤遗留之成方经临床千锤百炼。只要应用时做到"药证相符",投之每可获得满意的效果。但又应"师其法而不泥其方",在原方基础上随证加减变化,以取得良好的疗效为准则。朱承汉以《伤寒论》桂枝汤等七类经方广泛治疗妇科经带胎产诸证可作为范例。

从 20 世纪 70 年代起,以他的临证见解,建立了月经不调分型施治规律,采用脏腑、八纲、病因等辨证法则,将临床所表现月经不调证候分为寒客胞宫等十个型,自拟散寒调经汤等十首主方,分型施治。这十首主方大都是在前人验方的基础上,结合自己的临证经验加减变化而成。例如阴虚血热型主方之养阴调经汤,就是采用《医学入门》中固经丸加地骨皮、生地、女贞子、墨旱莲等药而成。其主治阴虚血热所致的月经过多、经期延长,并各随证加减。若月经先期量少经期不延,主方去龟板、椿根皮,加当归炭、炒阿胶;若月经后期量少,主方去椿根皮,加玄参、麦冬、炒阿胶;若兼小腹胀痛,舌质紫黯,主方去龟板、椿根皮,加赤芍、失笑散:若兼气短懒言,舌质淡胖,主方去香附、地骨皮,加党参、黄芪、甘草。从辨证、立法、选方、用药各个环节上,探索一整套临床辨证施治规律,发挥成方效用。

【临证经验】

一、血证

内科血证是咳血、吐血、衄血、便血、尿血之总称。可包括现代医学中呼吸、消化、泌尿、循环、血液等多系统的出血性疾病。朱承汉诊治本病,积有丰富经验,初步可归纳为下列几个方面。

(一)虚实为纲

朱承汉认为血证所呈现的证候不外虚实两端,故可用八纲辨证为血证辨证论治的基本纲领,结合脏腑辨证、病因辨证而审证求因。

1. 以脏腑分虚实 血证中的吐血、便血,病位在脾胃。脾胃同居中焦,脾喜燥恶湿,其性阴,胃喜润恶燥,其性阳,血证之因于脾胃病变者,前者以虚寒理便血为多见,后者以实热型吐血、瘀血为多见。再如心属火,位居上焦,其性阳;肾属水,位居下焦,其性阴;心火偏亢,迫血妄行导致瘀血、尿血多属实热证;肾水不足,阴虚火旺所致得衄血、尿血多属虚热证。故朱承汉提倡按出血部位,结合脏腑辨证,以区分虚实,进行诊治。

2. 以病机分虚实 血证丙级不外火热、气虚二大类,尤以火热迫血妄行者为多见。火热致病亦有虚实之分,凡血色现红,出血多者为实热,多伴口干味苦、苔黄糙、舌尖红,脉浮洪带数;出血少者为虚热,多伴口干咽燥,苔光剥、舌质红,脉细带数。由气虚损络所致得血证,属虚证,血色淡而量多,持续时间长,舌苔多薄燥或白,舌质淡胖,脉象多濡数。以上二类病机引起的血证均可由于血溢络外,或与热相结,或为气所阻,蓄积而为瘀血,妨碍新血归经而致出血不止,故瘀血又为血证常见的第二病因,以出血伴有局部疼痛为主要诊断依据。血色黯常成块状,舌质紫黯边有瘀点,脉涩。其中瘀热相结者为实,阴虚或气虚挟瘀者多虚实相兼。

不论何种原因引起的血证,若久延不已,或大量出血,多数变生气不能摄血,此当辨之于脉。凡血证脉象虚大而乱或微细无力为气随血脱之先兆,其时阴阳不相维系,营气涣散,最为危险。

(二) 分证施治

血证治疗主要根据出血部位分别施治。

1. **鼻衄** 肝藏血上行清道,肺主气开窍于鼻。肝气升发太过,血溢鼻道而为鼻衄,治用牡丹皮、栀子、桑叶、青黛等清肝凉血;若因阴虚火动者可用知柏地黄汤滋阴降火。肺内积热或热邪犯肺,上循清窍而致鼻衄,治用桑叶、黄芩、甘菊、白茅根等清泄肺热。若阴伤燥热者,以喻氏清燥救肺汤加减。但温病鼻衄为伏邪外达,切忌用仙鹤草、茜草炭、藕节炭等止血药,以免留邪为患。若温邪入营,鼻衄如注,可用犀角尖、玄参、鲜生地清营凉血。

2. **目衄** 肝开窍于目,白睛属肺经,若肝阴不足、肝火偏亢者,选用夏枯草、决明子、牡丹皮、栀子、桑叶、生地、赤芍、白芍、制女贞子、墨旱莲益阴清肝凉血。若因高血压引起眼底出血者,可加用小蓟 30 克,取降压凉血正血之效。若因外感风热者,治用桑叶、甘菊、银翘散等辛凉宣肺清热。

3. **齿衄** 齿为骨之余(属肾),龈属胃络,齿衄大多肾虚胃热,习用玉女煎为基本方施治。方中石膏、知母清肺胃之火,治阳明气火有余之证;熟地、麦冬滋肝肾之阴,寓壮水制火之意,牛膝导热引血下行以降上炎之火而止外溢之血,根据临床表现不同,随证加减。若木火上炎加黄芩;真阴不足加制女贞子、墨旱莲;相火妄动加肉桂引火归源;若出血量多,酌加十灰散、白茅根凉血止血。

4. **舌衄** 心开窍于舌,舌衄者大多为心火上炎,可用导赤散合十灰散清心泻火,若因阴虚火旺者可用黄连阿胶汤滋阴降火。

5. **肌衄** "脾主四肢""阳明主肌肉",肌衄多数属脾阴不足,胃热有余,习用玉女煎加党参、东白芍清胃益脾。若因脾失统血而致肌衄,或兼齿衄,治宜益气摄血,以归脾汤加减。由原发性血小板减少引起的肌衄、齿衄,均可加紫珠草 30 克,红枣 6 枚,制女贞子、墨旱莲各 15 克,以提高血小板凝血机制。

6. **咳血** 对于单纯性支气管扩张咯血,多数属于肝火犯肺,习用朱丹溪止咳血方加减施治。方用青黛、栀子清肝泻火,瓜蒌仁顺气宽胸,海浮石清肺化痰,诃子肉收敛浮散之肺气而宁络。若出血量多、势猛,加代赭石镇肝降逆。缓解期用二至丸、琼玉膏继续治疗 3～6 个月,有稳定病情、抗咳血复发之效。

若因肺结核致咳血者,可在朱丹溪止咳血方中加用黄芩、丹参、百部(肺痨验方,见上海中医学院编《方剂手册》)清肺化痰,沙参、麦冬、阿胶滋养肺阴,血止后侧重于滋水固金,以肺痨验方、百合固金汤加减施治。

7. **吐血** 吐血病位在胃,亦有寒热之分,其因于热者,多数因燥热蕴结胃肠,化火扰动阳络所致。治以泄热泻火,用三黄泻心汤加减;若属于阴虚瘀热,用犀角地黄汤并参三七末调服。至于呕血多因肝火冲激犯胃,其势猛急,方用旋覆代赭汤去生姜、半夏,加龙胆草、栀子、黄芩、生地降逆清肝泻火,配伍芍药甘草汤以缓肝急。吐血其因于寒者,多因素体脾胃虚寒,或吐血量多日久邪从寒化,若出血过多出现虚脱时,可服独参汤以益气摄血,继用归脾汤调治,取"阴血生于阳气"耳。若脾胃通病,胃热脾寒而致吐血不止者,可用《金匮要略》侧柏叶汤加减;若内有瘀血,出血不止,挟有血块者,不论寒证、热证均可酌加三七粉、白及粉、大黄粉用凉开水调服,取其化瘀止血之效。

总之,治吐血(上消化道出血)要掌握以下几点:① 化瘀止血,血止不留瘀。② 益气摄血,血得归经。③ 泄肝清火,使血循常道。④ 固护胃气,以防寒凉伤中。

8. 便血　便血虽有脾胃虚寒与大肠湿热之分,从内科杂病而言,远血以脾胃虚寒最为多见,或脾虚兼有大肠湿热,血渗肠道,随大便而下。若因脾虚气寒,统血无力,症见便色紫黯,或色乌黑如柏油样,腹痛隐隐,神疲懒言,舌质胖,脉细弱,习用黄土汤健脾温中,养血止血;若因大肠湿热者,可用槐花散(《本事方》)加减,或赤小豆当归散(《金匮要略》)加味。

9. 尿血　尿血证,多由热蓄于肾与膀胱,伤及血络所致。根据"热在下焦者,则尿血"(《金匮要略·五脏风寒积聚病脉证并治》)机制,结合西医辨病,运用清热凉血、滋阴清热、清热渗湿等法治之,寓清热以泄邪,滋阴以扶正。

急性肾小球肾炎以血尿为主症者多,由湿火(热)下注,伤及肾与膀胱之络,常用黄芩、黄柏、栀子清热燥湿泻火,牡丹皮、赤芍、生地滋阴凉血散邪,铁苋、地锦草清热凉血。慢性局灶性肾炎以血尿为主诉症状时,大多伴有慢性咽炎,采用下病治上法,用参麦地黄汤加铁苋、地锦草、白茅根、黄芩清热凉血。慢性肾小球肾炎普通型,症见腰痛、头昏、肢倦,尿检有红细胞,病程较长,迁延难愈,用益肾清热凉血化瘀法,以失笑散为基本方,加赤芍、牡丹皮、丹参、黄芩、铁苋、地锦草、川续断、生地、墨旱莲等。慢性肾盂肾炎,症见腰酸、小便短数,尿涩而热,尿检有红细胞、脓细胞,属阴虚湿热稽留,治疗用猪苓汤、知柏地黄汤加铁苋、黄芩、金银花、野菊。肾结核以血尿为主诉症状时,大多属肾阴亏耗,虚热灼伤络脉,宗知柏地黄丸、二至丸方药组成,加黄芩、丹参、百部作为煎剂,滋阴降火。尿路结石所致的尿血,乃湿热久蕴,煎熬尿液成结石,砂石移动损伤脉络所致。在急性发作期,以小蓟饮子为主方,加石韦、金钱草、白茅根;在慢性迁延期,以补益肾阴、清热通淋为法。用知柏地黄汤合大补阴丸为基本方,若兼为脾虚气弱见证时,加当归、黄芪等补益气血之品。此外常用消石通淋方药由石韦散、八正散、海金砂、鸡内金等。过敏性紫癜伴有尿血,在辨证施治基础上加用乌梅、蝉衣、生地抗过敏,党参(或太子参)、黄芪益气提高机体免疫功能,佐入益母草、牡丹皮、琥珀等活血化瘀,凉血止血之品。

二、高血压

高血压症有原发性和继发性之分,本文所述以原发性高血压症为主,类属于中医眩晕、头痛、中风等病症范围。亦有部分病例可演变为心悸、虚损等病症。朱承汉认为高血压症的基本病机是本虚而标实。其本在肾,其变动在肝,其病程演变大多是先由肝气郁结,气郁化火,呈现肝火、肝阳等证,亦可由肾虚不能育肝,肝阳上亢所致。但开始即使是肝经实火,亦可演变为阴虚阳亢,到后期可病及心脾二脏,出现阴损及阳、阴阳两虚证候。

证治要点如下。

1. 燮理阴阳,调其升降　中医降压与西医降压含义不同,朱承汉认为中医中药治疗高血压症,侧重于调整气机升降,阴阳平衡,其实质为一个"调"字,如某些高血压属于阳虚者,需要用温煦阳气的药物以温养阳气,阳主升,与西医所说降压之降字相反,即使是对火热阳亢患者,在用药时对苦降药或重镇药亦应中病减量,或配伍具有升发作用的甘温或甘平药,使升降恢复平衡,如龙胆泻肝汤用柴胡之升发,建瓴汤用怀山药甘温益气升清,均是降中有升的用药法,因此运用中医中药治疗高血压症,不能理解为抑制性的降,而应辨证论治,燮理阴阳。

2. 四诊合参,各有侧重　根据脉、舌、症三者辨证,在四诊合参前提下,应有所侧重。从脉象而论,高血压患者脉象以弦为主,当血压持续上升时脉弦数,阴损及阳时多出现缓脉或迟脉,当以本虚为主时脉象可见到革脉;某些继发性高血压阴气衰竭,阳亢无制可见到牢脉。从舌而论,高血压患者多数舌尖红、苔黄或糙,或光剥,因肝主升,其性阳,所以出现黄苔,若看到由肝火、肝阳的表现而舌苔反呈现薄白或淡黄腻苔,就应虑到有痰湿的一面,或阴损及阳的一面,寒凉药就不宜过重,以防抑遏阳气。从症而论,头痛剧烈为肝火,头昏(痛)脑涨是肝阳;头晕旋转为肝风,若有腰酸腿软为肾虚,胸闷呕泛为痰湿。单方降压,各有奇功:

小蓟草——30克代茶饮,治疗早期高血压。

臭梧桐——12~15克,治疗肢体麻木酸痛,后脑及颈动脉有牵引感者。

黄芩、黄连、大黄、龙胆草——都有不同的降压作用。

荠菜花——30克,治疗糖尿病伴高血压。

夏枯草——含大量钾盐,兼有降压及利尿作用。

青木香、钩藤——具有降压及镇静作用。

桑寄生、炒杜仲——治疗高血压症伴有腰酸的症状者。

三、崩漏

崩漏的治疗总则是首先控制出血,以后调整月经周期。古人概括为塞流、澄源、复旧三大步骤。朱承汉临证时认为塞流止血是治疗崩漏的关键,尤其是崩血止后脱离险境,方可论正本清源,固本善后。朱承汉提出塞流止血主要包括益气摄血与固涩冲任二法,其具体运用需注意益气摄血与固涩冲任二法,其具体运用需掌握以下几个法则。

(一)衡量出血程度的轻重缓急分别施治

崩与漏在出血程度上由轻重缓急的不同。崩是形容出血量多,来势猛急,势如山洪崩溃,漏是形容出血量少,来势缓慢,犹如屋檐漏水,淋漓不断。这二种症状,在疾病演变过程中,虽经常可以相互转化,互为因果,但在出血程度上既有所不同,治法上就应由所差异。按照"急则治标,缓则治本"的治则,治暴然血崩不论何种原因引起,都以益气摄血为主,固涩冲任为辅,气固则血止,并可防止气随血脱,益气用红参 10 克(另煎分冲),如独参汤,或党参、白术、黄芪、炙甘草等益气药通用,摄血止血。如由虚脱危象,配伍淡附片 9 克、炮姜 3 克以挽救亡阳之变,并用煅牡蛎 30 克、参三七粉 3 克(分吞),或云南白药 2.4 克(分冲)以化瘀血;若夹有血热的,另用十灰丸每次 9 克,每日 2~3 次,开水吞服,以凉血止血,血崩控制后,再审证求因,澄清病源,以治其本。

至于经血漏下不知,虽亦需止血,但病势缓,可以从容明病之虚实寒热,随证施治。

(二)掌活血与止血的辨证关系灵活应用

血崩在现代医学中多数于功能性子宫出血范畴。功血的主要病理是子宫内膜的不正常脱落,因此能使增殖过长以及分泌不足,萎缩不全的子宫内膜早日从子宫壁脱落干净,是制止出血的一个方法。中医治疗本病,用活血化瘀法。从表面上看是与血要求不相符合的,但临床实践证明,活血化瘀对兼有瘀血症状的功能性子宫出血,确有促使子宫收缩加强,血块排出,血管闭合,流血停止止血。可见止血化瘀是矛盾的统一,二者相辅相成,缺一不可。朱承汉对应用活血化瘀药治疗血瘀型功能性子宫出血,认为失笑散、制乳香、参三七这三味药效果为最好。其次如当归、川芎等行血过炮制炒炭存性,也有较好的化瘀止血作用。对于血瘀型功能性子宫出血挟有气虚,冲任不固时,则采用通涩并施之法。如以蒲黄与阿胶,茜草与海螵蛸,红参与参三七等通涩功用截然不同的药物配伍应用;或于党参、白术、赤石脂、补骨脂等益气固摄剂中,佐入制乳香、失笑散等活血化之品。至于功能性子宫出血伴有附件炎症,或开始是功能性子宫出血,日久继发感染,呈现瘀热型崩漏证候的患者。朱承汉常以固经丸为基本方,配伍失笑散、参三七活血化瘀,铁苋、地锦草清热凉血,共奏益阴清热、通涩并施之效。

(三)血崩寒热虚实错杂之应用

塞流不能拘于一法。或寒热并调,或通涩并施,以适应复杂的病情。

《济阴纲目》所论治血崩初、中、末三法按语云："止涩之中需寓清凉，而清凉之中又须破瘀解结。"这就包括止涩、凉血、化瘀三种止血法共同使用。朱丹溪认为崩下的病机是"由脏腑损伤，冲任二脉气血俱虚……不能制约经血。治当大补气血，升举脾胃之气，微加镇坠心火之药以治心，补阴泻阳而崩自止"。故益气摄血的止血法，尤为临床所常用。

（四）止涩药在血崩中的运用

收敛固涩性止血药治疗血崩证时为了止血而不留瘀，可与化瘀止血药互用，取通涩并施之效，常用药对有十灰丸配参三七，海螵蛸配茜草炭，制乳香配煅牡蛎，赤石脂配补骨脂等。

对血崩证的治疗，应审因施治，"非专事止涩所能取效"。虽然止涩药对血崩，有一定止血效果，屡经古今临床所证实，但塞流止血，当以血止为度，不能长期使，《石室秘箓》论血崩之用药法云："若治之不得法，用止涩之药，未有不轻变重而重变死者。"可引以为鉴。

止涩性止血药，治血崩证多数炒黑用，王肯堂论其机制云："凡治崩中，多用炒黑炭药。失血者，心之色也，血见黑即止，由肾水制心火故也。"血崩证之病机，虽非一端，但与心肾二脏的水火不能相济关系较为密切。马玄台云："妇人血崩，是从胞络宫来，血久下行，已为熟径，则本宫血乏十二经之血皆从此渗漏矣。然胞络下系于肾，上通于心，故此证实关心肾二经。"王肯堂所谓"黑药通肾"之说，有参考意义。

（五）塞流止血须处处顾护胃气

在崩漏治疗过程中，还须处处顾护胃气，以防伤胃败中，正气难复，而使崩漏缠绵难愈，具体来说：症虽有热，不可纯用寒凉以止血，以免抑遏脾胃生发之气。如固经丸中以苦寒之黄柏伍辛苦温之香附，使清热而不碍中。虽有气滞血瘀，亦不可专用破气活血之剂以免耗伤气血。故临证中，朱承汉习用四物汤合失笑散为基本方治疗血瘀崩漏，而少用桃仁、制大黄等破血之品。应用滋补药时，常加入健运脾胃之品，使滋而不腻，补而不滞，以免妨碍食欲。如党参配陈皮或佛手，炒熟地配砂仁等。经血控制后，尤应健脾胃以益生发之气，即张景岳所谓："但使脾胃气强，则阳生阴长，而血自归经矣。"

（六）血崩塞流止血，须采用多种应急措施

血崩大出血时，如不迅速止血，就会造成脱症，危及生命。中药煎剂治疗，虽有一定疗效，但配方煎药，环节较多，总有缓不济急之虑。近年来，朱承汉以其经验方，煎出液浓缩剂"宁坤液"，用治阴虚血热型崩漏证，有利于及时服用。此外针灸断红穴、三阴交、足三里、隐白及艾熏关元、气海治疗崩漏亦有一定床疗效。若继发重度贫血，可配合输血等支持疗法，以补充有形之血。若属器质性疾病引

起者,可请西医妇科会诊,必要时手术治疗,术后用中药调理,促使康复。

(七) 固本复旧以补肾调冲为要

朱承汉认为月经周期正常与否,关键在于肾气充盛,冲脉通调。因此,固本复旧重点在于补肾调冲,使先天肾中精气得充,本固血旺则经自调。治疗时对不同年龄阶段的患者,治法上虽各有侧重,但大都兼顾到肾虚一面,如青春期,因先天禀赋不足,肾气未充,冲任不固,故治法上侧重于肾气,调冲任;有育龄期妇女肝气不调,肝血数耗,肾阴亏虚,此时宜重在益肾调肝固冲;更年期患者,肾气渐衰,精气耗损,治宜补肾健脾,恢复脏腑功能。

四、带下病

朱承汉诊治带下病宗《傅青主女科·带下》"夫带下俱是湿证,而以带名者,因带脉不能约束而有此病"之说,并认为湿邪虽是致病的条件,但白带病的发生和发展,还是在于人体内在脏腑功能的失调,导致湿邪的侵害和转化。当脾为湿困时,郁而化热,则为湿热,脾肾阳气不足,而湿从寒化,而为寒湿;又当肝郁气滞,郁而化火时,湿与水相并,则为湿火。所有这些病因和病理以及从下体感受的湿毒,都可能循经脉而浸淫带脉,因此临床出现各种类型不同的白带病。本着病因为本,症状为标;正气为本,邪气为标等辨证原则,分型施治。

1. **脾虚湿热型** 经年累月,白带量多,四肢酸软,少腹觉胀,如热多于湿者,带下色黄,有臭秽气,小便觉热,苔多黄腻味苦,脉沉而滑,胃纳不振,食而觉胀;如湿多于热者,带下色白如涕,大便多溏薄,面部及下肢或有肿形,质胖,舌苔多白滑根腻,脉濡而缓,治以健脾化湿。用白术、山药、扁豆、椿根皮、泽泻、车前子、柴胡、陈皮等八味药为基本方。热多者易伤阴,去白术、陈皮之温燥,加白芍、生地、苦参、黄芩、栀子、白毛藤育阴清热化湿之品。湿多者易伤阳,带脉随之亏弱,加大熟地、东白芍、高良姜、炒川黄柏、震灵丹等养血温阳固涩之品。如兼有腰酸,久立更甚者,可用东垣升阳益胃汤加减。

2. **肾寒湿型** 白带量多,质稀薄如水,终日淋漓不断,腰部酸痛,小便频多,多数属肾阳虚弱,带脉及下元不固,苔薄白,脉沉迟,治以温肾固涩,用淡干姜、焦白术、茯苓、炙甘草、大熟地、东白芍、炒当归、炒川芎、椿根皮、菟丝子、震灵丹等11味药为基本方。如形体虚弱较明显,加鹿角霜、金樱子、南芡实、覆盆子等药,以增强温肾固涩之效。

3. **肝郁湿火型** 带下赤白相兼,或黄,质稠黏,淋漓不断,头痛,胁胀,口苦咽干,小便短数,或阴户瘙痒,月经愆期,行而量多,拖延时日,苔薄黄边红,脉弦数,治以疏肝泻火,用柴胡、龙胆草、栀子、黄芩、生地、当归、生甘草、木通、车前子、苦参、椿根皮等11味药为基本方。如火热盛而伤阴,舌苔出现光剥,去木通之苦泄,加白芍、麦冬育阴。

4. 胞宫湿毒型　带下量多,质稀红黄,气秽,阴户瘙痒,或有刺痛感,口苦咽干,五心烦热,每逢月经期症状加重,苔黄质红,脉沉滑带数,治拟清热化湿解毒,用紫花地丁、蒲公英、黄芩、苦参、椿根皮、车前子、赤芍、白芍等7味药为基本方。如病久伤阴,或脾气受损者,临证加入益阴扶脾之品。

五、不孕症

朱承汉认为受孕条件有三:一是肾气盛,肾为五脏六腑之本,藏精气,主生殖,为孕育之源;二是胞络通畅,胞络是联系子宫的脉络,若胞脉闭塞,则肾气无从输精于胞宫;三是胞宫寒温适宜,胞宫是孕育胎儿的器官,若脏腑经脉,气血功能紊乱,六淫七情,瘀血痰湿等宿疾影响胞宫,致胞宫寒湿失宜,阴阳偏颇,则不能摄精成孕。现将朱承汉对本症的辨证施治规律介绍如下。

1. 肝肾不足——益先天、温胞宫　胎之成,成于脏之精,胎之养,养于脏腑之血。肝藏血,肾藏精,肝肾精血下聚,胞宫得以温养,方能摄精成孕。若肝肾精血不足,冲任俱虚,胞宫失养,则不能摄纳精气成孕,症见月经后期,量少,色淡,腰膝酸软,小腹冷,性欲淡漠,小便清长,大便或见溏薄,舌质淡胖,脉沉细。类似现代医学中内分泌功能失调,子宫发育不良引起的不孕症。根据气能生血,阳助精生的理论,用自拟益肾暖宫汤施治。方由党参、白术、茯苓、甘草、当归、白芍、川芎、菟丝子、覆盆子、紫石英、茺蔚子、川椒、鹿角片组成。于经期前3日开始煎服本方7~10剂;继服八珍丸合五子衍宗丸,每次各6克,每日2次,开水吞服。

2. 阴虚火旺——滋肾水、清宫热　肾中之阴阳为真水、真火,若肾阴亏虚,相火偏旺,胞耗伤精血,则为不孕。症见月经先期、量少、经期延长、头晕耳鸣、腰酸肢倦、五心烦热、面色晦黯。舌质光红,有裂纹、脉细数,类似现代医学中内分泌功能失调引起的不孕症。根据壮水之主,以制阳光的理论,用自拟滋肾调经汤施治。方由怀山药、炒生地、炒熟地、山茱萸、东白芍、甘杞子、墨旱莲、炒黄芩、炒黄柏、川续断、椿根皮组成。煎服法如前,继用左归丸,每次9克,每日2次,开水吞服。

3. 肝郁气滞——疏肝气、理宫血　任脉附丽于肝经,冲为血海、由肝所司。肝气充和,冲脉蓄溢正常,任脉循环流通,则经候如期,阴阳交合,胎孕自成。若因忧思愤怒,致肝郁不达,冲任失司,胞宫气血逆乱,则成不孕。症见月经先后无定期、经行不畅,或痛经,量多少不一,色紫或有大血块,经前乳房胀痛,或有精神抑郁,易怒。舌质淡红或黯,苔薄白,脉弦。类似现代医学所称经前期紧张综合征继发不孕。根据月经以血为本,肝气郁结首先影响及血的理论,用自拟疏肝调经汤施治。方由炒柴胡、炒川芎、瓜蒌皮、川郁金、制香附、炒当归、炒赤芍、失笑散、红花、方橘叶、丝瓜络组成。于行经前5日开始煎服本方10～12剂,继用《饲鹤亭集方》七制香附丸合失笑散每次各9克,每日2次,开水吞服。

4. 脾虚痰湿——化痰湿、启胞宫　脾胃为后天之本,经血生化之源,脾运健旺,生血有源,则冲任调和,自能受孕。若脾胃气虚、升降失司、水谷精微无以化精血荣养脏腑,反聚湿生痰,阻于胞脉,精气不能归结于胞宫,则为不孕。症见形体肥胖,胸闷腹胀,经期延后或闭经不行,带下量多,头昏乏力。舌质淡、苔白腻,脉沉滑。类似现代医学所称垂体性闭经引起的不孕。根据脾胃健运则气机升降有序,痰湿无以停留为患的理论,用自拟燥湿启宫汤泡治。方由姜半夏、茯苓、陈苍术、制香附、焦神曲、全当归、广橘红、炒川芎、炙甘草、石菖蒲组成。于行经前5日开始煎服本方7～10剂,行经后改用二陈丸、越鞠丸,每次各9克,每日2次,开水吞服。

5. 血瘀湿热——清湿热、通胞络　宿血积于胞中,新血不能摄精成孕,湿热留着下焦胞络,气血瘀阻;输精之路不通,难以受孕成胎。症见少腹隐痛,或有胀满感,经行症状加重,月经不调,或淋漓不净,或经血中挟有血块。舌质红,苔薄,脉沉滑,类似现代医学所称输卵管炎性阻塞性不孕。根据血实者决之,湿热者清之的理论,用自拟理血清宫汤施治。方由炒当归、赤芍、白芍、牡丹皮、失笑散、制香附、台乌药、制黄精、红藤、蒲公英、炒川芎、炙桂枝、制乳香组成。于行经前5日开始煎服本方;行经后改用女科调补丸,每次1粒,每日2次,或用七制香附丸合穿心莲片亦可。

由于脏腑经络气血得相互为用,病因病理亦相互影响,因此以上五种类型不孕症的寒热虚实常可相互转化。若两种类型并存时,宜采用两种治法并施。此外,对于继发性不孕症,可在辨证施治前提下进行化裁。如输卵管阻塞者,可加用桂枝茯苓丸以活血通路,子宫内膜结核者,可用阳和汤以温煦胞宫,如因乳房肿块继发不孕者,可用浙贝母、玄参、牡蛎、昆布、夏枯草等以软坚散结,若肿块不随经期消长,可用鹿角粉5.7克,每日2次,开水吞服连服5～7日。

朱承汉临床实践体会,中医治疗本病有较好疗效,但疗程较长,一般需3～6个月时间。可采取煎剂与成药交替,这样可以减少中断治疗等缺陷,有利于提高治愈率。

【医案】

一、吐血(消化道溃疡)

案1　蔡某,男,33岁。

初诊　患十二指肠溃疡反复吐血、便血已3年。1975年9月29日行胃部手术。术后第十三日,吐血 300 毫升,隔 2 日又吐血。10 月 26 日行第二次手术。术后吐血依然不止,现症:血色鲜红,挟有瘀块,面色华,四末不温,苔薄黄,口微苦,脉濡数。证属肝胃积热,血热上行,正气已虚。治拟清热凉血,益气固脱。

制大黄 12 克,黄连、仙半夏、生晒参(另煎分冲)、生甘草各 10 克,炒地榆、紫珠草各 30 克。

3 剂。

二诊 吐血已止,大便 4 日未解,此肝胃积热未清,其便秘伴知饥,脉濡数,为呕血后脾气虚弱之象。脘腹不胀痛,可与阳明腑实便秘相鉴别。拟原方加减。

炒黄芩、炒麦冬各 9 克,炒川连 3 克,大黄炭、白芍、大生地各 10 克,炒党参、土党参、海螵蛸各 15 克,佛手柑、炙甘草各 6 克。

6 剂。

后未再吐血,20 多日后病愈出院。

【按】本例上消化道出血,依据血色鲜红、苔薄黄润、口苦、脉濡数等热性证候,是为肝胃积热吐血兼虚脱危象,方用大黄、黄连清心降火,祛瘀生新,"泻心即使泻火,泻火即是止血",配伍地榆、紫珠草凉血止血,半夏降逆气,取气降则火降之意。再者失血过多,气随血脱,另用生晒参、生甘草益气生津固脱。巧妙地融降逆止血与益气摄血为一,使沸溢之血得宁,欲脱之气得固;且寓养血于方中,升阳于止血方中,升阳于降逆之下,全方有升有降,有消有补,环环紧扣,药中病机,因而取效。

二、便血(消化道溃疡)

案 2 徐某,男,40 岁。

初诊 便血乌黑已近 1 个月,面部及下肢水肿半个月,胃脘隐痛反复发作 1 年余。嗳气,泛溢清水,胃纳尚可,进食后痛缓,面色萎黄,苔中根薄白腻,质胖,边光,脉滑。久痛中虚,脉络受损,脾失健运,水湿潴留。治拟温阳健脾止血。

黄土汤加减。焦白术、淡附片、炙甘草、炒黄芩、赤石脂(包煎)、焙白及、白芍、广木香各 9 克,炒党参、煅瓦楞各 12 克,炮姜炭 3 克,茯苓皮 15 克。

7 剂。

后胃痛已止,嗳气泛酸消失,大便形成,色转正常,下肢水肿未退,舌淡白而胖,中略剥,口不干,脉芤。

原方去黄芩、赤石脂,加怀山药 30 克、鸡血藤 18 克。继服 10 剂。

二诊 水肿已退,余症未见复发。血红蛋自从原来 60 克/升加到 82 克/升。

【按】患者中气素虚,络脉失养,致胃脘隐痛经久不愈。中阳不运,寒从内生,上为泛溢清水;血失统摄,下渗大肠为便血。气血俱虚,故面色萎黄,舌胖边光,脉芤。治以温阳、健脾、止血。仿黄土汤方义,用赤石脂代灶心土涩肠固下,附子、白术、炮姜、党参振奋脾阳、益气摄血,又用黄芩之苦寒为反佐,甘草合芍药缓急敛阳,刚柔相济,使不致刚燥动血。配伍白及止血,木香理气,瓦楞散结,茯苓皮渗湿。制方有中心,用药无虚设,这是取得疗效的关键。

三、呃逆(胃次全切除术后综合征)

案 3 孙某,男,43 岁,军人。

初诊 间歇性上腹痛已 20 余年,诊断为十二指肠球部溃疡并发出血,于 1973 年 12 月 24 日做胃次全切除术。术后 8 日拆线,切口愈合良好。但术后 14 日起恶心呕吐,后又呃逆频频,胃纳减退,夜不安寐,先后经阿托品、哌替啶、苯巴比妥钠、盐酸氯丙嗪、哌醋甲酯等多种解痉镇静药物肌内注射及中药丁香柿蒂汤内服等治疗 20 多日,效果不著。询之,知既往有呃逆失眠史,今呃逆甚时,胸脘间突然闭塞,身体转侧后方舒。左腰酸痛,头昏,咽燥,口干,纳差,进食后呃逆略平。舌苔糙,脉寸口沉微,关尺迟小。治拟益气和胃,滋阴疏肝。拟旋覆代赭汤合一贯煎加减。

炒党参、北沙参、大生地、全当归各 12 克,枸杞子、姜半夏、旋覆花(包煎)、炒麦冬、川楝子、姜竹茹、娑罗子各 10 克,炒酸枣仁 15 克,广木香 5 克,代赭石(打,先煎)30 克。

4 剂。

呃逆较前减轻,续服 4 剂,呃逆已止。精神食欲佳,进食后无不适。

【按】 本例呃逆,朱承汉分析了病变部位、原因和性质,并结合既往有呃逆及失眠病史,明确指出患者素本心肾阴虚,肝郁不达。手术后中气不足,肝气犯胃,胃气上逆而作呃。辨证为虚热型呃逆,正确地反映了疾病的本质,因而取得了良好的治疗效果。

四、闭经

案 4 焦某,女,37 岁。

初诊 闭经 3 个月,遍体筋脉抽动,胸闷不舒,头痛失眠,近又目痛,每月中有类似,上述症状发作,行经后症状随之消失。患此病已多年,每次依靠西医打针才能行经,苔薄黄,脉弦滑。诊断为气滞血瘀型闭经。治拟疏肝解郁通经。

炒柴胡、生甘草、炙桂枝各 4.5 克,红花、燀桃仁、制香附、台乌药、焙牡丹皮、茺蔚子、香橼皮各 9 克,赤芍、白芍各 6 克,茯苓皮 12 克。

5 剂。

二诊 据告昨日月经已行,上述症状减轻,但经行欠畅,苔薄黄,脉弦缓。经水虽通,气机尚未舒畅。

原方继服 5 剂。

【按】闭经已 3 个月,兼有胸闷不舒等肝郁不调见症,为气滞导致经血不按月而行。方中用柴胡、甘草、枳壳、香附、台乌药疏肝理气,赤芍、白芍、红花、桃仁、茺蔚子活血祛瘀,用桂枝引药入血分,而获理气通经的效果。

五、恶阻

案 5 陈某,女,28 岁。

初诊 停经 2 个月,呕吐眩晕半个月,纳食即吐,肢倦。舌苔薄黄滑,脉滑数。此为怀孕后肝血养胎,肝气相对偏亢,横逆犯胃;冲脉之血聚以养胎,冲脉之气循经上逆,故呕吐较剧。治拟平肝和胃。

炒川连、紫苏各 3 克,炒黄芩、姜竹茹、桑叶、炒甘菊各 10 克,石决明(打,先煎)15 克,陈皮、玫瑰花、佛手柑各 5 克。

3 剂。

二诊 眩晕减轻,呕吐虽仍作,但已能进薄粥半碗。近又兼见感冒、鼻塞、形寒等证。脉滑,苔薄黄。

上方去石决明、玫瑰花、佛手柑,加香薷 3 克,薄荷 5 克(后下),芦根 12 克,连翘、炒扁豆各 10 克,厚朴花 2.4 克。4 剂。

三诊 呕吐已止,眩晕明显减轻胃纳增进,每餐已能进食半碗,表证亦解,略感鼻塞,腹胀带下,大便每日 1 次。舌尖红,苔薄黄糙,根有剥点。此暑湿未清,肝胃未和,湿热下注,下焦气滞带湿阻。

原方去薄荷、陈香薷、芦根、连翘,加大腹皮、广木香各 9 克,茯苓 10 克。5 剂。

【按】本例妊娠初期即见纳食即吐、头晕等症,结合舌苔黄滑,脉象滑数等均为肝旺胃热之象,治拟平肝和胃为法。方用苏叶黄连汤加味。方中黄芩、黄连苦寒,善清肝胃有郁热,与姜竹茹同用以增清热止呕之功。桑叶、菊花、石决明平肝潜降,使肝气平和。苔滑为胃津未伤,故佐以芳香之玫瑰花、佛手柑、陈皮、苏叶以增疏肝理气、健胃止呕之效。且苏叶为顺气安胎之长,与黄连合用则有相得益彰之妙。服药 3 剂复诊,以晕已减,虽呕吐仍作,但已能进食少量。此为肝气已略见平和,病势趋向好转之兆。但因新感暑湿,故原方中加入香薷、薄荷、连翘、芦根、厚朴花、扁豆等以解暑湿。三诊时呕吐已止,眩晕减轻,胃纳增进。但反增腹胀带下一症,此为表邪解而湿热下注,故原方去解表药,加入大腹皮、广木香、茯苓行气健脾化湿。

六、妊娠腹痛

案 6 吴某,25 岁。

初诊 怀孕 2 个月余,停经 40 多日后呕泛纳差迄今未愈。小腹正中疼痛阵作已 3 日,大便每日 1 次解而不畅,小便增为一日 7～8 次,量少。今上午腰痛 1 次,中午进食一碗干饭后痛止。此怀孕后脾胃之气虚弱不能摄胎,胎元不固须防流产。治拟益气安胎。

炙黄芪、炒党参各 15 克,炒白术、东白芍、苏梗、陈皮、当归炭各 10 克,桑寄生、焦川续断各 12 克,炙甘草 5 克。

3 剂。

二诊 服上方腹痛已止,腹中有不适感,略有腰酸,但无漏红及带下,呕泛已减,舌苔薄白,脉滑。

上方继服 7 剂。

【按】本例是由脾胃虚弱恶阻而并发妊娠腹痛,且舌苔薄白,食后无腹痛,故辨证为气虚。方用黄芪、党参、白术、炙甘草健脾益气,东白芍、当归炭补血和络,缓急止痛,苏梗、陈皮行气和胃止呕,桑寄生、焦川续断补肾气以安胎。

七、晚期妊娠,外伤损胎

案 7 吴某,25 岁,农民。

初诊(1976 年 6 月 20 日) 怀孕 7 个月余,前日走路不慎,滑倒在地,继而腰酸痛,腹部坠痛漏红,小便短频,经当地治疗,当夜漏红停止,但昨日又漏红,迄今不止,妇检胎位正常。1975 年 6 月曾自然流产 1 次。舌质红,苔薄白,脉小滑数。此乃本体脾肾气虚,跌仆后胎气受损,胎元下坠。治拟益气安胎。

炒党参 18 克,炒白术、杜仲叶、焦川续断、桑寄生各 12 克,炙甘草 4.5 克,焙白薇、炒黄芩各 9 克,苏梗根 30 克。

4 剂。

二诊(1976 年 6 月 25 日) 服药后漏红当日即止,白带增多,腰酸小腹下坠感减轻后又加重,兼有感冒咳嗽。

上方去焙白薇、苎麻根,加炒扁豆 12 克,炒前胡、黄柏各 9 克。5 剂。

2 个月后,因产后汗出较多又来门诊:知当时复诊后症状消失,足月而产。

八、妊娠肿胀

案 8 俞某,27 岁,工人。

初诊 怀孕 5 个月,腹大如 7 月状,心悸,面目及下肢水肿已近 2 个月,右侧半身有酸重感,小便每日 3 次,量少,大便尚调,食后觉胀,气瘿粗肿,舌苔中根薄黄,脉滑。妊娠脾虚,水湿潴留,聚湿成痰,痰浊凌心为心悸,湿阻气滞为腹胀,湿溢皮肤为肿。治拟和脾利湿化痰。《全生指迷》白术散加减。

炒枳壳、陈苍术、陈皮、大腹皮、茯苓皮、天仙藤、炒黄芩、柏子仁各 10 克,紫苏、制远志各 5 克,炒泽泻 15 克。

10 剂。

肿退胀消,小便增多。

【按】妊娠中、后期出现肢体面目水肿、腹胀,有脾虚、肾虚、气滞三种不同证候。而以脾虚、气滞二者兼有为常见,因妊娠后,随着胎体长大,有碍气机升降,脾不健运,水气互阻则生肿胀,此病案可以为例。唯兼有心悸、气瘿粗肿等痰浊见症,故辨证为脾虚痰湿。方用茯术、陈皮、大腹皮、茯苓皮、泽泻健脾行水,取土能制水之意;枳壳、天仙藤、紫苏行气通利三焦水道,即气行则水行;柏子仁、远志燥湿祛痰宁神;黄芩苦寒坚阴,使利水而不伤阴,又能安胎。共奏健脾行水之效。药后"胎水"从小便而去,故肿胀消退。

九、产后大便难

案 9　吉某,30 岁,职工。

初诊　产后 35 日,大便解过 4 次,量少不畅,纳呆,脘腹间无痞胀感,自汗、盗汗,头昏肢倦,恶露量少未净,而色萎黄,苔薄白中剥质胖边红,口干,脉细数。大便难为产后主症之一。阴血虚弱,大肠津少,乏水行舟故便难。腑气不行故纳呆。阴血不足,阳易浮动,汗随阳泄则盗汗自汗。拟益阴养血,佐入芳香醒脾。

玄参 15 克,大生地 12 克,炒麦冬、川石斛、东白芍、炒枳壳、当归炭、桑叶、瓜蒌仁、火麻仁各 10 克,玫瑰花、佛手柑各 5 克。

5 剂。

二诊　胃纳增进,每日进食 150～200 克,有饥饿感,盗汗减少,大便已行 3 次,尚未通畅,恶露量少,肢倦,苔薄黄,质胖边光,脉细数。胞宫蕴热未清,气阴两虚,复拟胶艾四物汤加减。

上方去枳壳、玫瑰花、佛手柑,加炒阿胶 10 克、艾绒炭 3 克、川芎炭 5 克。5 剂。

随访:经 2 次门诊治疗诸症均除。

【按】产后便难,虽属腑气不通之证,然脘腹间无痞胀,知肠中无燥屎宿食积滞。究其因,乃产后血虚津少,乏水行舟所致,故用增液汤加归芍养阴养血,配瓜蒌、火麻仁润肠通腑,枳壳理气宽中,玫瑰花、佛手柑舒气醒胃,桑叶清上止汗。

综观全方，养血益阴滋而不腻，调气润肠，行而不破，津液得下，腑气得通，便难自除。

十、不孕症

案 10　张某，28 岁，宁波工作。

初诊　每逢行经前两乳胀痛，少腹两侧引楚，经量不多，常有微热，舌苔黄腻，患此证已多年，结婚 5 年未孕。辨证为肝气郁结，肝络失疏，导致冲任气滞血瘀。治拟疏肝调经。

疏肝调经汤（方见《月经不调分型施治经验》一文）加焙白薇 9 克，临期煎服，继以制香附丸 18 克、失笑散（包）9 克，分 2 次每日早晚开水吞服。如此连续治疗数月，后即症状消失而怀孕。

【按】本病案因肝气郁结，气血失调，冲任不能相资而不孕。气郁本经，故肝经循行之处有胀痛、引楚等症；气郁则血不畅行，故经量少；木郁不达而化热，则有微热、苔黄腻等热象。根据"木郁达之"之旨，方用疏肝调经汤疏肝理血，加白薇清热，继用七制香附丸合失笑散行气化瘀。

本以肝郁气滞不孕为主要病机，疏调经乃是常法。但临证时，朱承汉常说，气郁必血滞，疏肝切不可忘记理血。经临床运用朱承汉经验方"疏肝调经汤"，治疗无排卵不孕，药后行经 12 小时内诊刮，子宫内膜由无分泌现象转为有分泌现象，故认为本方对无排卵型不孕，伴有经前期综合征（郁证），有一定疗效。

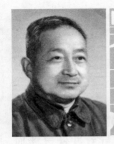

吴士彦

（1920—2001）

　　吴士彦（1920—2001），浙江省湖州吴兴妙西罗村人，湖州四大名医之一，湖州市中医院的创建者之一。早年承家训，随父名医吴桂宝侍诊，尽得心传，又从名师宋鞠舫学习中医经典理论，勤奋好学，积累丰富的临床经验，在湖城乃至浙北及邻省江苏、安徽等地声誉鹊起。

　　1952年影响政府号召，带头走合作化道路，成立直经堂巷诊所，任主任。1957年合并湖城四大诊所，成立湖州联合中医院，任副院长。吴士彦热爱祖国，热爱中医，毕生致力于人民健康事业，坚持钻研，寻求古训，师古不泥，擅用经方，理法方药，经验独到，屡起沉疴。40多年的积累，他擅长伤寒、温病，精于内、妇杂病，理论自成一派，认为"脾胃为后天之本""调理脾胃属王中之道"。临床用药顾护脾胃为第一要义，常以健脾之法与疏肝养血、清热养阴、温阳益肾等法同用，治病为本，疗效卓著。

　　吴士彦日常诊务繁忙，大批患者慕名而来，日不下百二十，百忙之中疏于著书，然不忘健康事业，临床带教，培养学生百余，遍及浙江及全国各地。门生中出类拔萃者不乏其人，走上医院领导岗位者有之，参加省级中医人才选拔考独占鳌头的有之。20世纪70年代末，《老中医经验汇编》《吴士彦临证经验集》，由门生整理内部刊出，其中临证经验18篇，方药运用10篇，医案34例。20世纪80年代初，吴士彦被评列为浙江省名老中医，为传承其学术经验，《吴士彦医案》整理刊出。

一、幼承家训，秉承岐黄

　　吴士彦，幼名增熙，1920年8月出生在吴兴妙西罗村的一个中医家庭。其父名吴桂宝，字桂芬，早年曾认奚介埭、朱皆春学习内科，历时数载，学成归故里应诊。精于伤寒温病，内、妇杂病。因屡起沉疴，已负盛名于吴兴、德清、长兴、安吉等地，民国时期已为浙北名医。因其人秉性耿直，憎恶权贵，触犯日伪军官，遭受毒打,竟致不起。

他7岁那年,因乡间不宁,随父迁居湖城,13岁时随父学医,临床侍诊,尽得心传。同时跟从湖城儒医名师宋鞠舫学习中医基础理论、《汤头歌诀》《药性赋》、经典著作《内经》《伤寒论》《温病条辨》等。17岁时就独立应诊,他在《吴士彦医案》自序中言:"年十七,上午应诊,下午随父抄方侍诊,如有疑难,即将病案详细记录,向父请教,查看医案,翻医书,急求得解方息。在复诊时,用心看疗效如何,如方不效,则改辕易辙。"因是子承父业,民众深信得于亲传,又有股初生牛犊不怕虎的果敢精神,有数次使危急重症转危为安的案例,不久即声名远扬,超越其父,成为湖州城乡妇孺皆知的名中医。

吴士彦在长兴、安吉、德清及江苏的吴江、芦墟、宜兴等地享有盛誉,每日求诊者有120人次左右,病家往往要半夜排队。当地老百姓甚至有这样的认为:"请吴老先生诊疗仍好不了的话,就是死也眼闭了。"百姓病家信赖之情可见一斑。

湖州市中医院老院长马加汉曾讲过这样一个故事。那是20世纪60年代初,一日,马加汉去南街潮音桥理发店理发,适逢店家邻居办丧事,亲友们议论患者请吴士彦看病经过。原来老人病已久,家属想方设法挂上了号请诊,不料,吴士彦没多话,仅开方两剂,家属一看就明白了,患者危重,赶紧回家准备后事,果然一剂药,半夜即谢世。"这就是本事,有决断",听此议论,马加汉不解插话说:"既然病没治好,怎能说本事不小呢?"邻居们七嘴八舌说开了:吴士彦看病,话本不多,处方往往5剂、7剂,病家就知病不重,药服完就行了,如交代服完复诊,说明病程较长,如仅开两剂药更无话,就是病危在一二日之内。病家当然希望能治愈疾病,但当医生能有一个准确的判断,也是病家所希冀的,所深表佩服的。此事给马加汉留下了深刻记忆。

二、急危疑难,胸有成竹

历代名医,大多以治疗急危疑难症而闻名于世,历代医馆医案记载中屡见不鲜,吴士彦在临诊中有胆有识,对危急重症大刀阔斧,攻补合用,力挽狂澜。高徒名中医姚源坤医师记得,1966年在弁南塘口卫生院门诊时(当年医药卫生下乡,塘口卫生院是医院定点对口支援方),一小男孩急性腹痛,痛苦呻吟,辗转反侧,腹部膨大如鼓,颜面白斑,当即诊断为虫积,方用乌梅丸加味,急嘱药工代煎1剂。患者头煎服后约半小时即欲解大便,随后解出蛔虫大量。有的还在蠕动,数之竟有百余之多。病患清除,母子破涕为笑,感激不已。另有一位孕妇,妊娠7月,患腹剧痛,伴发热,便秘数日,当时西医诊断为"肠梗阻",由于患者家属都惧怕手术风险,邀请中医会诊,吴士彦主张用大承气汤加推车虫10克,服药3剂后,矢气转大便得通而告愈。这也验证了"有故无殒,亦无殒也"之古训。

1975 年春天,吴士彦接诊弁南凡漾湖大队许姓男青年,持续腹痛 10 个月,湖州市医、杭州省医多次检查治疗,疑为慢性胃炎、慢性胰腺炎或肠系膜淋巴结核等,最后证实是以腹痛待查,西医建议剖腹探查。此时患者已病势渐增,纳食不进,奄奄一息,家中已做后事准备。家长终不甘心,遂由马院长亲自安排,请吴士彦诊治,当时患者颜面苍白,形瘦如柴,精神萎靡,不思饮食,便秘,胃脘胁下脐腹疼痛,喜手自熨其腹,舌质淡胖,边有齿痕,苔腻,脉濡芤。吴士彦认为久病气血两虚,中焦虚寒,营卫凝涩所致,宜益气建中以调气血,病久迁延,症状复杂,虚实夹杂,方以归芪建中汤为主,护脾缓肝,重用白芍 30 克为主药。当时配方,药剂师再三核对才敢发药(此药已达常用的三倍)。5 日后复诊,患者已大有好转,大便通畅,稍能进汤,痛仍未除,遂原方加降香 6 克,服 10 剂后痛势渐减,再复诊两次后已能自行前来就诊,康复如常,病家千恩万谢,在弁南常传为佳话。

还有一血症病例,一茅性男性患者,年 51 岁,半个月前因争吵郁怒未消,始喉痒咳血一二口,3 日后咳血增多,盈口而来,多达一日一痰盂,经西医止血针救治,后服云南白药而渐止,但仍痰中带血,胸闷窒,口苦腻,矢气频频而大便 13 日未通,舌苔中根黄腻厚,边有暗色,脉弦数。辨证为七情怫郁,郁怒伤肝,肝木刑肺经,伤及血络,肺失肃降,肠中津伤。治拟泻火缓急,清肺降逆,宽中润燥。方用黛蛤散,泻白散加炒黄芩、黑栀子、瓜蒌仁、火麻仁、牡丹皮、茜草、侧柏叶。当服药 1 剂后大便已通,咳血亦减,3 剂后胃纳启,尚有头目眩晕,遂去黑栀子、火麻仁、牡丹皮,加炒党参、枸杞子、藕节连服 4 剂后,血止,纳佳,便调,此时用益气补血、平肝潜阳以善后。

当面对疑难杂症时,吴士彦却是体现了另一面的风格,此时要在复杂的脉证中辨证诊治,匠心独具,另辟蹊径。

有李性男性患者,28 岁,1962 年 1 月 2 日初诊,患者自诉自 6 年前开始小便次数增多,每日 200 余次,色黄,溺是茎痛,西医诊断为尿路多种细菌感染性疾患,遂经西药消炎和中药甘温补阳、固涩下焦等治疗罔效。且常感头昏、胸闷、肢酸、心悸、滑精、形寒身热,脉象小弦数,苔黄腻,吴士彦诊断为淋证,辨证属湿热蕴居下焦,肾虚而膀胱热故也,但还有滑精、头昏、心悸等肾阳亏虚,精关不固见证,乃虚中挟实、寒热错杂之候。如用温补或固涩,更使湿热之邪锢结,徒事清热通淋,则肾阳愈虚而下焦愈不固。故予龙胆泻肝汤加减以清热利湿,佐入温阳益气之品,使湿热之邪有其出路,肾阳得温煦而开合有权。5 剂后小便次数已减去 1/3,原方加桂心 2 克,琥珀 3 克,再进 5 剂,小便次数已减至每日 20 余次,遂减去苦寒燥湿之品加苦参子 60 粒,巴戟天 10 克,续服 5 剂而痊愈。随访未复发。

三、医德高尚，心系疾苦

吴士彦在病患中有很高的声誉，门诊患者遍及浙江、安徽、江苏三省（有长兴、安吉、德清、吴江、广德、宜兴等地）。淡季时平均每日120多号门诊，夏秋季每日多达180号左右。病家半夜要排队排号。远道而来、舟车劳顿的患者吴士彦也看在眼里，非常同情，尽可能满足每位患者的要求。对持有梅溪、长兴、泗安方向车船票的患者更是合理地安排他们就诊。他常对学生说："鞍钿多，马钿少，让患者早些回家，可以省下旅馆钿、饭钿等许多费用，患者又可以及时服药，把病治好。"所以误饭点，迟下班是常事。除了看门诊，吴士彦还有出诊任务，天气越是恶劣，出诊患者越是多，有时有七八个之多。他总是先把出诊路线规划一下，然后挨家挨户出诊。病家对这位名医饿着肚子风雨无阻出诊，却是连水都不肯喝一口时总是歉疚万分。

在临诊中总是急患者之所急，想患者之所想，从不随便开中贵重药、人情方。20世纪60年代初湖城疟疾流行，有很多农民、船夫患病，寒战高热，体温达40摄氏度以上，吴士彦根据自己的临床中医辨证经验，自拟"清脾饮"，医院煎成大料，送给患者，大多数患者服后热退神清（后来有了疟疾的西药正规治疗），中药取得了效果。如今医院还在用的自制中成药，都是吴士彦的自拟方。

常言道："人非草木，孰能无病。"医生也是血肉之躯，吴士彦常年劳累，也有"负薪之忧"，然而心系病患的人总无暇顾及自身，据学生回忆，吴士彦患痔疾在杭州做手术后，当晚乘夜杭班轮船回湖，大清早又坐在诊室看患者，这样带病坚持工作的事举不胜举了。

四、传道授业，薪火相传

吴士彦早年享有盛名，门生遍及祖国各地，慕名来跟师学习的、西学中的、进修的、医学院毕业实习的，林林总总，据不完全统计有上百余人次（地域南至广州、云南，北至新疆、内蒙古）。

虽然业务繁忙，但带学生是一丝不苟，每当遇到疑难杂症或异常脉象或舌象时，必详细解说，教会重点。中医院校实习生试诊处方，总是当场悉心批改，写好评语，常说："熟读'王叔和'，不及临床多。"提点学生多实践，勤思考。工作中的吴士彦是严格的，有时甚至有点"不近人情"的。初来进修或实习的学生总会有点发怵。确实，名师门是为有备而来的人打开的，初来乍到的学生暂时没有资格直接抄方。首先，要有扎实的中医基础理论，熟悉并掌握脏腑、气血、八纲辨证，常用中医术语、中药名（及别名）、汤头歌诀等。对学生在抄方侍诊中要求非常高，字要写得又快又好，头脑灵活，一坐进诊室须得打起十分精神，精力集中，吴士彦每一句问诊都是有针对性的,报脉案时语速是很快的,所以容不得开半点小差,否则立马掉链子。接下来报处方用药时,直接报出主方名,如"平陈散"加某药,减某药,"旋覆代赭汤"加某药,减某药……他还说字不好如同颜面丑,吴士彦自己写得一手漂亮的硬笔字,处方格式也异常工整,理法方药简洁,几乎每一张都能成为书法作品,只可惜当年未能保存下来。吴士彦学验俱丰,至晚年他仍能流利背诵经典著作《汤头歌诀》《药性赋》等,使学生们敬佩不已。当学生有疑惑不解请教时,他思维清晰,提纲挈领,使之茅塞顿开。

常言说名师出高徒,吴士彦 20 世纪 60 年代的学生,沈昌明当上了医院院领导,主管业务,传承了老师的优良品质,成了受患者欢迎的好医生;女弟子姚源坤、曹励亚更是得意门生。姚源坤当年浙江省中医人才选拔考名列第一,曹励亚有扎实的中医基础,又在浙江省肿瘤医院进修,用中西结合治疗肿瘤,受到病家欢迎。

吴士彦平时诊务繁忙,无暇著述,但他非常迫切希望将经验毫无保留地传授给下一代。当医院组织门生帮助收集整理其临床经验时,他毫无保留地将自己收集多年的医案奉上,编辑成《吴士彦临证经验集》,分"临床经验""方药适用""医案"三个方面,共引用医案 190 例,亲自校阅,并加按语,1984 年 11 月内部刊出。退休后又亲自参与整理总结临床经验,辑成《吴士彦医案》,72 篇,214 页(共19 余万字),为中医事业的发展留下了宝贵的财富。

五、淡泊名利,两袖清风

1952 年 8 月,响应政府号召,吴士彦带头放弃了私人利益,走上了合作化道路,成立了直经堂巷联合诊所,任主任,分设黄沙路分诊所,西门上塘分诊所,拥有现金 8 000 多元(当时是一笔不小的财产)。1957 年,四大诊所合并成立了湖州联合中医院,任业务副院长。当年吴士彦诊务繁忙,业务量大,在为患者解除疾苦的同时,也为医院积累了不少财富。吴士彦家庭负担重,人所周知,而他也仅凭所谓的高工资维持着一大家生活,从不向医院申请补助一分钱。一辆重型的旧自行车是他唯一时尚的东西,它是交通工具,每日出诊上下班风里来雨里去的保障,一旦抛锚,也常自己掏钱修理。星期天有请他出诊的,就让学生代挂号,然后将发票交给患者家属,当遇到贫困病患医药费捉襟见肘时,就慷慨解囊。

吴士彦的学生曹励亚回忆老师往事时,动情地说:"先生,人家都说他是'憨头'。"其实这种"憨"就是体现了他廉洁无私奉公的高贵品质。20 世纪 90 年代他任湖州市农工民主党副主委,其间去工厂视察、调研,当时在面粉厂,单位给各位领导一袋方便面,吴士彦当即推辞。又有一次去某药厂视察工作,又给他们奉上了慰问品,唯吴士彦不收,说:我们是来工作的,怎么可以拿东西回去。吴士彦秉性耿直,不会曲意逢迎,在工作中很有原则,很严肃。亲朋好友求诊时,必由家属自行排队挂号，按序就诊，子女单位的同事就诊照样按序排队待诊，对不守规则的，哪怕是上级领导也毫不留情。据女弟子曹励亚回忆，20世纪60年代有一位地区党委领导干部来医院，直接到了院长办公室，想通过院领导请吴士彦上楼为领导诊脉。吴士彦婉言拒绝："你看这么多的患者在等我看病，走了对得起他们吗？请他下来，排着队看好吗？"在他眼里，患者都是平等的，没有高低贵贱，亲疏远近。尽管他是位名医，还有着政协委员、人大代表等身份，在生活中，他确是个平和朴素的老人，有很多朋友，厨师、木匠、铁匠、烧锅炉的、修车的、修鞋的……常会一起喝酒、饮茶、摆龙门阵，快快乐乐打成一片。医院所在的南街上家家户户都认识他，走过一路招呼问候声不断。带学生出诊时不愁交通工具，他只要一招手即会有蹬三轮的朋友及时过来，这就是接地气的吴士彦，他植根于民众。

六、超然旷达，云淡风轻

1986年吴士彦退休了，医院领导多次相邀以挽留其工作，他婉言拒绝，当时有人猜疑他另有高就。然而不久真相大白，他拒绝了多家医院的高薪聘请，决意休诊。他认为自己年事已高，学生们都已出类拔萃，应该由年轻的人站在医疗工作的前线，技术传给下一代，位置留给年轻人，让他们锻炼。他认为大树底下好乘凉，大树底下难发芽，要让代代发芽，根深叶茂才对，医院需要的是大批人才，才能发展得更好。吴士彦毅然就此搁笔，但他并未停止服务于患者。因是名医，找他的病患还是不少。他既要遵守自己的诺言，又要帮助患者，就主动将患者介绍给自己的学生，同时向同事们传授自己的经验。他坦诚真实，遇到不是他专业的问题，就坦言这我不懂，你该找某科某位医师，还会主动带领患者前去找专家。积极诚挚地为医院推出新人，给同事们留下了深刻的印象。

吴士彦性格豪爽，又喜欢结交朋友，晚年他戒烟慎酒，还喜欢听苏州评弹、旅游，每日下午会在府庙听一会书，喝一壶茶，悠然自得。在季节气候合适之时，他会约上儿时好友，上北京，去西安，游黄山，然而因当时经济条件有限，旅游也艰辛，记得有一次在北京天安门广场，偶遇湖州老乡、电视台广告部的沈正明主任，沈主任热情邀他去吃饭，他硬是不允，而他行囊中仅是一包硬馒头，甚至矿泉水也没有，睡地下室，宿车站，啃干粮，游名山大川，他乐在其中。这位达观、可爱的老人，一代名医，身无长物，然而一世英名，善存人心。

【学术思想】

一、浅谈"治病必求于本"

"治病必求于本"是辨证论治的一条根本原则。早在《内经》中就有"治病必求于本"和"知标本者,万举万当,不知标本,是谓妄行"的理论,奠定了"治病必求于本"的重要性。由于疾病的证候表现是多种多样的,病变过程也有轻重缓急之分。因此,在诊治疾病时必须作过细的调查研究,辨明病因、病位以及病之属性,从复杂多变的疾病证候现象中,抓住疾病本质,给予恰当治疗,才能获得满意的效果。现将对"治病求本"的认识,结合临床实践,谈谈体会。

(一) 审证求因是治病求本的关键

治病求本,就是治疗疾病时必须从错综复杂的证候表现中,找出疾病的根本原因,然后针对其原因进行治疗。因此,从病因与症状的两方面着手。病因是本,症状是标,找出他的疾病原因,这是治病求本最重要的一环。如《素问·至真要大论篇》谓:"谨守病机,各司其属。"又谓:"必伏其所主,而先其所因。"指导我们要从病因上去探求疾病的本质。

(二) 视苔切脉是治病求本中的主要诊察方法

《素问·玉机真脏论篇》说:"凡治病,察其形气色泽,脉之盛衰,病之新故,乃治之。"《素问·阴阳应象大论篇》说:"善诊者,察色按脉,先别阴阳。"求本之方法主要是运用望、闻、问、切四诊,并尽可能参考现代医学的一些检查结果,详细地掌握反映疾病本质的证据,进行分析,综合作出正确的判断,尤其察舌诊脉是中医学的特色,在临床中确有实用价值。《伤寒论》里论述苔脉的条文很多,"太阳中风,脉浮紧,发热恶寒,身疼痛,不汗出而烦躁者,大青龙汤主之。若脉微弱,汗出恶风者,不可服之。"(38 条)"脏结无阳证,不往来寒热,其人反静,舌上苔滑者,不可攻也。"(130 条)在临诊中,如见到舌苔光剥的患者,认为一般多由气阴耗伤所致,常用滋养阴液或益气养阴为主法来治疗;舌苔黄厚糙,一般多因饮食痰湿化热积滞所致,常用清导法治之,每多良效。

(三) 抓主症是治病求本辨证的要领

任何疾病的发生、发展,总是要通过各种症状而显示出来的。在这众多的证候矛盾表现中,有主有次。在临诊时,就要从复杂的症候群中,抓住主症,然后选用主方。如《伤寒论》里小柴胡汤主症是胸胁苦满,白虎汤主症是烦渴。每在治疗带下病时,见有带下量多、腰酸、神疲乏力、纳少、少腹胀坠等症,就抓住少腹胀坠这一症状,认为脾虚气陷,用补中益气汤谓主方进行治疗,疗效良好,治疗内科疾病时也同样要抓主症。

(四) 同病异治,异病同治是治病必求其本的重要体现

同病异之和异病同治是治病必求其本的需要所形成的。为什么同一种病用不同的治疗方法,而不同的病用同一种治法都能治愈呢?这就是体现出病与证的关系问题。因为一种"证"可包括几种不同的病,一种"病"也可能包括几种不同的证。但疾病发生的病机、疾病的本质相同,就可用同样的治法;本质不同,就

用不同的治法。即本同治亦同,本异治亦异,形成了同病异治和异病同治的两种治疗方法,这也是治病求本的具体体现。

(五)"急则治其标,缓则治其本"是治病求本的灵活性

疾病表现是错综复杂的,在治疗疾病时必须深入了解疾病的本质,这是一个根本的原则,但由于疾病表现有先后缓急之分,在治疗时就要采取"急则治标,缓则治本"或"标本同治"的法则,这也是灵活掌握治病求本的一个方面。但标本的关系并不是绝对的,一成不变的,而是在一定条件下可以相互转化,因此临证时还要抓住标本转化的规律,以便始终抓住主证,务必掌握治病求本。

二、治疗急症的经验体会

当前,全国各地都在开展中医治疗急症的研究和讨论,这确是继承和发扬中医药学的一个重要方面。综观中医药学的发展史,就是同疾病的长期斗争历史。其中最重要一点,就是在治疗急症中赢得了广大人民的信赖。历代名医,大都以治疗急症而闻名于世,这在历代医籍和医案的记载中,比比皆是。中华人民共和国成立以后,用中医中药成功地治疗了许多如流行性乙型脑炎等急性传染病,还广泛地用于急腹症的治疗,为急症的非手术治疗开创了新路子。吴士彦在长期的临床实践中,也有深刻的体会,诸如用中药治疗急性颗粒性白细胞减少症、伤寒肠出血、急性胆囊炎、胆石症、急性菌痢、肺炎等,都取得满意的疗效。实践证明,中医不仅能治常见病,也能治疗急性病。吴士彦认为,首先应该重温经典著作有关论述,努力学习,刻苦钻研,来继承和发扬中医的优势和特色,在辨证论治,理法方药的基础上,吸取一些现代医学的长处,为打开新的局面而努力。

(一)病情愈重,愈应辨明虚实

"邪气盛则实,精气夺则虚",虚实辨证,是分析辨别邪正盛衰的两个纲领。而这一辨证方法在急症的治疗中尤为重要:急症,因其来势急、病情重,当补当攻,贵在及时。"虚则补之,实则泻之",虚实辨也是决定或攻或补治疗大法的前提,一般来说,急症以实证为多,但也有一些病症,病程较长,正气耗伤较甚而转为虚证,或成虚实夹杂之证,甚至为"至虚有盛候"的假象,还有些患者,原有宿疾,由各种原因而引动卒发成急重病者,皆当权衡虚实的孰轻孰重而治之。

(二)宿疾挟新感,急则治其标

"急则治其标,缓则治其本"是治疗疾病的一大原则。标本的范围是非常广泛的,一般来说,有先病者为本,后病者为标,正气为本,邪气为标,病因为本,症象为标等。在急症中更应辨别标本缓急,在治疗时可根据症状表现的先后缓急灵活运用。如新病较危急,则应先治新病,待新病消除后再治宿疾,这样,就不会贻误病机,正如《素问·标本病传论篇》说:"知标本者,万举万当,不知标本,是谓妄行。"这也是治疗急症中的一个重要方面。

（三）妊娠病温，着重治病安胎并举

妊娠期间，由于生理上的特殊改变，患病后较常人为复杂，此时，峻猛攻邪又恐伤胎，单纯固护胎元又致邪留不去，用药较难。因此，在辨证施治时应更加审慎，总的要求，是在妊娠期间务使胎得安宁而病邪消除。在治疗时，治病与安胎并举，勿使邪恋伤胎。

（四）邪入血分，直须凉血清血

温热之邪入于血分，迫血妄行，上出则为吐衄、下泄则为便血、尿血、溢于肌肤则为斑疹。来势急，病情重，究其因，总由热毒炽盛迫于血分所致，此时必须结合卫气营血辨证为依据，宗《外感温热篇》"入血就恐耗血动血，直须凉血散血"之说，配合清热解毒治疗。

三、治湿六法

湿之为病，甚为广泛，症状也较复杂。病因有外湿和内湿之分；部位有在上在中在下之别；证候性质有寒化和热化之异；且常与其他病邪相兼为病，如与风相兼为风湿，与暑相兼为暑湿，所以治疗方法并不尽相同。又人体五脏唯脾主运化水湿，"喜燥恶湿"。如外湿束表，脾运被阻，机轴不利，或脾运不健，水湿潴留，湿从内生，故湿之为病，脾脏关系最为密切。但湿邪具有流动之性，常可累及他脏而产生多种病证，又当随证施治。可归纳为以下六种治法。

1. 芳香化湿法　脾胃为脏腑气化升降之枢纽，脾气旺盛，运化正常，则湿无以生，若脾气不足，运化失司，则湿浊内盛而症见脘腹痞满、嗳气吞酸、食少体倦、呕吐泄泻、胸闷、口淡、苔腻等，常用芳香化湿之剂以驱除秽恶湿邪，达到苏醒脾胃、振奋气化的目的。常用平胃散、金不换正气散、藿香正气散等。

2. 甘淡渗湿法　本法适用于水湿壅所致的水肿、呕吐、泄泻、癃闭、淋浊等，湿为阴邪，来源于水，通利小便可使湿邪外泄。故有"治湿不利小便，非其治也"的说法，古人比诸为"犹如开沟渠以泄之"，常用五苓散调畅膀胱气化、利水渗湿。

3. 清热燥湿法　湿为有形之阴邪、重浊腻滞、不易骤化；热为无形之阳邪，传变最速，若"湿热合邪"犹如"油入面"胶结难解，结果形成"湿遏热伏"的病理特点。因此，在治疗时就不能单纯化湿或清热，必须兼而治之。在湿热初起时，用药常以化湿为主，使湿去热无所依附，同时佐以清热之品，务使湿热分解。用药常以三仁汤、甘露消毒丹等。

4. 益气除湿法　脾属湿上，喜燥恶湿，如脾失健运，气不化水，易致湿邪停留，可见脘腹痞胀、大便不实、眩晕、心悸，或浮肿、带下等。常用药物有黄芪、党参、白术、茯苓等益气健脾化湿。由于风能胜湿，在气药中又常配伍防风、升麻

等,疗效更佳。代表方剂有六君子汤、参苓白术散,如带下量多的可用完带汤治之。

5. 温阳利湿法 湿阻中,既可热化,又可寒化,主要取决于中气的盛衰,若素体中气虚弱、阳气不足,则湿从寒化,临床常见脘腹胀满、胸闷不舒、身重乏力、呕吐、腹鸣、便溏等症,在治疗上忌用寒凉渗利之品,应着重于温阳利湿,方用实脾饮等。所谓"低洼之处,必得烈日晒之,或以刚燥之土培之"就是这个意思。

6. 解毒祛湿法 湿热酿毒,郁蒸三焦,或风湿挟毒郁于肌腠,症见小便混浊、短赤作痛或带下黏稠腥臭、阴户痒痛,或皮肤起发疱疹、渗水瘙痒等。常选用苦寒燥湿和清热解毒药,如苦参、苍术、黄柏、土茯苓、白鲜皮、地肤子等治疗,并配合蛇床子、明矾、苦参、百部等煎汤外洗或熏蒸患部以燥湿解毒、祛风杀虫,这比单纯用内服药效果更好。

以上六法,虽各有不同,但由于病情有兼挟,故有时也可合并使用,如芳香和淡渗并用治疗中下焦湿邪为病,疗效颇佳。其人如兼风则宜祛风胜湿;挟痰者则宜化痰燥湿,均可随证选用。在遣方用药上,应着重注意以下几个方面。

1. 厚腻苔的治疗问题 古人认为:"舌之苔,胃蒸脾湿上潮而生。"湿邪滞于脾胃上泛于舌,故湿病皆有腻苔,但腻苔亦有寒热之分,如湿兼寒者多白苔,湿兼热者多黄苔,临床常用芳香化浊、健运脾湿之平胃散、金不换正气散等,皆能使腻苔化退,但有些嗜茶饮酒患者往往不易消退,或退后复现,对于此种苔,仍用芳香化湿之藿香、佩兰、厚朴,或加生薏苡仁、白豆蔻等。临床实践证明,即使黄腻厚腻苔,用药时也应偏于芳香温化,不宜过用寒凉清热,以免伤害脾胃,影响湿邪的去除,苔化后,则以健运脾胃之参、苓、术、草等以善后。

2. 化湿邪应注意调理气机 由于湿性重浊黏滞,易阻碍气机;反之,若气机阻滞,影响脏腑功能,易使湿聚痰生。故在治疗湿病时,每多配伍陈皮、白豆蔻、砂仁、木香、草果等药,使气机运转,气行则湿化。前贤曹炳章说:"湿即气也,气化则湿化……故治法必以化气为主,在上焦则化肺气,在中焦则运脾气,在下焦则化膀胱之气。"深为赞同,用之临床,确有实用价值。

3. 湿病的治疗,应始终顾及脾胃 湿邪为病,虽然种类繁多,但由于"诸湿肿满,皆属于脾",无论何种湿病,不论新久,或多或少,总要伴有脾胃方面的症状,故在治疗上,不仅着眼于化湿,注意兼挟,随证选用药,并十分重视脾胃的运化功能,实践证明,不管湿邪如何缠绵,病情如何复杂,只要注意脾胃运化功能,仍然有规可循。善后则常用六君子汤或香砂六君子汤为主方以健运脾气。

四、风温治略

风温是感受风热病邪所致的外感热病,多发于春、冬季,叶天士说:"风温者,春月受风,其气已温。"由于风热之邪多从口鼻而入,故初起以肺经为病变中心,若肺卫之邪不解,顺传于胃,多呈现阳明热盛或热结肠腑之证;逆传心包,则有神昏、谵妄等神志异常见证;至后期阶段,又多见肺胃阴伤之象。本病虽然来势较急、发展迅速,若辨证正确,立足祛邪,注意扶正,则病邪消退亦较快。下面就临床实践所得,谈谈本病的分型论治。

1. 邪热壅肺　风温邪热袭肺、热灼肺津,最易炼液为痰、痰热互阻、肺气壅塞不畅。临床可见身热,或微恶风寒、汗出、胸闷咳喘气急、痰黄黏稠不爽、舌红苔黄腻、脉数。又因肺失肃降、影响胃的气机和降,常可兼见胃脘痞胀、欲呕症状。邪居肺经气分,治宜达邪外出,用辛凉之剂清宣肺中邪热,不宜早用苦寒沉降之品,以免凉过之弊。可选用麻杏石甘汤、泻白散及黄芩、牛蒡子、瓜蒌、桔梗、浙贝母等。

2. 痰热结胸　风温邪热入里与痰相结于胸脘、肺气失于宣发、胃气失于通降。临床可见身热、胸脘痞满、按之胀痛、大便秘或口渴、舌苔多黄腻或带糙,脉滑带数等状。叶天士曰:"脘在腹上,其地位处于中,按之痛,或自痛,或痞胀,当用苦泄,以其入腹近也。必验之于舌,或黄或浊,可与小陷胸汤或泻心汤,随证治之。"吴士彦经验以清热化痰开结为大法,喜用《温病条辨》之"小陷胸加枳实汤",合泻白散等清热泻肺之品,大便秘结异常者酌加通腑之品为治。

3. 风温发黄　风温上扰,痰热壅肺,内传中焦,酿为湿热,熏蒸肝胆。临床可见身热兼形寒、胸闷气急、胃脘胀痛、便秘、目肤发黄、溲色深黄等症,舌苔糙黄、脉滑数。治疗上须清泻肺热、苦泄肝胆,方用泻白散合茵陈蒿汤及三黄泻心汤,通腑之品。

4. 热壅腑实　风温邪热内传肺胃、下移大肠、与肠中糟粕相结而成阳明腑实,邪无出路、里热熏蒸、炼液为痰、熏蒙神明、欲传心包。临床可见身体灼热、胸脘痞满、腹部胀滞、便秘、神昏,甚或谵语发狂、时或咯痰黏稠、舌苔黄厚带糙质红、脉弦滑有力。此阳热充斥上下内外,且有昏厥之兆,故非凉解之品所能胜任,当用苦寒沉降、泄热攻下,佐以涤痰清心开窍,先安未受邪之地,方用三黄泻心汤合牛黄承气汤及豁痰泄热之品。

5. 肺胃阴伤　风热之邪易烁伤津液,特别是后期,多呈余热未退,每为肺胃阴伤之候。鉴于阴耗津是温病的基本病理机转,贯穿于温病的全过程,前人有"存得一分津液,便有一分生机"之说,并在辨证上为我们留下了许多宝贵的经验。如邪在卫表兼阴液不足的有加减葳蕤汤滋阴解表法;热盛气分、津气两伤者,有白虎加人参汤清热益气生津法。邪热入营、营阴耗伤者,有清营汤清营热、养营阴法。其他如清燥救汤清肺泄热、养阴润燥;沙参麦冬饮清养肺胃,生津润燥等。吴士彦认为温热病没有不伤阴的,临证时贵在明辨邪犯之部位,津伤之程度,治疗上不但要正确处理好扶正与祛邪的辨证关系,把两者密切地结合起来,还在于熟练而准确地运用养阴的法则。

【临证经验】

一、对咳血论治的经验

咳血是临床普通常见的病证。盖其病因,不离乎"燥、火、痰、气",吴士彦尤重视"燥"的病因。肺为娇脏,喜润喜降,无论外感时气燥邪,或内伤阴虚燥火,均可损伤肺络而咳血。临证时应强调辨外感内伤,察虚实寒热,明轻重缓急。治疗主张"必伏其所主,而先其所因",反对一味的"见血止血",灵活运用清火、润肺、降逆、收敛、缓急、补虚等法则,兹分述如下。

1. 清火　即清肺、泻火、凉血诸法也。适用于风热燥邪犯肺,或木火刑金,损伤肺络,血热妄行之咳血。大法对外感风热燥邪、化火伤肺,肺络受伤者,用桑叶、牛蒡子、炒黄芩、姜竹茹、鲜芦根等,辛凉甘润,清宣风热燥邪,润肺宁络止血;对郁怒伤肝、木火刑金、肺热而燥,咳嗽痰血者,用朱丹溪之咳血方加味以清热泻火,润肺化痰;亦可用泻白散合黛蛤散,酌加黑栀子、炒黄芩、焙牡丹皮、乌玄参等以清肝泻肺,和络止血;若久呛咳血胁痛、兼有木贼土虚证候者,亦可用丹栀逍遥散加减。清泻肺火,吴士彦推崇钱乙之泻白散,尤好用"二皮",认为桑白皮能泻肺中邪气,除痰止嗽,且甘寒不耗气;地骨皮泻肺中伏火、凉血且退虚热,在"清"法中都可配合运用。

2. 润肺　《内经》提出燥胜则干。燥热在肺,最易肺燥阴伤;肝火熏灼肺脏,亦易致肺燥津伤。且内伤咳血多为阴虚火旺,火盛灼肺,肺失润降,则清肃失令,不得下行。更何况反复咳血不止,津血更伤。因此,润肺一法在咳血证治中尤为常用。汪讱庵谓:"燥证则唯喜柔润,最忌苦燥。"对咳血见肺燥津伤者,可选用甘寒之品,诸如沙参、麦冬、天花粉、瓜蒌仁、肥玉竹、鲜芦根等以润生津;若系金水两亏、阴虚火旺者,可用甘寒合咸寒之品,诸如北沙参、阿胶珠、天花粉、鲜生地、天冬、麦冬等以滋阴肺降火。

3. 降逆　朱丹溪谓:"气有余便是火。"吴又可亦谓:"气为火之舟楫也。"以"气常灵而火不灵,火不能自运,赖气为之运,所以气升火亦升,气降火亦降,气行火亦行"。吴士彦认为肺居上焦,当清虚之脏,其气以清肃下降为顺。一旦外感风热燥邪,则肺气郁,或内伤七情郁怒、五志化火则肝气肆横,不唯肺气不得肃降,且火随气升而烁金,血随气逆而妄行。因此,降肺气平冲逆实是治疗咳血的重要一环。并认为缪仲醇治吐血"宜降气不宜降火"之一诀同样适用于对咳血的治疗。临床上,对肺气上逆常用枇杷叶、炒苏子、炙前胡、化橘红、葶苈子等;对肝火上冲者用代赭石、旋覆梗、炒白芍、白蒺藜、左牡蛎等；如见便秘的，常加瓜蒌仁、火麻仁、杏仁等；如见呕恶、胃气上逆的，则加姜竹茹、芦根、藿香梗、柴苏梗等。因肺与大肠相表里，肺胃同司肃降，故通大肠之秘，降胃气之过，均有利于肺气的肃降。

4. 收敛　乃宁络、安血、敛摄之法也。与不能"见热清热""见泻止泻"一样，吴士彦反对一味的"见血止血"。但收敛之法在咳血的治疗中也有其特定的作用。在血热妄行、肝火冲激，或反复不止的咳血，常可作为辅佐法，酌情佐之。如因于血热妄行的，可佐以仙鹤草、侧柏叶、大蓟、小蓟、焙牡丹皮等凉血止血之品，如血热妄行、兼见阴虚的，可佐以墨汁草、阿胶珠、五味子等凉血、养阴、止血之品；如因肝火冲逆的，可佐入代赭石、炒白芍平肝降逆，敛肝止血之品；如咳血反复不止的，可佐入阿胶珠、白及、诃子肉、藕节等养血宁络，收敛止血之品。

5. 缓急　本法在咳血骤然发作，来势凶猛，鲜血盈口盈碗的急症，可配合用之。吴士彦认为"甘能缓急"，常重用甘缓之品，如炼白蜜、炙甘草、炒白芍等以润肺、缓急、止血。对这种咳血来势较急者，还可用冷醋二斤、冷黄酒三斤浸脚。每浸泡1小时，适当间隔一些时间，以免因刺激过久而使双脚起泡。此法有引血下行之功。

6. 补虚　《血证论》以"补虚"作为治血证的善后之法，吴士彦对此深有体会，认为迨邪衰络宁血止后，就需酌情用补虚之法，以图其本。其大法不外三端，如因肺胃气阴两亏者，可用生脉散合沙参麦冬汤加减；如因肺肾两亏者，则用麦味地黄汤加减；如因肺脾气虚者，则用参苓白术散以培生金。

上六法，分则为六，合则为一。临证之时，或以一法主，别法兼之，或数法并投。总之，不应拘泥，贵在融会贯通。

二、肺痈证治经验简介

肺痈，临床以"咳嗽，胸痛，发热振寒，咳腥臭脓痰"为症状特点。吴士彦认为该病病因主要是风热邪毒袭肺，娇脏被灼，失其清肃，炼津为痰，痰热与气互结，闭阻肺络而血瘀，痰热气瘀相搏乃血败热腐而化为痈脓。久病迁延不愈，热毒邪盛必伤及气阴津液，而出现胃阴伤，肠燥腑实之兼证，形成正虚邪实。

治疗上分初期、成脓期、溃脓期、恢复期，进行辨证施治。临证吴士彦对以"胸闷气急肋痛而咯痰不畅"为主诉，胸透指示肺脓疡者，认为是脓毒壅塞于肺而未溃，治疗上当去其壅塞，给邪以出路，在清热泻肺剂中佐入行气通络、祛瘀之品，如丝瓜络、橘络、桃仁、赤芍，若"胸闷喘满"则宗《金匮要略》"肺痈，喘不得卧，葶苈大枣泻肺汤主之"之意，在上方中佐入葶苈子。当痈成已溃，"咳吐腥臭脓痰"时，则采用清热泻肺，化痰排脓，用千金苇茎汤合泻白散、桔梗汤。病程中出现邪盛津伤时往往佐入生石膏、鲜生地、麦冬等清热凉血生津之品。后期邪衰，气阴未复阶段则以沙参麦冬汤益气养阴为主,临床症状已除而正气渐复时,遂以养肺益脾善后调理。

三、运用病因分证法则治疗胃脘痛的经验

胃脘痛是临床上常见的疾病之一。吴士彦治疗胃脘痛宗李东垣脾胃论观点和叶天士脾胃分治的学说,师古而不泥古,处方用药不拘一格,尤其是运用病因分证法则,选方用药,积累了宝贵的经验。兹简要介绍如下。

吴士彦认为脾胃属土,脾为脏,胃为腑,脾属太阴而多湿,胃属阳明而主燥,以脾为阴土,胃属阳土,胃以阳气为本,津液为用,主纳降功能,赖胃中阳气之温运,以及津液之润养,一旦感受外邪,传及胃腑,或脏腑偏胜,横逆犯胃;暴饮暴食,积滞胃中,亦有因胃热阴虚,或中焦虚寒和气互阻等原因,络脉失养而收引,或营卫之行凝涩,而致胃脘疼痛者,吴士彦本着病因为本,症状为标的治则,分为食滞、伤酒、虫积、肝气、虚寒、虚热、血瘀等七种证候,立法施治。辨证时参照《景岳全书·心腹痛》辨清寒热虚实的理论,因病制宜。

四、痢疾辨证施治

痢疾是临床较常见的胃肠道疾患,致病原因不外两方面:一是外受湿热疫毒之气,或误食不洁生冷之物;二是平素饮食不节,内伤脾胃,致使湿热内蕴或寒湿留阻挟饮食积滞,致肠胃失于疏导,发为本病。当肠络受伤,气血与病邪搏结,化为脓血,而致痢下赤白。肠与胃密切相连,如果疫毒湿热之邪上攻于胃,则呕恶不能进食,成为噤口痢。痢疾迁延,邪恋正衰,脾气更虚,则成久痢。或为时愈时发的休息痢:痢久不愈,或反复发作则不但伤及脾胃,更能影响到肾,使肾气虚衰,而成为虚寒痢。由于患者的体质以及致病因素的不同,还可以出现许多不同的兼证,因此,吴士彦认为对痢疾的治疗不能一成不变,必须依照中医的辨证施治原则,病的长短,病证的寒、热、虚、实以及不同的年龄和体质,因病因人制宜,选择成方,灵活用药、随证加减,才能取得较好的疗效。

五、治泻八法

吴士彦具有数十年治疗泄泻之临床经验,其特点善宗古法,以法统方;脉证为凭,加减灵活。根据湿邪致病特点而立化湿、燥湿、利湿诸法;根据脾胃功能障碍这一病变中心,分健脾、益脾、升提、温中;并视病邪之在表在里,结合影响肝、肾、肠等脏腑功能的情况又兼佐解表、清热、疏肝、温肾、运滞等法;或二法、三法合用,在加减选药上更是恰到好处。下面就其临床治疗泄泻的方法归纳为治泻八法如下。① 解表化湿法:泄泻是里证,多因感受寒湿病邪,内传于里所致。临

床见发病时短,泄泻呈水样便,腹痛肠鸣,脘闷纳差,畏寒或发热,肢体酸重等症状,舌苔多薄白腻,脉浮小弦紧或滑。治疗上当拟解表散寒、疏利气机、和中化湿,方可藿香正气散或金不换正气散加减。② 健脾利湿法:脾喜燥恶湿,由于湿邪困脾、脾失健运,水谷混杂而下,并走肠道则成泄泻。临床多兼见肠鸣、肢体困倦,脘闷纳呆或小便不利,舌苔白腻或厚腻,脉濡或滑。法以健脾理气,淡渗利湿,使水湿从小便而出,即所谓"利小便实大便",方用胃苓汤加减。③ 清热燥湿法:本法适用湿热内阻肠胃。症见泻下急迫,粪色黄褐而臭,腹中雷鸣,肛门灼热、烦热口渴或溲黄、舌苔黄腻、脉滑数等。方用葛根芩连汤合健脾理气和胃之品。④ 升提酸收法:《医宗必读》曰"气属于阳、性本上升,胃气注迫,辄尔下陷"。《内经》曰:"中气不足,溲便为之变。"临床可见久泻不止,形体消瘦,时或腹部坠胀,神疲乏力,脉缓或儒。宗"下者举之"之意,鼓舞胃气上腾;配伍酸收,以固涩其下,方用补中益气汤加减。⑤ 抑肝扶脾法:湿为土病,土虚则肝木来乘,形成脾虚肝旺。症见胸胁胀闷或作痛,腹痛即泻,纳差,脉弦。法用抑肝扶脾法,和中止泻,痛泻要方加味。⑥ 温中益脾法:此法用于脾胃虚寒,阳气不振、运化失常所致的泄泻。临床症见大便溏泻、迁延日久,泻为清便烂屎、面色萎黄、形瘦肢倦、舌淡苔白、脉象细缓等症状。治拟温中祛寒、健脾燥湿,方用附子理中汤,为加重燥湿之力则易白术为苍术。如兼有表证可用桂枝人参汤加味;如脾阳虚而又兼湿热留滞,久泻不愈并见腹痛,舌质淡,苔中黄腻边白腻,可加用黄连,谓附子理中汤与连理汤合方。

六、便秘的辨证施治

便秘是临床常见症状之一,可见于多种疾病,亦有以便秘为主诉症状来就诊者。方书称大便秘结属肾病。盖以肾主五液,开窍于二阴,若肾阴虚,津液干枯,或肾阳不足无力传化糟粕致大便秘结,但其病位在于大肠。《内经》说:"大肠者传导之官,变化出焉。"况大肠主津,大肠津液充足,大便自能畅行。若津液有伤,必致便秘。前人以其成因不同,有气秘、血秘、风秘、寒秘、热秘等分类,正说明便秘的病因比较复杂,如饥饱劳倦,或嗜食辛辣厚味,或思虑伤脾,或火邪留滞,耗伤真阴,皆可导致津液亏损。通便之法甚多,《伤寒论》有三承气之设,吴又可有养营承气之论,吴鞠通立增液汤,都为热秘急下存阴立法。至于杂病便秘,气虚有补中益气汤,老年阳虚有半硫丸,风秘有润肠丸,血秘有济川煎,燥秘有一贯煎等,这些治疗便秘的法则和方药,也未可一概套用。吴士彦治疗便秘着眼于大肠、宗六腑以通为用的治则,以通为当务之急,解决主要矛盾。而其运用方药又不是一味攻逐,凡胃气如常,胃液未伤,可任消导者,可以疏中导滞为主;如胃液耗伤胃气不足,不堪攻伐者,则以缓中润便。因人制宜,随证施治。

七、浅谈小便失禁的辨证论治

小便失禁又称"失溲"或"遗尿",是指小便不能控制而自行排出的一种病证。在临床上有两种不同的类型:一是小便频数或滴而不断,不能自禁,以白昼为多见,称小便失禁;一是睡中遗尿,醒后方知,可称为睡中遗尿,一般简称为遗尿。小便失禁多见于老人或病后体弱,肾气虚弱,下元不固,膀胱约束失职。睡中遗尿多见于儿童,其到成年尚未全愈者。

中医学认为,小便的职司属于膀胱。膀胱气化正常,即能储尿和排尿。《素问·灵兰秘典论篇》指出:"膀胱者,州都之官,津液藏焉,气化则能出矣。"《素问·宣明五气篇》也指出:"膀胱不利为癃,不约为遗溺。"这都说明了本证病位于膀胱。但正常人体小便的通畅,有赖于三焦气化的正常。所以《素问·灵兰秘典论篇》又说:"三焦者,决渎之官,水道出焉。"林佩琴《类证治裁》说:"夫膀胱仅主贮溺,主出溺者,三焦之气化耳。"因此,小便之所以能维持其正常的排泄,有赖于膀胱与三焦功能的健全。若三焦气化不足,影响于膀胱,以致膀胱不能约藏,则每有小便失禁之患。而三焦的气化,主要依赖肺气的通调,脾阳的转输升运,肾气的蒸化封藏。而肾为水脏,与膀胱互为表里,对调节体内水液平衡方面起着极为重要的作用。肾的气化正常则开合有度,反之就会引起小便失常。

历代医家认为小便失禁,大都因虚所致,如《诸病源候论》所说"遗尿者,此由膀胱虚寒不能约水故也"。戴思恭说:"睡着遗尿者,此亦下元冷,小便不禁而然。"而朱丹溪以为"小便不禁有虚寒、虚热之分"。按之临床实践,吴士彦认为:小便失禁既有阳虚属寒者,也有阴虚属热名,或以心肝之火下移膀胱所致,在临床上亦有所见。论其病因病理不外乎两个方面。

一是劳伤忧思过度,损伤脾肺,肺为水之上源,主通调水道,脾为后天之本,主运化水谷水湿。肺气虚,治节失调,脾气虚,清阳下陷,不能约束水液,致膀胱失禁而发此证。如尤在泾说:"脾肺气虚,不能约束水道血而病为不禁者。"《金匮要略》所谓"上虚不能制下者也"。

二是房劳伤肾或病后体虚,精血被耗,肾气虚弱则下元不固或肾虚而膀胱虚寒,不能约束水液,或肾阴虚而热扰膀胱,则水液不藏,均能引起小便失禁之证。

本着"病因为本,症状为标"的辨证施治原则,吴士彦对小便失禁分为脾肺气虚型及肾气虚弱型。

八、诊治消渴病的体会

有人认为中医所称的消渴病就等于西医的糖尿病,这样的认识是不妥当的。中医的消渴病不仅包括糖尿病,还包括尿崩症,以及某些急慢性疾病过程中由于代谢功能紊乱所致的烦渴、消渴、多尿,或渴而小便不利等一系列症状,从这一点来讲,内容是广泛的。吴士彦认为必须立足于辨病与兼证相结合的基础上来认识消渴病,才能不受条条框框的限制。消渴病的特征是什么呢?是以口渴引饮,饮一溲二,多食而消瘦,小便频数量多或小便混浊或有甜味等为临床表现。消渴病的病因是多方面的,归纳起来有五种原因。

1. 肠胃积热　凡丰盛之体,嗜淡甘肥遂致肠胃积热,过久转变为消渴。《内经》云:"肥者令人内热,甘者令人中满,故其气上溢转为消渴。"又说:"二阳之病发心脾,其传为风消。"二阳者胃及大肠,燥热积胃、喜消水谷。所谓:"阳明内热,消谷善饥。"《金匮要略》直接指出:"趺阳脉数,胃中有热,则消谷引食,大便必坚燥,小便则数。"趺阳脉是胃脉,指胃热则消谷善饥,大便坚燥,形成消渴,这便是后世所称中消证。

2. 心肺内热　心为火脏,肺为娇脏,往往可使津液干涸,形成消渴。《内经》云:"心移热于肺,传为膈消。"金元刘河间更指出:"膈消者,心肺有热,胸满烦心,津液燥少,短气,久则引饮为膈消也。"这便是后世所称的上消证。

3. 肾燥精虚　本病的发生与素体肾虚有重要关系,但也不可忽视,房欲过度或服温热壮阳药品导致肾虚精耗,肾虚则固摄无权,谷食所化的精微易从小便而出,精耗则气不化水,水液枯燥,饮水自救,故小便多而烦渴,这是指下消证。

4. 肝胆湿热　酒性辛热,其气慓,先入肝胆,《千金方》说:"凡积久饮酒,未有不成消渴,盖饮酒者必多湿热,湿热不除,遂成消也。"这是由于肝胆湿热为诱因,久而移热三焦,发为三消证。

5. 志火内燔　情志不畅,过度忧愁,思虑,恼怒等均可引起消渴,五志之火内燔,必然伤津劫液,发为消渴。

以上发生消渴病的原因甚多,机制颇繁,但归纳起来就是上、中、下三消。重在肺燥、胃热、肾虚。清代程钟龄说"治上消者,宜润其肺,兼清其胃;治中消者,宜清其胃,兼滋其肾;治下消者,宜滋其肾,兼补其肺"。这确是经验之谈。但在临床上这三种症状又每每同时出现。因肺、胃、肾三者之间关系密切,相互影响,如肺胃燥热,必然耗伤津液,终致下劫肾阴;肾阴不足,常致相火上浮,竭其水源,因此辨证施治上,必须灵活掌握,不可拘泥于一方一法。

治疗消渴病,执其要领,确实只要掌握一个"火"字,或者一个"热"字,再来辨其虚实,这是吴士彦的认识,例如金代张子和提到消渴证之不同,归之火则一也。明代张景岳说:"三消者,古人认为火症,然有实火者,以邪热有余也;多有虚火者,以真阴不足也。"这些都是前人精炼的总结。到了清代,对这个病有了进一步的认识,如邹滋九总结叶天士治消渴经验,于《临证指南医案·消渴》病案按语云:"三消一症,虽有上、中、下之分,其实不越阴亏阳亢,津涸热淫而已。"几句话,简明扼要，颇为中肯，吴士彦秉承前人有关消渴病的证治理论，结合临床实践，诊治消渴病，常能取得较好的效果。

九、诊治黄疸的经验体会

黄疸，是临床常见的一种病证。早在《内经》这部古典医籍内，已有较详细的论述。如《素问·平人气象论篇》中指出"溺黄赤安卧者，黄疸""目黄者，曰黄疸"。这是对黄疸证候的最早记述。《素问·六气正纪大论篇》中提道："溽暑湿热相搏……民病黄疸。"概括地说明了黄疸的病因病机。《伤寒论》对黄疸的病机，归纳为"瘀热在里不解，身必发黄"与"寒湿在里不解故也"等两个方面，为后世分黄疸为阴黄与阳黄两大类，提供了理论依据。如元代罗元益在《卫生宝鉴》中将黄疸分为阳黄与阴黄两大类，由于比较切合实际，易于掌握，所以至今仍为临床所采用。明代张景岳认为："胆伤则胆气败，而胆液外泄，故为此证。"初步认识到了黄疸的发生和胆液外泄有关。历代医籍对某些黄疸的传染性及其严重性，也有一定的认识。如《诸病源候论·急黄候》中提道："脾胃有热，谷气郁蒸，因为热毒所加，故卒然发黄，心满气喘，命在顷刻，故云急黄也。有得病即身体面目发黄者，有初不知是黄，死后乃身面黄者，其候得病但发热，心战者，是急黄也。"18世纪初，《沈氏尊生·黄疸篇》中指出："又有天行疫疠，以致发黄者，俗称之瘟黄，杀人最急。"

黄疸初起，多出现食欲不振，恶心，心中懊恼，体倦乏力，小便不利而黄等症状，继则两目发黄，甚则全身黄染。阳黄病程较短，黄色鲜明，属于热证、实证；阴黄病长，黄色晦暗，属于寒证、虚证。其病因皆本于湿，若湿从热化，湿热互结则发为阳黄，若湿从寒化，寒湿凝滞则发为阴黄。两者可随着人体内外环境的改变而相互转化，病较复杂，临床上必须仔细辨证。若阳黄中热毒炽盛者，热邪化火，热入营血时可引起高热，神昏出血而成黄疸重症。

继承前人诊治黄疸的理论和经验方药，结合个人临床实践。有以下几点经验体会：① 治疗阳黄，当首辨湿热的轻重，随证选用清热利湿、解毒凉血等治法。湿热之邪蕴阻为阳黄的基本病因病机并贯穿于本病的始终，即使是后期转为虚证时，也多属因病致虚，湿热残留，也应适当选用清热解毒利湿的药物。② 黄疸初期，正气尚盛，当以祛邪为主，在治疗时必须辨清热重于湿、湿重于热和湿热并重等三种情况。一般来说，热重于湿者，黄色比较鲜明，症见发热，口渴，心烦，恶心呕吐，小便短赤，大便秘结，腹部胀满，皮肤瘙痒，舌苔黄腻，脉象弦数。治用茵陈蒿汤清热利湿。如里实较重，可用大黄硝石汤治之。湿重于热者，黄疸较轻，可有头重身困，身热不扬，口淡不渴，胸脘痞满，恶油腻，腹胀，便溏，少食，舌苔厚腻，脉濡等证，用茵陈五苓散利湿化浊，佐以清热。湿热并重者，多为黄疸较重，心胸烦闷,纳少,苔黄腻,脉弦滑等症,宜用甘露消毒丹利湿化浊,清热解毒。③ 由于人体的正气有强弱,感受的邪气有轻重,病及脏腑不同,湿热之邪可以相互转化,所以在治疗时必须仔细辨证,掌握重点,才能取得预期的效果。有皮肤瘙痒者,治法先祛风除痒,佐以清热利湿。黄疸而兼有皮肤瘙痒者,属风邪与湿阻于肌表,当以祛风除痒为先,佐以清热利湿之药。④ 阳黄为主症,阴黄为变证,治疗阴黄当先温化寒湿,佐以健脾。黄疸一症,阳黄居多,而阴黄较少。阳黄为主症,阴黄为变证,究其因可能有以下几种情况:患者病前体质尚可,感受寒湿之邪,以致寒湿困脾;患者病前脾阳素虚,感受湿邪后,湿从寒化,困阻中州多;开始为阳黄,在治疗过程中,可能过用苦寒,伤及脾阳,湿从寒化,以致寒湿凝滞,瘀阻血脉,痰湿阻络,胆汁不能循常道而行,浸渍于肌肤,发为阴黄,黄色晦暗,食少纳呆,脘闷腹胀,神疲畏寒,大便不实,舌质淡,苔白腻,脉象濡缓。治疗宜温中健脾,利湿退黄为法。⑤ 黄疸消退后,脏器亏虚,治疗着重在养正,调理肝脾,佐以清热化湿。根据临床观察,黄疸后期往往正气较虚而湿热之邪未尽,出现与本病直接相关的脏腑功能失调见证。例如肝脾(胃)不和,肝气瘀滞,气血亏虚等病机,治疗时应根据脏器亏虚情况,着重养正,如当归、白芍、生地、党参、白术、茯苓等药。同时配以清热化湿,以扶正为主兼祛余邪。

【医案】

一、咳血

案1 沈某,男,28岁。

初诊 反复咳血盈口近旬,甚则从鼻涌出,量多色红,时或带有紫色小块,口干喜饮,舌苔黄腻,中间裂纹、露底带剥、尖边嫩红,脉小弦数(胸透显示肺部支气管扩张)。此肝火上刑肺金,肺胃津液耗伤,咳伤阳络。治拟泻火凉血、润肺宁络,略佐化瘀。

黑栀子10克,黛蛤散10克(包煎),瓜蒌仁12克,诃子肉10克,炒白芍18克,焙牡丹皮10克,炒黄芩10克,粉沙参10克,炒麦冬10克,肥玉竹12克,仙鹤草18克,大蓟、小蓟各12克,侧柏叶12克。

2剂。

二诊 咳血偶少,尚有喉痒干咳。

上方去大蓟、小蓟、诃子肉,加芦根15克、墨汁草18克,3剂。

三诊 咳血一度停止,昨晚又复盈口而来,今虽血止,干咳依旧。

再守原意,谨防反复,上方加生白及10克、藕节5个,5剂。

四诊 8日来未再咳血,口中略干。当益气生津,滋养肺胃,以图其本。

太子参 18 克,粉沙参 10 克,炒麦冬 10 克,天花粉 30 克,肥玉竹 12 克,黛蛤散 12 克(包煎),蒸百部 12 克,炒百合 18 克,生白及 10 克,五味子 5 克。

6 剂。

二、肺痈

案 2 沈某,女,26 岁。

初诊 发病 6 日,初起左胁肋胀痛引及腋部,尤以呼吸、咳嗽时为甚,随后出现咳嗽气急,咳痰不畅,面部嫣红,舌苔薄黄尖边薄嫩,脉小滑带数。血液检查:白细胞计数 3.6×10^9/升,中性粒细胞百分率 98%,淋巴细胞百分率 2%,胸透显示左肺上段肺脓疡,建议 10 日后复查。此乃痰气瘀热壅阻肺络,闭而不宣。治拟泻肺涤痰,行气祛瘀。

桑白皮 30 克,橘络 5 克,赤芍、白芍各 18 克,葶苈子 10 克,丝瓜络 5 克,桔梗 10 克,炒黄芩 10 克,桃仁 10 克,茯苓 12 克,海蛤散 12 克(包煎),炒竹茹 10 克,炒牛蒡 10 克。

2 剂。

二诊 左胁肋作痛大减,痰出色黄,且畅,胃纳渐启,舌苔中根黄腻稍糙,前小半薄嫩,痰瘀渐化,于上方中佐入益气养阴之品。

上方除去桃仁、橘络、竹茹、丝瓜络加北沙参 10 克、麦冬 10 克、炒生地 21 克、太子参 18 克。4 剂。

三诊 上方稍出入共服 10 剂,现诸恙均安,唯体弱无力,舌苔稍黄尖稍嫩,脉小滑有力。胸透:左肺脓疡吸收期。此邪去,当养肺益脾,补气滋阴。

太子参 18 克,炒生地 21 克,茯苓 12 克,北沙参 10 克,生黄芪 18 克,炙甘草 6 克,炒百合 10 克,怀山药 18 克,麦冬 10 克,炼白蜜 30 克。

5 剂。

【按】本例初以胁肋胀痛,咳嗽气急,咳痰不畅为主诉,一派脓壅瘀阻,邪实气闭之象。方中以桑白皮、葶苈子泻肺清热、开泄肺气,炒黄芩、海蛤散、牛蒡子、炒竹茹皆为清热化痰之品,佐以橘络、丝瓜络通络行气,桃仁、赤芍活血化瘀以去其壅,桔梗既能宣肺又能排脓。用药得当,故见效较速。

三、食滞

案 3 王某,男,61 岁。

初诊 素有胃痛,7 日前因吃糯米食以致胃痛甚剧,呕吐酸水,噫腐,大便前日曾泄,今解一次不爽,溲热,形寒身热,体温 39 摄氏度,头汗出,脉弦滑数,苔糙黄中厚,乃湿食阻滞化热。治拟疏化和胃导滞。

炒柴胡 10 克,赤芍、白芍各 10 克,炒枳壳 10 克,姜半夏 12 克,枳实炭 10 克,焦麦芽 10 克,炒黄芩 10 克,姜川连 3 克,炒山楂 12 克,制大黄 12 克,炒瓜蒌 10 克,盐桔梗 10 克。

二诊 服药后呕吐已止,嗳腐已和,胃脘痛得减尚有脘滞,腹鸣矢气,脉小弦滑有力,苔黄中厚稍退,体温 36.8 摄氏度,治宜疏化导滞法。

制大黄 12 克,制川厚朴 5 克,炒瓜蒌 10 克,炒山楂 12 克,玄明粉 10 克(分冲),炒枳壳 10 克,青蒿梗 10 克,炙甘草 6 克,姜川连 2 克,焦麦芽 10 克。

【按】此系伤食所致之胃脘痛,痛而呕吐发热者,病在中上焦,故用大柴胡汤合小陷胸汤为主方疏化清热导滞,待呕吐止,身热退,但中脘板滞,腹鸣矢气者,乃中焦食积未下,故以承气法攻之,用药层次分明,虽有胃痛宿疾,但因新病伤食为主,故急则治标,获效迅速。

四、伤酒

案 4 罗某,男,29 岁。

初诊 数日前饮酒过多后胃脘作痛至今,纳食作胀,饿时觉嘈,二便尚调,胃纳尚可,头顶作昏,口苦甚,寐梦,脉小弦滑稍有数象,苔黄腻,两旁星点畔有暗青色,此属酒积,湿热与气互滞。治拟辛散解酒,燥湿清热。

葛花 10 克,制大黄 12 克,炒山楂 18 克,刀豆子 10 克,黑栀子 10 克,枳椇子 10 克,延胡索 12 克,炒陈皮 10 克,一见喜 5 克,川郁金 10 克,陈苍术 10 克。

5 剂。

二诊 服上方后,胃脘痛及纳后作胀已消,饿时觉嘈已好,头项作昏已和,尚有寐梦,上唇及鼻内起热疮,大便秘不爽,脉小弦滑,苔黄腻两旁星点四畔暗色不显,再拟清泄肺胃之热,佐入通腑法。

炒黄芩 10 克,炒陈皮 10 克,生石膏 30 克,制大黄 12 克,炒党参 10 克,穿心莲 5 克,陈胆南星 10 克(包煎),黑栀子 10 克,葛花 10 克,瓜蒌仁 15 克。

5 剂。

【按】《医方集解》云:"酒大热有毒,又水之所蕴成,故热而兼湿。"本病案饮酒过度,湿热积于肠胃,故见诸证方中用葛花、刀豆子、枳椇子辛散解酒,穿心莲、制大黄、栀子等苦寒而内清阳明,苍术燥湿,陈皮理气,一诊症减,尚有肺胃积热未净,仍以通腑清泄肺热之法,以巩固疗效。

五、泄泻

案 5 邵某,男,55 岁。

初诊 泄泻旬余,一日数次,腹痛肠鸣,纳呆肢倦,舌苔厚腻,脉象右濡左弦。

乃水湿稽留肠胃，气机不利，传导失司。治拟燥湿健脾利水。

炒苍术 10 克，制小朴 6 克，炒陈皮 10 克，炙甘草 6 克，姜半夏 12 克，炒白术 10 克，猪苓 10 克，茯苓 12 克，官桂 3 克，泽泻 15 克，煨木香 10 克。

3 剂。

二诊 泄泻即止，腹痛亦瘥，唯肢体困倦，纳食欠佳，舌苔微黄边腻，脉小滑。水湿渐化，而气机未复，当再化湿理气。

炒白术 10 克，制川厚朴 6 克，炒陈皮 10 克，苏梗 10 克，姜半夏 12 克，煨木香 10 克，佩兰 10 克，炒薏苡仁 12 克，白豆蔻 5 克，车前草 2 克（包煎），泽泻 12 克。

2 剂。

六、便秘

案 6 王某，女，29 岁。

初诊 自谓产后 6 年以来，大便秘结异常，解而成粒颇不爽，非服泻药不可，脘痞胀时隐痛，卧则较舒，颜面不泽，脉小弦滑，苔微黄尖边淡嫩畔有齿痕质胖。此乃产后脾虚气陷，血虚津燥不能润滑肠道，按照证候所见，以气虚下陷为主，治拟调补脾胃，升阳益气为主，佐入益血润燥之品。

炒党参 10 克，炒白术 10 克，金雀根 30 克（代黄芪），炒柴胡 5 克，升麻炭 6 克，炙甘草 5 克，当归丸 5 克，炒陈皮 10 克，炼白蜜 30 克（分冲），桃仁 10 克。

7 剂。

二诊 投药后大便能行尚爽，但临厕前有努责感，胃纳也较启，颜面也较泽些，再守原法。

炒白术 10 克，制黄精 30 克（代党参），金雀根 30 克（代黄芪），炙甘草 5 克，煨葛根 6 克，升麻炭 6 克，当归丸 5 克，香橼皮 10 克，桃仁 10 克，制何首乌 30 克（代当归）。

7 剂。

【按】 此例起于产后，不仅血虚，肠中津液不足，亦属脾气弱，不能为胃行其津液。盖清气不升，浊气不降，故以升阳益气为主，益血润肠为使，气行则血行，上升则下降，因此 6 年积疾，覆杯而愈。

七、痞气

案 7 潘某，男，26 岁，吴兴人。

初诊 1973 年春天患伤寒后，中脘痞滞有气阻感，胃纳不振，神疲肢倦，屡治不愈，迄同年 9 月下旬，来湖州市中医院门诊。切脉濡，视苔薄腻根微黄，大便正常,脉证兼参,知其脾胃之气已虚,不能鼓舞中州,致湿邪蕴结不化而为痞满。治拟健脾理气化湿。

制黄精 15 克(代党参),姜半夏 10 克,怀山药 30 克,制茅术 10 克,广木香 10 克,茯苓 12 克,壳砂仁 4.5 克,陈皮 10 克,佩兰 10 克。

8 剂。

二诊 已能知饥,胃气已得舒展,但仍脘痞,脉濡左关有弦象,苔淡黄腻,究属湿邪蕴结日久,中阳亦被困顿。

于前方去山药、省头草,加桂枝 5 克、炙甘草 5 克,以辛甘化阳,继服 6 剂后胃纳渐增,脘痞气阻已缓,苔薄黄前半薄腻,上方略作加减又服 8 剂。

八、痹痛

案 8 王某,女,26 岁。

初诊 病起 9 月,颜面欠泽,始起少腹胀痛,带下绵绵,嗣后右手足关节肿痛,神疲,脉浮小滑带数,舌苔薄腻根微黄,前半薄淡嫩质胖。系素体气血两虚,肝脾失调,湿邪下注而热之邪乘隙侵袭成为着痹。治拟和养气血,祛风胜湿清热。

当归 5 克,知母 9 克,生石膏 30 克,野桑枝 24 克,炙桂枝 5 克,赤芍 9 克,炒生地 12 克,炒党参 9 克,金雀根 30 克,广地龙 15 克,豨莶草 15 克,秦艽 9 克。

6 剂。

二诊 右手足关节肿痛得缓,带下仍多。

前方去豨莶草加防己 9 克,6 剂。

三诊 右手足关节肿痛好转,带下犹多,精神较振,宗原法减。

炒白术 9 克,炒党参 30 克,金雀根 60 克,当归丸 5 克,炙桂枝 9 克,野桑枝 24 克,秦艽 9 克,防己 9 克,独活 9 克,制何首乌 18 克,广地龙 30 克。

8 剂。

四诊 诸症见好,前方加赤芍、白芍各 9 克,炒生地 12 克,服 8 剂。

五诊 12 月 20 日诊右手与足关节肿痛已消失,少腹两旁作胀,带下尚多,痹痛已除,但肝脾不和,湿邪下注,宜益气养营、疏肝和脾、燥湿清热法。

炒白术 9 克,炒党参 30 克,金雀根 60 克,当归丸 5 克,制茅术 9 克,怀山药 3 克,车前子 9 克,柴胡 5 克,炒黄芩 9 克,制香附 9 克,制何首乌 30 克,广地龙 15 克。

8 剂。

九、淋证

案 9 李某,男,28 岁。

初诊 1956 年下半年起,小便增多,每日 200 余次,色黄,溺时茎痛。西医诊断为尿路多种细菌感性疾患。迭经西医和中药甘温补阳、固涩下焦等治疗罔效。常感头昏、胸闷、肢酸、心悸、滑精、形寒身热、苔满布黄腻、脉小弦数,此乃肾阳亏虚、湿热壅留。治拟苦寒清热利湿,少佐甘温益肾。

龙胆草5克,黑栀子、川黄柏、炒黄芩、猪苓、泽泻、菟丝子、台乌药、益智仁各10克,生甘草、潼木通、炒柴胡、川连各3克,鲜生地18克,阿胶珠12克,怀山药30克,淡肉苁蓉6克。

5剂后,小便次数已减三分之一,小便渐能控制,原方加桂心2克、琥珀3克。复进5剂,小便已减至每日20余次,苔转微黄,脉转缓,仍守原意,原方去黑栀子、炒黄芩、猪苓、泽泻、生甘草、炒柴胡,加苦参子60粒、巴戟天10克。续服5剂而愈。随访至今,来再复发。

【按】证属淋证,是因湿热蕴居下焦,肾虚而膀胱热故也。但患者又有遗精、头昏、肢麻、心悸等肾阳亏虚、精关不固见症,为虚中挟实、寒热错杂之候。如用补或固涩,则易使湿热之邪锢结,徒事清热通淋,则肾阳愈虚而下焦愈不固。故予龙胆泻肝汤加减,以清热利湿为主,佐入温阳益肾之品,使湿热之邪有其出路,肾阳得煦而开合有权、寒热并调,切中病机,故数年之痼疾得以获愈。

十、盗汗

案 10　沈某,男,23 岁。

初诊　一月中旬患寒后,盗汗遍身,兼有头额昏痛,鼻孔流涕量少,由口而咯出则量多,涕出色黄,四肢酸倦,精神软弱,舌苔薄黄,尖边薄嫩,脉小弦。此为病后阳虚,卫外不固,液随外泄,风邪乘虚,上扰清窍。治拟益气敛汗,宣通鼻窍。

太子参、炒黄芪各18克,茯苓、炒当归、麦冬各12克,升麻炭、辛夷各6克,炒白术10克,炙甘草5克,煅牡蛎30克,干荷叶一角。

10剂。

盗汗止,头额昏痛好转,鼻涕量亦大减,原方去麦冬、煅牡蛎,加炒川芎6克,桔梗5克,煨葛根10克。

复进10剂,诸症悉除,精神大振,续服补中益气汤7剂以善后。

【按】盗汗遍身,头额昏痛,似属阴虚阳亢,然鼻涕量多,与阴虚者之清窍干燥不同。肺主气,开窍于鼻,而主皮毛,病后肺虚,外邪乘之,清窍阻遏,故头痛,卫阳不固,营阴不能内守,遂盗汗。其本在肺气虚,故予补中益气汤加减;汗为心之液,故佐麦冬、煅牡蛎养心敛汗,少佐辛温之辛夷宣通鼻窍,荷叶升发清阳。共奏益气敛汗、宣通鼻窍之功。《景岳全书·汗证》指出:"自汗盗汗,亦各有阴阳之证,不得谓自汗必属阳虚,盗汗必属阴虚也。"观此益信。

十一、血崩

案 11　钮某,女,45 岁。

初诊　2 年来每次经来量多,约半个月或两旬方止,经罢后面肢作肿,神疲乏力,懒言,兼有带下,现经来如崩已旬日不止,经色红或紫乌带块,少腹有空痛下垂感,脉虚大重按若无,苔淡薄黄边围淡白质胖。此属气虚血热,脾不统血,冲任失守,血海空虚。治拟益气固冲,清热凉血。

炒党参 45 克,生黄芪 24 克,生地炭、炒白芍各 18 克,阿胶珠、炒川续断、侧柏叶各 12 克,炒艾叶、荆芥炭各 6 克,血余炭 5 克,当归炭 9 克。

6 剂。

二诊　血崩已止,尚有漏红色淡,少腹空痛大减,胃纳好转,但感四肢乏力,前方去荆芥炭、血余炭、生黄芪、艾叶,加鹿角胶、炒陈皮各 9 克,棉花根皮 45 克,续进 6 剂。

三诊　崩漏已止,妇检为更年期月经过多症。纳启、肢楚、面肢微肿,脉来濡弱、苔薄腻,仿举元煎加减。

炒党参、棉花根皮、地骨皮、左牡蛎各 30 克,炒川续断、当归炭、炒熟地、线鱼胶各 12 克,炒白术、炙甘草各 10 克。

8 剂。

四诊　经水已来 5 日即净,经量已不多,经色紫红,纳启。

前方去地骨皮、牡蛎,加怀山药 30 克、菟丝子 12 克。8 剂。

【按】气虚则血失统摄,气固则血自归经。此患者血崩量多,且有少腹空痛下垂,脉虚大重按若无等,证属无形之气虚弱,难统有形之血,冲任不固,阴气不能内守,则崩中漏下。故重用人参、黄芪益气摄血,配伍胶艾汤,固摄冲任,阿胶、鹿角胶等补益精血,由于体内出血不能及时消散可以造成血瘀,故再益气固表方中配伍荆芥炭、血余炭祛瘀,侧柏叶凉血等止血药。方药对症,故奏效迅速。

陈木扇女科

陈木扇女科的起源,可分为两个阶段——由后唐到北宋称"陈氏医家",南宋至今称"陈木扇女科"。

陈木扇女科流派源起后唐汴梁之陈仕良,始自南宋临安之陈沂,集唐宋之精华,发古今之幽篁,源远流长,历时千年,代有传人,名医辈出,相传已 20 余世,后逐渐分为钱塘、石门、海宁、桐乡等几支。

陈木扇女科尊经重典,博通诸家。现存的家传秘籍代表著作有:《陈素庵妇科补解》为宋代陈沂著,明代陈文昭补解;《莐斋医要》,为十六世祖陈谏著,今尚存于日本内阁文库。陈木扇女科以其传承时间长、分布广、影响大,在中医妇科史以及地方医学史上享有较高的学术价值和历史文化价值。

一、陈仕良:后唐宫廷药局奉御

陈氏医家,自后唐陈仕良始有记载,世籍江西,以医为业,乾宁乙卯年(895),仕良奉诏修撰《太平圣惠方》,并编著《食性本草》,原书已轶,后为《嘉祐本草》《证类本草》所引载。居汴梁(今河南开封),以医著称于时,官至药局奉御。陈仕良是中国历史上少数被载入二十四史的医生,《新唐书》记载:"(陈仕良)善医药,曾任陪戎副尉、剑州医学助教、药局奉御。"陈仕良之后有陈天益(陈谏十六世祖)、陈明遇、陈元忠等,皆为名医,仕良数传而至陈沂。

二、陈沂:南宋康王钦命翰林学士金紫良医

陈木扇女科,源起南宋陈沂,字素庵,建炎丁未年(1127)随高宗南渡至临安(今浙江杭州),治康王妃吴氏之危疾有奇效,得赐御前罗扇,以随时奉诏出入宫禁,"金衙阉侍皆不得阻"。陈沂仕至翰林院,敕授翰林院金紫良医,督学内外医僚,著有《陈氏女科秘兰全书》及《素庵医要》等书。子孙世传其术,皆以木扇表其门派,木扇上刻有"宋赐宫扇,陈氏女科,君惠不忘,刻木为记"16 字,被世人冠以

"陈木扇"或"木扇陈"之称。

三、世代良医传千年,家学女科陈木扇

在长达1000多年的历史中,陈木扇女科一直为家学薪传,从无间断。陈沂后代以医为业者,南宋有陈静复、陈清隐;元以后有陈玉峰、陈仪芳、陈明扬、陈南轩、陈东平、陈恒崖(即方志记载的陈惟康)等。

薪火相传,生生不息。陈木扇女科在开枝散叶的过程中,已经培养了一批又一批的医学人才,如陈韶舞、陈大堃,且现仍在继续培养着新的人才,陈木扇女科传人陈学奇现已有6位新的继承人。

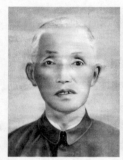 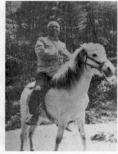 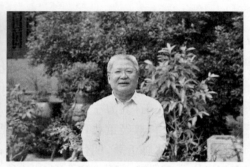

陈韶舞 　　　　　陈大堃 　　　　　　　　陈学奇

【学术思想】

陈木扇女科流派历时千余年,其学术思想一脉相承,推陈而出新,所创造的学术理论和独特方法,不仅以较稳定的家传形式传承下来,而且还为大家所广泛应用,指导着中医妇科临床,诸如"妇人诸病,以调经为先""逐月养胎论""清热凉血安胎法""郁痰致月经不调""男子以气为主,女子以血为主""调经宜和气"等学术观点的提出,不仅丰富了中医妇科学的理论,更促进了中医妇科的学科发展。陈木扇女科系统而全面地提出了具有流派特色的中医理论。

一、审病求因,首重"问"诊

《素问·阴阳应象大论篇》曰:"阴阳者,天地之道也,万物之纲纪,变化之父母,生杀之本始,神明之府也,治病必求于本。"吾辈治病,皆宗此旨,辨证论治,探因求本,以阴阳为纲,表里、寒热、虚实为目,条分缕析,结合辨别新病旧病之主次、标病本病之缓急、腑病脏病之归属、七情六淫之由来,求本溯源、照顾整体,法

以扶正祛邪、兼顾生化。

首先，治病主张审病求因、治病求本，欲详审其因，探求其本，当首重问诊。陈氏认为妇女经、带、胎、产之病，隐曲七情之疾，常羞而不肯直言，须耐心询问，或旁侧了解，始能查出病因，做到审因论治。故必须详察四诊，首重问诊，方能诊断确切，故先祖仿景岳十问篇，自编"陈氏女科十问"：一问婚姻二孕育，三问经候四带下，五问饮食六问便，七问寒热八问眠，九问旧病十问因，结合四诊详审辨。

如痛经，经前腹痛属实，宜行气血；经后腹痛属虚，宜补气血。如经来过多，妇人血崩"实者，清热凉血，兼补血药；虚者，升阳补阴，兼凉血药"。在内因方面，从肝（七情郁结）、脾、肾方面来探讨疾病机制，颇为中肯。若肝郁气滞，热扰冲任者则疏肝解郁、平调冲任；若劳损冲任、气血虚弱者，则温补奇经；若肝肾不足，相火偏旺，则滋水涵木。经水淋漓不止，痛者属血滞，不痛者属血虚。如经闭，"经水不通，分有余、不足……有余者，调之通之，不足则补之"。有血瘀、血枯、痰滞、七情郁结、风冷客胞、脾胃虚弱、肾虚精竭等内外之因；又根据经血成块的不同颜色，区别血热兼风、血热伏火、湿痰裹血、风冷客胞等病因；如产后发热以内、外二因分论，外因有感风、伤寒、中暑、停食、早合阴阳而劳伤肾气之别；内因有气虚、阴虚、瘀血、蒸乳之异；种种病因，通过问诊，罗列详尽。

总之，重视问诊、求本溯源乃治病之大法。

二、治妇人病，调经为先

自汉至唐，胎产疾病颇受医家的重视，而经带杂病，未能关注。宋以后，中医学科开始分类，中医妇科也单列为一门学科，妇科中调经诸病亦得到了关注。《陈素庵妇科补解》将月经病列为开卷之篇，且说："妇人诸病，多由经水不调。调经然后可以孕子，然后可以却疾，故以调经为首，序于安胎，保产之前。"后世妇科医籍，多以此编列。陈氏对月经病的认识及分类颇多创新。就《陈素庵妇科补解》的调经门中，设方论50余条，内容丰富，引人入胜。"女子经血宜行，一毫不可壅滞……多则病，少则亦病，先期则病，后期则病，淋漓不止则病，瘀滞不通则病。故治妇人之病，总以调经为第一。""因病而月经不调者，当先治病，病去经自调；经不行而后病者，当先调经，经调病自愈。"这些至今还指导着临床，为后人所广泛运用。

在妇科疾病中，经、带、胎、产、乳、杂诸多病症，皆可与月经失调相关，如临床上很多"不孕症"患者，常常通过调经助孕。调经在中医妇科疾病的治疗中占有重要的地位。

三、陈氏调经，以"和"为法

月经病临床多见为崩漏，月经先期、后期，月经过多、过少，经期延长，痛经等。陈木扇女科第二十四代传人陈大堃认为，月经病病因复杂，调经宜谨察阴阳所在而调之，认为月经病多由气血、阴阳失调和肝、脾、肾虚损为主，妇人体质娇嫩，不耐攻伐，调经当以"和"为法。

（一）调经以"调气和血"为先

陈氏调经，最重"调和气血"，善于灵活运用"补气养血、行气活血"以调经。

女子"以血为本，以气为用"，《灵枢·五音五味》有"今妇人之生，有余于气，不足于血，以其数脱血也"之说，指出气血失调是妇科疾病中最常见的发病机制之一。陈氏认为，月经为血所化，气血互相生化，气为血帅，血随气行，气盛则血充，气行则血行。反之气滞则血瘀，气虚则血少，均可影响经行。故调经以气血为先。

陈氏早在《陈素庵妇科补解》就提出了"调者，使之和，而无过不及也；调经者，以调和气血为先，切忌攻伐太过"的学术观点。该书对月经病的治疗处处体现了陈木扇女科以"和"为主的调经特色。"经闭而断绝不来则宜通，经来或先或后，或多或少，时来时断，则宜调。滞久则闭，通则行其滞也。不和则有过、不及。调者，使之和，而无过不及也。然有虚有实，有热有寒，有湿有痰，宜分别主治""因风冷寒湿致经水不通者，辛热之药，中病即已，不宜过剂，恐血热妄行，有崩败暴下诸症，反伤阴血"。又如"妇人经水不调，多因气郁所致。治宜开郁行气，则血随气行，自不致阻塞作痛"。"经欲来而腹痛者，气滞也，法当行气和血""经正来而腹痛者，血滞也。法当行血和气""经行后腹痛者，是气血两虚也。法当大补气血"这种治血以调气，治气以养血，二者主次不同，气血并治而有侧重的治疗法则，是对气血学说的一大阐发。而气血调和对妇女疾病的重要性，宋以前很少论及，而陈氏在这方面常有独特的见解。

陈氏调经临床用药，养血之中常配以补气行气活血之品，养血以行气，达到气血同调、气血平衡之效。气血调和，气顺脉通，月事以时下，经血方正常。陈氏还认为调经必以和气行气为先，调其气则血自行。临床上常用八珍汤、柴胡疏肝散、红花桃仁煎等加减。

（二）调经以"调和阴阳"为要

从阴阳论，女子属阴，女子经行易于耗血伤阴。陈大堃认为调经应遵循"善补阳者，阴中求阳；善补阴者，阳中求阴"，相互配伍使用，从而达到"阴平阳秘，精神乃治"的目的。

如崩漏患者，易耗伤阴血，血虚生热，迫血妄行又可加重出血，以阴虚阳亢为多。因此,崩漏复旧调经方中,常以养阴清热为主,但过于寒凉要防日久阴损及阳,宜阴阳同补,宜在大量的补阴药中,常加一二味补阳药,所谓"扶阳以补阴,育阴以涵阳",使五脏得养,精气两益,达阴阳平衡之目的,这才是治理崩漏的关键。

如痛经,对一些素体阴虚内热肝火旺的患者,平肝务先养血,血充则肝自柔;亦即抑木务先滋水,水足则木得涵,潜阳务先养阴,阴平则阳自秘也。

如闭经,可有素体阴虚、素体阳虚,如精亏血枯阴虚患者常在大量的养阴剂中加适量的养阳药,如用左归丸加上少量的淫羊藿、巴戟天等以"阳中求阴",使阴阳并补、水火并调;如脾肾阳虚患者常在大量的补阳剂中加适量的养阴药,如右归丸的附、桂中和熟地、山茱萸等关系,以达"阴中求阳,水中补火"之效。

(三)调经以"调和脏腑"为主

治疗月经病,常以"治肾为本,兼调肝脾"为主。"经水出诸肾",肾主藏精,为先天之本;脾主统血,为后天气血生化之源,正如《女科经纶》引程若水所说"妇人经水与乳,俱由脾胃所生";肝藏血而主疏泄、调气机,月经的生成和运行与肝、脾、肾三脏的关系尤为密切。在月经病的治疗上,陈氏常在整体观念的指导下,以"调和肝脾肾"为主来进行辨证施治,陈氏调经,重先天,补肝肾为之本,常用左归饮、右归饮、知柏地黄丸等;养后天,健脾胃为之要,常用四君子汤、人参白术散、人参养胃汤等。

(四)调经用药以"和"为期,切忌攻伐太过

治月经病以"调""和"为主,在月经病总体治疗原则的指导下,陈氏调经用药强调平和。具体用药如下。

勿以太温,调经不宜过用大辛大热之药。陈大堃认为:妇人有余于气不足于血,不宜过用辛香燥烈之品,以免劫津伤阴,耗损肝血,宜黄芪、淫羊藿、巴戟天之类,续断、桑寄生等较平和之品,以免过用刚燥之品动火耗血伤阴,以达到阴阳平衡为宜。如崩漏,用药过热,反伤阴血,"恐血热妄行"。

勿以太寒,调经不宜过用寒凉药。如虚火亢盛,调理用药当加清热,但清热忌过于苦寒,以防留瘀,常用炒黄柏、白薇之类;恐"热邪虽除,火退寒生,瘀血滞留""过用寒凉,先伤胃气,复阻经血"。如痛经属热证者,用药过寒,也易寒凝血瘀,疼痛加剧;崩漏属热者,用药过寒,则淋漓不尽;尤其在"经期",陈氏认为:行经期当活血通经、因势利导,用当归、川芎、桃仁、红花、益母草等为主,忌用苦寒辛散之品,以免留瘀,使月经常淋漓不尽或导致痛经、闭经等。

勿以活血破血太过,调经不宜过用破血药,行瘀忌过于攻伐,以免太过耗气伤血伤正,宜益母草、泽兰之类;如对闭经者,活血祛瘀很少用破血药,而是强调活血祛瘀生新。

勿以理气过于香窜,宜用玫瑰花、佛手之类。

总之,陈氏调经用药,注重审病求因,综合运用调补气血,调整阴阳,调和肝、脾、肾三脏为主,以扶正祛邪,使气血通畅,冲任调和,月事如常。

(五) 疗妇人疾,重先天,养后天

陈氏治疗妇科病,常以治肾为先,肝肾并论,且补养肝肾同时,又着力注重调理脾胃。

四、重先天,补肝肾为之本

《素问·上古天真论篇》云:"女子七岁肾气盛,齿更发长;二七而天癸至,任脉通,太冲脉盛,月事以时下,故有子。"《内经》论妇人经信,以肾气盛而始,以肾气衰而绝。若月经未及二七而行者,乃肾气足,先天强;若过二七而未行者,乃肾气虚,先天弱(石女例外)。肾肝为母子之脏,母病可累及子病,故治肾应兼治肝。肝藏血,女子以血为至宝,若月经过多、崩漏及产后失血,皆能损耗血液,所以女子血常不足。血不足气便有余,气有余便是火,气血失调,病变生矣。陈氏认为平肝务先养血,血充则肝自柔;亦即抑木务先滋水,水足则木得涵;潜阳务先养阴,阴平则阳自秘也。

故陈木扇女科治疗月经病、安胎、产后病、经断前后诸症常以治肾为先,肝肾并论。如滋水涵木法治疗肝郁化火之痛经、月经早期、经行量多、经水淋漓、崩漏,以及痉病、眩晕、恶露淋漓等,每收奇效。

五、养后天,健脾胃为之要

陈氏推崇东垣,将其重脾胃之说充实于妇科。脾胃为后天生化之源,冲任连及肝肾,隶属阳明。人者得谷者昌,失谷者亡,而百病皆以胃气为本,若胃气强,化源足,则脾气散精,可以上归于肺,下输膀胱,通调于五脏,洒陈于六腑,而营养全身。若胃气弱,化源不足,津液匮乏,生机何恃。故后天赖先天之充足而强盛;先天赖后天之生化以供养,先后两天,相辅相成。脾主统血,若冲脉虚损,月经过多或淋漓不断,可健脾统血而收效;脾失健运,水谷精微不足,生化气血乏源,水饮内停则可致各种妇科疾病。故补益脾胃是陈氏治疗妇人病的基本方法。常用四君子汤、参苓白术散、归脾丸等。

总之,后天赖先天之充足而强盛;先天赖后天之生化以供养,先后天相辅相成。故陈氏治疗月经病、安胎、胎前杂病、产后病及现在的绝经期后的调治都离不开以补养肝肾、调理脾胃为主的治疗方法。

六、开郁化痰,创调经之新法

陈氏认为"妇人多居闺阁,性多执拗,忧怒悲思……一有郁结,则诸经受伤",

并提出"以调气开郁化痰为主"的治疗法则。

陈氏创建了因气郁痰凝而导致妇科疾病的理论,在《陈素庵妇科补解·经水不通痰滞方论》就提到"大率脾气虚,土不能制水,水谷不化精,生痰不生血。痰久则下流胞门,闭塞不行,或积久成块,占住血海,经水闭绝。亦有妇人体肥脑满,积痰生热,热结则血不通,宜用四物合二陈汤导痰行血"。如临床上闭经患者属肥胖者,常在调经中佐以二陈汤等化痰之剂。

七、清热凉血,系安胎之秘诀

安胎常用补益之法,如朱丹溪的《格致余论·胎自堕论》云:"血气虚损,不足荣养,其胎生堕。"《女科经纶·引妇科集略》曰:"若肾气亏损,便不能固摄胎元。"常人皆以胎动不安,有脾肾两亏,阴血不足,以致胎元受损,或久病虚劳,病中受孕,饮食减少,肌肉消瘦,无血养胎,腹中时时不安;或向多小产,连年生子,产多则血枯,合多则精竭,不能诞弥厥月,以致半难艰,不计月份大小,当以峻补气血为主。

而陈氏安胎并非胶柱鼓瑟,重在审因求本,明确提出了"清热凉血安胎之新法"的理论,并对这一理论的病因病机以及遣方用药做了详尽的阐述。陈木扇女科认为:妊娠1个月,足厥阴肝经养胎,肝五行属木,木易生火,故此时若多食辛、过劳动怒易伤经血而致胎动不安;妊娠2个月,足少阳胆经养胎,相火寄于胆,相火动则血热妄行而胎动不安,此时宜静气安神,绝嗜欲,勿食辛辣姜椒炙煿之物;妊娠3个月,手厥阴心包络养胎,手厥阴心包络,相火也,相火乘欲火,欲火引相火,则血易动而妄行,此时当静坐清虚,勿视邪物。又如《陈素庵妇科补解·妊娠下血方论》曰:"妊娠每下血似月信至者,或孕妇血盛气衰,或营分受风则经血妄动,风胜则生热,肝木动摇不能藏血也。血盛者,其人必体胖多痰,营伤于风,不可服补暖之剂。"认为胎动不安,多因阴虚内热,热扰胎元,血不藏经,而致胎动胎漏,故倡导养阴清热,养血安胎方法,提出"清热凉血,系安胎之秘诀"。陈氏女科清热凉血安胎的药物多用生地、阿胶、黄芩、知母、麦冬等。

陈木扇女科力导的清热凉血安胎法是对补益气血安胎法的进一步发展,补气养血中兼顾凉血,使血凉不妄行,脉络融和。

八、产后疾病,皆从气血

妇人产后百脉空虚,气血交亏,亡血伤津,不任峻剂攻伐,故用药贵在和平。陈氏女科认为:"产后以百日为准,凡百日内得病,皆从产后气血二亏,参求用药。"

陈氏治产后诸病,以补益为其大法,同时兼顾祛邪,活血化瘀。常以黄芪当归补血汤合生化汤化裁加减治疗产后诸症,补虚不留瘀,祛瘀不忘虚,对待产后患者主张治本为主,兼顾其标;分清主次缓急,冀其正复邪除。况产后瘀血留者尚多,新血生者尚少,即使有伤寒、伤食等症,也宜在补气养血药中略加一二味祛邪药,不可全用峻削攻伐,忌用寒凉酸涩之药。

如对妇人产后感外邪,陈氏强调产后选方用药必先照顾气血,补其气血之不足,扶正固本,然后再用行气、消导、清热、祛寒等治标之法驱邪外出,方可达到本固邪祛、扶正祛邪、标本兼治的目的。产后气血俱虚,如感风寒或风热,虽有表证,过汗恐进一步伤其阳气;过寒则血块瘀滞;过热则新血崩流。

总之,产后病应以大补气血为先,同时兼顾祛邪,活血化瘀。

【临证经验】

一、月经失调治疗经验

月经不调是指月经的周期或经量出现异常,包括月经先期、月经后期、月经先后无定期、经期延长、月经过多、月经过少等。

陈氏将月经不调的病因归纳为内因、外因和内外合因。六淫邪气乘虚外袭是为外因;七情过度,劳伤脏腑者是为内因;始因六淫外袭,兼受七情郁结、内外交伤合而致病是为内外因,但都是通过机体的冲任不足或脏腑气血失调、气滞血瘀等致病,故陈氏认为"治妇人之病,调经为第一"。

陈木扇女科 23 世孙陈韶舞认为,调经以气为先,以血为主,以肝脾肾为本。

陈氏"以气为先"的调经体现在用行气之法治血瘀之病,使血行而不滞;行血药中佐以行气药使气行血行,加强行血药的作用;行气运脾以调脾胃;行气化痰使痰祛血行;行气为主,行三焦诸气以祛气滞。临床常用逍遥散、血府逐瘀汤、红花桃仁煎等,体现了行气之法在治疗月经病中的重要作用。

陈氏"以血为主"主要体现在养血和血调经之中。女子"以血为本","治经必治血",然气为血帅,气行则血行,气滞则血凝,故治血必理气。治血者,陈氏常用参芪四物汤益气补血合疏肝理气的逍遥散,疏肝扶脾,养血和营。

陈氏强调肝、脾、肾在月经病论治中的重要性,调经注重固肾培本、疏肝养血,陈氏常用五子衍宗丸、二至丸、左归饮、右归饮加淫羊藿、石楠叶、鹿角霜、紫石英等滋补肝肾;脾胃乃气血生化之源,陈氏调经多用补中汤、参苓白术散、人参养胃汤等。

调周期治月经病为陈氏常用之法。月经病多属虚实夹杂,本虚标实,临床常需细辨月经的周期、量、质、色以及伴随症状,按周期用药,标本同治。陈氏调经分三期治疗,第一期为经前期,第二期为月经期,第三期为经后期。分别选用温肾调肝、活血调经、滋肾养血三步调经法,以恢复月经周期。

1. 经前期 补虚扶正,标本同治。此期阴盛阳生,为阳气活动旺盛时期,基础体温也呈高温相水平,此时治当重于温阳,以熟地、白芍、淫羊藿、巴戟天等温肾调肝为主,以维持基础体温的高温水平,但仍宜加疏肝理气、养阴血而清肝火之药,如墨旱莲、生地、牡丹皮、柴胡、陈皮等,以求阴平阳秘,冲任调畅。

2. 月经期 多治其标,因势利导,以调畅气血为先。此期阳长阴消,阴血泄而不藏,随着行经期推移,阴损及阳,而达气血俱虚状态,基础体温下降。治当以养血活血、通调气机、祛瘀生新为主,主要以桃红四物汤、少腹逐瘀汤加减为主,以顺应经期以通为用的规律,使气血运行通畅。

3. 经后期 治本为主,虚实同治,调整阴阳平衡,从根本上使机体自我恢复。此期经血已净,气血耗伤,血海空虚,基础体温为低温相,此时子宫藏而不泻,呈重阴状态。治疗要滋补肾阴以养冲任,适当加益气健脾化生气血。治以滋肾阴为主,兼养气血。常用药有生地、当归、炒白芍、香附、女贞子、制玉竹等养阴为主,使肾阴充足,为阴竭阳盛,同时加黄芪、白术、茯苓等健脾生血。

二、崩漏治疗经验

陈氏认为崩漏其发病总因不外脏腑、气血、阴阳失调所致冲任亏损、固摄无权,不能制约经血,故而经血非时而下。临床辨证也不外乎虚实两端,脏腑辨证归脾、肝、肾三脏功能失调所致,虚则肝肾阴亏,脾虚气陷,实则血热血瘀,血不归经。临床中往往虚实兼夹,寒热相兼。

治崩漏之证,应审证求因,辨阴阳,审脏腑,分虚实,治病必求其本,灵活运用"塞流、澄源、复旧"三法,通过调节全身脏腑阴阳气血的平衡,使阴平阳秘,而崩漏止。第二十三代传人陈韶舞在临床中总结出治疗崩漏八法、八方,具体介绍如下。

1. 养肝藏血法 治肝阴不足,肝阳有余,气郁化火,迫血妄行。肝气横决,肝血难藏。脉象弦小数,舌苔微黄尖有红星。用自订养肝藏血汤:蛤粉炒生地20克,柴胡3克,炒白芍15克,乌梅炭、宣木瓜、炒青皮各10克,炙甘草6克,煅牡蛎30克。

2. 健脾统血法 治暴崩久漏,气血虚弱,面浮白,脘满纳差,大便溏薄,经淋色淡,脉象软细,舌质胖或边有齿痕。用自订健脾统血汤:潞党参、土炒白术各12克,炙黄芪30克,茯苓10克,炒当归、升麻炭、炮姜炭、炙甘草各6克。

3. 补肾固冲法 治肝肾不足,或劳损冲任,腰酸如坠,头晕,面黄,寐少心悸,经血淋漏不断,脉象沉细带数,舌质红尖绛。用自订补肾固冲汤:蛤粉炒生地、蒲黄炒阿胶、盐水炒川续断、枸杞子、山茱萸各 12 克,炙龟板 30 克,茜草炭 10 克,醋炒海螵蛸 20 克。若偏于肾阳不足者,去龟板加鹿角霜 12 克,菟丝子、淫羊藿各 10 克,以温壮肾阳,固摄冲任。若心肾不交,心悸失眠加酸枣仁 12 克,夜交藤 30 克以滋肾宁心。

4. 祛瘀生新法　治产后或流产后瘀血阻滞,少腹急胀疼痛,恶露断续不净,或量多如崩,色紫伴有瘀块,脉象沉滞,舌苔微黄或质紫。用自订活血祛瘀汤:桃仁、全当归、炒蒲黄、酒炒五灵脂、煅花蕊石各 10 克,红花、川芎、炒赤芍各 6 克。

5. 清热化湿法　治湿热下注,蕴蓄胞宫,经水淋漓,脘满腹胀,有时红白相兼,脉象弦大数,舌苔微黄腻。用自订清热化湿汤:制苍术、炒条芩、炒薏苡仁各 12 克,炒川黄柏、姜半夏、陈皮各 6 克,炒牡丹皮、茯苓各 10 克。若偏于热重,加黑栀子,偏于湿重,加制川厚朴 6 克,赤白带下加墓头回、炒泽泻各 10 克。

6. 养阴清肝法　治肾水不足,相火偏旺,水不涵木,肝郁化火,导致阴络伤而血从下溢,经行超前、经期延长,或淋漓不断,经色紫有瘀块,少腹滞痛,颧红潮热,口苦烦躁,脉象弦大数,舌苔微黄尖绛。用自订养阴清肝汤:蛤粉炒生地、北沙参、石决明各 15 克,炒当归、炒白芍、麦冬、炒条芩各 10 克,炒阿胶 12 克。若大便秘结加制大黄 6 克,黑栀子 10 克,以清热化瘀。经淋不止加墨旱莲 30 克,贯众炭 10 克以凉血摄血。

7. 暖宫固冲法　治崩漏日久,气血虚弱,或肾阳不足,少腹觉冷,痛喜温按,面色苍白或晦暗,经色淡或有瘀块,崩中漏下,脉象软缓,舌苔薄白质胖。用自订暖宫固经汤:蛤粉炒阿胶、醋炒海螵蛸各 15 克,吴茱萸 3 克,炒白芍 6 克,肉桂心 3 克,蕲艾炭、炮姜炭各 6 克,茜草炭 10 克。若肾阳不足,背寒腰酸如坠加鹿角霜以温煦。气血大耗加党参、黄芪以补气益血。

8. 回阳救脱法　治产后及流产后暴崩,气血大耗,面色苍白,脉细肢寒,甚则喘汗交作,危及生命,阴血下夺、孤阳上越之证。用自订回阳救脱汤:人参 15 克,附子 6 克(上二味浓煎顿服),化龙骨 15 克,炒归身、茜草炭各 10 克,煅牡蛎、炙黄芪各 30 克,醋炒海螵蛸 20 克。

三、闭经治疗经验

陈木扇女科第二十四代传人陈大堃认为,闭经的常见病机有虚实两种,虚者多因肝肾亏损,气血虚弱,阴虚血燥、虫积等而致精血不足,冲任血海空虚,无血可下热涸之不同;实证有血瘀气滞、寒凝痰阻之辨别而致邪气阻隔,脉道不通,经血不得下行;其治疗原则为虚者补而通之,实者泻而通之,虚实夹杂者治当补中寓通,通中寓补,虚实兼顾,标本兼治。在治疗上,对闭经作了以下分类。

（一）虚证

常见的有血虚、脾虚、虫积、热涸四种类型。

1. **血虚**　面色萎黄，形瘦肤燥，纳少神疲，头晕心悸，脉象软细，舌质淡红，由于气血交亏，经闭不行，治宜圣愈汤为主。

2. **脾虚**　面色淡黄，肢冷面浮，心悸气短，纳减腹胀，大便溏薄，经闭不行，脉象软弱，舌淡红苔白腻，治宜益气健脾，补中益气汤为主。

3. **虫积**　形瘦体弱，面黄肢酸，头晕心悸，喜食异物，腹胀经闭，脉象濡细，舌苔薄白或花剥，治宜化虫丸合八珍汤为主。

4. **热涸**　面黄颧红，心烦潮热，口苦咽干，纳减便秘，脉弦细数，苔薄白，舌黄质光绛，肉削经闭，治宜泻热存阴，玉烛散合一贯煎为主。若病程深远热涸津伤，肌肤甲错，面目黧黑，便秘溺赤者加服大黄䗪虫丸。

（二）实证

常见的有血瘀、气郁、寒凝、痰阻四型。

1. **血瘀**　面色黧黑，少腹痛疼，胀硬拒按，经闭不行，便坚溲涩，脉象沉涩，舌质黧紫或者有紫点，治宜活血行瘀，方用桃红四物汤合失笑散。

2. **气郁**　精神抑郁，头晕胁痛，烦躁易怒，嗳气太息、经闭，脉相弦滑，苔黄而腻，治宜行气舒郁，用开郁二陈汤为主。

3. **寒凝**　面色青，小腹冷痛，四肢不温，便溏经闭，脉象沉迟舌苔薄白，治宜温经散寒，温经汤为主。

4. **痰阻**　体肥面浮，胸闷脘胀，纳少痰多，带多经闭，脉象弦滑，舌苔白腻，治宜化痰行滞，芎归二陈汤为主。

同时，陈学奇认为，闭经虽分虚实二类，但虚证中常伴有实象，实证中亦夹有虚象，故治疗时，不可妄投攻破，以图速效，辨证求因，立方用药，务必谨慎细心。

四、不孕症治疗经验

第二十五代传人陈学奇认为，治不孕，宜谨守家法，首先以调经为关键，然后助孕种子。妇人气血充足、冲任得通、月水如期、胎孕乃成。

陈学奇认为，不孕的主要病机是气血失调，肝、脾、肾虚损是不孕的基本因素，在此基础上还可兼"血瘀""痰滞""湿热""寒凝"等病因。

在具体治疗上，辨病辨证相结合可以提高诊治疗效。具体治疗经验如下。

（一）审因治病、调经为要

陈学奇把不孕症分为虚证、虚中夹实证两类，"虚"多为先天禀赋不足，肾气肾精不足，至冲任失养、经血失调，影响孕育功能；"本虚邪实"不孕多为后天冲任戕伤为主，常兼有"血瘀""痰滞""湿热""寒凝"等病因，多虚实兼杂，致经血失调，影响孕育。调经助孕在于补肾为主、兼调肝脾,调和气血、治理兼证,通补兼施,扶正祛邪,可取得较好的疗效。治疗上遵循"虚则补之,实则泻之"的治疗大法,治病调经,孕育方有望。

(二) 补通结合,调周种子

陈氏治不孕遵循月经周期规律,补通结合、辨期调经种子。根据月经期、经后期、经间期、经前期的阴阳转化,气血盈亏变化的不同规律,增强人体自身的调节功能。经后期血海空虚,故多以填精养血"补"为主促进卵泡发育;经间期是怀孕的关键期,在补肾健脾养血的基础上佐以理气活血"通"为辅,以达到促进卵泡发育后排出的作用;经前期脾肾双补,以补肾阳佐以益气理气,"补""通"结合为主;月经期因势利导,以养血活血、疏肝理气"通"为主,针对原发痼疾或病证,适时有效治疗,使胞宫脉络通畅,盈满之血依时而下,瘀留胞宫之旧血去新血生,为受孕成胎奠定良好的基础。

(三) 病证相参,提高妊娠率

辨病与辨证相结合,可以提高临床疗效。如对多囊卵巢综合征(PCOS)、卵巢早衰和免疫性不孕、输卵管性不孕等,由于临床症状及病理变化各有特点,在明确不孕的西医诊断后,在辨证的基础上结合各病症的病理机制特点,更能对症下药。如对 PCOS 患者,卵子难以发育和排出,故在治疗时以补肝肾、养阴生精为主促进卵泡发育成熟,排卵时加活血通络,并少佐疏肝柔肝,使气机调畅,促使卵子发育成熟与排出。如对卵巢早衰的不孕尤其要养血养精,重视补气血、补肝肾,改善卵巢功能;对免疫性不孕患者要以养阴清热、养血活血为主,重视胚胎着床;对输卵管性不孕月经各期都要重视活血化瘀、清热解毒,以保证道路通畅;对体外受精-胚胎移植(IVE - ET)失败后接受中医药调治的患者,以补肾清热养阴为主,在促排卵的基础上帮助着床。

五、痛经的治疗经验

陈氏认为,痛经总体分为因虚的"不荣则痛"和因实的"不通则痛",治疗应按"审因辨证,治病求本"的原则,"实则泻之""虚则补之",达到"以通为用"。

陈氏治痛经,常根据月经的期、量、色、质变化及疼痛方式、时间,作为辨痛经虚实的重要指标,结合病位、病因、病性,综合分析脏腑经络,掌握病情变化规律,辨明痛经虚实的偏多偏少。临床上主要分因"实"不通之痛经,可从肝郁气滞、血热瘀滞、寒凝血瘀、湿热瘀滞论治,因"虚"不荣之痛经,可从肾虚血瘀、气虚血瘀论治。具体分型如下。

1. 肝气郁结,久郁化火型　病由情志不遂,见经前乳胀,胸胁胀痛,逍遥散加减;若郁久化火,症见心烦、口苦,舌红或黯有斑点,苔薄黄,脉弦者,为实,丹栀逍遥散加减。

2. **血热内灼,气滞血瘀型** 经行少腹剧痛,常进行性加重,痛时拒按,痛多胀少、汗出;月经量多,色鲜红或紫夹块或量少色紫夹块;常伴面部痤疮、腰痛、肛门坠胀、大便干结等,舌红或黯有斑点,苔薄黄,脉弦大者。病为瘀血蕴久,生热化火,血热夹瘀阻气,热瘀互为因果,胶结难去。为实,治拟清热凉血,理气活血,祛瘀通络。方用傅青主两地汤、清经汤加减。

3. **湿热蕴结,气血壅滞型** 病由素体湿热内蕴,或经期、产后不慎感受湿热之邪,症见经前、经期少腹灼痛拒按,痛连腰骶,经量多,色红,质稠或有块,平时带下色黄或秽臭,舌红苔黄腻,脉弦数。为实,治拟清热除湿,化瘀止痛。方用《古今医鉴》清热调血汤加减。

4. **寒凝气滞,气滞血瘀型** 病由经期或产后淋雨、涉水感寒,或饮食生冷,感受寒湿之邪,见经前或经期少腹剧痛或冷痛,得热痛减,月经量少,色黯红而紫,或夹有血块,肢冷畏寒,舌淡苔薄白稍腻,脉沉紧者。为实,治拟温经散寒,理气活血止痛。方用《金匮》温经汤合失笑散加减。

5. **肝肾亏虚,胞脉失养型** 病由禀赋不足或多产房劳伤损后,精血不足,症见经行或经净后腰酸明显,小腹隐痛不适,倦怠乏力,经行量少色淡,舌淡苔薄、脉沉细。为虚,治拟补肾益精,养血止痛。方用《傅青主女科》之调肝汤。

6. **气血亏虚,胞脉失养型** 病由病久体虚,病情迁延,或产育过多,见经期经后小腹隐隐作痛,按则痛减,经来量少色淡质稀,伴有倦怠乏力,面色无华,头晕心悸,或腰膝酸软,头晕耳鸣,小便清长,舌质淡红,苔薄,脉虚细者,属大病久病后或多产气血两亏,运血无力,滞而作痛。为虚,治宜益气养血,调经止痛。方用八珍汤加减。

六、带下病的治疗

陈氏治带下病,辨证以带下量、色、质、气味作为主要依据,认为带下病常常是虚实夹杂,对正虚邪实、以补虚为要,对湿热下注较盛的以清利湿热为先,对湿瘀互阻的,以湿瘀并治,临床常内外结合、标本同治,以提高治疗疗效。

(一)正虚邪实,补虚为要

带下病的内因主要脾肾两虚;外因主要是肝火、湿邪为主,或夹热,或夹毒,或夹寒,或夹瘀,往往正虚邪实而致病。

对脾虚带下,症为带下色白或淡黄,质稀,无臭气,绵绵不断,面色苍白或萎黄,纳少便溏,舌淡苔白或白腻,脉细弱。临床多以完带汤加减,常用黄芪、白术、山药、白芍、苍术、陈皮、土茯苓、绵草薢、炙升麻、甘草。

对肝气郁结,肝郁侮脾,脾失运化,致水湿内停,或肝经湿热,伤于任带,带脉失约,湿热下注而致带下病。常宜佐疏肝之品,如柴胡、陈皮、香附等,用焦栀子、炒黄芩等清肝经郁热。

对肾虚带脉失约,任脉不固,带下日久不愈,或因素体肾气不足,或因房劳过度伤及肾元,使带脉失约,任脉不固,症见带下色淡质稀,味腥而淋漓不止,兼见头晕耳鸣,腰膝酸软,乏力,脉沉细等,当填奇经补肾气。若肾阴虚则兼见手足心热,大便干,舌红少苔,脉细数;治宜滋补肾阴,固精止带。可用知柏地黄汤加减。常用黄芪、怀山药、茯苓、山茱萸、炒生地、知母、黄柏、龟板、金樱子、菟丝子、煅龙骨、煅牡蛎、甘草。若肾阳虚则兼见肢冷,小便清长,大便稀溏,舌淡苔薄白,脉沉细。宜温补肾阳,固涩止带。可用右归丸加减。常用熟地、山茱萸、怀山药、菟丝子、杜仲、续断、鹿角霜、制附子、干姜、肉桂、金樱子、煅龙骨、煅牡蛎、甘草。

(二) 湿热为盛,祛邪为先

第二十五代传人陈学奇认为,带下病的产生,虽是正虚感受湿热、湿毒之邪,损伤带脉而致病,但当湿热为盛时,仍应以祛邪为先。如阴道炎、宫颈糜烂、盆腔炎等,可表现为带下量多质黏,或有黄绿或黄白相间,或五色杂下,或呈豆渣样,或呈脓性,质黏腻,气味臭秽,伴外阴瘙痒,小腹疼痛,腰骶酸痛,烦热头晕,口苦腻,小便短赤,大便干结,舌红,苔黄或黄腻,脉滑数。此时治宜清热解毒为先,尤其是湿热为盛又以湿毒为主的,治以除湿清热解毒为主要治法。常用焦栀子、鱼腥草、蛇床子、墓头回、土茯苓、川萆薢等清利湿热,用白术、茯苓健脾化湿。

(三) 湿阻瘀滞,湿瘀并治

带下病虽因湿致带,但妇人经、胎、产无不与血相关,瘀也是其一大原因。因经行、产后、人流术后等不洁因素感染胞宫,瘀血伤及冲任,阻滞胞宫、胞脉可导致带下病的发生。症见带下绵绵,少腹隐痛或疼痛难忍,腹痛经久不愈,或伴腰酸痛,经行不畅夹瘀,舌黯红或有瘀点。B超可见盆腔积液或包块等,此常常是湿阻瘀滞,治湿应兼化瘀。常加鸡血藤、忍冬藤、益母草等活血通络、清热利湿,每获良效。

七、癥瘕的治疗经验

(一) 盆腔炎性疾病后遗症的治疗

1. 久病伤正,从"虚""寒""瘀"立论　陈氏认为盆腔、附件等部位属于中医的下焦,牵及胞宫、胞脉、胞络,肾司前后二阴,与胞宫相连,故肾气的盛衰,直接影响胞宫的气化与开阖。久病及肾,久病伤阳,日久导致脾肾阳虚,使下焦虚寒,气化失司,此时,湿、热、寒邪毒容易侵入盆腔胞宫,与血搏结,以致气血凝滞不畅,引起冲、任、带脉损伤,以致盆腔疼痛反复发作。虽然致病因素各不相同,但"虚""寒""瘀"是贯穿始终的主要病机,故临证中以气血虚弱、下焦虚寒、瘀血内阻为慢性盆腔炎的主要证型,临床常见寒热错综、虚实夹杂,属本虚标实之证。

2. 扶正为先,治以"补""温""通"兼施 临证时强调扶正为先,通过调补气血、补肾健脾扶正,同时予以温经通阳、活血化瘀使下焦气血调畅;并遵循中医整体观念,结合其辨证,对有兼以湿热下注、肝脾不和等表现,分别予清热利湿、疏肝健脾,方用黄芪桂枝五物汤合四物汤为基础方随症加减。

(二)子宫内膜异位症的中医治疗

子宫内膜异位症,病机较为复杂,患者多因素体虚弱,起于经期、产后,感受六淫之邪或七情所伤,或有多次人流或其他宫腔操作史等因素导致冲任、胞宫受损,胞宫气血不调,气血运行不畅,瘀阻冲任,血不归经,久之结聚而成"癥瘕",多为虚实夹杂证。且因该病病程较长,久病属虚,久病伤阳,久病血瘀,至痛经、不孕、月经异常的发生,其病机多与"虚""寒""热""瘀"相关,虚、瘀贯穿整个疾病的发生过程。

陈氏认为,治疗当扶正祛邪、消补同施,重调补气血、补益肝肾为先,活血化瘀为重,兼以温经散寒、清热解毒、活血化瘀,通补兼施,血瘀者行之,气滞者达之,寒盛者温之,热炽者清之,使气血调和旺盛,肝肾充足,冲任流通畅行。具体治疗方法如下。

补虚常用黄芪四物汤、六味地黄丸等加减;理气活血化瘀强调在理气活血的基础,佐以软坚消癥,本病常因瘀血停滞内留较久蓄积形成瘤块,方以红藤败酱汤、桃红四物汤、少腹逐瘀汤、桂枝茯苓丸等加减治疗,临床颇多效验。

八、"胎漏""胎动不安"的治疗经验

陈木扇女科对"胎漏""胎动不安"的认识,在其代表作明代《陈素庵妇科补解》中有较完整的体现。陈氏认为该病其病机主要是胎火上炎,气血虚弱,脾肾不足,而至胎元不固,或胎动不安,或胎漏不止。陈氏倡导清热凉血,补益气血、健脾补肾的方法安胎。

(一)辨证分型

1. 阴虚内热型 妊娠期阴道出血,量时多时少,色鲜红,甚至淋漓不断,伴心烦、手足心热、口渴乏力、寐劣、便干、舌质红少苔、脉滑数等现象;而且随着胎儿的逐渐增大,易影响中焦气机升降,冲任气盛易挟肝胃之气上逆,故常使胃气不得降,临床可出现胎气上逆、妊娠呕吐、妊娠肿胀等病证,常伴头晕、恶心呕吐、厌油腻等现象。

2. 气血不足型 妊娠期阴道少量出血,色淡,质稀,小腹坠痛,腰酸痛,伴曾

屡次堕胎,倦怠乏力,心悸气短,头晕耳鸣,小便频数,舌质淡,脉滑弱。

3. 脾肾亏虚型 妊娠期阴道少量出血,小腹坠痛,腰酸痛,伴曾屡屡堕胎,或应期而堕,倦怠乏力,头晕耳鸣,面色萎黄,两膝酸软,夜尿频多,大便稀溏。舌淡,或边有齿痕,脉沉细滑。

(二) 具体治法

1. 清热凉血治"胎火" 陈氏认为胎元以血为养,血热则妄行易动,故"安胎以养血,凉血为不易之论"。主张"唯于补气养血药中更宜顺气凉血之妙""气顺则不滞",并随症凉血,在安胎主方"当归、川芎、白芍、熟地、杜仲、续断、(炒)白术、黄芩、砂仁"基础上,清热凉血习用生地、阿胶,清火多用黄芩、知母、麦冬等。

2. 补气养血养"胎元" 陈氏治疗漏胎,主张"大补气血,用十二味安胎饮(即八珍去川芎加黄芪、阿胶、麦冬、牡蛎、枣仁)"。认为"妇人冲任二脉,任主胞胎,冲为血海,二经脉盛则月事以时下而有子。若邪客于冲任,则经血虚少,或壅闭不行,或先后不能受胎,故安胎以养血为本,而以清热佐之"。如妊期遇有外感六淫之邪,《陈素庵妇科补解·附海藏胎前六合汤二十方总论》曰:"既属妊娠,则余症皆当从治,而安胎其本也。"对其伤寒诸症,"皆以四物为君,而余药从症加入",使邪去正安,有故无殒,方如柴芩六合汤、大黄六合汤等,大黄清热通便,排出燥粪以存阴,使胎不受热灼。治疗妊娠伤寒诸症,行"养血为本,清热佐之"之意。

3. 健脾补肾以固本 脾为气血生化之源,宜益气健脾,化源充足,胎有所载,常用党参(太子参)、白术、黄芪、山药等,使中气充足,冲任得固,胎有所养。同时应于补益之中,佐以理气安胎之品,陈皮、苏梗等酌情用之,以防滋腻克伐,困阻气机。

肾为先天之本,素有先天肾气不足或有流产史者,在安胎用药时常用菟丝子、覆盆子等补肾益精,熟地、白芍、女贞子等滋补肾阴,平补肾阴肾阳,再配杜仲、川续断益肾气、强筋骨,壮胎元以系胎。

4. 以养血活血为佐 由于血瘀影响了供养胚胎的气血或营养物质发生障碍,可使胚胎发育受到影响而堕胎。尤其是数次堕胎之后,血易虚,伤肾精、耗肾气的同时,多有瘀血停留,血虚、血瘀都可造成气血运行失畅,使胎失所养,胎元不固。治疗拟在益气补肾养血的同时,佐以活血,改善胎儿供血,胎自然向安。

九、产后病的治疗

陈木扇女科在《陈素庵妇科补解》中重点强调了产后"凡百日内得病,皆从产后气血二亏,参求用药,即有伤寒、伤食等症,亦宜补气养血药中略加见症,从治一二为正论,不可全用峻削功伐……"常采用补气养血、扶正祛邪、活血化瘀等法灵活运用,取得满意疗效。

在产后病的治疗中,陈氏注重辨证求因、灵活运用,以补虚祛瘀、调和气血为要,兼治其标,同时常告诫学生在"产后宜温"的主要治疗方法外,应本着"勿拘于产后,亦勿忘于产后"的治疗原则,对久病缠绵难愈的产后病,如《妇人良方》所云"犯时微如秋毫,成病重如山岳",尤其重视问诊求因、明确辨证,使药病中的。

陈木扇女科将产后病的病因归纳为:一是冲任损伤,出血过多的亡血伤津;二是寒凝气滞的瘀血内阻;三是外感六淫之邪,内伤七情饮食所致。

首先,对产后气血两虚,以调补气血为要,温养任督、通补奇经。其次,对产后瘀血内阻,以祛瘀生新为先。再次,产后多兼杂病,以扶正为本,祛邪为标,祛外邪、祛伏邪,扶正祛邪、补虚不留邪,攻邪不伤正。最后,产后久病难愈,宜审病求因为法,"勿拘于产后,亦勿忘于产后"。总之,治疗以祛邪治病、调和阴阳、固本为主。

产后气血俱伤,拟气血双补,但大补气血之时要兼顾脾胃,以防补气补血之品壅滞厚腻碍胃,适当加香附、陈皮、焦山楂等行气运脾之药,使脾胃健运。

产后八脉空虚,宜温养任督,通补奇经,冲脉为病,用紫石英;任脉为病,用龟板;督脉为病,用鹿角;带脉为病,用当归等。

产后多虚多瘀,宜补虚不留邪,攻邪不伤正,慎用过于温燥、寒冷、滋腻、破瘀、破气之品,总以轻灵为宜。行气活血养血同用,以四物汤、生化汤、少腹逐瘀汤等加减为主,以使阴阳平衡。

十、围绝经期综合征的治疗

围绝经期综合征属于中医"绝经前后诸证""脏躁"等范畴。陈木扇女科第二十五代传承人陈学奇认为:本病的发生以肾虚为本,以肝郁为主要发病因素,以营卫失和、阴阳失调为综合表现。陈学奇认为女子七七,天癸、肾气衰退导致的肾虚为绝经前后诸证发病之本。肾虚迁延日久,阴损及阳,又可造成肾之阴阳两虚;肾为先天之本,元阴元阳之根,肾虚又可使心、肝、脾等脏腑功能失常。故治疗上常以补肾为主,兼顾心、肝、脾等。在治疗上,陈学奇认为该病是一组症候群,临床表现因人而异,各有侧重,个体化论治是其优势。陈学奇治疗强调首抓主症,辨虚实用药;二是重视协调阴阳平衡;三是症状消失后补肝肾、健脾胃固本治疗,减少病情的反复。

(一)抓主症,辨虚实,辨证治疗

根据患者不同的临床主症及其兼症,首先辨其虚实而用药。

对以潮热出汗、骨蒸潮热较为明显的患者,属虚证多见肝肾阴虚型的,以秦艽鳖甲汤加减;属实证多见肝火上炎型的以龙胆泻肝汤、丹栀逍遥散加减;属虚实证夹杂多见肝肾阴虚夹痰、火、瘀的以当归六黄汤加减。

以心烦急躁、失眠、头晕较为明显的患者,属虚证多见心肾不交型的以天王补心丹加减,属心脾两虚型的以归脾丸加减;属实证多见肝火上炎、肝郁化热型的以龙胆泻肝汤、丹栀逍遥散加减,肝阳上亢型的以羚角钩藤汤、天麻钩藤饮加减,肝郁气滞型的柴胡疏肝散加减;属虚实证夹杂的多以三黄泻心汤合柴胡疏肝散、甘麦大枣汤等加减。

以全身关节酸痛为主的患者,属虚证多见脾肾亏虚、营卫失和的以黄芪当归桂枝汤加减;属实证多见风寒型的以麻黄附子细辛汤加减;属虚实证夹杂多见肾虚夹风、寒、湿、瘀的以左归饮或右归饮合独活寄生汤、少腹逐瘀汤加减。

以崩漏为主的患者,属虚证多见肝肾阴虚的以陈氏滋水涵木汤加减;属实证多见肝火上炎以丹栀逍遥散加减;属虚实证夹杂多见肝肾亏虚、气滞血瘀的以左归饮合黑蒲黄散加减。

(二) 和营卫,调阴阳,阴阳平衡

陈学奇指出,调理营卫、调治阴阳平衡是本病治疗的一个重要环节。临床常常潮热出汗、畏寒、恶风、关节酸痛同时出现,心烦易怒、倦怠乏力、寐劣、盗汗等同时存在,所以常寒温并用、补泻并用,调和营卫、调理阴阳宜黄芪当归桂枝汤、桂枝龙骨牡蛎汤合秦艽鳖甲汤、二仙汤加减,左归饮、右归饮合丹栀逍遥散汤、二仙汤加减。调理阴阳常采用阴中求阳,阳中求阴之法,如常在滋阴药中加杜仲、淫羊藿,意在阳中求阴;反之,补阳药中加龟板、炙鳖甲可收阴中求阳之效,意在阴阳平衡。

(三) 补先天、养后天,巩固治疗

妇女绝经前后气血当虚,肝肾不足,此时补先天养后天尤为重要,所以常在临床症状消失后继续健脾补肾巩固治疗 2 周左右,病情反复者较少。治疗当以补肾为主,兼以调肝,常用生地、熟地、杜仲、川续断、制玉竹、淫羊藿、巴戟天等补肝肾,养血柔肝疏肝常用当归、白芍、牡丹皮、柴胡、陈皮、香附;健脾为主益气血,气血充盈,可以养先天,延缓肾气衰退的进程,常用黄芪、茯苓、山药、白术、大枣、陈皮、炒谷麦芽、甘草之类,使之补而不滞,滋阴又不碍胃。

(四) 治其本,兼养生,善调情志

围绝经期患者常有不规则阴道出血、胸闷心悸、头晕耳鸣等症,医生应嘱详查妇科,明确病因,以免漏诊误治。围绝经期综合征患者的症状、体征以及严重程度的个体差异比较明显,与患者的家庭、社会关系有一定的关系,因此在药物治疗的同时还要给予适当的心理治疗,运用中医中药辨证结合情志调摄治疗,能

帮助患者轻松愉快地度过这一特殊的生理时期。

【医案】

一、月经先期

案1 孙某,女,39岁。

初诊 月事向超前10余日,临行下体酸楚,时常带下,舌质红,脉来沉软,肝肾阴虚,蓄热内扰。治拟清养之法。

根生地四钱,柴胡八分,炒白芍一钱半,酒炒当归三钱,川芎一钱半,青蒿梗三钱,炒牡丹皮一钱半,地骨皮三钱,茺蔚子三钱(包煎),盐水炒川柏一钱半,炙龟板三钱,清炙甘草八分,醋海螵蛸三钱。

8剂。

二诊 带多质黏,腰膝酸软,便干,舌红苔薄黄腻,脉象软大,阴虚湿热下注,治以清摄之法。

根生地四钱,柴胡八分,炒白芍一钱半,酒炒当归三钱,煅牡蛎四钱,盐水炒绵杜仲三钱,地骨皮三钱,白薇二钱,川草薢三钱,盐水炒川柏一钱半,炙龟板三钱,生甘草一钱,醋炒海螵蛸三钱。

8剂。

三诊 带下不多,腰膝酸软告缓,舌红苔薄腻,脉象软数,再拟清养之法。

根生地四钱,柴胡八分,炒白芍一钱半,酒炒当归三钱,川芎一钱半,盐水炒绵杜仲三钱,地骨皮三钱,白薇二钱,川草薢三钱,盐水炒川柏一钱半,炙龟板三钱,淡甘草八分,醋海螵蛸三钱。

8剂。

四诊 药后带下已止,月事转迟两日行,脉来沉滞,临行少腹酸痛,舌苔白腻,霉令湿邪用事,拟调气活血运中,参以化湿。

紫丹参三钱,白全归三钱,柴胡八分,炒白芍一钱半,紫石英四钱,制香附三钱,炒延胡索二钱,炒细青皮一钱半,炒川楝子二钱,小茴香八分,炒薏苡仁四钱,川草薢三钱,川芎一钱半,茺蔚子三钱。

二、月经过多

案2 夏某,女,46岁,庆云桥。

初诊 年将七七,经量过多,此非有余之多,阴虚火热骚扰,摄纳失司,舌红苔薄,脉弦细数。治拟清养。

蛤粉炒阿胶二钱,炒细生地四钱,炒归身一钱半,煅牡蛎三钱,川断肉三钱,地骨皮二钱,炒白芍三钱,盐水炒川柏一钱半,炙龟甲三钱,白薇二钱,生甘草八分,制香附三钱,醋炒海螵蛸三钱。

7剂。

二诊 迭投固经丸、两地汤复方,次月经来如常,再拟上章出入以清养。

米炒北沙参三钱,怀山药三钱,蛤粉炒阿胶二钱,细生地四钱,煅牡蛎四钱,川断肉三钱,地骨皮三钱,炒白芍二钱,炙龟板三钱,清炙甘草八分,醋海螵蛸三钱,淮小麦三钱,侧柏炭一钱半。

6剂。此方间日服1剂。

三、经水涩少

案3 朱某,女,22岁,周王庙。

初诊 经量淡少,面黄头晕,腰痛腿酸,足萎,贫血严重。治拟益肾填精。

炒生地四钱,全当归三钱,柴胡八分,炒白芍一钱半,怀牛膝三钱,盐水炒绵杜仲三钱,川断肉三钱,制香附三钱,川芎一钱半,云苓三钱,广陈皮一钱半,清炙甘草一钱,月季花五分。

6剂。

二诊 投以养血,尚称投合,但严重贫血,非短时间内能恢复,脉细,面黄肌瘦,经淡少,拟方。

盐水炙绵芪四钱,全当归三钱,炒生地四钱,怀牛膝三钱,柴胡八分,炒白芍一钱半,制香附三钱,炒延胡索二钱,川芎一钱半,盐水炒绵杜仲三钱,茺蔚子三钱,结子红花一钱半,月季花五分。

6剂。

三诊 脉象软细,面色萎黄,向来经量淡少,已见贫血严重,治以调养,血充则经自正常矣。

紫丹参三钱,炒生地四钱,白全归三钱,川芎一钱半,盐水炒绵杜仲三钱,川断肉三钱,柴胡八分,炒白芍一钱半,怀牛膝三钱,桃仁霜一钱半,茺蔚子三钱,月季花五分,制香附三钱。

6剂。

四诊 迭投培养气血,经量渐旺,经色渐见正常,乃转好之象,脉仍软细,面色萎黄,再予培养。

盐水炙绵芪一两,生地、熟地各四钱,白全归三钱,怀牛膝三钱,盐水炒绵杜仲三钱,川断肉三钱,柴胡八分,炒白芍二钱,川芎一钱半,制香附三钱,清炙甘草一钱,枸杞子三钱,茺蔚子三钱。

6剂。

四、经行外感

案 4　徐某,女,35 岁,后江桥。

初诊　栉风沐雨,插秧工作,适值月事临期,寒湿乘侵,邪留冲任,发热,体温 38.6 摄氏度,苔薄腻,脉象软滞。治拟清运。

川连五分,炒佩兰一钱半,连心翘三钱,紫丹参三钱,炒赤芍三钱,赤苓、猪苓各三钱,炒延胡索二钱,川楝子二钱(剪),金银花三钱,盐水炒川柏一钱半,白薇二钱,甘草梢一钱,茺蔚子三钱,清宁丸三钱(吞)。

5 剂。

二诊　体温 36.6 摄氏度,但癸水淋漓,半月未住,少腹尚觉胀痛,寒留气滞,冲任失调,苔薄腻,脉象软滞,治以调运之法。

小茴香八分,炒当归三钱,柴胡六分,炒白芍一钱半,紫丹参三钱,川芎一钱半,制香附三钱,炒延胡索二钱,细青皮一钱半,川草薢三钱,赤苓三钱,炒川楝子二钱,炒牡丹皮二钱,茺蔚子三钱。

4 剂。

五、崩漏

案 5　吴姓,室女,22 岁。

初诊　经早量多期长,伴临期腹痛,已延一年。近两月来月经淋漓不断,伴有瘀块。曾注射止血针及口服妇康片,取得暂效。后又去妇产科医院治疗两周,服中药等,亦未见效。出院后,出血如前。症见形体瘦弱,面色不华,且两颧微红,冒热,目窠浮肿,腰酸如坠,心悸,胃脘痞胀,纳食不馨,便艰,三四日一行,舌苔微黄薄腻,脉象弦大而数。此乃肝肾不足,相火偏旺,中焦蕴湿。治拟滋肾柔肝,毓阴清热,佐以健胃化湿。

蛤粉炒生地、炒黄芩、炒牡丹皮、炒白芍、蜜炙枳壳、青皮、陈皮、茜草炭、赤苓、黑栀子各 10 克,牡蛎 30 克,紫贝齿、醋炒海螵蛸各 15 克。

6 剂。

二诊　服药后,经淋已减,便坚渐润,昨起停服妇康片,今朝少腹欠和,经量略多,脉舌如前。肝肾不足,气血交亏理应大剂滋养,奈中焦余湿未清,胃纳未馨,滋补难以急进,法取通摄兼施。

上方去黄芩、枳壳、栀子加太子参 15 克,蒲黄炭、泽兰、益母草各 10 克,墨旱莲 30 克。6 剂。

三诊　经来 5 日净,带下绵绵,质稠气秽,面目水肿,腰酸如坠,舌苔微黄,尖有紫点,边有齿痕,脉象沉弦带数。肝肾久虚未复,阴虚内热未清,冲任戕伤,带脉不固,幸中焦湿浊渐化,滋阴清热药可投。再拟滋养肝肾,调和气血,固带脉,摄冲任,以巩固疗效。

上方去蒲黄炭、泽兰、益母草,加赤苓、川草薢、白薇各10克,生地加至15克、震灵丹10克(分吞)。6剂。

四诊 迭进滋养固摄,药中病的,月经渐趋正常,颧红冒热已退,脘舒,胃纳渐馨,带下已减,腰酸亦缓,面色渐华,大便渐润。再拟滋养平补。

适值经行,前方去墨旱莲、赤苓、草薢、震灵丹,加益母草、蒲黄炭、茜草炭各10克,炒川断15克。6剂。

4个月后随访,月经已趋正常。

【按】 素体肝肾不足,漏久阴血亏耗,室女五志之火内燃,热扰冲任。滋水涵木汤由蛤粉炒生地、炒白芍、炒牡丹皮、炙龟板、山茱萸、宣木瓜、牡蛎、黑栀子组成。本案以滋水涵木汤滋肾水以涵肝木,初诊时加黄芩清长夏之湿热,复诊加太子参补后天益先天,脾肾双调而固冲任,蒲黄炭、泽兰、益母草等祛瘀血以安新血,使瘀血不因止血药而留滞,新血不因通利药而耗伤,加赤苓、川草薢等健脾渗湿不碍中焦,加墨旱莲等养阴清热不伤下焦肝肾,加震灵丹固摄冲任,青皮、陈皮、枳壳以调气,平肝和胃以宽肠,茜草、海螵蛸,塞漏止血,去酸敛之木瓜及龟板、山茱萸,加紫贝齿以佐牡蛎平肝潜阳,清血海之热,庶几瘀血化而新血安,肾水足而肝木涵,相火息而血海宁,使之气和血顺,阴阳调和,标本同治而获效。

六、闭经

案6 唐某,女,20,周王庙。

初诊 经停4个月,纳减便溏,疲倦头晕,苔薄腻,脉象软细,室女停经,病关肝脾为多数。治拟调和肝脾。

酒炒当归三钱,柴胡一钱,炒白芍一钱半,土炒白术三钱,白蒺藜三钱,制香附三钱,炒延胡索二钱,炒细青皮一钱半,怀牛膝三钱,川芎一钱半,合欢皮三钱,炒桃仁霜二钱,茺蔚子三钱。

8剂。

二诊 近来胃钝便溏,室女情怀不畅,苔薄,脉软而大。肝脾不和,拟调运。

酒炒当归三钱,柴胡八分,炒白芍一钱半,枳壳一钱,炒白术二钱,川芎一钱半,制香附三钱,青木香一钱半,白蒺藜二钱,神曲三钱,炒谷芽三钱,茺蔚子三钱,九香虫十四只。

6剂。

三诊 继投养血柔肝、健脾和胃之剂,胃纳渐馨,疲倦头晕告缓,室女情怀渐畅,便溏,苔薄,脉软而大,仍拟疏肝健脾调运。

近代浙北名医学术经验集

酒炒当归三钱,柴胡八分,炒白芍一钱半,炒白术二钱,云苓四钱,川芎一钱半,制香附三钱,青木香一钱半,广陈皮一钱半,佛手柑一钱半,白蒺藜二钱,炒谷芽三钱,茺蔚子三钱,九香虫十四只。

6剂。

四诊 气为血帅,气运则血行,经闭已通,近来又胃钝便溏,脉软而大,室女情怀不畅,肝脾不和,再拟调运。

酒炒当归三钱,柴胡八分,炒白芍一钱半,枳壳一钱,炒白术三钱,川芎一钱半,制香附三钱,炒细青皮一钱半,青木香一钱半,白蒺藜二钱,广陈皮一钱半,神曲三钱,炒谷芽三钱,茺蔚子三钱,九香虫十四只。

6剂。

五诊 经行而量不多,室女情怀渐畅,大便转好,苔薄腻,脉软。继投调运。

酒炒当归三钱,柴胡八分,炒白芍一钱半,枳壳一钱,白术三钱,川芎一钱半,制香附三钱,炒细青皮一钱半,青木香一钱半,广陈皮一钱半,云苓四钱,神曲三钱,炒谷芽三钱,茺蔚子三钱,九香虫十四只。

6剂。

七、痛经

案 7 徐某,女,32岁,高桥。

初诊 月事临近,左少腹急痛,时常脘痛吐水,苔薄白,脉来软滞,寒留气滞,肝胃不和。治拟和运之法。

吴茱萸三分,炒川连七分,柴胡八分,炒白芍一钱半,小茴香一钱,炒当归二钱,川芎一钱半,姜半夏二钱,炒细青皮一钱半,广陈皮一钱半,上官桂八分,酒炒川楝子二钱,炒延胡索二钱,制香附二钱,茺蔚子三钱。

6剂。

二诊 脘痛已止,月事尚未临期,未见效果,脉象软滞,寒留气滞,肝胃不和,治以调运。

小茴香一钱,炒当归三钱,柴胡八分,炒白芍一钱半,淡吴茱萸七分,川芎二钱,制香附三钱,炒川楝子二钱,泽兰二钱,紫石英四钱,茺蔚子三钱,上官桂八分,炒延胡索二钱,炒细青皮一钱半。

6剂。

三诊 经行第三日,疼痛未作,苔薄白,脉来软滞,原方续进。

小茴香一钱,炒当归三钱,柴胡八分,炒白芍一钱半,淡吴茱萸七分,川芎二钱,制香附三钱,炒川楝子二钱,泽兰二钱,紫石英四钱,茺蔚子三钱,上官桂八分,炒延胡索二钱,炒细青皮一钱半。

3剂。

八、带下病

案8 钱某,女,25岁,灵安。

初诊(1987年12月12日) 带多如注半年余。结婚1年,夫妻同居未生育,经早量多,其后即带多如注,已经半年,起自"双抢"涉水种田之后,色黄白相兼,质稠气腥阴痒,脉象弦细,舌苔黄腻,属湿热下注。治拟清化。

鱼腥草30克,绵茵陈15克,制苍术15克,制香附5克,赤猪苓5克,川萆薢5克,炒泽泻5克,车前子5克,银杏肉6克,炒川柏6克,生甘草6克。

二诊(1987年12月18日) 带下减半,方从上章续进5剂。

三诊(1988年1月2日) 带下十减七八,阴痒气腥均消,色黄亦淡,湿热渐化。

从上方加入金樱子、芡实各30克,以巩固疗效,嘱服6剂而带止。

【按】本例病起"双抢"涉水种田之后,酷暑当空,田中水热,湿热熏蒸,侵袭下体,以致带多如注,湿蕴化热,带下色黄,湿与热合,胶固不化,故缠绵半载不愈,因湿不清,带下难止,治疗专以清化湿热为主,二诊后湿热渐化,乃加入甘酸而涩的二仙丹,补肾止带以收全功。

九、胎漏、胎动不安

案9 赵某,女,29岁。

初诊 孕40日见阴道少量出血、腰酸、少腹隐痛前来就诊。伴倦怠乏力,恶心,寐劣,舌红,苔薄腻,脉细滑。因结婚3年余未孕,闭经6个月余前来中医就诊,因患有慢性肾炎,患者一直在肾病门诊接受激素、雷公藤等治疗,现因闭经6个多月,前来中医妇科门诊,2014年2月23日尿检尿蛋白(+),尿红细胞(+),肾功能正常。B超:双层子宫内膜厚0.3厘米。测血卵泡刺激素:102.63百万国际单位/毫升,黄体生成素:49.78百万国际单位/毫升,雌二醇69.12皮克/毫升。中医先治病调经,治疗3个月后经行,嘱患者逐渐停激素、雷公藤片,2014年5月26日尿检尿蛋白阴性,尿红细胞阴性,再治疗1个月余,让患者不避孕后怀孕。中医诊断为胎漏(证属先天肝肾不足,后天气血两虚)。西医诊断为先兆流产,慢性肾炎。治拟补肝肾、益气血、固胎元。

干姜2克,炒黄连5克,当归炭10克,炒川芎6克,炒白芍15克,炒白术12克,炒杜仲10克,炒川续断15克,百合10克,黄芩炭10克,知母10克,紫苏梗10克,川石斛12克,苎麻根炭15克,藕节炭15克,海螵蛸15克,南瓜蒂15克,广藿香10克。

治疗 1 周出血止,后加减治疗 2 周,腰酸、腹痛、心烦除。继续中医调理保胎到 2 个月后停药。后患者足月产子一胎。

【按】肾藏精而系胞为先天之根,补肾实为固胎之本,脾主运化为后天之本,扶脾则能益气血之源,本固血足则胎自安。故在治疗上以当归炭、川芎、炒白芍养血柔肝,杜仲、续断补肾固胎,黄芩炭、知母、川石斛、苎麻根炭、藕节炭、海螵蛸清热止血安胎,藿香、苏梗行气止呕。

十、妊娠咳嗽

案 10　程某,女,26 岁,梧桐镇。

初诊　经停 7 个月,咳呛三旬,甚于黄昏半夜,一次数十声,咳必起坐,不能平卧,咳痰不爽,甚则头痛呕吐,小便失禁,胸闷烦渴而喜凉饮,形凛冒热而常颧红,脉象滑数,舌苔微黄质绛,属外邪乘袭而化热,胎火、肺火、胃火交织而为患,以致肺失清肃,胃失和降,胎失安宁。治拟泻肺火而肃肺气,平胃火而和胃气,清胎火而安胎元。

紫菀 9 克,知母 9 克,浙贝母 9 克,杏仁 9 克,前胡 9 克,桑白皮 9 克,黄芩 9 克,桔梗 6 克,紫苏子 15 克,黛蛤散 15 克,麻黄 3 克,鲜芦根 30 克,甘草 6 克。

4 剂。

二诊　一诊而咳减大半,照上方续服 4 剂。

三诊　阵咳十减七八,小便失禁亦除,夜间已能平卧,形凛冒热颧红渐消,胸闷烦渴亦愈,唯左侧腰部感觉疼痛。

照上方去芦根加盐水炒绵杜仲 15 克。

【按】本例妊娠夹感,经中西治疗匝月而咳呛日益加剧,胸闷烦渴,头痛冒热不能平卧,小便失禁等症,踵接而起,审症求因,咳呛气急,由肺火炽盛而清肃失司,阵咳不能平卧,系胎火上乘而冲肺犯胃,形凛非外邪之未解,乃肺气之失宣,因肺之卫气,胸闷非痰浊之内阻,实胎火胎气之上犯肺胃,因冲脉隶属阳明,小便失禁,乃膀胱开阖失司,亦肾水之攸亏,因肾主膀胱气化,头痛由阵咳所致,烦渴乃胃津收灼,脉象滑数,舌苔微黄质绛,邪已化热之症,咳久肺阴戕伤,肾水亦乏,金水同病,殃及胃津。辨证论治,清肺火,治胎火,滋肾水,益胃津,法取去病安胎,方取家传紫菀汤加减,幸喜药病中的,一诊知而二诊已,三复诊而咳止胎安。